国家卫生和计划生育委员会“十二五”规划教材

全国高等医药教材建设研究会“十二五”规划教材

全国高等学校教材

供卫生检验与检疫专业用

免疫学检验

第2版

主　编　徐顺清　刘衡川

副主编　司传平　刘　辉　徐军发

编　者　（以姓氏笔画为序）

马　群（济宁医学院）

王国庆（四川大学）

王金桃（山西医科大学）

尹晓琳（河北医科大学）

田兆菊（泰山医学院）

司传平（济宁医学院）

刘　辉（大连医科大学）

刘衡川（四川大学）

李媛媛（华中科技大学）

杨　赟（南华大学）

杨朝国（成都中医药大学）

宋　宏（中山大学）

张　玲（武汉科技大学）

张　萃（广东药学院）

张晨光（新乡医学院）

赵晓蓉（广东药学院）

俞　琼（吉林大学）

姚　苹（山东大学）

徐军发（广东医学院）

徐顺清（华中科技大学）

陶　昆（重庆医科大学）

曹颖平（福建医科大学）

程东庆（浙江中医药大学）

人民卫生出版社

图书在版编目（CIP）数据

免疫学检验/徐顺清，刘衡川主编. —2 版. —北京：人民卫生出版社，2015

ISBN 978-7-117-20193-3

Ⅰ. ①免… Ⅱ. ①徐…②刘… Ⅲ. ①免疫学-医学检验-医学院校-教材 Ⅳ. ①R446.6

中国版本图书馆 CIP 数据核字(2015)第 008155 号

免疫学检验

第 2 版

主　　编：徐顺清　刘衡川

出版发行：人民卫生出版社（中继线 010-59780011）

地　　址：北京市朝阳区潘家园南里 19 号

邮　　编：100021

E - mail：pmph @ pmph.com

购书热线：010-59787592　010-59787584　010-65264830

印　　刷：三河市博文印刷有限公司

经　　销：新华书店

开　　本：787×1092　1/16　印张：21　插页：1

字　　数：524 千字

版　　次：2006 年 8 月第 1 版　2015 年 2 月第 2 版

2023年12月第 2 版第 7 次印刷（总第 9 次印刷）

标准书号：ISBN 978-7-117-20193-3/R・20194

定　　价：38.00 元

打击盗版举报电话：010-59787491　E -mail：WQ @ pmph.com

（凡属印装质量问题请与本社市场营销中心联系退换）

全国高等学校卫生检验与检疫专业第2轮规划教材出版说明

为了进一步促进卫生检验与检疫专业的人才培养和学科建设，以适应我国公共卫生建设和公共卫生人才培养的需要，全国高等医药教材建设研究会于2013年开始启动卫生检验与检疫专业教材的第2版编写工作。

2012年，教育部新专业目录规定卫生检验与检疫专业独立设置，标志着该专业的发展进入了一个崭新阶段。第2版卫生检验与检疫专业教材由国内近20所开办该专业的医药卫生院校的一线专家参加编写。本套教材在以卫生检验与检疫专业（四年制，理学学位）本科生为读者的基础上，立足于本专业的培养目标和需求，把握教材内容的广度与深度，既考虑到知识的传承和衔接，又根据实际情况在上一版的基础上加入最新进展，增加新的科目，体现了“三基、五性、三特定”的教材编写基本原则，符合国家“十二五”规划对于卫生检验与检疫人才的要求，不仅注重理论知识的学习，更注重培养学生的独立思考能力、创新能力和实践能力，有助于学生认识并解决学习和工作中的实际问题。

该套教材共18种，其中修订12种（更名3种：卫生检疫学、临床检验学基础、实验室安全与管理），新增6种（仪器分析、仪器分析实验、卫生检验检疫实验教程：卫生理化检验分册/卫生微生物检验分册、化妆品检验与安全性评价、分析化学学习指导与习题集），全套教材于2015年春季出版。

第2届全国高等学校卫生检验与检疫专业规划教材评审委员会

全国高等学校卫生检验与检疫专业第2轮规划教材目录

1. 分析化学（第2版）	主　编	毋福海
	副主编	赵云斌
	副主编	周　彤
	副主编	李华斌
2. 分析化学实验（第2版）	主　编	张加玲
	副主编	邵丽华
	副主编	高　红
	副主编	曾红燕
3. 仪器分析	主　编	李　磊
	主　编	高希宝
	副主编	许　茜
	副主编	杨冰仪
	副主编	贺志安
4. 仪器分析实验	主　编	黄沛力
	副主编	张海燕
	副主编	茅　力
5. 食品理化检验（第2版）	主　编	黎源倩
	主　编	叶蔚云
	副主编	吴少雄
	副主编	石红梅
	副主编	代兴碧
6. 水质理化检验（第2版）	主　编	康维钧
	主　编	张翼翔
	副主编	潘洪志
	副主编	陈云生
7. 空气理化检验（第2版）	主　编	吕昌银
	副主编	李　珊
	副主编	刘　萍
	副主编	王素华
8. 病毒学检验（第2版）	主　编	裴晓方
	主　编	于学杰
	副主编	陆家海
	副主编	陈　廷
	副主编	曲章义
9. 细菌学检验（第2版）	主　编	唐　非
	主　编	黄升海
	副主编	宋艳艳
	副主编	罗　红
10. 免疫学检验（第2版）	主　编	徐顺清
	主　编	刘衡川
	副主编	司传平
	副主编	刘　辉
	副主编	徐军发
11. 临床检验基础（第2版）	主　编	赵建宏
	主　编	贾天军
	副主编	江新泉
	副主编	胥文春
	副主编	曹颖平
12. 实验室安全与管理（第2版）	主　编	和彦苓
	副主编	许　欣
	副主编	刘晓莉
	副主编	李士军
13. 生物材料检验（第2版）	主　编	孙成均
	副主编	张　凯
	副主编	黄丽玫
	副主编	闫慧芳
14. 卫生检疫学（第2版）	主　编	吕　斌
	主　编	张际文
	副主编	石长华
	副主编	殷建忠
15. 卫生检验检疫实验教程：卫生理化检验分册	主　编	高　蓉
	副主编	徐向东
	副主编	邹晓莉
16. 卫生检验检疫实验教程：卫生微生物检验分册	主　编	张玉妥
	副主编	汪　川
	副主编	程东庆
	副主编	陈丽丽
17. 化妆品检验与安全性评价	主　编	李　娟
	副主编	李发胜
	副主编	何秋星
	副主编	张宏伟
18. 分析化学学习指导与习题集	主　编	赵云斌
	副主编	白　研

前　言

由人民卫生出版社出版的供卫生检验专业用的规划教材《免疫学检验》自2006年出版以来，至今已经使用8年，在使用过程中得到了广大师生的一致好评。由于免疫学检验的技术发展十分迅速，新的技术和方法不断涌现。应广大师生的要求，在人民卫生出版社的统一安排下，对《免疫学检验》进行了修订。在修订过程中，遵循"三基"（基本理论、基本知识、基本技能）、"五性"（思想性、科学性、启发性、先进性、适用性）和"三特定"（特定的对象、特定的要求、特定的限制）的原则，特别注重培养学生的实际操作能力，着重阐述免疫学检验理论、技术、实际应用和方法评估等。

由于免疫学检验技术发展迅猛，本次修订除对原有的章节进行修改外，还增加了免疫组织化学技术、流式细胞术、免疫自动化仪器分析及应用和免疫诊断试剂盒的研发四个章节，并对原有的有关抗原和抗体的制备技术进行了合并，这些修订便于学生全面掌握当今免疫学检验的主流技术。在修订过程中注意基本理论和技术方法相结合，使其具有较强的实用性。本教材主要供高等医学卫生检验专业本科和成人教育使用，也可作为从事预防医学、卫生检验及检验检疫等工作人员的重要参考书。

本教材修订过程中得到各编者单位领导和同行们的大力支持，此次修订扩大了编委会，邀请了在教学一线并具有丰富教学经验的专家作为编委，使本版教材更具有权威性、代表性和实用性。各位参编老师在修订过程中严谨、认真，第2版《免疫学检验》的出版是全体编委共同努力、通力合作的结果，同时在编写、出版过程中我们还得到人民卫生出版社领导的大力支持和悉心指导。在此，一并致以真诚的谢意。

由于现代免疫学理论和技术发展迅猛，本书在编写过程中对一些知识的阐述难免有遗漏或不足。编者虽经多方努力，但鉴于时间紧迫，作者水平有限，不足之处，恳请广大教师、同学和同道们提出宝贵意见，以便今后不断完善和提高。

徐顺清

2014年10月

目录

第一章　绪　论

免疫(immunity)是机体对抗原性异物的识别和应答,是机体识别和消除抗原性异物的重要手段。免疫学(immunology)是通过研究免疫系统的结构与功能,阐明免疫应答反应中机体的防卫功能和病理损伤的机制,为预防、诊断和治疗疾病提供理论基础的一门现代医学学科,免疫学已渗透到生物医学的各个领域,为推动生物医学科技产业化起到了重要技术支撑作用,为人类健康及疾病的预防和控制做出了重要贡献。同时,免疫学与其他学科如分子生物学、细胞生物学、生物化学等的交叉渗透大大促进了免疫学的发展。近几十年来免疫学检验技术的发展十分迅猛,出现了放射标记免疫技术、酶标记免疫技术、荧光标记免疫技术、生物素-亲和素标记免疫技术、金标记免疫技术、化学发光免疫技术、免疫转印技术等,免疫学检验已渗透到生物医学的各个领域,为人类健康和疾病的预防和控制做出了重要贡献。近年来免疫学检验技术与蛋白芯片、纳米技术、核酸探针、单克隆抗体、寡核苷酸配基、生物条形码等新技术相结合,并以大型自动化设备为载体,使免疫学检验技术有了更广泛的应用前景,已成为基础医学、临床医学、预防医学、动植物检疫以及环境和生态学科等多个领域的重要的手段和工具。

第一节　免疫学基础

免疫系统(immune system)是执行免疫功能的组织系统,由免疫器官、免疫细胞及免疫分子组成(图 1-1)。免疫器官、免疫细胞和免疫分子遍布机体全身,是机体发挥免疫效应、维持机体内环境正常生理功能和动态平衡的物质基础。

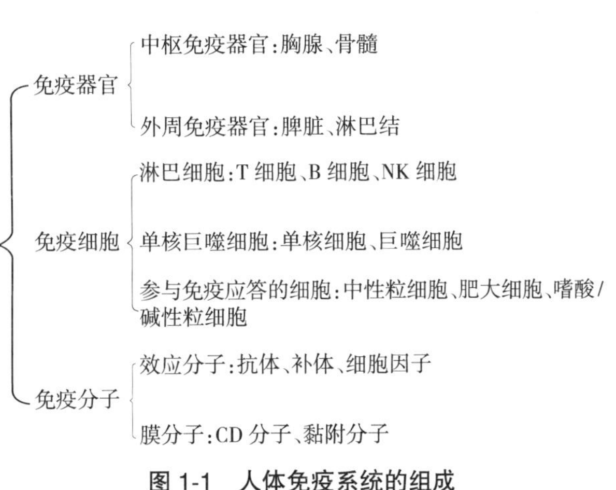

图 1-1　人体免疫系统的组成

一、免疫器官

（一）中枢免疫器官（central immune organ）

人体和哺乳动物的中枢免疫器官由骨髓和胸腺组成，是免疫细胞发生、分化、发育和成熟的场所，对外周免疫器官的发育起主导作用。

1. 骨髓（bone marrow） 骨髓是免疫细胞的发源地，多能造血干细胞（multiple hematopoietic stem cell，HSC）在骨髓中最终分化为粒细胞、单核细胞等各种血细胞和淋巴细胞（T淋巴细胞、B淋巴细胞和自然杀伤细胞）。B淋巴细胞在骨髓中分化成熟，成熟的B淋巴细胞从骨髓中经血液循环达到外周免疫器官。此外，骨髓还是再次体液免疫应答中抗体产生的主要场所。

2. 胸腺（thymus） 胸腺是T淋巴细胞分化、成熟的重要场所。胸腺基质细胞产生的激素还有调节免疫应答的作用。此外，胸腺皮质内的毛细血管结构，构成了人体的血-胸腺屏障（blood-thymus barrier）。

（二）外周免疫器官（peripheral immune organ）

外周免疫器官由淋巴结、脾脏、扁桃体以及黏膜免疫系统组成，成熟免疫细胞在这些部位定居和执行免疫应答功能。

1. 淋巴结（lymph node） 淋巴结既是T淋巴细胞、B淋巴细胞定居和增殖的场所，又是适宜于淋巴细胞增殖分化和发生免疫应答的基地。同时也是淋巴液运行中监视清除病原体异物的过滤监控站。

2. 脾脏（spleen） 脾脏是人体最大的淋巴器官，是免疫细胞定居的场所，具有合成、分泌补体等生物活性物质的功能，还具有滤过作用。此外，脾脏还是淋巴细胞发生免疫应答的重要场所。

二、免疫细胞

参与免疫应答或与免疫应答有关的细胞统称为免疫细胞（immune cell），执行具体的免疫功能。按免疫细胞在体内的作用不同分为三大类：第一类为淋巴细胞（lymphocyte），是免疫系统的主要细胞，包括能特异性识别抗原，能增殖分化并产生免疫效应的T淋巴细胞、B淋巴细胞和自然杀伤（natural killer，NK）细胞，它们各自有不同的特性和功能，在免疫应答反应中，它们共同承担了机体的细胞免疫和体液免疫功能；第二类为单核巨噬细胞，包括血液中的单核细胞和组织中的巨噬细胞，它们组成单核巨噬系统，具有摄取、加工和处理抗原的能力，在免疫反应中起辅佐作用；第三类为参与免疫应答的细胞，包括中性粒细胞、嗜酸/碱性粒细胞和肥大细胞等，主要参与非特异性免疫应答。

三、免疫分子

免疫分子主要是由一些免疫活性细胞或相关细胞分泌的蛋白质及小分子多肽物质组成，它们参与机体的免疫反应或免疫调节，是免疫系统功能的体现。新的免疫分子的发现，为检测方法的开发和相关疾病的诊断、治疗提供了重要线索。免疫分子主要包括：由活化的免疫细胞产生的免疫效应分子，如抗体、补体、细胞因子；免疫细胞表面表达的免疫膜分子，如CD（cluster differentiation）分子、补体受体、细胞因子受体等。

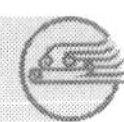

（一）免疫效应分子

1. 抗体（antibody，Ab） 抗体是体液免疫应答产生的主要效应分子，由B淋巴细胞或记忆B淋巴细胞经抗原刺激后增殖分化成的浆细胞产生，主要存在于血清等体液中。由于抗体的化学性质为球蛋白，故又称为免疫球蛋白（immunoglobulin，Ig）。Ig能识别并与相应抗原特异性结合，执行体液免疫功能；抗原抗体结合反应还可在体外发生，用于抗原或抗体的检测和功能的判断。人工制备抗体如多克隆抗体、单克隆抗体和基因工程抗体，广泛用于实验检测研究和体外疾病诊断等。

2. 补体（complement，C） 补体是存在于血清、组织液和细胞表面的经活化后的有酶活性的蛋白质，包括30余种可溶性蛋白和膜结合蛋白，故统称为补体系统。补体系统广泛参与机体抗微生物防御反应以及免疫调节，也可与抗原-抗体复合物结合介导免疫病理性损伤，是参与免疫反应过程中重要的效应系统和效应放大系统。

3. 细胞因子（cytokine） 细胞因子是细胞分泌的具有生物活性的小分子蛋白物质的总称。在免疫细胞发育、免疫应答和免疫调节等过程中发挥重要作用，多种免疫细胞间的相互作用也通过细胞因子介导。细胞因子发挥效应须与其相应的受体结合，并以非特异性的作用方式，即通过自分泌、旁分泌等方式发挥作用。由于细胞因子参与多种疾病的发生、发展，因此细胞因子及细胞因子受体的检测，对了解机体的免疫状态和细胞功能具有重要意义。临床已开始应用细胞因子调节机体的免疫应答来治疗某些疾病。因此，细胞因子在治疗肿瘤、自身免疫性疾病和免疫缺陷性疾病方面有广阔的应用价值。

（二）免疫细胞膜分子

细胞膜分子是免疫细胞间相互识别和传递信息的物质基础，包括表达于细胞表面的多种表面抗原、表面受体和其他分子，如CD分子、细胞黏附分子等。采用单克隆抗体鉴定方法识别的白细胞分化抗原称为CD抗原分子，在免疫识别、活化和效应阶段发挥重要作用，并参与免疫细胞的分化、发育、增殖、成熟以及凋亡过程。细胞黏附分子（cell adhesion molecules，CAM）是参与细胞间或细胞与细胞外基质间相互结合和黏附作用的小分子多肽或糖蛋白的总称。细胞黏附分子参与细胞识别、活化、增殖、分化、伸展、运动以及信号转导等过程，是机体免疫应答、炎症反应和肿瘤转移等病理生理过程的分子基础，因此，检测其在血清及组织液中的浓度水平对于了解机体免疫状况、免疫病理研究和免疫治疗具有重要的指导意义。

四、免疫应答反应

免疫应答（immune response）是指机体免疫系统受到抗原刺激后识别和清除异物的整个过程，可分为固有免疫和适应性免疫。

（一）固有免疫（innate immunity）

固有免疫是机体与生俱来的，在种系的长期进化过程中逐渐形成的。固有免疫在机体的抗感染防御机制中起到至关重要的作用，是机体抵御病原体入侵的“第一道防线”，主要是针对入侵病原微生物产生的天然防御反应。其特点是反应迅速、作用范围广以及对抗原无针对性，故又称先天性免疫或非特异性免疫。人体固有免疫系统由屏障结构、固有免疫细胞以及固有免疫分子构成。

（二）适应性免疫（adaptive immunity）

适应性免疫是指体内T淋巴细胞和B淋巴细胞在接受抗原物质刺激后产生的免疫反

应，其过程受主要组织相容性复合体（major histocompatibility complex，MHC）的限制。适应性免疫具有特异性、获得性、排他性、多样性、转移性、耐受性和记忆性的特点，因而又称获得性免疫或特异性免疫。

（三）固有免疫与适应性免疫的关系

固有免疫存在于所有后生动物，而适应性免疫仅存在于脊椎动物。固有免疫与适应性免疫相辅相成、密不可分。固有免疫是适应性免疫的基础、先决条件和启动因素，适应性免疫应答产生的效应分子也可促进固有免疫的发生。

第二节 免疫学检验

一、免疫学检验技术发展概况

免疫学检验是利用免疫学的理论、技术和应用结合分子生物学及细胞生物学等的原理和技术，对样本中抗原、抗体、免疫细胞以及细胞因子等进行定性或定量检测的一门学科。免疫学检验技术按发展阶段可分为：传统免疫学检验技术和现代免疫学检验技术。

（一）传统免疫学检验技术

传统免疫学检验技术是利用抗原抗体在体内或体外发生的特异性结合中自然出现的肉眼可见或可检测到的反应，如沉淀，或通过在抗原抗体上包被一种与免疫反应的特异性无关的载体，而使反应显现。

早在16~17世纪，我国史书已记载了应用人痘苗预防天花的方法，可视为人类认识机体免疫力的开端。免疫学检验是随着各种免疫物质的发现以及免疫学理论和技术的不断进步而逐步发展起来的。最早的免疫学检验技术起源于1896年，G. Widal等应用伤寒患者血清与伤寒杆菌发生的特异性凝集现象用于诊断伤寒。从此，免疫学检验技术开始在医学领域发挥重要作用。19世纪80年代，多位学者在传染性疾病患者血清中发现了抗原和抗体。随后1897年R.Kraus发现了沉淀反应、1906年A.Wassermann发现了梅毒补体结合反应等，这些免疫学基础原理的重要发现都为传统免疫学检验技术的建立奠定了科学基础。1935年抗体纯化技术和沉淀反应定量技术的建立，开辟了免疫学检验定量技术的先河。

（二）现代免疫学检验技术

现代免疫学检验是在传统免疫学检验的基础上，将免疫学技术与分子生物学技术等多种技术相结合，如将放射性同位素、酶、荧光素等各种标记物与免疫检测相结合而产生的检验技术。

随着免疫学理论研究的不断深入和分子生物学技术、计算机技术等在免疫学检验中的应用，以抗原抗体结合为基础和核心发展起来的现代免疫学检验技术日新月异。20世纪建立的各种免疫标记技术，如放射免疫标记、酶免疫标记、荧光免疫标记的出现，极大地拓宽了免疫学检验的检测范围，并进一步提高了免疫学检验的检测敏感性：1941年A.Coons建立的荧光标记技术，用于检测可溶性肺炎球菌；1946年J.Oudin建立了凝胶内沉淀技术，成为用于抗原定量的经典方法；1966年S. Avames建立的酶标免疫技术以及Engvall在1971年创立的酶免疫技术，目前与纳米等多种技术相结合，建立的酶联免疫技术已成为当今最为普遍的免疫学检验方法。此外，电泳、单克隆抗体、放射等分子生物学技术的建立和应用也使免疫学检验迈上了一个新的台阶：1953年Grabar将电泳技术与免疫反应相结合发展形成了一

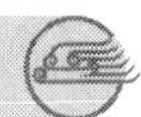

系列的免疫电泳分析技术；1975 年 Milstein 和 Kohler 首创的淋巴细胞杂交瘤技术产生单克隆抗体的技术，已成为当今免疫学检验以及分子生物学领域中的重要技术，被称为免疫检验发展史上的"微型导弹"，并获得了 1984 年诺贝尔奖；1977 年 R.S. Yalow 创立的放射免疫测定技术，发现糖尿病中抗体的作用，有效提高了疾病的诊断水平，并因此获得了诺贝尔生理学或医学奖。近几年，先进的细胞生物学和分子生物学理论和技术，与免疫学检验相结合所形成的新的免疫学检验技术具有广阔的应用前景，转基因和基因敲除技术、免疫 PCR 技术、流式细胞术、纳米技术等都促进了免疫学检验的发展。

此外，大量的全自动免疫检测仪不断涌现并投入使用，例如自动化酶联免疫分析仪、全自动生物化学分析仪、自动化发光免疫分析仪以及流式细胞仪等，这些仪器将免疫检测条件控制、反应探测及结果分析融为一体，具备操作简便、快速、准确、自动化等优点，并向超微量、高灵敏和高精确度的方向不断发展，使现代免疫学检验技术迈上了一个新的台阶。由此可见，免疫学检验与其他学科特别是新兴学科的交叉和融合是现代免疫学检验发展的方向。

二、免疫学检验技术的进展

近年来，蛋白质芯片、核酸探针、单克隆抗体等新技术不断完善，新的免疫学检验技术不断出现，给免疫学检验带来了新的思路，使得免疫学检验的灵敏度、特异度、检测速度和检测通量都大大提高，与医学科学的融合更加深入、与疾病发病机制和预防治疗研究的结合更加紧密，在致病机制研究以及临床疾病诊断等领域中的应用也越来越广泛，并极大推动了医学的发展，已成为基础医学、临床医学、预防医学、动植物检疫以及环境和生态学科等多个领域的重要的手段和工具。

（一）免疫芯片技术

基于荧光、化学发光、质谱的检测读出系统而建立的蛋白质微阵列技术（protein microarray）也称为蛋白质芯片（protein chip）技术，实现了高通量、快速检测抗原抗体，可同时分析多种蛋白质的生物化学活性、蛋白质与蛋白质间、蛋白质与 DNA/RNA 间，以及蛋白质与配体间的相互作用。其中，免疫芯片（immunochip）也称为抗体芯片（antibody chip），是蛋白质芯片的一种，是将抗原抗体特异性结合反应与微阵列相结合，可一次性对生物样本中抗原、抗体或致病因素进行高数量的检测。液体芯片（liquid chip）是将免疫芯片技术与流式细胞术相结合的一种新技术，待测样本在悬浮溶液中与芯片发生特异性结合、杂交，后经激光流式仪进行扫描、检测、分析结果，具有检测速度极快、重复性好、敏感性高等特点。免疫芯片在分子诊断和疾病诊断领域具有广泛的应用，多用于微生物感染性疾病、心血管疾病和自身免疫性疾病等多种疾病的诊断，肿瘤抗原的初筛、高通量药物筛选研究、环境监测以及食品卫生等方面。

（二）纳米技术

免疫标记技术是目前应用最为广泛的免疫学检验技术，随着分子生物学的技术的不断进步，特别是纳米技术的发展，将纳米材料作为光学标记的免疫标记技术不断向高灵敏度、操作更简单以及检测时间更短等方向发展。其中，免疫胶体金技术（immune colloidal gold technique，ICG），是将抗体上分别标记酶、荧光、同位素以及纳米级别的胶体金，以提高测定敏感性，并放大反应体系中抗原的性质和含量，广泛用于临床诊断、食品安全检测、环境监测等领域抗原的检测。此外，纳米金具有高电子密度、介电性等特点，能与多种生物大分子结合且不影响其生物活性，也是免疫学检验良好的电学标记物，如电化学 - 生物传感器

(electrochemical and biological sensors)是利用抗原抗体的特异性识别,对多种环境污染物进行检测的一种技术,将纳米金颗粒作为修饰材料构建的新型电化学-生物传感器,有效提高了原有传感器的信号响应,可用于水、土壤等环境介质中雌激素类物质、结核杆菌酶以及环境遗传毒性物质的检测。

(三)新型抗体制备技术

杂交瘤技术(hybridoma technology)、基因重组技术(gene recombination technology)的建立,为人工制备抗体提供了新的工具。其中单克隆抗体由于其具有高特异性、高纯度性等特点,与酶联免疫吸附技术、放射免疫技术、免疫组化以及流式细胞术等结合,目前已开发多种商品化试剂盒用于诊断感染性病原体,并可用于寻找肿瘤特异性抗原以及酶、激素、药物、细胞因子等的测定。DNA 重组(DNA recombination),也称基因工程(genetic engineering),曾获得 2007 年度诺贝尔生理学或医学奖。该技术是在普通抗体的基础上制备和生产自然界不存在的特殊功能抗体,即基因工程抗体。对普通抗体基因进行的改造和装配,有效降低或消除了机体对抗体的免疫排斥反应,从而有力扩大了已有单克隆抗体的应用范围,如双特异性抗体、细胞内抗体等,在肿瘤等疾病治疗以及基础医学研究领域发挥重要作用。

(四)免疫亲和色谱技术

免疫学检验技术与高效液相色谱分析仪器结合,建立了免疫亲和色谱技术(immunoaffinity chromatography,IAC),该技术具有高效、简便、快速等优点,在食品卫生检验、环境卫生检验等领域都有广泛应用,用于肉、蛋、奶等食品中残留杀虫剂、抗生素以及水和土壤中残留农药、保健食品中激素、毒品等的检测。类似的是,在传统流式细胞术基础上结合荧光编码微球技术建立的流式细胞微球芯片(chip flow cytometry microspheres)技术,用于定量测定细胞表面多种分子的表达。同理,结合发光量子点建立的量子点编码微球技术,可将生物分子探针连在聚合物微球表面,多用于生物分子高通量快速分析,作为基因表达研究、新药研制、疾病诊断等的有力工具。

(五)核酸探针技术

随着基因检测技术的发展,应用 DNA 碱基配对原理建立的核酸探针技术也被应用于免疫学检验,如生物条形码检测技术(bio-barcode assay)是根据免疫学原理,将特异性抗体或探针包被抗目标蛋白的抗体,制成可吸附目标蛋白的探针,然后对探针上标记的条形码 DNA 进行鉴定和检测,从而实现对目的蛋白质的检测。由于在免疫反应中引入了信号发达技术大大提高了检测的灵敏度。一些特定序列的寡核苷酸配基(aptamer)能与配体高度特异性结合,具有与抗体类似的特异性识别和结合能力,也被应用于免疫学检验,可用于蛋白质、病毒、细菌、有机物、金属离子等的检测,具有广阔的应用前景。

(六)免疫传感技术

免疫传感技术是将高灵敏的传感技术与免疫反应结合起来,具有快速、灵敏、选择性高、操作简便等特点,已广泛地应用于食品、工业、环境检测、疾病诊断和预防领域。已经研发出的免疫传感器有压电免疫传感器、脂质体免疫传感器、表面等离子体共振免疫传感器、光导纤维免疫传感器以及纳米免疫传感器等。

三、免疫学检验的应用

免疫学检验是卫生检验的主要分支学科,与生物材料检验、病毒学检验、细菌学检验以及食品理化检验等学科相辅相成、密切相关。由于免疫学检验具有高特异性、高灵敏性、操

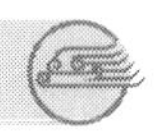

作简单、快速等优点，因此广泛应用于疾病诊断、疗效监测以及预后判断等临床医学领域。同时，免疫学检验还广泛应用于疾病预防和控制等公共卫生领域，为病原微生物、寄生虫以及有毒有害物质的检测提供了重要手段。现代免疫学检验技术已步入医学和生命科学研究的前沿，作为重要工具在医学和生命科学的未来发展中起到至关重要的作用。

免疫学检验按应用范围可分为：

（一）免疫细胞和免疫分子的测定

免疫细胞和免疫分子的测定是在抗原抗体反应的理论基础上建立的，对具有免疫活性的抗原、抗体、补体、细胞、细胞因子等进行定性定量检测的免疫学检验方法，为免疫功能的判定提供了重要方法。

由于抗原与抗体的结合具有高度特异性，因此可利用这一优势测定和鉴别抗原、抗体、细胞因子以及对多种感染性疾病的病原微生物抗体进行特异性鉴定，用于疾病的初步诊断，如目前常用的用乙型肝炎病毒检测相应的抗乙型肝炎病毒抗体；凝集反应（agglutination reaction）作为一种重要的抗原抗体反应，常用于体外菌种的鉴定、人ABO血型鉴定以及抗体效价检测等，临床诊断伤寒所用的肥达反应也是凝聚反应在疾病诊断中的应用；沉淀反应（precipitation reaction）是利用可溶性抗原抗体特异性结合形成絮状沉淀物的原理，常用于定量检测血清中的免疫球蛋白或可溶性抗原；免疫组化法（immunohistochemistry）是使用酶标记抗体，然后使之与细胞或组织反应，通过显色反应检测特异性表面标志从而鉴定淋巴细胞的一种方法；免疫荧光技术（immunofluorescence technique）是将抗原抗体反应与荧光素标记技术结合以检测特异性抗原或抗体的方法，可用于T淋巴细胞的检测和鉴定免疫细胞的CD分子等；免疫磁珠法（immunomagnetic bead）是将特异性抗体吸附于磁性微珠上与具有相应表面标志的细胞特异性结合，主要用于特异性分离淋巴细胞；流式细胞术（flow cytometry）通过结合光学、流体力学和计算机技术，对参与免疫应答的淋巴细胞及其亚群进行分离和分析，也能通过结合荧光素标记技术对胞内细胞因子进行检测，同时还能分析细胞周期、细胞凋亡等。

（二）生物样本和环境样本中微量物质的测定

免疫学检验还可用于人体、环境样本中的微量物质的测定，即免疫测定。随着免疫学检验技术的进步，免疫学检验的检测范围不断扩大，应用也更加广泛。许多与免疫无关物质亦可作为抗原而制备其相应抗体并用于这些物质的测定。免疫测定在卫生检验中用于测定各种酶、激素、药物和有毒有害物质等。例如，酶联免疫吸附试验（enzyme linked immunosorbent assay，ELISA）是应用最广泛的免疫测定方法，可用于体液中大分子蛋白质、病毒以及激素、药物等半抗原的检测，还可用于检测食品中微生物、毒素以及残留农药、残留抗生素的检测；放射免疫测定法（radioimmunoassay）是将放射性核素标记抗原或抗体，广泛应用于激素、药物等微量物质的检测；化学发光免疫分析法（chemiluminescence immunoassay）可结合电化学反应用于DNA/RNA探针检测，还可通过荧光素酶报告基因检测细胞凋亡或检测细胞增殖；免疫印迹技术（immunoblotting）即蛋白质印迹法（Western blotting）被广泛用于医学研究中对蛋白质进行测定；免疫浊度测定可用于血浆药物浓度的测定；免疫亲和色谱技术，将单克隆抗体技术与高效液相色谱法结合，应用于食品、水以及土壤中残留农药、激素、药品等的检测。

（三）免疫学检验与疾病诊断和治疗

免疫学检验技术还是疾病防治、诊断、效应评价等的重要手段。免疫学诊断是指应用免疫学检测技术,通过对免疫活性物质(如免疫细胞、免疫分子等)的定性或定量的测定,协助诊断免疫相关疾病的一种实验诊断方法,相对于其他类型的实验室诊断方法具有特异性强、敏感性高、简便易行等特点。疾病相关免疫学指标,可作为生物标志物,为多种感染性疾病、自身免疫性疾病乃至肿瘤的早期诊断、疗效及病因判断等提供更加准确的依据。例如,免疫标记技术中的免疫荧光法(immunofluorescence),通过检测细菌、病毒以及寄生虫等抗原抗体,用于辅助诊断传染性疾病,常用于流行病学调查,还可用于检测自身免疫性疾病的抗核抗体;应用流式细胞术检测 CD 分子可用于白血病和淋巴瘤的分型和分期;监测免疫细胞或肿瘤抗原常用于接受治疗的肿瘤患者疗效的评估。

由于多种疾病都伴随着机体免疫功能的异常,因而调节机体免疫功能和免疫应答反应,已成为控制或治疗疾病的新技术。多种免疫学检验技术可针对疾病的病理机制,对机体免疫系统进行干预,达到治疗疾病的目的。例如,利用抗原抗体原理,制备用于治疗的免疫血清、单克隆抗体、基因工程抗体等,可用于感染性疾病、肿瘤以及炎症等多种疾病的治疗和控制。

本章小结

免疫学检验是利用免疫学理论、技术,结合分子生物学及细胞生物学等原理和技术,对抗原、抗体、免疫细胞以及细胞因子等进行定性或定量检测。蛋白质芯片、核酸探针、单克隆抗体等新技术给免疫学检验带来了新的思路,与医学科学的融合更加深入、与疾病发病机制和预防治疗研究的结合更加紧密,加之具有高特异性、高灵敏性、操作简单、快速等优点,在致病机制研究以及临床疾病诊断等领域中的应用也越来越广泛,已成为基础医学、临床医学、预防医学、动植物检疫以及环境和生态学科等多个领域的重要的手段和工具。

思考题

1. 什么是免疫?简述免疫系统的组成。
2. 现代免疫学检验技术有哪些?
3. 免疫学检验的应用有哪些?

（徐顺清）

第二章　抗原抗体反应

抗原抗体反应(antigen-antibody reaction)是指抗原与相应抗体之间发生的特异性结合反应。可发生于体内(in vivo),也可发生于体外(in vitro)。体内反应可介导吞噬、溶菌、杀菌、中和毒素等体液免疫效应;体外反应则根据抗原、抗体性质的不同和反应条件的差别,在抗原抗体复合物形成后表现为不同的现象。体外抗原抗体反应已成为疾病诊断、病原微生物鉴定、流行病学调查、激素或药物等化学物质免疫检测以及科学研究工作广泛应用的手段。

第一节　抗原抗体特异性结合的结构基础

抗原与抗体能够特异性结合是基于抗原表位与抗体超变区分子相互作用时空间构型的互补性,是由抗原与抗体分子的一级结构决定的。

一、决定抗原特异性的结构基础

抗原的特异性是指抗原刺激机体产生免疫应答及其与应答产物发生反应时所显示的专一性。决定抗原特异性的结构基础是存在于抗原分子中的抗原表位。

(一)抗原表位的概念

抗原表位(epitope)是指存在于抗原分子表面的,能与T/B细胞抗原受体或抗体特异性结合、决定抗原特异性的特殊化学基团。表位通常由5~15个氨基酸残基或5~7个单糖残基或6~8个核苷酸残基组成。一种表位只能刺激机体产生一种特定的抗体或致敏淋巴细胞,也只能与相应的抗体或致敏淋巴细胞的抗原受体发生结合。故免疫学检验中常用纯化抗原免疫动物来制备所需的特定抗体;常用已知特异性抗体(抗原)检测样品中是否存在与之相应的抗原(抗体)。

(二)抗原表位的类型

抗原表位按分布位置不同划分为功能性表位(位于抗原分子表面)和隐蔽性表位(位于抗原分子内部,一般不引起免疫应答);按结构不同划分为顺序表位(由一段相连的氨基酸序列组成)和构象表位(由序列上不相连的几段氨基酸残基或多糖残基构成的空间构象);按T细胞、B细胞识别划分为T细胞表位和B细胞表位。如:大多数天然抗原同时具有T细胞表位及B细胞表位,分别活化T细胞及B细胞;半抗原仅具B细胞表位,半抗原虽可与B细胞结合,但单独刺激机体时,不能诱导B细胞产生抗体。故在人工制备抗血清时,半抗原必须与载体蛋白偶联后再免疫动物,由载体蛋白提供T细胞表位活化T细胞,才能辅助半抗原激活B细胞产生抗体,称为半抗原-载体效应。

(三)抗原表位的数目

抗原分子表面能与抗体结合的抗原表位总数称为抗原结合价(antigenic valence)。大多数天然抗原分子表面具有多个相同和(或)多种不同的抗原表位,是多价抗原。一个半抗原相当于一个抗原表位,是单价抗原。两者相比较,多价抗原与相应抗体的结合能力较强。

(四) 共同抗原与交叉反应

天然蛋白抗原分子结构一般都很复杂,具有多种抗原表位,免疫后可形成两种以上的抗体,每一种抗体只能与相应的一种表位结合。不同抗原之间存在的相同或相似抗原表位,称为共同抗原表位(common epitope);具有共同抗原表位的不同抗原称为共同抗原(common antigen)。

如果甲、乙两种抗原是共同抗原,那么由甲抗原刺激机体产生的抗体,不但能够与甲抗原上相应的抗原表位发生特异性结合,而且能够和乙抗原上相同的抗原表位结合,这种现象称为交叉反应(cross-reaction)。交叉反应的发生并非否定抗原的特异性,而是由于抗原的异质性和共同表位的存在所致。

共同抗原是出现血清学交叉反应的原因,易造成结果判断错误,所以目前血清学诊断已采用单价特异血清或单克隆抗体代替易出现交叉反应的多价血清,以避免因交叉反应的发生而影响诊断的准确性。另外,也常借助交叉反应对某些疾病作辅助诊断。例如:变形杆菌某些菌株的菌体抗原与斑疹伤寒立克次体有共同抗原成分,可用变形杆菌代替立克次体作为抗原,检查患者血清中的抗体水平,辅助诊断斑疹伤寒。

二、免疫球蛋白的结构及各类免疫球蛋白的特点

(一) 免疫球蛋白的基本结构

免疫球蛋白的基本结构是由4条(2对)肽链通过链间二硫键结合而成的"Y"字形双边对称结构(图2-1),称为Ig单体。

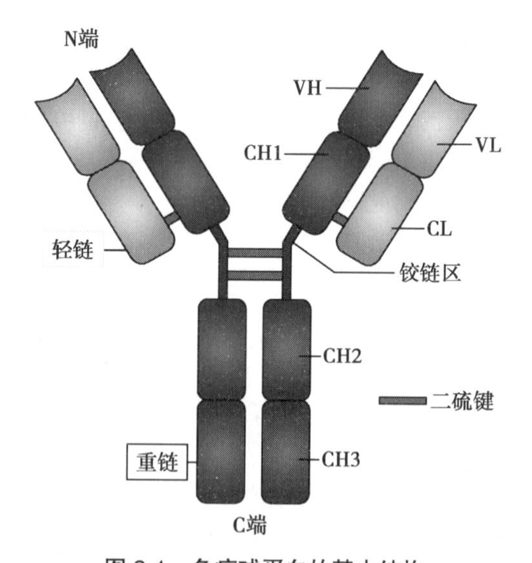

图2-1　免疫球蛋白的基本结构

1. Ig的4条肽链　根据Ig重链(heavy chain,H链)抗原性的不同,可将免疫球蛋白分为5类,即IgM(重链为μ链)、IgG(γ链)、IgA(α链)、IgD(δ链)、IgE(ε链),同一类Ig可进一步分为不同的亚类,如人IgG可分为IgG1~IgG4;IgA可分为IgA1和IgA2,IgM可分为IgM1和IgM2。根据轻链(light chain,L链)的抗原性不同,可分为κ、λ两型。其中λ链又可分为λ1~λ4四个亚型。天然的Ig单体结构中,2条重链同类,2条轻链也一定同型。

Ig的类和亚类、型和亚型属同种型抗原(isotype),是同一种属所有个体的Ig共有的抗原特异性结构。若将某类(或某型)Ig注入另一物种,则可制备抗同种型抗原的抗体。此类抗体在免疫学检验中,常用于不同类型Ig的定性或定量检测。例如:想获得抗人IgM的抗体,须把分离纯化的人IgM分子注入家兔或山羊,在家兔或山羊体内将产生抗人IgM的抗体,此抗体可与人类中任何人的IgM起特异性反应,但不能和其他动物的IgM起反应。利用抗人IgM可检测样品中人IgM的含量,常用于某些疾病的辅助诊断。

2. 可变区和恒定区　在Ig近N端轻链1/2和重链1/4(γ链、α链、δ链)或1/5(μ链、ε链)区域内(约110个氨基酸),氨基酸的组成和序列变化较大,故称为可变区(variable region,V

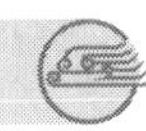

区);而在 Ig 近 C 端轻链 1/2 和重链 3/4(γ 链、α 链、δ 链)4/5(μ 链、ε 链)区域内,氨基酸的组成和序列在同一种属的同一类 Ig 中相对稳定,称为恒定区(constant region,C 区)。重链和轻链 C 区分别称为 CH、CL。

V 区内氨基酸的组成和序列特别多变的部位,称为超变区(hypervariable region,HVR)或互补决定区(complementarity determining region,CDR)。重链 V 区(VH)和轻链 V 区(VL)各有 3 个 CDR,共同组成抗原结合部位(antigen-binding site),在空间结构上可与抗原表位形成精密的互补,决定着抗体的特异性,即每一种特异性抗体的抗原结合部位均有独特性。在 V 区中,CDR 之外区域(约占整个 V 区 75%)的氨基酸组成和序列相对不易变化,称为骨架区(framework region,FR),其作用主要是稳定 CDR 的空间构型,以利于 Ig 的 CDR 与抗原表位精细的特异结合。

一个单体 Ig 分子有 2 个抗原结合部位,可结合 2 个抗原表位,故将单体抗体分子称为 2 价抗体,如血清中的 IgG、IgA、IgD 和 IgE。二聚体分泌型 IgA 为 4 价,五聚体 IgM 理论上为 10 价,但由于立体构象的空间位阻,一般只能结合 5 个抗原表位为 5 价,故其与抗原的结合能力较强。

3. 结构域 Ig 分子的每一条肽链,都由链内二硫键将相邻的二级结构单元折叠为数个球形局部性区域,每个球形区约由 110 个氨基酸残基组成,不同 Ig 分子对应球形区的氨基酸残基顺序具有高度的相似性或同源性,称为结构域(domain)。轻链有 VH 和 VL 两个结构域;IgG、IgA 和 IgD 的重链有 VH、CH1、CH2 和 CH3 四个结构域;IgM 和 IgE 的重链有五个结构域,比 IgG 多一个 CH4。

4. 铰链区 铰链区(hinge region)位于 CH1 与 CH2 之间,含大量脯氨酸和半胱氨酸,富有弹性和伸展性,能改变两个结合抗原的"Y"形臂之间的距离,有利于抗体 V 区与不同距离的抗原表位结合。

(二)免疫球蛋白的其他结构

此外,分泌型 IgA 和血清中的 IgM 还含有连接链(joining chain,J 链)。J 链的主要功能是在重链的羧基端将 Ig 单体连接成为双体或多聚体,可稳定多聚体的结构及参与体内转运的作用。分泌型 IgA 还含有分泌片(secretory piece,SP),分泌片由黏膜上皮细胞合成和分泌,具有保护 SIgA 的铰链区免受外分泌液中蛋白酶降解的作用,并介导 IgA 二聚体转运到黏膜表面。

(三)免疫球蛋白的水解片段

Ig 分子可被许多蛋白酶水解,产生不同的片段。免疫学研究中常用的酶是木瓜蛋白酶(papain)和胃蛋白酶(pepsin)。

1. 木瓜蛋白酶水解片段 木瓜蛋白酶将 IgG 分子从重链二硫键 N 端 219 位置上断裂,生成两个相同的 Fab 片段和一个 Fc 片段。Fab 段即抗原结合片段(fragment antigen binding),含 1 条完整的轻链和重链的一部分(Fd)段;Fab 段为单价,仍具有抗原结合活性,但结合能力较弱,不形成凝集反应或沉淀反应。Fc 段即可结晶片段(fragment crystallizable),为 2 条重链 C 端剩余的部分,在一定条件下可形成结晶。Fc 段不能与抗原结合,但具有许多其他生物学活性,如固定补体、亲和细胞(巨噬细胞、NK 细胞和粒细胞等)、通过胎盘,以及与类风湿因子反应等。

2. 胃蛋白酶水解片段 胃蛋白酶可将 IgG 分子从重链间二硫键 C 端 232 位置切断,形成 1 个 $F(ab')_2$ 片段和一些无生物活性的小分子多肽碎片 pFc′ 片段。$F(ab')_2$ 段即双价抗体活性片段,可同时结合两个抗原表位,可发生凝集反应和沉淀反应。

（四）各类免疫球蛋白的特点

1. IgG　是血清和细胞外液中含量最高的 Ig，占血清总 Ig 的 75%~80%，其中 IgG1 血清浓度约为 9mg/ml、IgG2 约为 3mg/ml、IgG3 约为 1mg/ml、IgG4 约为 0.5mg/ml。IgG 具有吞噬调理、介导 ADCC、激活补体、中和毒素病毒等功能，可透过胎盘传输给胎儿。IgG 是主要的抗感染抗体，血清中特异性 IgG 水平升高，有助于感染性疾病的辅助诊断和流行病学调查。此外 IgG Fc 片段可与葡萄球菌 A 蛋白（SPA）结合，可用于免疫诊断，与协同凝集试验有关（详见本书第五章）。

2. IgM　血清中的 IgM 为五聚体，占血清总 Ig 的 5% ~10%，血清浓度约为 1.5mg/ml。IgM 是个体发育过程中最早合成和分泌的 Ig（胚胎晚期开始合成）。IgM 不能通过胎盘，若脐带血或新生儿血清中 IgM 水平升高，提示胎儿有宫内感染。IgM 也是体液免疫应答中最早产生的 Ig，其半衰期较短（约 5 天），因此血清特异性 IgM 水平升高提示有近期感染，有助于感染性疾病的早期诊断。此外天然的血型抗体为 IgM，与相应红细胞的结合能力较强，可表现为凝集反应。

3. IgA　血清型 IgA 占血清总 Ig 的 10%~15%，其中 IgA1 血清浓度约为 3mg/ml，IgA2 约为 0.5mg/ml。免疫作用弱；分泌型 IgA，经分泌性上皮细胞分泌到外分泌液中，在黏膜局部抗感染免疫中发挥重要作用。

4. IgD　血清型 IgD 含量很低，正常人血清浓度约为 0.03mg/ml。其生物学功能尚不清楚；膜结合型 IgD（mIgD）表达于成熟的 B 细胞表面，构成 B 细胞的抗原受体，是 B 细胞分化发育成熟的标志。

5. IgE　是正常人血清中含量最少的 Ig，血清浓度极低，约为 5×10^{-5}mg/ml。IgE 主要介导 Ⅰ 型超敏反应，此外可能与机体抗寄生虫免疫有关。在特异性过敏反应和寄生虫早期感染患者血清中，特异性 IgE 水平可升高。

此外，免疫学检验常通过测定血清中各类 Ig 的含量来评估机体的体液免疫功能。在采用免疫检测技术对 Ig 进行定量检测时，应根据各类 Ig 在血清中的含量水平选择相应的检测方法。对于血清中含量较高的 Ig（如：IgG、IgA、IgM）可选择敏感度稍低的方法（如：单向琼脂扩散法）；对于含量极微的 Ig（如：IgE、IgG）应选择敏感度较高的标记免疫技术（如：ELISA 法）。

第二节　抗原抗体反应的原理

抗原或抗体的体外检测原理是根据抗原抗体结合形成免疫复合物的性状与活性特点，对样品中的抗原或抗体进行定性、定位或定量的检测。定性和定位检测比较简单，即用已知的抗体和待检样品混合，经过一段时间，若有免疫复合物形成的现象发生，就说明待检样品中有相应的抗原存在。若无预期的现象发生，则说明样品中无相应的抗原存在。同理也可用已知的抗原检测样品中是否有相应抗体。由于抗体主要存在于血清中，在抗原或抗体的检测中多采用血清做试验，所以体外抗原抗体反应曾被称为血清反应（serologic reaction）。随着免疫学技术的发展，血清学反应已不能涵盖目前体外抗原抗体反应的全部内容，因此现在通用抗原抗体反应来表示体外的血清学试验。

抗原与抗体的特异性结合取决于抗原表位与抗体超变区分子间的结构互补程度与亲和性，此外，抗原表位与相应抗体超变区分子必须紧密接触，分子表面特异的可逆的弱结合力只有在极短距离内才能发生。

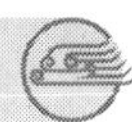

一、抗原抗体的结合力

抗原和抗体的结合完全依靠非共价键的相互作用，并且抗原-抗体复合物和游离成分之间保持着动态平衡。抗原-抗体复合物依靠抗原与抗体之间的弱相互作用结合从而维持稳定。这些非共价键的相互作用包括静电引力、范德华引力、氢键结合力和疏水作用力。这些相互作用可以发生在侧链或者多肽主干之间。

（一）静电引力（electrostatic force）

又称库伦引力（Coulombic force）。这是抗原和抗体分子带有相反电荷的氨基和羧基基团之间相互吸引的力。例如，一方在赖氨酸离解层带有阳离子化的氨基残基（$—NH_3^+$），另一方在天门冬氨酸电离后带有阴离子化的羧基（$—COO^-$）时，即可产生静电引力，两者相互吸引，可促进结合。这种引力和两电荷间距离的平方成反比。两个电荷越接近，静电引力越强。反之，这种引力便很微弱。

（二）范德华引力（van der Waals force）

这是原子与原子、分子与分子互相接近时分子极化作用发生的一种吸引力，实际上也是电荷引起的引力。由于抗原与抗体两个不同大分子外层轨道上电子之间相互作用，使得两者电子云中的偶极摆动而产生吸引力，促使抗原抗体相互结合，抗原表位与抗体超变区分子空间构型的互补可最大限度产生范德华引力。这种引力的能量小于静电引力，其大小与两个相互作用基团极化程度的乘积成正比、与两基团间距离的7次方成反比，具有特异性。

（三）氢键结合力（hydrogen bond）

氢键是由分子中的氢原子和电负性大的原子如氮、氧等原子间相互吸引而形成的引力。当具有亲水基团（例如—OH、$—NH_2$及—COOH）的抗体与相对应的抗原彼此接近时，可形成氢键桥梁，使抗原与抗体相互结合。氢键结合力较范德华引力强，并更具有特异性，因为它需要有供氢体和受氢体才能实现氢键结合。

（四）疏水作用力（hydrophobic interaction）

在水溶液中两个疏水基团相互接触，由于对水分子排斥而趋向聚集的力称为疏水作用力。抗原抗体分子侧链上的非极性氨基酸（如亮氨酸、缬氨酸和苯丙氨酸）在水溶液中与水分子间不形成氢键。当抗原表位与抗体超变区靠近时，相互间正、负极性消失，由于静电引力形成的亲水层也立即失去，排斥了两者之间的水分子，从而促进抗原与抗体间的相互吸引而结合。这种疏水结合对于抗原抗体的结合是很重要的，提供的作用力最大。

抗原抗体的结合力还受反应条件的影响。例如：适宜的温度、pH、离子强度等能促进抗原抗体分子的紧密接触，增强分子间引力，促进分子间相互结合。

二、抗原抗体的亲和力和亲合力

（一）亲和力

亲和力（affinity）是指抗体分子上一个抗原结合位点与对应的抗原表位之间相适应而存在着的引力，它是抗原抗体间固有的结合力。抗体超变区与抗原表位之间分子空间构型的吻合程度影响着抗体亲和力。吻合程度越高，亲和力越高。

抗原与抗体的结合是可逆的，两者的结合遵循可逆性双分子相互作用的热动力学基本原理。可将亲和力描述为反应平衡时抗原抗体复合物的数量，用于测定抗原表位和抗体结合的强度。

亲和力可用亲和常数（affinity constant，K_A）来表示，计算公式见式 2-1。

$$K_A=K_1/K_2=[Ab-Ag]/[Ab]\times[Ag] \qquad \text{式 2-1}$$

式中，K_A 表示抗原抗体结合的稳定性和亲和力；K_1 表示结合常数，K_2 为解离常数；[Ab–Ag] 表示抗原抗体复合物的摩尔浓度；[Ab] 或 [Ag] 分别表示游离的抗体结合位点（或抗原结合位点）的摩尔浓度。K_A 值越大，[Ab–Ag] 越大，亲和力越高；亲和力越高，抗体与抗原结合越牢固，反之抗原抗体复合物就容易解离。亲和常数还与抗原抗体反应的灵敏度相关。例如：放射免疫分析的灵敏度与抗体 K_A 成正比，抗血清的 K_A 值达到 10^9~10^{12}mol/L 才适合用于放射免疫分析。

控制免疫复合物形成量最容易的方法是改变抗体或抗原的浓度。当两种成分均未饱和时，在固定的容积内加入更多的抗体将增加被结合的抗原量。同样，加入更多抗原将增加抗体的结合量。利用适当的高亲和力，加入过量抗体基本上可以用于结合所有获得的抗原。但是使用低亲和力抗体，大部抗原将保持游离状态。因而高亲和力抗体在所有免疫检验技术中使用效果较好。

（二）亲合力

亲合力（avidity）指一个抗体分子与整个抗原之间的结合强度，可用来表示抗原和抗体复合物的整体稳定性。抗原抗体相互作用的整体强度受三个主要因素控制：抗体对表位的内在亲和力、抗体结合价以及抗原的有效抗原表位数目。因为亲合力是指整个反应，故可从根本上决定所用免疫检验技术的成败。

亲合力与抗体结合价直接相关，即所谓多价优势。如 IgG 为两价，亲合力为单价的 10^3 倍，IgM 为 5~10 价，亲合力为单价的 10^7 倍。当抗体和抗原形成多价复合物时相互作用的强度显著增加，可以显著地稳定免疫复合物，致使反应实际上是不可逆的。

三、亲水胶体转化为疏水胶体

抗体是球蛋白，大多数抗原亦为蛋白质，在血清学反应条件下，它们溶解在水中皆为亲水胶体溶液，不会发生自然沉淀。这种亲水胶体的形成机制是因蛋白质含有大量的氨基和羧基残基，这些残基在溶液中带有电荷，由于静电作用，在蛋白质分子周围出现了带相反电荷的电子云。如在 pH7.4 时，某蛋白质带负电荷，其周围出现极化的水分子和阳离子，这样就形成了水化层，再加上电荷的相斥，就保证了蛋白质不会自行聚合而产生沉淀。

抗原与抗体的结合使电荷减少或消失，电子云也消失，蛋白质由亲水胶体转化为疏水胶体。此时，如再加入电解质，如 NaCl，则进一步使疏水胶体物相互靠拢，形成可见的抗原抗体复合物。

第三节　抗原抗体反应的特点

一、特异性

特异性（specificity）是指物质间的相互吻合性、针对性或专一性。抗原抗体的结合实质上是抗原表位与抗体超变区中抗原结合点之间的结合。由于两者在化学结构和空间构型上呈互补关系，所以抗原与抗体的结合具有高度的特异性。这种特异性如同钥匙和锁的关系。例如乙肝病毒中的表面抗原（HBsAg）、e 抗原（HBeAg）和核心抗原（HBcAg），虽来源于同一

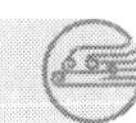

病毒，但仅与其相应的抗体结合，而不与另外两种抗体反应。抗原抗体反应的这种特异性使免疫测定能够在非常复杂的蛋白质混合物（例如血清）中测定某一特定的物质，而不需先分离待检物。

但是这种特异性也不是绝对的。较大分子的蛋白质常含有多种抗原表位，如果两种不同的抗原分子上有相同的抗原表位，或抗原、抗体间构型部分相同，皆可出现交叉反应。例如：人绒毛膜促性腺激素（HCG）和黄体生成激素（LH）均由 α 和 β 两个亚单位组成，其结构的不同处在 β 亚单位，而两者的 α 亚单位是同类的。用 HCG 免疫动物所得的抗血清中含有抗 α-HCG 和抗 β-HCG 两种抗体，抗 α-HCG 抗体将与 LH 中的 α 酶位发生交叉反应。在免疫检验中，如用抗 HCG 抗血清作为妊娠诊断试剂检测尿液中 HCG，只能用于 HCG 浓度较高的试验，否则妇女生理性排泄入尿液中的微量 LH 将与之发生交叉反应从而影响结果判断。因此在作为早孕诊断的实际中必须应用只对 HCG 特异的抗 β-HCG，以避免与其他激素交叉反应的发生。

二、比例性

在抗原抗体特异性反应时，生成结合物的量与反应物的浓度有关。无论在一定量的抗体中加入不同量的抗原或在一定量的抗原中加入不同量的抗体，均可发现只有在两者分子比例合适时才出现最强的反应。以沉淀反应为例，若向一排试管中加入一定量的抗体，然后依次向各管中加入递增量的相应可溶性抗原，根据所形成的沉淀物及抗原抗体的比例关系可绘制出反应曲线（图 2-2）。从图 2-2 中可见，曲线的高峰部分是抗原抗体分子比例最合适的范围，称为抗原抗体反应的等价带（zone of equivalence）。在此范围内，抗原抗体充分结合，沉淀物形成快而多。其中有一管反应最快，沉淀物形成最多，上清液中几乎无游离抗原或抗体存在，表明抗原与抗体浓度的比例最为合适，称为最适比（optimal ratio）。在等价带前后分别为抗体过剩或抗原过剩，形成的沉淀物少或无，这种现象在免疫测定中称为带现象（zone phenomenon）。出现在抗体过量时，称为前带（prezone），出现在抗原过剩时，称为后带（postzone）。只有当抗原抗体比例合适时，才易出现可见反应。因此，在进行凝集反应或沉淀反应时，确定抗原抗体的最适比例十分重要。在用免疫学方法测定抗原时，应使反应系统中有足够的抗体量，否则测得的量会小于实际含量，甚至出现假阴性结果。

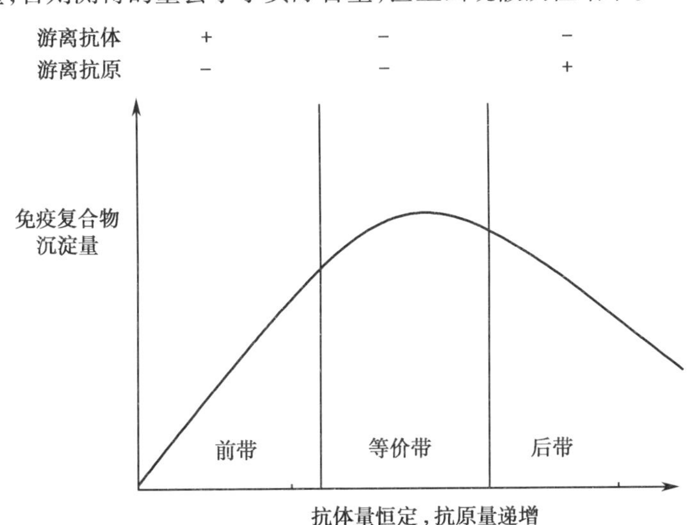

图 2-2　沉淀反应中沉淀量与抗原抗体比例的关系

关于抗原抗体结合后如何形成聚合物，曾经有过不少解释。结合现代免疫学的成就及电镜观察所见，可用 Marrack（1934 年）提出的网格学说（lattice theory）加以说明。因为大多数天然抗原是多价的，抗体大多为 2 价，在一定浓度范围内，当抗原抗体分子比例合适时，可相互连接成为巨大网格状聚集体，形成肉眼可见的沉淀物。但当抗原或抗体过量时，由于其结合价不能相互饱和，就只能形成较小的沉淀物或可溶性抗原抗体复合物。

三、可逆性

抗原与抗体的结合是可逆的。抗原抗体复合物解离取决于两方面的因素，一是抗体对相应抗原的亲和力；二是环境因素对复合物的影响。高亲和性抗体的抗原结合点与抗原表位的空间构型上非常适合，两者结合牢固，不容易解离。反之，低亲和性抗体与抗原形成的复合物较易解离。解离后的抗原或抗体均能保持未结合前的结构、活性及特异性，因此可用亲和层析法来提纯抗原或抗体。在抗血清中，特异性的 IgG 抗体仅占总 IgG 中的极小部分。用亲和层析法提取的特异性抗体，称为亲和层析纯抗体，应用于免疫测定可得到更好的效果。

在环境因素中，凡是减弱或消除抗原抗体亲和力的因素都会使复合物解离增加。如 pH 改变，过高或过低的 pH 均可破坏离子间的静电引力，使抗原抗体的结合力下降。对亲合力本身较弱的反应体系而言，仅增加离子强度即可达到解离抗原抗体复合物的目的。增加温度可增加分子间的热动能，加速已结合复合物的解离，但由于温度变化易致蛋白变性，所以实际工作中极少应用。改变 pH 和离子强度是最常用的促解离方法，免疫技术中的亲和层析就是以此为根据纯化抗原或抗体。

四、阶段性

抗原抗体反应可分为两个阶段。第一阶段为抗原与抗体发生特异性结合的阶段，此阶段反应快，仅需几秒至几分钟，但不出现可见反应。第二阶段为可见反应阶段，抗原抗体复合物在环境因素（如电解质、pH、温度、补体）的影响下，进一步交联和聚集，表现为凝集、沉淀、溶解和补体结合介导的生物现象等肉眼可见的反应。此阶段反应慢，往往需要数分钟至数小时。实际上这两个阶段不能严格区分，而且两阶段的反应所需时间亦受多种因素和反应条件的影响，若反应开始时抗原抗体浓度较大且两者比例适合，则很快能形成可见反应。

第四节　影响抗原抗体反应的因素

一、反应物自身因素

（一）抗原

抗原的理化性状、抗原表位的种类和数目均可影响抗原抗体反应的结果。如颗粒性抗原（细菌、细胞）与相应抗体结合后形成凝集现象；可溶性抗原（分子性抗原）与相应抗体结合后形成沉淀现象；粗糙型细菌在生理盐水中易出现自凝；血细胞同 IgG 类抗体反应可不出现凝集现象；多价抗原由于具有多个抗原表位，与相应抗体结合形成免疫复合物后，易于进一步聚集交联出现可见反应阶段，单价抗原（半抗原）只具有一个抗原表位，与相应抗体结合后，不出现沉淀现象。

 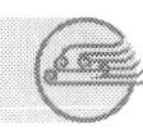

（二）抗体

1. 抗体的来源 在用沉淀反应对不同来源的抗血清进行比较后，发现抗体可按等价带范围大小分为两种类型，即R型抗体和H型抗体。R型抗体以家兔免疫血清为代表，具有较宽的抗原抗体合适比例范围，与相应抗原结合易出现可见抗原抗体复合物；只在抗原过量时，才易出现可溶性免疫复合物，大多数动物的免疫血清均属此型。H型抗体以马免疫血清为代表，其抗原与抗体的合适比例范围较窄，与相应抗原结合不易出现可见抗原抗体复合物，抗原或抗体过量，均可形成可溶性免疫复合物。人和许多大动物的抗血清皆属H型。在免疫测定中，若要出现可见反应，应选择等价带范围宽的R型抗体。单克隆抗体因其只能结合一种抗原表位，与相应抗原结合不易于形成可见免疫复合物，一般不适合用于凝集或沉淀反应。

2. 抗体的特异性与亲和力 抗体的特异性与亲和力是影响抗原抗体反应的关键因素。在免疫血清制备时，早期获得的抗血清亲和力低，特异性好；后期获得的往往亲和力高。诊断试剂应尽可能选高特异性、高亲和力的抗体，才能提高试验的可靠性和准确程度。

二、反应条件

（一）电解质

抗原与抗体发生特异性结合后，由亲水胶体变为疏水胶体，此时易受电解质影响，若溶液中无电解质参加，仍不出现可见反应。如有适当浓度的电解质存在，就会使它们失去部分负电荷而相互凝聚，于是出现明显的凝集或沉淀现象。为了促使沉淀物或凝集物的形成，在免疫学检测中常用0.85%氯化钠或各种缓冲液作为抗原及抗体的稀释液。由于氯化钠在水溶液中解离成Na^{+}和$C1^{-}$，可分别中和胶体粒子上的电荷，使胶体粒子的电势下降，有利于复合物间相互靠拢，当电势降至临界电势（12~15mV）以下时，能促使抗原抗体复合物从溶液中析出，形成可见的沉淀物或凝集物。

此外，在补体参与的抗原抗体反应中，还应有适量的Ca^{2+}、Mg^{2+}存在，以便有利于补体的活化和发挥作用。

（二）酸碱度

抗原抗体反应必须在合适的pH环境中进行。蛋白质具有两性电离性质，因此每种蛋白质都有固定的等电点。当溶液的pH大于其等电点，则羧基电离，胶体粒子带负电荷。反之，当溶液pH小于其等电点时，则氨基电离，胶体粒子带正电荷。抗原抗体反应一般以pH 6~8为宜。pH过高或过低都将直接影响抗原或抗体的理化性质，从而导致反应不发生或出现非特异性凝集，出现假阳性或假阴性。例如pH达到或接近抗原的等电点时，即使无相应抗体存在，也会引起颗粒性抗原非特异性的凝集，造成假阳性反应。

有补体参与的反应最适pH为7.2~7.4，pH过高或过低都将不同程度降低补体活性而影响反应结果。

（三）温度

抗原抗体反应尤其是它的第二阶段受温度的影响较大。在一定范围内，温度升高可加速分子运动，抗原与抗体或抗原-抗体复合物间碰撞机会增多，使反应加速。温度越高，反应时间越短，形成的抗原抗体复合物结构较疏松，但若温度高于56℃，可导致已结合的抗原抗体再解离，甚至变性或破坏；温度越低，反应时间越长，结合速度慢，但抗原抗体复合物结合牢固，更易于观察。常用的抗原抗体反应温度为37℃。

每种试验都有其独特的最适反应温度，某些特殊的抗原抗体反应对温度有一些特殊的要求，例如：冷凝集素是红细胞某些抗原的自身抗体，在4℃左右与红细胞结合最好，20℃以上反而解离。

此外，适当振荡或搅拌也可促进抗原抗体分子的接触，提高抗原抗体结合速度。

（四）抗原抗体比例

抗原抗体在比例合适时才易出现可见的反应结果。若希望出现可见的反应现象，在试验前应预先滴定抗原抗体最佳反应浓度。在滴定时，凝集反应通常是稀释抗体，沉淀反应通常是稀释抗原。

第五节　抗原抗体反应的类型

体外抗原抗体反应根据抗原的物理性状、抗体的类型及参与反应的介质（例如电解质、补体、固相载体等）不同，表现为不同的现象，据此可分为五种类型（表2-1）：①可溶性抗原与相应抗体结合表现为沉淀反应；②颗粒性抗原与相应抗体结合表现为凝集反应；③补体参与下细菌抗原与相应抗体结合表现为溶菌反应，红细胞抗原与相应抗体结合表现为溶血反应；④细菌外毒素或病毒与相应抗体结合表现为中和反应；⑤标记的抗原抗体反应。利用这些类型的抗原抗体反应建立了各种免疫学技术，在免疫学检验中广泛用于抗原和抗体的检测。

表2-1　抗原抗体反应的类型

抗原抗体反应类型	常见免疫学技术	检测方法
沉淀反应	液相沉淀试验	检测液体中是否形成絮状或环状沉淀物
	凝胶沉淀试验	检测凝胶内是否形成沉淀环或沉淀线
	免疫电泳技术	检测凝胶内是否形成沉淀峰或沉淀线
	免疫浊度测定	检测免疫浊度
凝集反应	直接凝集反应	检测是否出现肉眼可见的凝集块
	间接凝集反应	同上
	其他凝集技术	同上
补体参与的反应	免疫溶血反应	检测免疫溶血情况
	补体结合试验	同上
中和反应	毒素中和试验	检测外毒素的毒性作用
	病毒中和试验	检测病毒的感染性
标记的抗原抗体反应	荧光免疫技术	检测特异性荧光有无及强度
	放射免疫技术	检测放射性同位素强度
	酶免疫技术	检测酶催化底物显色情况
	金免疫技术	检测免疫金颗粒
	化学发光免疫技术	检测化学发光强度

 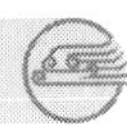

标记免疫技术是将免疫技术与标记技术相结合而建立的分析技术体系，常采用酶、荧光素、生物素、放射性同位素、铁蛋白、胶体金及化学（或生物）发光剂等物质作为示踪物对抗原（抗体）进行标记，利用标记抗原（抗体）进行抗原抗体反应。标记免疫技术具有特异性和灵敏度高，快速，可定性、定量甚至定位检测的特点，是目前应用最广的免疫学检测技术。

标记免疫技术有多种分类方法。根据所用的示踪物和检测方法的不同，可分为荧光免疫技术、放射免疫技术、酶免疫技术、金免疫技术、化学发光免疫技术等。根据检测对象性质的不同，可分为：①免疫组织化学技术：利用标记抗体（抗原）检测组织细胞（组织切片或其他标本）中的抗原（抗体），可定位检测；②免疫测定技术：利用标记抗体（抗原）检测液体中的抗原（抗体），可定性或定量检测。其中免疫测定技术按反应体系的物理状态不同又分为：①均相免疫测定：测定时不需进行结合标记物（$Ag\text{-}Ab^*$）与游离标记物（Ag^* 或 Ab^*）的分离；②非均相（异相）免疫测定：测定时需进行结合标记物（$Ag\text{-}Ab^*$）与游离标记物（Ag^* 或 Ab^*）的分离。

本章小结

抗原抗体反应是指抗原与相应抗体之间发生的特异性结合反应，特异性结合取决于抗原表位与抗体超变区分子间的结构互补程度与亲和性。抗原抗体反应的基本条件包括抗原抗体之间的结合力、亲和力和亲合力、亲水胶体转化为疏水胶体。抗原抗体之间的结合力包括静电引力、范德华引力、氢键结合力和疏水作用力。

抗原抗体反应的特点有特异性、比例性、可逆性和阶段性。抗原、抗体自身因素及反应条件影响着抗原抗体反应。抗原抗体在比例合适时才易出现可见反应，抗体过量时可出现前带现象，抗原过量时可出现后带现象。

抗原抗体反应可分为沉淀反应、凝集反应、补体参与的反应、中和反应、标记的抗原抗体反应五种类型。标记免疫技术将免疫技术与标记技术相结合，具有特异性和灵敏度高，可定性、定量、定位检测的特点，是目前应用最广的免疫学检测技术。

思考题

1. 什么是抗原抗体反应？抗原抗体反应的原理是什么？
2. 怎样理解抗原抗体反应的亲和力和亲合力？
3. 怎样理解抗原抗体反应的特异性和交叉反应？
4. 抗原抗体反应有哪些特点？抗原抗体反应有哪些影响因素？
5. 常见的抗原抗体反应有哪些？

（杨赟）

第三章　抗原抗体的制备

第一节　抗原的制备

高质量的抗原是检测抗体及制备抗体的重要条件。抗原的制备对于抗体检测和抗体的制备都非常重要。根据来源不同，可将抗原分为天然抗原、人工抗原、合成肽抗原、基因工程抗原等。不同的抗原需用不同的方式进行制备。

一、颗粒性抗原的制备

颗粒性抗原主要是指细胞抗原、细菌抗原和寄生虫（或虫卵）抗原。

（一）细胞抗原

收集所需细胞，采用生理盐水或其他特定溶液洗涤数次，即可制得相应的细胞抗原。绵羊红细胞是最常用的细胞抗原之一，将抗凝绵羊血或脱纤维绵羊血离心后弃血浆，细胞沉淀再采用生理盐水混悬，再离心弃上清，重复洗涤 2~3 次，红细胞沉淀采用生理盐水制备成所需浓度。

（二）细菌抗原

细菌抗原的制备通常是获得细菌的纯培养物后，对细菌培养物进行处理而得。通常是将纯化的细菌在固体培养基上培养后，用适量生理盐水刮洗下菌苔，移入带玻璃珠的三角瓶中，振摇使其分散均匀。制备 O 抗原需将分散后的细菌培养物经 100℃水浴 2~2.5 小时；制备 Vi 抗原为在细菌灭活后再加 0.5%~1% 氯化钙溶液处理；制备 H 抗原，则用有动力的菌株培养后，菌液用 0.3%~0.5% 甲醛处理。

二、可溶性抗原的制备

可溶性抗原指具有抗原性的各种可溶性物质，如各种蛋白质、细菌毒素、各种酶及补体等，均可成为良好的可溶性抗原。此类抗原多存在于组织细胞内，通过对组织细胞的破碎处理后再提取制备相应的抗原。组织细胞中的蛋白质成分极为复杂，制备可溶性抗原时常需要经过复杂的纯化过程。

（一）粗抗原的制备

1. 捣碎组织　用于制备组织细胞抗原的组织必须是新鲜的或低温（<-40℃）保存。将收集到的器官或组织立即去除表面的包膜、结缔组织和一些大血管。有条件时对脏器应进行灌注，除去血管内残留的血液。处理后的组织用含 0.05% NaN_3 的生理盐水洗去血迹和污染物，剪成小块再进行捣碎。捣碎的目的在于使大组织块尽可能转变成大小均匀的小组织块甚至单个细胞，有利于后续的细胞破碎。

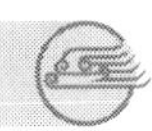

（1）高速捣碎法：将组织加适量生理盐水装入捣碎机筒内，1000r/min 间断进行捣碎，每次处理 30~60 秒。

（2）研磨法：用玻璃匀浆器或乳钵研磨进行捣碎。研磨法可用于韧性较大的组织，如皮肤、空腔器官等。为了更有效地磨碎组织，可在研磨时加入淘洗过的海砂。

捣碎的组织匀浆经 2000~3000r/min 离心 10 分钟，沉淀物含有大量的组织细胞和碎片，经细胞破碎后提取可溶性抗原。上清液含少量释放出的蛋白，也可用于提取可溶性抗原。

2. 细胞破碎　制备细胞可溶性抗原所用的细胞包括正常细胞、病理细胞（如肿瘤细胞）或传代细胞。根据蛋白抗原在细胞中的位置不同，可分为膜蛋白抗原、细胞质抗原和细胞核及核膜抗原。

（1）反复冻融法：将待破碎的细胞置 -20~-15℃冻结，然后置室温缓慢融化。如此反复数次，大部分组织细胞及细胞内的颗粒被融破，可溶性抗原释放出来。

（2）超声破碎法：使用频率为 1~20kHz 的超声波对细胞进行间歇处理，单次 1~2 分钟，总时间 10~15 分钟。超声破碎法的处理效果受样品性质、浓度和超声波频率影响，组织细胞易被破碎，但较难破碎细菌、真菌（尤其是其厚膜孢子）。

（3）表面活性剂处理法：在适宜的温度、pH 和离子强度下，表面活性剂与细胞膜的脂蛋白作用使其通透性改变，导致细胞裂解。常用的表面活性剂有十二烷基磺酸钠（SDS）、去氧胆酸钠、十六烷基二甲基乙基溴化铵、吐温、Triton-100 等。

（4）自溶法：在特定 pH 和温度下，利用组织和微生物自身的酶使其细胞裂解，释放细胞内容物。对动物组织细胞，常选 0~4℃，微生物常选室温。

（5）溶菌酶处理法：溶菌酶可专一破坏细菌细胞壁，适用于多种微生物。蜗牛酶、纤维素酶等也可用于处理细菌和组织细胞。

3. 粗抗原的提取　细胞裂解后，可溶性抗原释放，与细胞碎片和其他细胞成分一起存在，需要进一步从混合物中分离、提取。

（1）水溶液提取法：大部分蛋白质可溶于水、稀盐、稀酸或稀碱溶液。常用 0.02~0.05mol/L 磷酸盐缓冲液及碳酸盐缓冲液、0.15mol/L 氯化钠溶液提取可溶性抗原。提取液 pH 应偏离待提取蛋白质等电点，保证目标蛋白处于溶解状态；提取温度以 4℃以下为宜。

（2）有机溶剂提取法：少数与脂类结合的蛋白质溶于乙醇、丙酮等有机溶剂。如用 70%~80% 的乙醇提取麸蛋白；用 60%~70% 酸性乙醇提取胰岛素；用丁醇提取一些与脂质结合较牢固的蛋白质和酶类。

（3）超速离心和密度梯度离心提取法：超速离心是分离亚细胞及蛋白质大分子的有效手段，可作为进一步纯化的第一次过筛。超速离心又分差速离心和梯度离心，目前仅用于少数大分子抗原的提取。

（二）抗原的分离与纯化

1. 选择性沉淀法　选择性沉淀是采用各种沉淀剂或改变某些条件促使抗原成分沉淀，从而达到纯化的目的。

（1）核酸去除法：从微生物或细胞中提取的蛋白质抗原，其中常含有大量核酸成分，可用氯化锰、鱼精蛋白或链霉素等核酸沉淀剂去除。用 DNA 酶或 RNA 酶在 4℃条件下与提取物作用 30~60 分钟，可特异性降解、去除其中的 DNA 或（和）RNA。

（2）盐析沉淀法：高浓度的电解质可以破坏蛋白质分子的水化膜，从而导致蛋白质沉淀。盐析法是最古老经典的蛋白质纯化分离技术，主要用于蛋白抗原的粗提和浓缩，该法简便、有效、不损害抗原活性，至今仍被广泛应用。使用较广泛的中性盐包括硫酸铵、硫酸钠等。

不同的蛋白质，其盐析沉淀所需的盐浓度不同，据此可采用不同的盐浓度，分段沉淀得到不同的蛋白成分。如33%~35%的饱和硫酸铵可沉淀球蛋白，而沉淀白蛋白则需要50%的饱和硫酸铵。

（3）有机溶剂沉淀法：有机溶剂可降低溶液的介电常数，而且能破坏蛋白质的水化膜，从而利于蛋白分子聚集、沉淀析出。

（4）水溶性非离子型聚合物沉淀法：常用的聚合物为聚乙二醇（PEG）及硫酸葡聚糖，该法效果受pH、离子强度、蛋白质浓度和PEG的分子量等影响。常使用分子量为2000~6000kDa的PEG沉淀蛋白，PEG浓度3%~4%时可沉淀免疫复合物，6%~7%时可沉淀IgM，8%~12%时可沉淀IgG，12%~15%可沉淀其他球蛋白，25%可沉淀白蛋白。

2. 层析法

（1）凝胶过滤层析：凝胶过滤层析（gel filtration chromatography）也称为分子筛层析，利用微孔凝胶的分子筛作用，将待分离蛋白按照分子量大小分离。改变凝胶浓度可分离不同分子量范围的目标蛋白。

（2）离子交换层析：离子交换层析（ion exchange chromatography）是利用带离子基团的纤维素或凝胶，吸附交换带相反电荷的蛋白质抗原，将蛋白质抗原按带电荷不同或分子量的差异分成不同的组分。

（3）亲和层析：亲和层析（affinity chromatography）是利用生物分子间所具有的专一性亲和力而设计的层析技术。例如抗原和抗体、酶和酶抑制剂、酶蛋白和辅酶、激素和受体等，在一定条件下，能结合成复合物的特殊亲和力。如果将复合物的一方固定在不溶性载体上，则可从溶液中专一地分离和提纯另一方。与上述其他纯化方法相比，亲和层析能提取高纯度的物质。

（三）免疫球蛋白片段的制备

免疫球蛋白具有抗原性，可用以免疫动物制备相应的抗体，将这些免疫球蛋白分解成片段，如Fc段、Fab段、轻链等作为抗原制备抗血清，可制得分辨能力更高的特异性抗体。常用的免疫球蛋白制备方法如下：

1. 温和条件解离　亚单位与亚单位之间以非共价键（如氢键、静电引力等）连接，这些键结合力较弱，可通过改变pH或使用变性剂使这些非共价键断裂，制备免疫球蛋白亚单位。

2. 二硫键解离　二硫键是连接Ig肽链的共价键，解离二硫键可将轻链与重链分开。解离的方法多采用氧化法和还原法，氧化法的优点是切开后，肽链不能重新形成二硫键，便于肽链纯化。缺点是甲硫氨酸被氧化成亚砜，色氨酸侧链被破坏。还原法是将二硫键还原成巯基，但单个巯基极不稳定，易再重新结合成二硫键，必须及时用碘乙酸或碘代乙酰胺进行羧甲基化。

3. 溴化氰裂解法　溴化氰与蛋白质中的甲硫氨酸侧链的硫醚基起反应，生成溴化亚氨内酯。此产物与水反应，将肽链断裂。

4. 酶裂解法　木瓜酶可将IgG裂解成1个Fc和2个Fab片段，胃蛋白酶可将IgG裂解成1个$F(ab')_2$和几个小肽段，胰蛋白酶则将其裂解成不规则的肽链。常用木瓜酶制备Fc

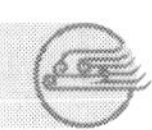

片段作为抗原,可用于制备抗重链血清;用胃蛋白酶制备的 $F(ab')_2$ 片段,具有结合抗原的能力。

（四）纯化抗原的浓缩和保存

1. 纯化抗原的浓缩　在制备生物大分子物质时,常需在提取后和结晶前进行浓缩。

(1) 吸附浓缩:通过吸附剂吸收溶液中的溶剂分子以达到浓缩目的的方法。常用的吸附剂有 PEG、凝胶、蔗糖等。用 PEG 和蔗糖进行浓缩时,将吸附剂覆盖在装有生物大分子溶液透析袋周围,使袋中溶剂被吸附剂吸去,达到浓缩的目的。用凝胶进行浓缩时,应选择颗粒筛孔大小能让溶剂和小分子物质进入的凝胶作为吸附剂,进行浓缩。

(2) 蒸发浓缩:通过使样品中的水分蒸发而达到样品浓缩的目的,该法简单易行,但速度较慢。蒸发浓缩装置的设计需要考虑加热温度、扩大液体表面面积、减压、加速空气流动等因素,一种较为简单的方法是将装有待浓缩溶液的透析袋,用电风扇使水分蒸发浓缩。

(3) 超浓缩:采用具特定孔径的滤膜,通过滤膜对溶液中不同溶质分子进行选择性过滤的方法。当溶液在一定压力下通过滤膜时,溶剂和小分子物质可滤过,而大分子物质则保留在原来的溶液中。本法尤其适合用于蛋白质和酶的浓缩及脱盐,具有成本低、操作方便、能较好保持大分子物质生物学活性及回收率高的优点。

2. 纯化抗原的保存　经浓缩的抗原可于液态或干燥状态下置低温保存。液体状态贮存,其样品必须浓缩至一定的浓度,且应有严格的防腐及稳定措施,常用的防腐剂有甲苯、三氯甲烷、叠氮钠等,常用甘油、蔗糖等作为稳定剂。

（五）纯化抗原的鉴定

制备获得的抗原需要进行鉴定,鉴定内容主要包括含量、分子量、纯度及免疫学活性等。纯化抗原的鉴定方法较多,每种方法只能鉴定抗原的部分性质,需要几种方法联合方可达到全面鉴定。

1. 蛋白含量鉴定　蛋白含量的鉴定可采用双缩脲法、酚试剂法、紫外光吸收法等。紫外光吸收法简单方便、样品用量少,应用广泛。该法通过测定 280nm 和 260nm 的吸光度,根据式 3-1 计算蛋白含量。

$$C=1.45\times A_{280}-0.74\times A_{260} \qquad \text{式 3-1}$$

式中,C 为蛋白含量,mg/ml;A_{280} 和 A_{260} 分别为 280nm 和 260nm 波长的吸光度值。

2. 分子量鉴定　分子量鉴定可采用聚丙烯酰胺凝胶电泳(SDS-PAGE)、凝胶过滤等方法。

3. 纯度鉴定　蛋白质纯度鉴定方法有双向琼脂扩散、醋酸纤维膜电泳、SDS-PAGE、毛细管电泳、等电聚焦、高效液相层析法等。

4. 免疫活性鉴定　免疫活性鉴定常用双向琼脂扩散、免疫电泳、酶联免疫吸附试验(ELISA)等方法。

三、人工抗原的制备

某些小分子,如多肽、甾族激素、药物、脂肪胺、核苷等物质,仅能与相应的抗体发生特异性结合反应,但不能单独诱导机体产生抗体,称为半抗原。半抗原物质分子量小,只有将其与蛋白质或其他高聚物结合形成完全抗原,才能刺激机体产生相应的抗体。这种由大分子物质(称为载体)和半抗原组成的抗原即为人工抗原。人工抗原的制备除需考虑半抗原外,还应考虑载体及偶联方法。

（一）载体的类型

1. 蛋白质类载体　蛋白质是一种良好的载体。常用的有人血清白蛋白（HAS）、牛血清白蛋白（BSA）、兔血清白蛋白（RSA）、牛甲状腺球蛋白（BTG），以及人、牛、鸡的 γ 球蛋白等，其中 BSA 免疫活性强，容易获得而最为常用。蛋白质和半抗原的结合可通过游离氨基、游离羧基、酚基、巯基、咪唑基、吲哚基和胍基等活性基团缩合而成。

2. 合成类载体　主要是指人工合成的多肽，常用的多肽聚合物有多聚 L- 赖氨酸（poly-*L*-lysine）、二软脂酰赖氨酸、三软脂酸 -S 甘油半胱氨酰 - 丝氨酰基丝氨酸、多聚谷氨酸及多聚混合氨基酸等。这些多聚合物因含 D- 丙氨酸结构，与半抗原结合后，无需佐剂的参与，即可诱发动物产生高滴度、高亲和力和高特异性的抗体。同时机体不会对载体产生特异性反应。

3. 大分子聚合物和某些颗粒　聚乙烯吡咯烷酮（PVP）、羧甲基纤维素和活性炭等也可与半抗原结合，加入弗氏完全佐剂可诱发机体产生抗体。

（二）连接方法

半抗原与载体连接要掌握三个基本条件：①半抗原带游离氨基或游离羧基以及二种基团皆有的，如多肽激素类具有游离的氨基或羧基，可直接在某些化学物质存在的情况下，与载体结合；②带有羟基、酮基或醛基的半抗原，如醇、酚、糖、多糖、核苷以及甾族激素等，不能直接与载体连接，需用化学方法在半抗原上引起羧基后才能与载体连接；③芳香族半抗原由于环上带有羧基，邻位上的氢很活泼极易取代，而能够与载体连接。

载体结合半抗原的数目与抗原性有关，一般认为结合 20 个以上的半抗原，才能有效地刺激机体产生抗体。结合完成后，应测定半抗原与载体的比例。

1. 碳化二亚胺法　碳化二亚胺是一种化学性质非常活泼的双功能试剂，可分别与半抗原和载体的羧基或氨基结合，形成“载体 - 碳化二亚胺 - 半抗原”复合物，适合于载体与带游离氨基或游离羧基以及二种基团皆有半抗原的连接，如多肽激素类（脑啡肽、胃泌素、ACTH、前列腺素等）。该方法操作简便，只需将载体蛋白质和抗原按一定比例混合在适当的溶液中，加入水溶性碳化二亚胺，搅拌 1~2 小时，置室温 24 小时后经透析即可。

2. 戊二醛法　戊二醛也是常用的双功能交联剂，借两端的醛基分别与载体和半抗原的氨基共价键连接，形成“载体 - 戊二醛 - 半抗原”复合物。

3. 混合酸酐法　又称氯甲酸异丁酯法，是利用半抗原上的羧基和载体蛋白上的氨基以肽链相连接，方法简便，多用于类固醇抗原的制备。

（三）无羧基和氨基半抗原衍生物的制备

某些类固醇和药物，需加以适当的改造，转变为带有羧基或氨基的衍生物，才能与载体连接，成为完全抗原。依据半抗原的性质不同，有如下 4 种方法：琥珀酸酐法、O-（羧甲基）羟胺法、一氯醋酸钠法和重氮的对氨基苯甲酸法。

1. 琥珀酸酐法　带有羟基的半抗原化合物和琥珀酸酐在无水的吡啶中反应，即可得到带有羧基的半抗原琥珀酸衍生物，再经碳化二亚胺或其他方法与载体连接制备完全抗原。

2. O-（羧甲基）羟胺法　带有酮基的半抗原可与 O-（羧甲基）羟胺反应，转变为带有羧基的半抗原衍生物。

3. 一氯醋酸钠法　带有酚基的半抗原，可用一氯醋酸钠法，生成带有羧基的半抗原衍

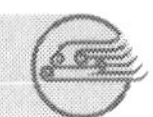

生物。

4. 重氮的对氨基苯甲酸法　先将对氨基苯甲酸和亚硝酸钠反应，反应产物再作用于带有酚基的半抗原，获得带有羟基的半抗原衍生物。

由于半抗原种类、载体种类及结合方法的不同，制得的抗原对动物免疫所产生的效果也不同，实际应用时，应多采用几种载体或方法。

四、合成肽抗原的制备

合成肽抗原亦属于半抗原，与蛋白载体连接后，能有效诱导机体产生免疫应答。近年，此类抗原在免疫学中的应用受到极大的重视，特别是在抗肽抗体的制备和T细胞和B细胞表位分析中的应用，以及在蛋白质分离和鉴定中的应用。合成肽抗原的制备包括肽的合成与纯化、抗原性肽的选择、载体蛋白的选择、连接方法的选择、合成肽与载体蛋白的连接，以及应用溴乙酰化制备环肽、聚合肽及肽 - 载体结合物。

五、基因工程抗原的制备

基因工程抗原的制备首先需获得编码抗原的基因，然后进行克隆与表达，再进行产品的分离与纯化。克隆技术不属于本教材的范畴，表达后产物的分离与纯化可参照本节前述方法。

第二节　多克隆抗体的制备

多克隆抗体（polyclonal antibody）顾名思义是由机体的多个B细胞克隆产生的针对多个表位的混合抗体。

多克隆抗体是人类最早制备的抗体种类，也称为第一代抗体。多克隆抗体的制备通过采用抗原免疫动物，刺激动物产生免疫球蛋白，收获血清而得，也称为抗血清或免疫血清。多克隆抗体还可通过恢复期病人或免疫接种人群的血清获得。

免疫血清的制备是一项常用的免疫学实验技术。高效价、高特异性的免疫血清可作为免疫学诊断的试剂，也可供特异性免疫治疗用。免疫血清的效价高低，取决于实验动物的免疫反应性及抗原的抗原性，如以抗原性强的抗原刺激高应答性的机体，常可获得高效价的免疫血清，而使用抗原性弱的抗原免疫时，则需同时加用佐剂以增强抗原的抗原性。免疫血清的特异性主要取决于免疫用抗原的纯度，因此，高特异性免疫血清的获得，纯化抗原是前提。此外，抗原的剂量、免疫途径及注射抗原的时间间隔等，也是影响免疫血清效价的重要因素，应予重视。

一、多克隆抗体制备方案的确定

（一）免疫动物的选择

用于制备多克隆抗体的动物种类繁多，主要包括哺乳类和禽类，如羊、马、家兔、猴、猪、豚鼠、鸡等，常选用家兔、山羊或绵羊、马、骡和豚鼠等。选择合适的动物制备免疫血清极为重要，主要依据抗原的生物学特性及所需抗血清的性质和数量进行选择。动物个体的免疫应答能力差异较大，应同时免疫多只动物。

1. 抗原与免疫动物的种属性　免疫用抗原与免疫动物的种属差异越远越好，亲缘关系太近(如兔与大鼠、鸡与鸭之间)不易产生抗体应答。

2. 所需抗血清的量 若抗血清需求量大,宜选用大动物如马、骡、羊等;若抗血清需求量不大,则可选用家兔或豚鼠。

3. 抗血清性质与应用目的 不同动物产生的免疫球蛋白有不同的性质,应结合抗体制备后的主要应用目的选择免疫动物。如兔免疫血清能和少量的抗原结合,形成可见的沉淀物,具有较宽的抗原抗体比例范围,适用于免疫沉淀反应;而马抗血清用于沉淀反应时其抗原抗体比例较难掌握。

4. 所用抗原的性质 对蛋白质抗原,大部分动物皆适合,常用山羊和家兔。但某些动物体内有与抗原类似的物质或其他原因,导致抗原不易刺激动物产生抗体,如 IgE 对绵羊、胰岛素对家兔、如胃蛋白酶原对山羊等,免疫时皆不易产生抗体。

(二)免疫剂量的选择

不同抗原的分子量、化学活性基团、立体结构、物理形状以及弥散速度等不同,抗原性强弱不一,制备抗血清时所需的免疫剂量也有差异。对于特定种类的抗原,实验动物的应答反应受免疫剂量的影响,免疫剂量过低,不能形成足够强的免疫刺激,剂量过高则可导致免疫耐受,只有合适的剂量方可最有效地诱导抗体产生。在合适的抗原剂量范围内,实验动物免疫反应的强弱与注射的抗原剂量成正比,抗体效价随抗原的剂量加大而增高。

免疫剂量的选择需要考虑抗原的种类、免疫的次数、注射的途径及实验动物的种类、免疫周期、所需抗体的特性。一般而言,抗原性强的抗原剂量应相对较小,抗原性弱的抗原剂量可相对较大;大型动物的免疫剂量比小型动物要大;加强免疫比首次免疫的剂量小。通常,鼠首次免疫常用的抗原剂量为 50~400μg/次,大鼠 0.1~1mg/次,兔 0.2~1mg/次,加强免疫的剂量为首次剂量的 1/5~2/5。如需制备高特异性抗血清,可选择低剂量短程免疫法,而要获得高效价抗血清,宜采用大剂量长程免疫法。

(三)免疫时间和免疫途径的选择

免疫间隔时间是抗血清制备中的重要因素,特别是首次与第二次之间最为重要。首次免疫后,动物机体正处于识别抗原和 B 细胞增殖阶段,如很快再次注入抗原,极易造成免疫抑制,一般间隔时间以 10~20 天为宜。二次以后每次的间隔一般为 7~10 天,不能太长,以防刺激变弱,抗体效价不高。免疫的总次数多为 5~8 次。如为蛋白质抗原,经 8 次免疫仍未获得抗体,可在 30~50 天后再追加免疫 1 次,如仍不产生抗体,则应更换动物。半抗原需经长时间的免疫才能产生高效价抗体,有时需达 1 年以上。

常用免疫途径有静脉、腹腔、皮内、皮下、肌肉、淋巴结、足掌等,可根据抗原的生物学特性和理化特性进行选择。激素、酶、毒素等生物学活性抗原,不宜采用静脉注射。半抗原可采用皮内多点免疫。颗粒抗原悬液呈乳浊状,多采用静脉免疫法。皮内或皮下免疫一般采用多点注射,包括足掌及肘窝淋巴结周围,背部两侧、颌下、耳后等,注射 8~10 点。皮内注射能激发细胞免疫反应,有助于提高抗体效价。腹腔或静脉免疫能使抗原很快进入血流,常用于加强免疫或颗粒性抗原的免疫。若抗原来源困难,数量很少,可采用淋巴结内微量注射法免疫,只需 10~100μg 抗原即可获得较好的免疫效果。

(四)免疫佐剂的应用与选择

1. 免疫佐剂的概念 免疫佐剂(immunoadjuvant)指同抗原一起或预先注射到机体内,能增强机体对该抗原的免疫应答或改变免疫应答类型的非特异性免疫增强性物质,简称佐

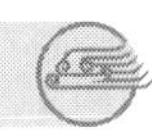

剂(adjuvant)。佐剂本身可以有抗原性,也可不具备抗原性。佐剂的作用可认为是对正常免疫反应的干扰,使之在一定程度上超越正常反应的水平,使免疫反应增强。在抗血清制备中应用佐剂的目的是为了提高免疫应答水平,从而获得高效价抗体。

2. 免疫佐剂的作用机制　佐剂的作用机制尚不十分明确,可能有:①佐剂改变了抗原的物理形状,降低抗原在体内的分解速度,延长抗原与免疫细胞的作用时间,从而增强抗原的抗原性;②佐剂对细胞膜有活化作用,可增加巨噬细胞和淋巴细胞的通透性,促进其对抗原的有效处理;③直接刺激参与反应的细胞,并使之增生,扩大和增强免疫应答能力;④促进单核/巨噬细胞活化,释放细胞因子,调节和增强淋巴细胞的应答能力。

3. 免疫佐剂的类型　佐剂的种类很多,不同佐剂的作用机制有差异。细菌内毒素、分枝杆菌、氢氧化铝、明矾、多聚核苷酸、细胞因子、弗氏佐剂等均可作为佐剂。在抗血清制备中应用最广的是弗氏佐剂和细胞因子。

弗氏佐剂(Freund's adjuvant,FA):根据组成不同,分为弗氏完全佐剂(complete Freund's adjuvant,CFA)和弗氏不完全佐剂(incomplete Freund's adjuvant,IFA)。CFA 的成分为石蜡油、羊毛脂和卡介苗;IFA 的成分则只有石蜡油和羊毛脂。FA 是油剂,加入抗原后要充分混合成乳剂。混合的方法有研磨法和混合法。为防止感染,有时在佐剂中加入抗生素,但抗生素有免疫抑制作用,如能严格无菌操作,不必加入抗生素。

细胞因子佐剂:细胞因子在体内能激活和调节免疫活性细胞,对免疫应答的产生和调节具有重要作用。具有免疫佐剂效应的细胞因子多属于淋巴因子、单核因子和干扰素,如 IL-2、IL-1、IL-12、γ 干扰素和粒细胞-巨噬细胞集落刺激因子(GM-CSF)等。细胞因子佐剂与抗原合用,可以更有效地激发机体的免疫功能,增强免疫反应。细胞因子佐剂的作用还被广泛用于肿瘤的基因治疗,以及抗寄生虫或肿瘤疫苗的研究。随着研究的深入,细胞因子佐剂将会成为一类新型的应用更广泛的免疫佐剂。

4. 免疫佐剂的应用原则　抗原性较强的抗原,一般不使用佐剂,如颗粒性抗原;可溶性抗原,如蛋白质抗原、人工抗原,初次免疫必须使用佐剂,以获得较好的免疫效果。完全弗氏佐剂可引起局部炎症反应,导致组织坏死,一般不应连续两次使用。

(五)免疫失败的可能原因及应采取的措施

1. 免疫动物的种属及品系不合适　可考虑改变动物的种属或品系,或扩大免疫动物的数量。

2. 制备的抗原不符合要求　可从偶联剂,载体、抗原和载体的比例、反应时间等多方面去考虑,并加以改进。

3. 所用的佐剂不合适或乳化不完全　可改用其他佐剂或加强乳化。

4. 免疫的方法、剂量,加强免疫的间隔时间和次数,免疫的途径是否合适。

5. 动物的饲养是否得当,如营养(饲料、饮水)、环境卫生(通风、采光、温度)是否符合要求,动物的健康情况是否良好等。

二、免疫血清的收集、纯化及初步鉴定

(一)抗血清的采集

加强免疫动物 2~3 次后,采血测定抗血清效价,效价达到要求,应及时采血,时间延长会导致抗体效价下降。若不能及时采血,则应补充免疫一次,5~7 天后采血。采血后待血液凝固,收集血清。血脂过高会影响抗血清质量,应注意避免,可让动物禁食一段时间后再

采血。

1. 血液的采集　采集免疫动物血液的方法多种多样，可根据条件选择。

（1）颈动脉放血法：本法最常用，可用于家兔、山羊等动物。此方法血流的速度快，动物死亡也快，取血量略少于其他放血法。若采血时减缓血流速度（慢放血法），可提高血液的采集量。

（2）心脏采血法：此法多用于豚鼠、大鼠、鸡等小动物。该法需要熟练的采血技术，穿刺不准容易导致动物急性死亡。

（3）静脉多次采血法：此法以一定的时间间隔，多次经动物静脉采血，采集的血液量多。用颈静脉采集绵羊血，一次可采300ml，放血后立即回输10%葡萄糖盐水，三天后仍可采血200~300ml。动物休息1周，再加强免疫一次，又可采血2次。如此，一只羊可获1500~2000ml血液。家兔可用耳中央静脉，马、羊可用颈静脉，小鼠则可采用尾静脉或眦下静脉等。

2. 血清的收集　待采集的血液凝固、凝块收缩后，剥离血块，2000r/min离心10分钟收集上清即得血清。

（二）抗血清的鉴定

制备的血清，需要进行鉴定以了解其效价、特异性、亲和力等。在动物免疫期间，不同的动物，甚至同一动物在不同的时间抗血清效价、特异性、亲和力等都可能发生变化，因而必须经常采血测试。只有在对抗血清的效价、特异性、亲和力等方面做彻底的评价后，才可使用所取得的抗血清。

1. 抗血清效价的测定　抗血清的效价指血清中抗体的浓度或含量，常以能结合规定量的实验抗原所需的抗体稀释度来表示。可采用环状沉淀试验、双向免疫扩散试验、酶免疫及放射免疫等方法测定，其中酶免疫及放射免疫方法测定的效价较为精确。

2. 特异性测定　抗血清的特异性指抗血清对相应的抗原及近似的抗原物质的识别能力，也称专一性。抗体特异性通常以交叉反应率来表示，交叉反应率低，表示抗血清的特异性好，反之则特异性差。交叉反应率一般是用竞争抑制曲线来判断的，分别用抗原和近似抗原物质对指示抗原制作竞争抑制曲线，求出抑制50%指示抗原抗体反应所需的浓度（IC_{50}），按式3-2计算交叉反应率。

$$S=\frac{IC_{50-y}}{IC_{50-z}}\times 100\% \qquad \text{式 3-2}$$

式中，S为交叉反应率，%；IC_{50-y}为抗原的IC_{50}；IC_{50-z}为抗原类似物的IC_{50}。

S越接近于1，交叉反应越严重，特异性越低；反之，交叉反应越少，特异性越高。

3. 亲和力的测定　在免疫学中，抗体亲和力（affinity）是指抗体与抗原结合的牢固程度。亲和力低，抗体与抗原结合疏松，容易解离；亲和力高，抗体与抗原结合牢固，不易解离。亲和力高低决定于抗原分子的大小，抗体分子的结合位点与抗原的表位之间的立体结构型的合适程度。抗体亲和力的测定对抗体的筛选、确定抗体的用途、验证抗体的均一性及在其他免疫学研究方面均有重要意义。

亲和力的大小用亲和常数K_A来反映。K_A越大，亲和力越大。多克隆抗体含多种免疫球蛋白，难以测定其亲和常数，常以“K”表示其亲和力大小。K是指采用某种方法，利用特定抗原检测的该抗血清，能达到的最小抗体量的倒数。

4. 纯度的测定　检查抗血清的纯度可选择免疫电泳、双向免疫扩散试验及交叉反应实

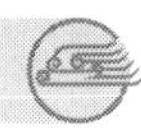

验等方法进行。原理和操作技术参见本书其他章节。

三、抗血清的纯化和保存

（一）抗血清的纯化

通过抗原免疫动物制备的抗血清是一个非常复杂的混合物，包括血清的全部成分。但是与抗原特异性结合的抗体则主要是血清中的免疫球蛋白组分。用于制备酶标抗体或荧光抗体的免疫球蛋白必须高度纯化并具有特异性，不应含有非抗体的血清蛋白。为浓缩和提高抗体的效价，通常需要分离和纯化免疫球蛋白。分离纯化方法包括盐析、凝胶过滤、离子交换、区带电泳、亲和层析等。

免疫球蛋白包括针对各种抗原的抗体，若想获得只对某种特定抗原的特异性抗体，需要采用亲和层析等方法进行纯化。

（二）抗血清的保存

1. 冷藏保存　抗血清除菌后，以液体状态保存于普通4℃冰箱，可以存放3个月到半年。加入半量的甘油可延长保存期。

2. 冷冻保存　指将血清置于-20~-40℃保存，一般保存5年效价无明显下降。反复冻融会导致血清效价明显降低，因此低温保存应分装成小包装，切忌反复取用导致反复冻融。

3. 冷冻干燥保存　将血清冷冻干燥后，在冰箱冷藏可长期存放，5~10年内效价无明显降低。

第三节　单克隆抗体的制备

单克隆抗体（monoclonal antibody，McAb）是指由一个B细胞系（克隆）所产生的抗体，仅能结合特定抗原的一个表位。来源于同一个B细胞系（基因型完全相同），McAb在理化性质、分子结构、遗传标记和生物学特性等均完全相同。McAb具有结构均一、纯度高、特异性强、效价高、交叉反应少、利于实验标准化、可大量生产供应、制备成本低等优点，在免疫学检验中应用广泛。由于McAb的制备主要通过杂交瘤技术产生，其缺点是对人具有较强的抗原性，若反复使用于人体，可诱导产生人抗鼠的免疫应答，甚至导致机体组织的免疫病理损伤。

杂交瘤技术是制备单克隆抗体的主要手段，其中小鼠杂交瘤技术发展早、技术成熟、应用广，制备获得的McAb称为小鼠单抗，1995年，科学家采用转基因技术获得了骨髓瘤样的兔肿瘤细胞，生产出兔单抗。相比于小鼠单抗，兔单抗具有亲和力高、特异性好等特点，在生物医学领域有更广的应用前景。本节仅以小鼠单抗为例介绍McAb制备的原理和基本技术方案。

一、单克隆抗体制备的原理

1975年，Kohler和Milstein建立了体外细胞融合技术，获得免疫小鼠脾细胞与恶性浆细胞融合的杂交瘤细胞，能产生仅针对某一特定表位的抗体，建立了单克隆抗体制备方法，这种技术也称为杂交瘤技术（hybridoma technique）。骨髓瘤细胞（一种浆细胞的瘤细胞）可无限繁殖，但不能产生特异性抗体，免疫的B细胞能产生抗体，却不能在体外无限繁殖。借助细胞融合技术将免疫的B细胞与骨髓瘤细胞融合，形成杂交瘤细胞既具有无限繁殖的特点，又具有合成和分泌特异性抗体的能力，因而可按人们的意愿生产单克隆抗体。

杂交瘤技术用于制备单克隆抗体，依据以下三个原则：①淋巴细胞产生抗体的克隆选择学说，即一种克隆只产生一种抗体；②细胞融合技术产生的杂交瘤细胞可保持双方亲代细胞的特性；③利用代谢缺陷补救机制，可筛选出杂交瘤细胞。

（一）细胞的选择与融合

建立杂交瘤技术的目的是制备针对某一表位的单克隆抗体，融合细胞中的一方为能产生特异性抗体的细胞，另一方为能在体外不断繁殖的细胞，以保证经融合后形成的杂交瘤细胞即具有产生特异性抗体，又具有在体外不断繁殖的双重能力。

1. 小鼠骨髓瘤细胞的选择　制备 McAb 的骨髓瘤细胞缺乏次黄嘌呤 - 鸟嘌呤磷酸核糖转化酶（hypoxanthine-guanine phosphoribosyl transferase，HGPRT），对 8- 氮鸟嘌呤（8-azaguanine，8-AG）有抗性。常用 BALB/C 小鼠作为提供骨髓瘤细胞的动物，原因是 BALB/C 小鼠容易通过腹腔反复注入降植烷（pristane）等油类制剂诱发产生骨髓瘤细胞。目前常用的小鼠骨髓瘤细胞株有 P3、653、NS-1 和 SP2/0 等，见表 3-1。

表 3-1　用于 B 细胞杂交瘤的小鼠骨髓瘤细胞株

细胞株全名	简称	小鼠品系	耐受药物	染色体数	Ig		报道年代
					H	L	
P_3–X_{63}–Ag_8	P_3，X_{63}	BALB/c	8-AG	65	γ1	κ	1975
P_3–NS_{1-1}–Ag_{4-1}	NS_{-1}	BALB/c	8-AG	65	—	κ（非分泌性）	1976
SP_2/O-Ag_{14}	SP_2/O	BALB/c	8-AG	72	—	—	1978
P_3–X_{63}–Ag_{8-653}	653	BALB/c	8-AG	58	—	—	1979
FO	FO	BALB/c	8-AG	72	—	—	1980

在多次传代培养过程中，个别小鼠骨髓瘤细胞可能出现返祖现象，应定期用 8-AG 处理细胞。

2. 小鼠 B 细胞的选择　脾脏是 B 细胞聚集的重要场所，无论以何种方式刺激，脾内皆会出现明显的抗体应答反应。选择经抗原诱导活化的小鼠脾细胞（免疫脾细胞）作为 B 细胞的来源，具有分泌抗体的能力。

3. 细胞融合　细胞融合（cell fusion）是指多个细胞相互粘连，细胞膜融合形成一个细胞的现象。细胞融合的方法很多，包括物理方法、化学方法以及生物学方法。最常用分子量 1000~2000kDa 的 PEG 作为化学融合剂，使用浓度为 30% ~50%。

（二）杂交瘤细胞的选择

1. HAT 培养基的组成　HAT 培养基由常用的细胞培养基加入次黄嘌呤（hypoxanthine，H）、氨基蝶呤（aminopterin，A）和胸腺嘧啶脱氧核苷（thymidine，T）组成。细胞培养基提供细胞生长必需的营养物质；氨甲蝶呤为叶酸拮抗物，用以阻断细胞合成 DNA 的主要途径；次黄嘌呤和胸腺嘧啶核苷提供核苷酸合成的前体，使细胞能通过替代途径合成 DNA。

2. HAT 培养基的选择作用　细胞 DNA 合成有两条途径，主要途径是由糖和氨基酸合成核苷酸，进而合成DNA，叶酸作为重要的辅酶参与这一合成过程，氨基蝶呤为叶酸拮抗物，可以阻断该途径。当主要途径不能进行，细胞可通过替代途径利用次黄嘌呤和胸腺嘧啶核苷作为原料，经次黄嘌呤磷酸核糖转化酶（HGPRT）和胸腺嘧啶核苷激酶（TK）的催化作用合成 DNA。缺乏 HGPRT 的细胞不能通过替代途径合成 DNA。

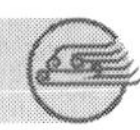

由于 PEG 的细胞融合作用是随机发生,融合处理后会出现下列三类细胞,在 HAT 培养基的选择作用下,将有不同的结局:①脾细胞(指 B 细胞)及融合的脾细胞,在一般培养基中不能生长繁殖,5~7 天内死亡。②骨髓瘤细胞及融合的骨髓瘤细胞,由于小鼠骨髓瘤细胞是缺乏 HGPRT 的代谢缺陷型细胞,在 HAT 培养基中,合成 DNA 的主要途径被氨基蝶呤阻断,缺乏 HGPRT 不能利用次黄嘌呤,虽有 TK 可利用胸腺嘧啶核苷,但因缺乏嘌呤不能完成完整的 DNA 合成过程。因此,此类细胞在 HAT 培养基中不能增殖而死亡。③杂交瘤细胞,由骨髓瘤细胞和脾细胞融合形成的杂交瘤细胞,其合成 DNA 的主要途径虽被阻断,但由于已与脾细胞融合,可利用脾细胞的 HGPRT,将次黄嘌呤合成为嘌呤碱,最终与嘧啶一起合成 DNA。因此,杂交瘤细胞在 HAT 培养基中得以存活繁殖。此外,杂交瘤细胞还从骨髓瘤细胞获得肿瘤细胞不断繁殖的能力,从脾细胞获得产生某种抗体的遗传信息,在正常代谢条件下,它既能大量繁殖,又能分泌专一性的 McAb。

二、单克隆抗体制备的方法

单克隆抗体制备的技术流程见图 3-1。

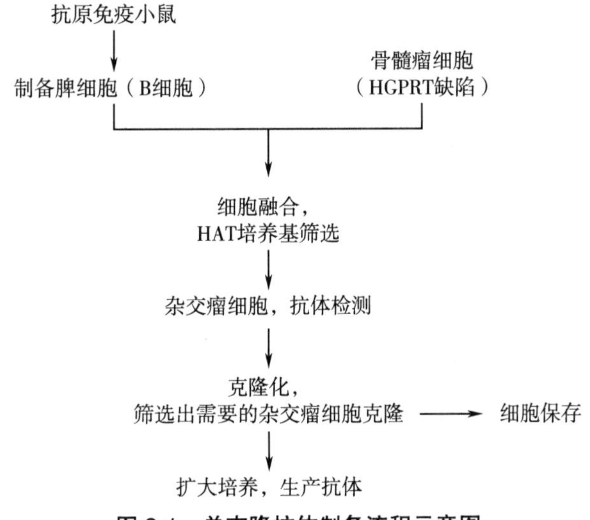

图 3-1　单克隆抗体制备流程示意图

(一) 免疫小鼠及脾细胞的收集

选用与骨髓瘤细胞同源的 BALB/C 小鼠进行免疫,鼠龄 8~12 周,体重约 20g,雌雄均可。免疫用抗原要尽量提高其纯度及活性。同时免疫多只小鼠,以免中途死亡。免疫方法同多克隆抗体的制备。末次免疫后 3~4 天,取小鼠脾脏分离、收集脾细胞,要求活细胞率大于 95%。

(二) 骨髓瘤细胞制备

要取得良好的细胞融合效果,骨髓瘤细胞必须处于最佳生理状态,活性率大于 95%。为此须注意以下几点:

1. 选择对数生长期的细胞,此时细胞生长旺盛、形态良好,活性高。在融合前一天用新鲜培养基调整细胞浓度为 2×10^5/ml,培养至次日一般均处于对数生长期。

2. 切忌过多传代培养,过多的传代培养可能引起细胞的变异和返祖。传代培养中,定期用 8-AG 处理细胞,避免细胞返祖。

（三）饲养细胞

在体外培养条件下，单个或少数分散的细胞不易顺利生长繁殖。当加入一定量其他活细胞后，常可促进原有少数细胞的繁殖，这种加入的细胞称为饲养细胞。在制备 McAb 的过程中，许多环节需要加饲养细胞，如在杂交瘤细胞筛选、克隆化和扩大培养过程中。常用小鼠腹腔细胞作饲养细胞，其中的巨噬细胞还有清除死亡细胞的作用。一般每只成年小鼠可获得 3×10^8~5×10^8 个腹腔细胞。制备时将小鼠放血处死，无菌剪开腹部皮肤，暴露腹膜，用注射器注入 5ml GKN 液至腹内，稍稍按摩腹部，抽出液体，经 1000r/min 离心 10 分钟后去上清液，细胞沉淀以 HAT 培养液稀释成所需浓度，分别滴加于塑料培养板中。一般 24 孔板每孔加腹腔细胞 10^5 个，96 孔板每孔加 2×10^4 个，加入的时间为细胞融合的当天或前一天。

（四）细胞融合

细胞融合的步骤和方法是产生杂交瘤细胞的中心环节，各实验室的具体做法不完全一致。融合前，按 1∶2~1∶10 比例取骨髓瘤细胞和脾细胞于 50ml 塑料离心管内混合，1000r/min 离心 10 分钟，去清液后以指叩击管底，使沉淀物混匀，置 37℃水浴，将预温的 50% PEG 液滴入 0.3~0.5ml 于离心管内（1 分钟内滴完），边滴边摇动，加完后静置 90 秒钟，立即滴加入（2~4 分钟内滴完）15ml GKN，以终止 PEG 作用。1000r/min 离心 10 分钟，去上清液。根据细胞数量加入 HAT 培养基于 96 孔培养板，0.5×10^5~1.5×10^5 个细胞/孔，每孔中加入饲养细胞。置 37℃，5%~7% CO_2 培养。

在用 HAT 选择培养 1~2 天内，将有大量瘤细胞死亡，3~4 天后瘤细胞消失，杂交细胞形成小集落。在选择培养期间，一般每 2~3 天换一半培养液，维持 7~10 天后应全部吸出 HAT 培养基，换用 HT 培养液，并用倒置显微镜观察杂交瘤细胞生长情况。再维持 2 周，改用一般培养液。在上述选择培养期间，杂交瘤细胞铺满孔底 1/10 面积时，即可开始检测特异性抗体，筛选出所需要的杂交瘤细胞系。

（五）阳性克隆的筛选

当杂交瘤细胞克隆（clone）生长达一定数量（铺满 1/3~1/2 培养孔）时，取培养液检测特异性抗体。检测 McAb 的方法要求：①快速方便，在一天内可检测数以百计的样品；②敏感性高，不致漏失微量抗体；③特异性好，能比较准确地区分"阳性"和"阴性"结果，以减少或避免随后的无效实施；④方法稳定，重复性好。常用方法有固相放射免疫测定（SPRLA）、固相酶免疫测定（ELISA）、免疫荧光技术、间接血凝试验，微量细胞毒试验和斑点试验等。根据检测结果，及时进行细胞克隆化。

（六）克隆化

克隆化的目的是为了获得单一细胞系的群体。经过抗体测定的阳性孔，可以扩大培养，进行克隆化，以得到单个细胞的后代。克隆化应尽早进行并反复筛选。因为在这个时期各种杂交瘤细胞同时旺盛生长，互相争夺营养和空间，而产生特定抗体的细胞有被淹没和淘汰的可能。但克隆时间也不宜太早，太早细胞性状不稳定，数量少也易丢失。克隆化次数取决于抗体分泌能力和抗原的免疫性。一般免疫性强的抗原克隆次数可少一些，但至少要 3~5 次克隆才能稳定。克隆化的方法有以下几种：

1. 有限稀释法（limiting dilution） 不需特殊设备，克隆出现率高，为各实验室常用方法。通常采用试管连续稀释法，即将细胞悬液逐次稀释，最终使每个培养孔内平均含有 0~1 个细胞。培养后即可从不少培养孔内获得单个细胞形成的克隆。

2. 显微操作法（micromanipulation） 在倒置显微镜下，用特制弯头毛细滴管将单个细胞

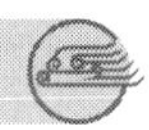

吸出，分别放入已有饲养细胞的96孔板培养孔中培养。本法直观可靠，但技术要求高，应在数分钟内能准确吸取1个细胞为好，否则，操作时间过长，易增加污染机会。

3. 软琼脂平板法（soft agar method）　将0.6%琼脂糖融化后，倒入铺有饲养细胞的平皿内，凝固后，取杂交瘤细胞混匀于0.3%琼脂糖中，加于其上层，置湿盒内，37℃ 5%～7% CO_2 培养箱内培养7~14天，用倒置显微镜观察琼脂中细胞分散生长情况。用毛细滴管吸出细胞克隆，移种于加有饲养细胞的细胞培养板中继续培养。本法需选用无细胞毒性的优质琼脂糖，而且琼脂温度很重要，过高会导致细胞死亡及血清凝固，过低细胞分散不均。本法缺点是操作较繁、克隆产生率不稳。

4. 细胞选分仪法（cell sorter）　用荧光激活细胞分类器（fluorescein activated cell sorter, FACS）进行杂交瘤细胞的筛选。本法筛选效率高，每秒钟分离5000个细胞，纯度可达90%～99%，是当前分离细胞最先进的方法。

（七）单克隆抗体制备

杂交瘤细胞克隆获得后，可以在体外和体内大量培养杂交瘤细胞制备McAb。

体外培养法是指在采用细胞培养液培养杂交瘤细胞，从培养液中分离单克隆抗体。该法所得McAb含量不高（5~35μg/ml），并混有牛血清蛋白难以去除，较少采用。近年来发展了一些新型培养方法，如无血清培养、中空纤维培养系统、微囊培养系统等，有利于提高抗体的产率，也更方便抗体的纯化。

体内培养法是将杂交瘤细胞接种动物，使其在动物体内增殖并产生McAb。常选用小鼠（BALB/c或与BALB/c小鼠杂交的F1代）进行，亦可用裸鼠。先在小鼠腹腔内注入降植烷或医用石蜡油0.5ml，1周后腹腔接种杂交瘤细胞，每次小鼠腹腔注射 5×10^5~1×10^6 个杂交瘤细胞，接种7~10天后，诱生出腹腔肿瘤并产生含McAb的腹水，10~14天可分次采集腹水，即可分离纯化McAb。该法可获得含量高的McAb，而且腹水中杂蛋白少，方便抗体的纯化。

（八）单克隆抗体的纯化

从培养液或腹水获得的McAb，对于日常诊断或定性研究，无需提纯即可应用。若用于标记荧光素、酶、同位素或生物素等，由于其中含有不少来自培养基、宿主或克隆细胞本身的一些无关蛋白，需要进一步提纯。纯化McAb方法有多种，与一般体液抗体的分离和提纯基本相同。如培养液、腹水先用50%饱和硫酸铵沉淀（腹水通常先经高速离心和充分稀释，变成不甚黏稠液体后，再沉淀），再经适当溶解和充分透析后，采取层析等方法进一步纯化。纯化方法的选择取决于McAb类型，若为IgG类，可选用SPA亲和层析法或DEAE离子交换层析法；而IgM类则选用SephadexG-200、Sephacryl S300或凝集素亲和层析柱。亲和层析法效果最好，多用葡萄球菌A蛋白或抗小鼠球蛋白抗体与载体交联，制备亲和层析柱将抗体结合后洗脱，回收率可达90%以上。

三、单克隆抗体的鉴定与保存

（一）单克隆抗体的鉴定

当获得许多杂交瘤细胞株时，需要通过鉴定才能了解哪一株适用。

1. Ig类型和亚类的鉴定　采用酶标或荧光素标记的第二抗体进行鉴定，通常在筛选时，已基本确定抗体的Ig类型，例如用酶标记或荧光素标记的兔抗鼠IgG，则检测出来的抗体一般是IgG类。Ig亚类的鉴定则需要用标准抗亚类血清进行，可采用双扩法、双抗体夹心

ELISA 等。

2. 特异性的鉴定　McAb 的特异性就是指该抗体是否专一地与相应抗原起反应。鉴定 McAb 特异性的唯一办法是采用与抗原有关的多种物质对制备的 McAb 进行免疫学检测，可用 ELISA、IFA 等方法。例如：①制备抗黑色素瘤细胞的 McAb，除用黑色素瘤细胞反应外，还应用其他脏器的肿瘤细胞和正常细胞进行交叉反应，以便挑选肿瘤特异性或肿瘤相关抗原的 McAb；②制备抗重组的细胞因子的 McAb，应首先考虑是否与表达菌株的蛋白有交叉反应，其次是与其他细胞因子间有无交叉。

3. 抗体效价测定　McAb 效价以腹水或培养液的稀释度来表示。稀释度越高，则抗体效价也越高。在凝集反应中，腹水效价可达 5 万以上；在 ELISA 或 RIA 中，腹水效价可达 100 万以上，如 ELISA 效价低于 10 万，此 McAb 用于诊断测定将不会达到很高敏感性，应考虑重新制备。

4. 表位类型的测定　一个抗原分子表面常含有几个不同的表位，某些杂交瘤细胞克隆产生的 McAb 针对同一表位，有的则是针对不同的表位。将两种 McAb 与目标抗原进行双抗体夹心法测定，阳性结果说明两者为抗不同表位的 McAb。

5. 亲和性测定　只有当抗原与抗体结合部位结构完全吻合时，抗体的亲和性最大。这种结合力以抗原抗体反应终止时，混合液中抗体与抗原浓度乘积与抗体抗原复合物浓度之比来表示。

6. McAb 中和活性的鉴定　用动物或细胞的保护实验确定 McAb 的生物学活性。如鉴定抗病毒 McAb 的中和活性，则可用抗体和病毒同时接种于易感的动物或敏感的细胞，观察动物或细胞是否得到抗体的保护。

（二）杂交瘤细胞的冻存和复苏

杂交瘤细胞株一经建立应尽快冻存，以保证细胞不致因传代污染或因变异丢失染色体而丧失。克隆化前将抗体阳性细胞冻存，一旦克隆化不幸失败，将冻存细胞复苏，可继续进行实验。用于细胞融合的骨髓细胞株也需及早冻存，以便亲本细胞有可靠来源。

长期冻存细胞通常采用液氮（-196℃）进行保存。将对数生长期的细胞分散后，采用冻存液（如含 10% DMSO 的小牛血清）调整细胞浓度至 2×10^6~1×10^7 个 /ml，分装于冻存管，每管 0.5~1ml。细胞冻存应分段降温或采用程序降温法，以每分钟下降 1℃为宜。

复苏时，从液氮罐内取出冷冻管，立即浸入 37~40℃水浴，使迅速融化，随即将细胞移入 10ml 培养液中使用 DMSO 稀释，1000r/min 离心 10 分钟，去上清液，加入完全培养液悬浮后染色计数活细胞，按 1×10^5~2×10^5 /ml 细胞浓度进行培养。如活细胞数过少，可加入一些饲养细胞，辅助其生长。冻存细胞复苏后的活性多在 50%~95% 之间，如果低于 50%，则说明在冻存复苏过程有问题。

四、单克隆抗体在医学上的应用

自杂交瘤技术建立以来，McAb 已广泛应用于生物、医学的多个领域，微生物学、免疫学、生物化学、流行病学、传染病学、肿瘤学等。

（一）用作诊断试剂，进行抗原抗体检测

1. 病原体检测　作为免疫学检验的诊断试剂，McAb 特异性强、纯度高、均一性好，广泛用酶联免疫吸附试验、放射免疫分析、免疫组化和流式细胞仪等技术。McAb 的应用，极大地促进了商品化试剂盒的发展。目前，应用 McAb 制作的商品化试剂盒广泛应用于细菌、病毒、

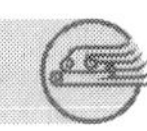

螺旋体、衣原体、支原体及寄生虫等病原体的检测。McAb能有效地鉴别细菌或病毒的种、型或亚型以及寄生虫在不同生活周期的抗原性。

2. 肿瘤特异性抗原检测，识别肿瘤相关抗原，用于肿瘤的诊断、分型及定位　利用McAb与肿瘤相关抗原的特异性结合力，有助于对早期肿瘤作出准确诊断。如利用McAb进行肿瘤分型，有利于制订治疗方案和判断预后；用肿瘤McAb检查病理标本，可协助确定转移肿瘤的原发部位。以放射性同位素标记McAb应用于体内诊断。结合X线断层扫描技术，可对肿瘤大小及其转移灶作出定位诊断。

3. 细胞表面分子的检测　由于淋巴细胞某些分化抗原仅存在于某一特定类型的细胞表面，因此，根据McAb与不同阶段出现的分化抗原的反应，可将淋巴细胞分成不同亚群。不同的McAb能特异地识别胸腺细胞、外周T细胞、TH细胞的Ts/Tc细胞等。

4. 激素、酶、药物及细胞因子的测定　如绒毛膜促性腺激素、黄体激素、碱性磷酸酶、茶碱、地高辛等。

一种McAb仅能识别和结合抗原的一个表位。对同一种检测目标，不同试剂盒使用的McAb不同，识别抗原的表位不同，检测结果会有一定差异。

（二）疾病的治疗和预防

1. 被动免疫治疗　通过McAb的免疫中和特性，单核吞噬细胞系统的吞噬作用、抗体依赖的细胞毒作用和免疫复合物活化补体等途径，达到中和抗原、杀死靶细胞的目的。

2. 作为生物"导弹"的运载工具　有人设想将化疗药物、细菌毒素、植物毒素或放射性同位素等细胞毒剂与抗肿瘤抗原的McAb相结合，利用McAb的导向作用，使细胞毒剂定位于肿瘤细胞，直接杀伤肿瘤细胞，不仅提高抗体的疗效，也降低了细胞毒剂对无关细胞的毒性反应。虽然这种"导向治疗"在动物试验中获得满意效果，但应用于临床还存在不少困难。

3. 预防性处理　对移植物受者使用能与成熟T细胞表面抗原结合的McAb（如OKT3），可有效预防或治疗急性排斥反应。此外，对用于同种骨髓移植的供体骨髓，在体外经抗T细胞McAb加补体处理，能减轻或消除移植物抗宿主病（GVHD）的发生；对实施强烈化疗前的肿瘤患者，常预先采集自身骨髓，以备化疗后作自身骨髓移植用。在移植前，用抗该肿瘤的McAb和补体，在体外杀伤肿瘤细胞，即可有效地清除骨髓中的肿瘤细胞。

（三）抗原物质的分离与纯化

因为McAb能够从复杂系统中识别出单个成分，只要得到针对某一成分的McAb，利用它做成亲和层析柱，即可从复杂的混合物中分离、纯化这一特定成分。如用McAb亲和层析柱，从粗制干扰素中提取人白细胞干扰素，纯度可提高5000倍。

第四节　基因工程抗体的制备

自1975年杂交瘤技术问世以来，大量的单克隆抗体面世，对科学研究、临床诊治发挥了重大的作用。由于单克隆抗体由小鼠杂交瘤细胞产生，为异源性蛋白，在应用于人时，易产生人抗小鼠抗体（human anti-mouse antibody，HAMA），导致临床疗效减弱或消失。随着分子生物学、分子免疫学的飞速发展，应用基因工程手段对抗体结构进行改造，制得基因工程抗体（genetic engineering antibody，GeAb），不仅使抗体的制备更加简便高效，而且大大拓宽了抗体的应用范围。

GeAb是通过基因工程抗体技术获得的抗体，即根据研究者的意图，在基因水平上，对Ig分子进行切割、拼凑、修饰，甚至是人工全合成后导入受体细胞，表达、产生的新型抗体，也称为第三代抗体。该技术是将人们对免疫球蛋白基因结构和功能的了解与DNA重组技术相结合的产物。

抗体蛋白由两条相同的重链和两条相同的轻链组成，每条轻链和重链均可分为可变区和恒定区。恒定区（C区）的氨基酸序列及糖含量比较稳定，它们介导效应功能，如补体的结合以及转移抗体穿过胎盘膜。抗体的特异性由轻链和重链可变区（V区）的抗原结合部位决定，尤其是其中的3个互补性决定区（complementary determinant region，CDR），即CDR1、CDR2、CDR3。抗体分子轻链基因和重链的编码基因位于不同的染色体，分别由可变区基因和恒定区基因编码。可变区基因中的CDR核苷酸序列因抗体而异，骨架区则相对比较保守。抗体及其基因的这些结构特点，是创造出基因工程抗体的基础。

基因工程抗体技术主要是对已有的单克隆抗体进行改造，降低其异源性，包括单克隆抗体的人源化、小分子抗体以及抗体融合蛋白的制备等。

一、人-鼠嵌合抗体

人-鼠嵌合抗体（human mouse chimeric antibody）是通过基因工程技术，将人Ig的C区基因与鼠Ig的V区基因连接后，导入细胞内表达制备的抗体，这种抗体C区是人源性的，V区为鼠源性，所以称为嵌合抗体。它的特点是大大减少鼠源性单克隆抗体的抗原性，同时又保留了亲本抗体的特异性和亲和力。此外，通过连接上不同的人恒定区基因而改变抗体的效应功能。此类基因工程抗体研究最多，技术较成熟。人-鼠嵌合抗体的特异性及亲和力与亲本鼠单克隆抗体等同，但在人体内的半衰期可明显延长，在介导CDC及ADCC方面亦强于亲本鼠单克隆抗体。

人-鼠崁合抗体的制备过程见图3-2。

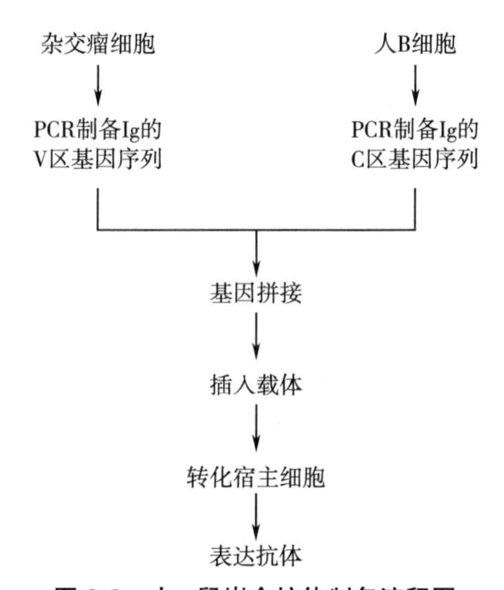

图3-2　人-鼠嵌合抗体制备流程图

这样的嵌合抗体的抗原性虽比传统的McAb明显降低，但可变区仍保留鼠源性，临床应用中仍然会出现异源反应。为了进一步降低抗体的抗原性，在嵌合抗体的基础上又构建了人源化抗体，即用鼠源McAb的CDR序列置换人Ig中的CDR，重构成既具有鼠源性McAb的特异性又保持抗体亲和力的抗体。该类抗体因其主要涉及CDR的“移植”，又称为CDR移植抗体（CDR-grafted antibody）、改型抗体（reshaped antibody，RAb）。人源化抗体的产生和发展，使得多种特异的鼠源McAb有可能应用于临床治疗，包括通过人体免疫难以产生的抗人抗原抗体，有良好的发展前景。

二、小分子抗体

小分子抗体（minimolecular antibody）是利用重组DNA技术制备的具有抗原结合功能的抗体分子片段。小分子抗体有以下优点：①可在大肠埃希菌等原核细胞表达，生产成本降低；②易于穿透血管或组织到靶细胞部位，有利于疾病的治疗；③不含Fc段，抗原性低，不易介导效应功能；④半衰期短，有利于毒素中和及清除。

 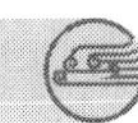

小分子抗体包括：抗原结合片段、可变区片段、单链抗体、和单区抗体等，其中单链抗体（single-chain Fv，scFv）是一种重要的基因工程抗体，其技术的基本原理是从杂交瘤细胞、致敏B淋巴细胞或非致敏B淋巴细胞中提取mRNA或细胞总RNA，RT-PCR分别扩增出抗体的VH和VL编码基因，通过一段寡核苷酸接头连接，在细胞中表达产生的抗体。这种抗体只有一条氨基酸链，所以称为单链抗体。scFv分子大小只有完整IgG分子的1/6，是抗体与抗原结合的最小单位。

由于PCR技术的普及，小分子抗体制备方法较其他基因工程抗体简单，只需合成适当的引物，扩增出重、轻链V区基因，插入质粒，经验证后，插入适当的表达质粒，即可在大肠埃希菌中表达。小分子抗体可应用于肿瘤的导向治疗、肿瘤的影像分布、基因治疗等方面。

三、双特异性抗体

双特异性抗体（bispecific antibody，BsAb）是指两个抗原结合部位可分别结合两种不同表位的抗体。BsAb的一个臂上的抗原结合部位可与目标抗原结合，另一个臂的抗原结合部位可结合特定的功能分子（或效应细胞）。BsAb在临床治疗等方面有重要应用。

双特异性抗体可通过化学交联法、细胞融合法以及基因工程技术等制备获得。

（一）化学交联法

利用交联剂（如乙酰琥珀酰亚胺羟基酯等）将针对不同抗原的2个单价抗体分子交联形成1个二价抗体。此法简便，但易致抗体失活，其产物亦难以保证均质性。

（二）杂交-杂交瘤细胞系技术

将两株各自分泌不同特异性单抗的杂交瘤细胞再融合可得到四源杂交瘤细胞，或将一株杂交瘤细胞与免疫脾细胞融合得到的三源杂交瘤细胞，均可分泌同时具有两种亲代单抗特异性的BsAb。该技术的缺点是杂交瘤的融合与筛选费时费力，且多倍体的杂交-杂交瘤细胞稳定性差，若想连续获得BsAb，必须经常进行克隆，以保持两套抗体基因的完整，所产生的抗体产率低，纯化困难。

（三）基因工程方法

利用基因重组的方式制备双功能抗体保留了亲本抗体特异性的小分子抗体基因片段产物，例如抗体单链可变区基因与功能基因连接（VH-VL-功能基因）的基因表达产物或两种抗体可变区基因连接(VHA-VLA-Linker-VHB-VLB)的基因表达产物等，与完整抗体分子相比，具有对肿瘤组织穿透能力较强、抗原性较低，并且不会引起免疫抑制等优点。基因工程BsAb的类型较多，有的已在产量和纯度方面达到了临床应用标准。

四、抗体融合蛋白

抗体融合蛋白是指将抗体分子与其他蛋白融合而得的产物，可具有多种生物学功能，例如将抗体与其他蛋白融合，可将特定的生物学活性物质导至靶部位，用于药物的靶向治疗。

第五节　抗体库技术

抗体库（antibody library）技术是指用基因克隆技术，将全套抗体（repertoire）重链和轻链的可变区基因克隆、重组至特定的载体系统，再通过特定的宿主细胞进行表达，获得某个物种的全部抗体。

根据表达抗体所使用的系统不同，抗体库技术可以分为噬菌体展示技术、细菌展示技术、真核细胞展示技术以及核糖体展示技术等。其中噬菌体展示技术最为成熟，应用最广，本处重点讨论噬菌体展示技术。

一、噬菌体展示技术原理

噬菌体抗体展示（phage display）是通过基因克隆技术，将抗体 V 区的编码序列插入到噬菌体外壳蛋白结构基因的适当位置，使外源基因随外壳蛋白融合表达，并随噬菌体的组装而展示到噬菌体表面的生物技术。目前，常用于展示的噬菌体有单链丝状噬菌体、λ 噬菌体、T4 噬菌体等。将目标基因序列插入到噬菌体基因组的恰当位置，保证噬菌体外壳蛋白和目标蛋白的编码顺序不变，并且确保目标蛋白序列能具有结合抗原的能力，是噬菌体抗体库建立的关键问题。

二、噬菌体抗体库制备的基本程序

噬菌体抗体库制备流程图见图 3-3。

三、常用的噬菌体展示系统

（一）单链丝状噬菌体展示系统

丝状噬菌体是单链 DNA 病毒，包括 M13、f1 和 fd 噬菌体等，它们的基因序列都已全部测定，一级结构的同源性为 98%，只能感染含 F 因子的大肠埃希菌。丝噬菌体的衣壳蛋白 PⅢ、PⅥ、PⅧ、PⅨ以及 PⅤ均可用于外源蛋白的展示。PⅢ位于病毒颗粒的尾端，每个病毒颗粒都有 3~5 个 PⅢ蛋白。PⅢ有 2 个可供外源序列插入的位点，当外源的多肽或蛋白质融合于 PⅢ蛋白的信号肽和 N1 结构域之间时，该系统保留了完整的 PⅢ蛋白，噬菌体仍有感染性，若外源多肽或蛋白直接与 PⅢ蛋白的 CT 结构域相连，则噬菌体丧失感染性，此时重组噬菌体的感染性需由辅助噬菌体表达的完整 PⅢ蛋白来提供。

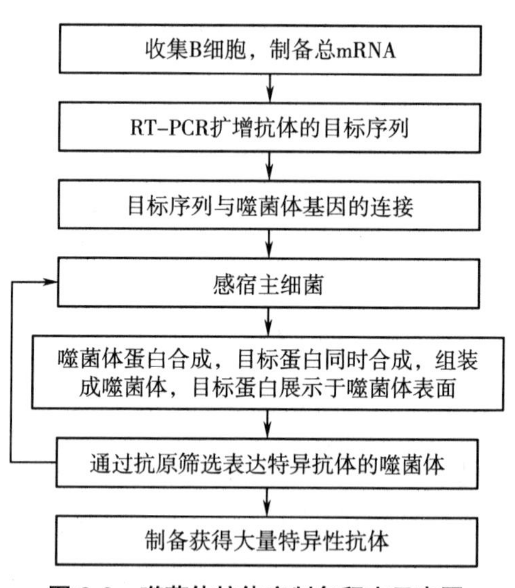

图 3-3　噬菌体抗体库制备程序示意图

（二）λ 噬菌体展示系统

λ 噬菌体的 PⅤ蛋白是噬菌体尾部管状结构的主要组成成分。PⅤ蛋白 C 端的折叠结构域可供外源序列插入或替换。λ 噬菌体的装配在细胞内进行，故可以展示难以分泌的肽或蛋白质。该系统展示的外源蛋白质的平均拷贝数为 1 分子 / 噬菌体。

（三）T4 噬菌体展示系统

T4 噬菌体展示系统的显著特点是能够将两种性质完全不同的外源多肽或蛋白质，分别与 T4 衣壳表面上的外壳蛋白 SOC 和 HOC 融合而直接展示于 T4 噬菌体的表面，因此它表达的蛋白不需要复杂的蛋白纯化，避免了因纯化而引起的蛋白质变性和丢失。T4 噬菌

 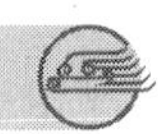

体在宿主细胞内装配，不需通过分泌途径，因而可展示各种大小的多肽或蛋白质，很少受到限制。

四、抗体库技术的应用

抗体库的优点是模拟天然抗体库，不需要免疫人和动物，提供了不经免疫制备抗体的可能；DNA 操作在细菌中进行，比杂交瘤技术简单快速，适应于大规模工业化生产；可通过链置换、PCR 错配或随机致突变技术改变抗体亲和力，模拟抗体亲和力成熟过程。由于这一优势，抗体库在生物医学中应用广泛，主要有以下几方面：

（一）在抗感染治疗中的应用

抗体库可用于对尚无特效药物治疗的微生物感染或其毒素所致疾病的治疗，如破伤风毒素、白喉毒素等，可用抗体库中抗体进行针对性治疗。

（二）在肿瘤治疗中的应用

抗体库技术可制备出针对不同肿瘤的多种单克隆抗体片段，如单链抗体、Fab 片段等，利用其分子量小、能很快清除、组织穿透力强的优势，对肿瘤细胞具较强的杀伤能力。若在抗体上再连接细胞毒素、破坏细胞的酶、细胞因子和抗肿瘤药物等，可对肿瘤细胞有特定的杀伤作用。设计双特异性抗体可有效针对低水平的肿瘤相关抗原，并将细胞毒物质输送到肿瘤细胞，可对肿瘤进行导向治疗。

（三）在免疫学检验及诊断中的应用

抗体库技术可制备高敏感性和高特异性的抗体，有望用于诊断试剂盒的开发，提高检测的灵敏度和特异性。

第六节　抗体类似物的制备

一、核酸适配体

核酸适配体（aptamer）是指能特异性结合某些靶分子的单链寡核苷酸。适配体通过分子内碱基互补配对而形成茎环、发夹、口袋等多种空间结构，从而与靶分子相互作用形成稳定的复合物。适配体特异结合的目标分子包括酶、生长因子、抗体、转录因子、核苷酸、多肽、抗生素、氨基酸、有机染料以及重金属离子等，甚至包括完整的病原体以及完整的细胞。

适配体不属于抗体，但有类似于抗体反应的高特异性和高亲和力，甚至在许多方面还体现出优于抗体的特点。适配体的靶分子比抗体更为广泛，不易刺激产生抗体的物质（毒素、金属、氨基酸、染料等一些小分子化合物）也能较容易地获得适配体。随着适配体筛选技术的不断进步，在检验分析、科学研究以及药物筛选等方面，适配体成为了抗体技术有益的补充，显示出广阔的应用前景。

指数级富集的配体系统进化技术（systematic evolution of ligands by exponential enrichment，SELEX）是近年发展起来的筛选具有特定功能适配体的生物文库技术。

（一）SELEX 技术的原理

SELEX 技术的基本原理是建立随机寡核苷酸文库，用靶分子筛选出可以与之结合的寡核苷酸序列，再经 PCR 扩增筛选出的寡核苷酸，重复采用靶分子筛选和扩增。经过多轮筛选最终获得高亲和力和高特异性的寡核苷酸序列,即能与目标分子特异结合的适配体。通过每轮筛选过程的 PCR 扩增,还能达到对适配体核酸序列的富集。

(二) SELEX 技术的程序

SELEX 技术的方法大体分为 4 个步骤(图 3-4):建立随机寡核苷酸文库、用靶分子(也称配体分子)对寡核苷酸文库进行初筛、寡核苷酸的分离、寡核苷酸的扩增。通常需要对后三个步骤重复几个甚至几十个循环,才能获得特异性和亲和力都理想的适配体核酸片段。

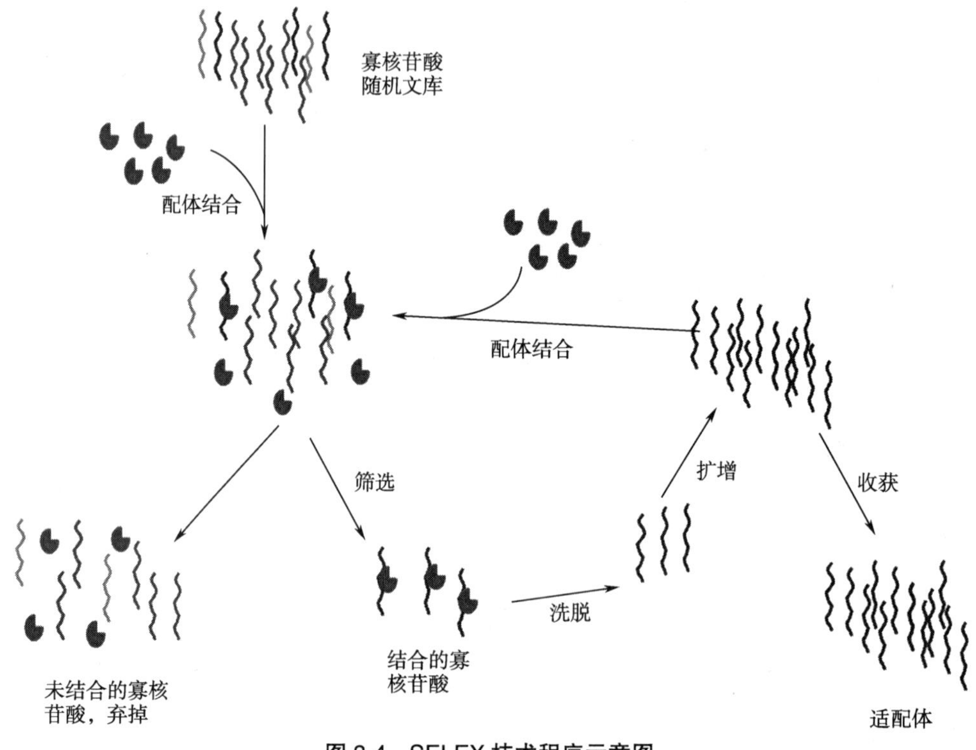

图 3-4　SELEX 技术程序示意图

1. 建立随机寡核苷酸文库　随机寡核苷酸文库的建立有两种方式:人工合成和从组织或细胞中扩增。通常制备的寡核苷酸长度为 20~100nt,两端带有序列固定的 PCR 引物。理论上,由于文库中具有随机序列的寡核苷酸可以形成各种结构,可以从中分离得到与任何目标分子相结合的适配体。库容量越大的文库获得能够与靶分子特异性结合的适配体的概率就越高。

2. 用靶分子对寡核苷酸文库进行初筛　该步骤的目的在于从建立的寡核苷酸文库中筛选出能与目标分子特异结合的寡核苷酸序列。

3. 分离与目标分子结合的寡核苷酸　将与目标分子结合的寡核苷酸分离出来,并洗脱得到游离的寡核苷酸。该步骤是制备获取高特异性适配体的关键步骤。可用于分离结合靶分子的核酸序列和未结合核酸的技术包括过滤、亲和层析、毛细管电泳(capillary electrophoresis,CE)、表面等离子体共振(surface plasmon resonance,SPR)、核酸酶消化、原子力显微镜(atomic force microscopy,AFM)技术等。近年来,毛细管电泳技术在该领域的应用极大促进了适配体的分离制备。

4. PCR 扩增　通过寡核苷酸两端的 PCR 引物序列,采用 PCR 扩增获得大量的目标寡

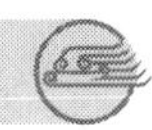

核苷酸。再进一步采用目标分子进行筛选、分离与洗脱、扩增的循环，最终获得亲和力和特异性符合要求的寡核苷酸，即为能结合目标分子的适配体。

二、分子印迹聚合物

分子印迹聚合物(molecularly imprinted polymer，MIP)是通过分子印迹技术合成的，能特异性识别和选择性吸附特定目标分子的(多孔)聚合物。MIP的空间结构和结合位点与目标分子完全匹配，能特异性识别或吸附目标分子，在目标分子的分离、纯化、检测中具有重要价值。

MIP制备的基本原理是将目标分子和聚合物单体分子结合，再在交联剂的辅助下制备成空间结构相对稳定的交联聚合物，然后将目标分子从聚合物上解离，从而制备获得与目标分子空间结构和结合位点相匹配的孔穴，该孔穴能特异性识别和吸附目标分子。MIP制备的基本程序见图3-5。

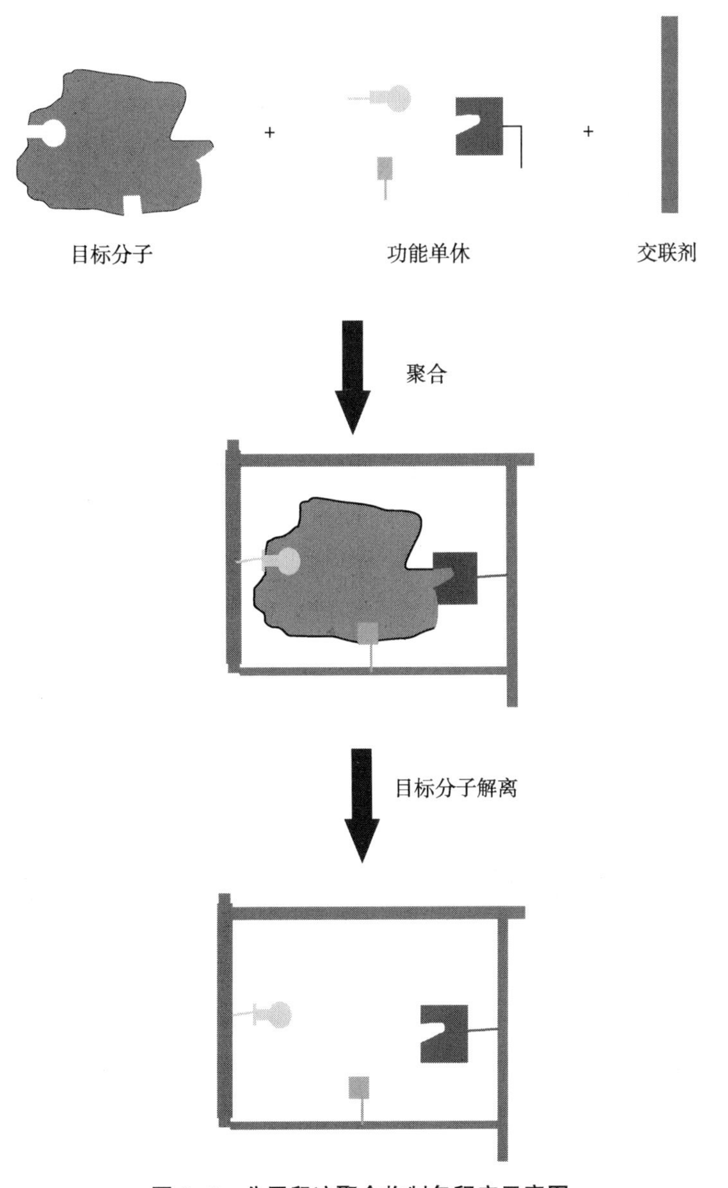

图3-5　分子印迹聚合物制备程序示意图

根据反应原理的差异,MIP制备的方法可分为共价聚合法和非共价聚合法;共价聚合法中,目标分子与功能单体以共价键结合,再通过交联剂聚合;非共价聚合法中,目标分子通过非共价键与功能单体结合,再聚合。共价法制备的MIP性质稳定,目标分子与功能单体的结合具有当量关系,但目标分子的解离困难。非共价聚合法条件温和,易于目标分子的解离,但反应无严格当量关系,且易出现非特异结合。根据制备和应用方式的差异,MIP制备又可以分为预组装法和原位组装法;如制备MIP分离柱时,预组装法指预先制备得到MIP聚合物,再装填柱子;原位组装法则直接在柱子内聚合形成MIP。

MIP具有以下几个特点,因而在物质的分离、纯化和检测等方面应用越来越广泛:①预定性,可以根据不同的目标分子制备不同的MIP;②识别性,MIP是按照目标分子定做的,能特异性识别目标分子;③实用性,MIP对目标分子识别和结合比天然抗原-抗体、酶-底物的识别和结合对反应条件的要求低,实用性更强。

本章小结

获得高质量的抗原是制备抗体的前提,颗粒性抗原通过收集细胞、细菌而获得,可溶性抗原则是从细胞裂解物中逐步分离、纯化所需蛋白质而制备。半抗原需要与特定载体连接后才能具有抗原性。多克隆抗体也称为抗血清,通过抗原免疫实验动物分离血清而制备,是能结合抗原多个表位的抗体混合物。单克隆抗体只针对某抗原的一个表位,在理化性质、分子结构、遗传标记和生物学特性等均完全相同,应用范围广。单克隆抗体通过杂交瘤技术制备,获得杂交瘤细胞是成功制备的关键。基因工程抗体克服了单克隆抗体的缺点,同时具有一些特殊性质,在生物医学领域具有很好的前景。抗体库技术能制备获得某一物种的全套抗体。核酸适配体、分子印迹聚合物不属于抗体,但与目标分子的识别、结合具有与抗体相似甚至更好的特异性,了解核酸适配体和分子印迹聚合物的制备策略能促进生物分子的分离、纯化、检测技术的发展。

思考题

1. 制备高质量抗原有什么意义?
2. 简述多克隆抗体制备的策略。
3. 杂交瘤技术的原理是什么?请简述采用杂交瘤技术制备单克隆抗体过程中的关键环节。
4. 阐述抗体库技术的基本原理和程序。
5. 什么是核酸适配体?SELEX技术制备核酸适配体的原理是什么?

(王国庆)

第四章　沉淀反应

沉淀反应(precipitation reaction)是指可溶性抗原与相应抗体特异性结合,在合适条件下形成肉眼可见沉淀物的现象。参与反应的可溶性抗原也称为沉淀原,抗体称为沉淀素。

早在1897年,Kraus发现细菌培养液与相应抗血清混合时可出现沉淀现象。1905年Bechhold把抗体放在明胶中,再将抗原加在上面,发现沉淀反应可在凝胶中进行。1946年Oudin报告了试管免疫扩散技术,1965年Mancini建立了单向免疫扩散技术,使得定性免疫试验逐步向定量化发展。为使沉淀反应达到微量、精确、快速和自动化,1959年Schultze等发展了透射比浊法,1967年Ritchie等建立了散射比浊法,1977年Sternberg进一步发展建立了速率散射比浊法。沉淀反应经过不断改进和发展,至今仍是医学领域中常用的、简便可靠的一种免疫学试验,现代免疫学技术多是在沉淀反应基础上建立起来的,因此沉淀反应是免疫学方法的核心技术。

沉淀反应中抗原抗体的结合可分为两个阶段:第一阶段为抗原抗体特异性结合,在几秒钟到几十秒内完成并形成初级复合物,反应快但不可见;第二阶段为初级复合物之间、初级复合物与游离抗原抗体之间,反复碰撞结合并交联成可见的免疫复合物,需要几小时甚至几十小时才能完成,反应慢,此阶段受抗原抗体的比例、分子大小、初始浓度、亲合力以及电解质浓度和反应温度的影响。

抗原抗体结合形成沉淀的过程可用网格学说(lattice theory)解释,即参与反应的大多数抗体为二价,天然抗原为多价,两者可相互交联成具有立体结构的巨大网格状聚集体,出现肉眼可见的沉淀物。多克隆抗体可与抗原表面多个不同的表位结合,很容易交联成网状结构而发生沉淀,因此多克隆抗体非常适用于免疫沉淀试验,而单克隆抗体只与抗原的一种表位结合,不易形成交联,故一般不用于免疫沉淀试验。

根据沉淀反应的介质和检测方法不同,可将其分为液相内沉淀试验、凝胶内沉淀试验和凝胶免疫电泳试验三大基本类型。

第一节　液相内沉淀试验

液相内沉淀试验(fluid phase precipitation)是指可溶性抗原与抗体在含电解质的液体介质中反应,形成肉眼可见的沉淀物。经典的液相内沉淀试验包括环状沉淀试验(ring precipitation)和絮状沉淀试验(flocculation),现在又发展了免疫浊度测定法。

一、环状沉淀试验

(一) 原理

将稀释的抗原溶液加在毛细管内的抗体液面上,抗原抗体在两液面交界处特异性结合形成白色沉淀环。

（二）技术要点

①将抗血清加入内径为1.5~2mm小玻璃管底部，约1/3高度，勿产生气泡；②沿管壁缓慢将抗原液叠加在抗血清液面上，使两者形成清晰的交界面；③室温反应10分钟至数小时；④在两液面交界处出现白色沉淀环为阳性，否则为阴性。

（三）应用与评价

主要用于鉴定微量抗原，如法医中血迹、媒介昆虫体内微量抗原、可溶性细菌多糖抗原等。该方法操作简单、快速。但灵敏度低（3~20mg/L），分辨力差，且只能定性。现已少用。

二、絮状沉淀试验

（一）原理

可溶性抗原、抗体在液相中特异性结合，在适当条件下，形成絮状沉淀物。

（二）技术要点

1. 抗体稀释法（Ramon 法） ①将抗体作系列倍比稀释；②各管加入定量抗原，充分混匀后，37℃反应；③形成沉淀物的量随抗体量而不同，以出现沉淀物最多的抗原抗体的比例为最适比。

2. 抗原稀释法（Dean-Webb 法） 定量抗体与不同稀释度的抗原反应。以出现沉淀物最多的抗原抗体的比例为最适比。

3. 棋盘滴定法（checkerboard） 又称方阵滴定法。将抗原和抗体同时稀释，可一次完成抗原和抗体的滴定，并找出抗原和抗体的最佳配比。

（三）应用与评价

该方法多用于抗原抗体最适比的测定，操作简单，设备要求低。但灵敏度低，受抗原抗体比例影响明显。

三、免疫浊度测定

免疫浊度测定是应用抗原、抗体在液相中反应后形成的免疫复合物（immune complex，IC）微粒对光线的干扰，利用仪器对可溶性抗原进行定量检测的一种方法，是将现代光学仪器与自动化分析检测系统相结合应用于沉淀反应的一项技术。该方法操作简便、快速，灵敏度高，易于自动化，已广泛应用于血液、尿液和脑脊液中蛋白质含量及血液中药物浓度的测定。

免疫浊度测定的基本原理是抗原、抗体在特殊缓冲液中反应，比例合适（抗体过量）时，形成小分子可溶性免疫复合物（<19S），在增浊剂如PEG6000~8000、NaF等作用下，迅速形成免疫复合物微粒（>19S），使反应液出现浊度。在抗体过量且固定的条件下，形成免疫复合物的量随抗原量的增加而增加，反应液的浊度亦随之增强，即待测抗原量与反应后溶液的浊度呈正相关。用一系列已知浓度的抗原标准品进行试验，制作剂量-反应曲线，可求出标本中抗原的含量。

根据检测器的位置及其所检测的光信号性质不同，免疫浊度测定分为免疫透射浊度测定（turbidimetry）和免疫散射浊度测定（nephelometry）。

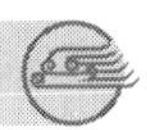

（一）免疫透射浊度测定

1. 基本原理　一定波长的入射光通过抗原抗体反应后的混合液时，被其中的免疫复合物微粒吸收，因发生衍射、反射和折射而减弱，在一定范围内，吸光度与免疫复合物的量呈正相关，而免疫复合物的量与参与反应的抗原和抗体的量呈函数关系，因此，用已知浓度的抗原标准品制作剂量 - 反应曲线，可确定标本中抗原的含量。

2. 技术要点　①将待检标本和抗原标准品作适当稀释；②然后分别与适当过量的抗血清混合，在一定条件下，抗原抗体反应完成后，在 340nm 处测定各管吸光度；③按 log-logit 转换或 $y=ax^3+bx^2+cx+d$ 方程进行曲线拟合，制作剂量 - 反应曲线，作为标本中抗原的定量依据。

3. 方法评价　该法抗体用量较大；检测时需等抗原抗体反应达到平衡，耗时较长；不宜用于药物等小分子半抗原的测定；灵敏度较散射比浊法低，但比单向扩散法高 5~10 倍；CV 小于 10%；操作简便；结果准确，且能使用光度测定的自动分析仪器，尤其随着胶乳粒子增强浊度测定法的出现，敏感度提高，其应用更加广泛。

（二）免疫散射浊度测定

1. 基本原理　抗原抗体反应后形成免疫复合物微粒，该微粒受到光线照射后，对光线产生折射和衍射而形成散射光，散射光的强度与微粒的大小和数量、入射光的波长和强度、测量角度等因素密切相关。测定中，在抗体过量的情况下，形成的免疫复合物的量与参与反应的抗原量呈正相关，与已知浓度的抗原标准品比较，即可计算出标本中抗原的含量。

2. 方法

（1）终点散射比浊法（endpoint nephelometry）：是指在抗原抗体反应达到平衡时测定散射光强度。必须在免疫复合物相互聚合形成絮状沉淀之前进行浊度测定，以免光散射值降低，得出偏低的结果。在反应接近终点时，信号不一定最强，因免疫复合物微粒相互碰撞，聚合成较大的凝聚物，悬浮微粒的数目开始减少，被测信号相应减弱。

该方法反应时间较速率法稍长；可自动化；计算时需要减去本底值；检测限达微克水平，但低于速率散射比浊法。

（2）固定时间散射比浊法（fixed-time nephelometry）：抗原、抗体混合后立即发生反应，在极短时间内反应液产生的散射信号波动很大，此时获取信号计算出的结果会产生一定的误差。根据这一特征，本法推迟几秒钟后开始测定，可避开抗原抗体反应的不稳定阶段，将检测误差降到最低。

（3）速率散射比浊法（rate nephelometry）：是一种抗原抗体反应的动力学测定方法。所谓速率是指单位时间内抗原抗体特异结合形成分子量大于 3×10^6 的免疫复合物量（不是累积量）。抗原与抗体混合的瞬间即引发反应，开始有数秒的滞后时间，随后反应加快，在抗体过量的情况下，抗原抗体反应速度由慢到快，单位时间内形成的免疫复合物不断增多，随后又逐渐减慢，连续动态监测单位时间内形成的免疫复合物微粒产生的散射光强度，可发现在某一单位时间内抗原抗体反应速度最快、免疫复合物形成量最多、散射光强度最大，即为所谓的速率峰，该峰值大小与抗原浓度呈正相关（图 4-1）。如表 4-1 所示，随着抗原抗体反应时间的延长，免疫复合物的总量逐渐增加，而速率的变化是由慢到快，再由快逐渐变慢，在 20~25 秒这个单位时间内抗原抗体反应的速率达到高峰，即出现速率峰。

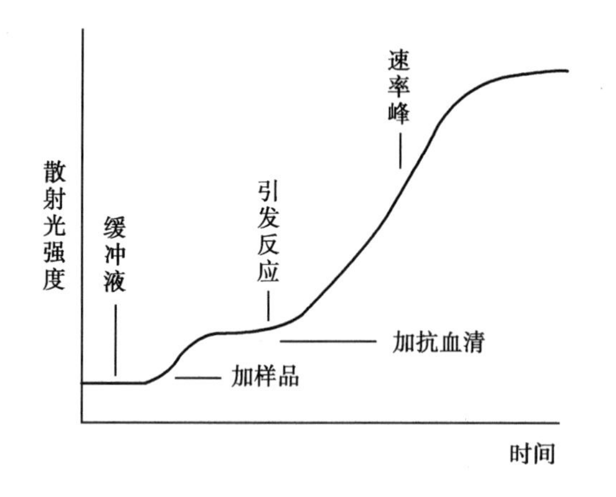

A. 散射光强度随时间的变化

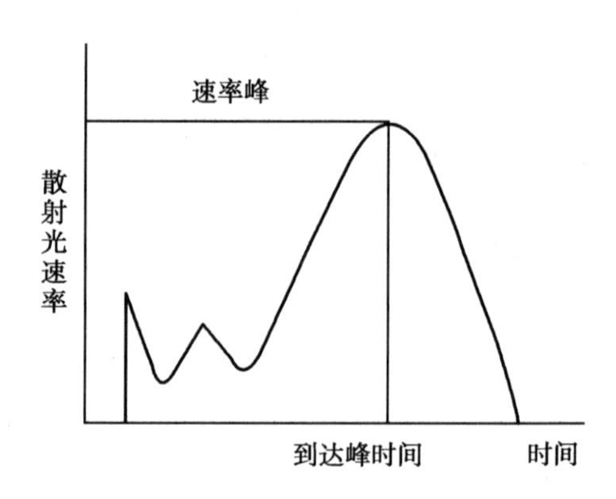

B. 反应速率的动态变化

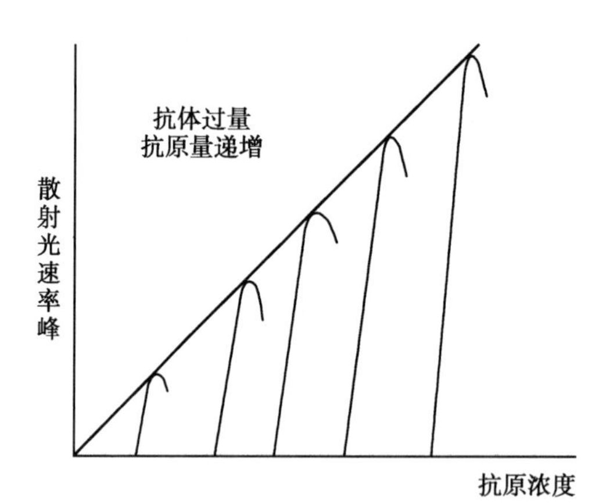

C. 速率峰值随抗原浓度的变化

图 4-1　抗原抗体反应散射光的动态变化

表 4-1　抗原抗体复合物形成的速率

累计时间（s）	形成 IC 总量	速率	累计时间（s）	形成 IC 总量	速率
5	8	—	35	300	70
10	13	5	40	360	60
15	25	12	45	415	55
20	60	35	50	450	45
25	150	90	55	480	30
30	230	80	60	500	20

本法为自动化免疫化学分析技术，具有快速（一般在 30~60 秒内即可完成测试）、灵敏（最小检出量达 μg/L）、准确、精密度高（CV<5%）、稳定性好、节省试剂、检测范围广、不需减去样本和试剂本底值等优点；但在实际应用中，测定结果与仪器的性能和试剂的质量密切相关，特别是对抗体的质量要求高。

（三）免疫胶乳粒子增强浊度测定

1. 基本原理　免疫胶乳粒子增强浊度测定是一种使用载体的免疫比浊法。在一般的免疫浊度测定中，少量小分子免疫复合物极难形成浊度，要形成较大的免疫复合物，需要参

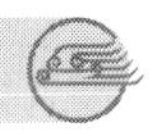

与反应的抗原、抗体量较大，这显然不符合微量化的要求，为提高免疫浊度测定的灵敏度，发展了免疫胶乳粒子增强浊度测定。

用抗体致敏 0.2μm 的胶乳颗粒，当遇到相应抗原时，胶乳颗粒上的抗体与抗原特异结合，引起胶乳颗粒凝聚。分散的单个胶乳颗粒直径位于入射光波长之内，不会阻碍光的通过，当两个或两个以上胶乳颗粒凝聚时，透射光和散射光即出现显著变化，如图 4-2 所示：a 为单个胶乳颗粒不阻碍光线透过，b 为抗原抗体结合形成的凝聚胶乳大颗粒使透射光减弱或散射光增强。抗原抗体反应后溶液的吸光度或散射光强度与待测抗原浓度呈正相关。

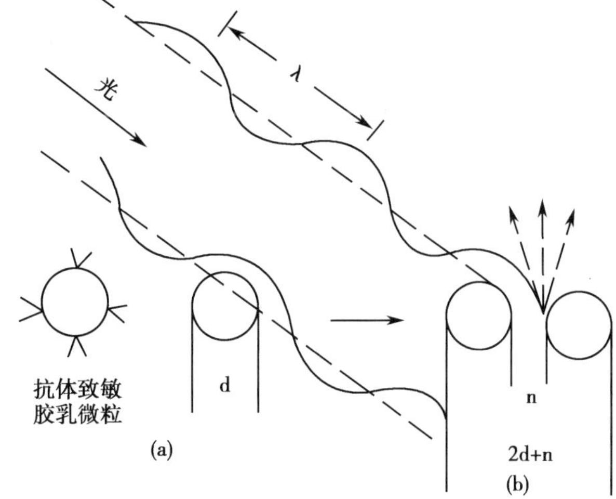

图 4-2　免疫胶乳粒子增强浊度测定原理

2. 方法评价　本法敏感度大大高于普通比浊法，可达 ng/L 水平；操作简便，易自动化；血清中 C1q 和 RF 可与 IgG Fc 段结合，使 IgG 致敏胶乳颗粒出现非特异性凝集，用 $F(ab')_2$ 片段代替 IgG 既可消除此干扰，又可克服 IgG 致敏胶乳的自凝现象；免疫胶乳轻度自凝或免疫活性降低会严重影响结果。

（四）免疫浊度测定的主要影响因素

1. 抗原抗体比例　在免疫浊度测定中，抗原抗体的比例是浊度形成的关键因素。当两者比例恰当时，免疫复合物的形成和解离达到平衡，即为等价带。当抗体过量时，复合物的形成随着抗原量的增加而增加，两者比例达到最佳时形成的免疫复合物的量达到高峰（图 4-3A）。当抗原过量时，形成的免疫复合物分子小，而且易发生解离，使浊度下降，出现高剂量钩状效应（图 4-3B）。为此，免疫比浊法的基本原则就是在反应体系中保持抗体过量，如抗原过量则引起测量失败。

2. 伪浊度　是指非待测抗原抗体特异结合生成的免疫复合物而形成的浊度。其导致抗原检测结果假性升高。

伪浊度形成的原因：①标本：混浊、高血脂、长期保存或反复冻融、处理不当；②试剂：抗体效价低于 1∶20 会增加伪浊度；抗血清灭活处理；抗血清含有交叉反应性抗体；PEG 浓度过高引起血清中杂蛋白的非特异性共沉；试剂污染（如细菌、尘埃等）和变质；③器材：不够清洁、尘埃污染等，尤其是比色杯；④其他：缓冲液的离子类型与强度、pH 及反应温度等。

3. 抗体的质量　免疫浊度测定对抗体的质量要求高。①抗体高特异性，即只与相应抗原反应，与其他抗原无交叉反应；②效价高，大于 1∶20；③亲和力高，可加快抗原抗体反应，抗原 - 抗体复合物牢固不易解离；④抗血清来源，由于标本中待测抗原量高低差别大，实际工作中很难掌握抗原抗体的恰当比例，故具有较宽等价带的 R 型抗体是免疫比浊法的理想试剂，而 H 型抗体不适合用作比浊试剂。

4. 抗原抗体反应的环境条件　① pH 6.5~8.5 时，抗原抗体亲和力大，超出此范围不易形成免疫复合物，甚至可引起免疫复合物解离；②电解质的性质和强度影响免疫复合物的形成和稳定性。在一定范围内，离子强度大，免疫复合物形成快，但离子强度过高可引起蛋白质盐析，形成伪浊度。离子的种类也可影响免疫复合物的形成，高强度的负离子可加快免疫复合物的形成,而强度低的负离子使免疫复合物形成减慢。常用磷酸盐缓冲液作为免疫浊度测定的反应液。

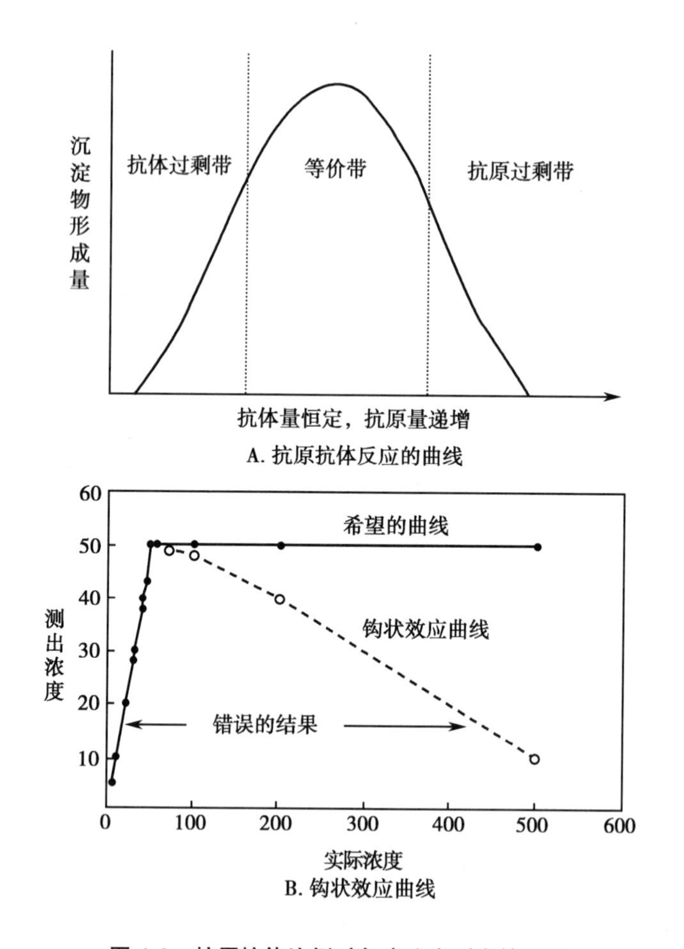

图 4-3 抗原抗体比例对免疫浊度测定的影响

5. 入射光波长 无论是透射比浊还是散射比浊,入射光波长均影响浊度测定的敏感度。若血清成分能吸收部分入射光,透射比浊法会误测为抗原的高浓度,散射比浊法会误测为抗原的低浓度。

6. 内源性光散射 血清中的乳糜微粒、VLDL 和 LDL 等都会产生杂散光,另外,血浆蛋白的荧光对浊度测定也产生干扰。采用血清对照和限制标本用量可消除这些干扰。

第二节 凝胶内沉淀试验

凝胶内沉淀试验(gel phase precipitation)是指可溶性抗原和相应抗体在含电解质的凝胶内自由扩散形成浓度梯度,当两者相遇时,在浓度比例适当的位置出现可见的沉淀线或沉淀环。常用的凝胶有琼脂、琼脂糖、聚丙烯酰胺等。适当浓度的凝胶可视为固相化的缓冲液,98%以上是水,凝胶形成网孔,孔径 >3nm,将水固相化,抗原或抗体分子(<3nm)在其中自由运动。分子越大,扩散越慢,可据此识别分子量的差异。当抗原抗体结合成复合物时,由于分子量超过凝胶网孔的限度而被网络在凝胶中,出现肉眼可见的沉淀物。

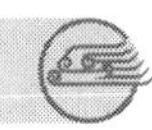

根据抗原抗体反应的方式和特性不同,可分为单向免疫扩散试验(single immunodiffusion test)和双向免疫扩散试验(double immunodiffusion test)。

一、单向免疫扩散试验

(一)原理

将一定量的抗体混在凝胶内,使待测抗原溶液在凝胶内由局部向周围自由扩散,在两者相遇并且浓度比例适当的位置出现白色沉淀环,沉淀环的大小与抗原浓度呈正相关。用一系列已知浓度的抗原标准品进行试验,绘制标准曲线可作为标本中抗原定量的依据。

(二)技术要点

①用电解质溶液配制 10g/L 的琼脂糖凝胶,加热溶化;②待琼脂糖冷至 56℃后,加入一定量的抗血清,混匀;③倾注琼脂糖平板,琼脂糖厚 2mm,凝固后打孔,孔径 3mm,孔距 10~12mm;④孔内加入定量的待测抗原溶液或不同浓度的抗原标准品溶液;⑤置于湿盒内,于 37℃孵育 24~48 小时,测量沉淀环的大小。图 4-4 所示为不同浓度的抗原标准品形成的沉淀环。

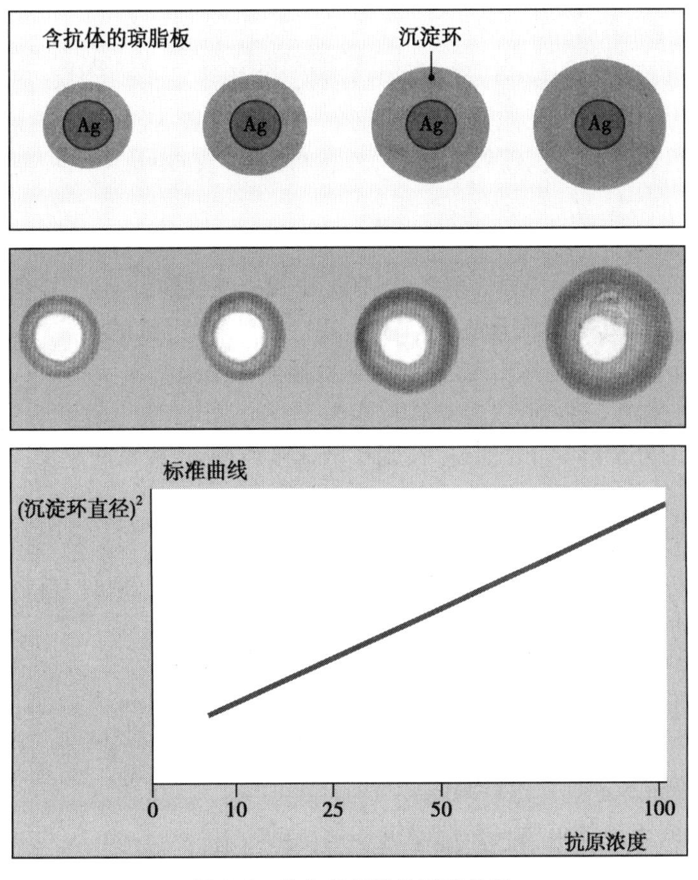

图 4-4 单向免疫扩散试验结果

(三)数据处理

抗原的浓度与沉淀环的大小呈正相关,两者间的关系有两种计算方法:

1. Mancini 曲线　抗原浓度（c）与沉淀环直径（d）的平方呈线性关系，即 $c=kd^2$，式中 k 为常数。适用于处理大分子抗原和长时间扩散（>48 小时）的结果。

2. Fahey 曲线　抗原浓度的对数与沉淀环直径呈线性关系，即 $\log c=kd$。适用于处理小分子抗原和较短时间扩散（24 小时）的结果。

（四）应用与评价

本法为经典抗原定量技术，常用于 IgG、IgA、IgM、C3、C4 等血浆蛋白的定量测定。若将一定浓度的抗原加入凝胶中，也可检测抗体浓度，称为逆向免疫扩散试验（reversed immunodiffusion test），其主要用于荧光抗体、酶标抗体和抗血清中抗体蛋白含量的测定。

该法操作简单，不需要特殊设备，重复性和线性均可信。但灵敏度稍差（1.25mg/L），耗时长，影响因素多。

二、双向免疫扩散试验

（一）原理

可溶性抗原和相应抗体在同一凝胶内都向四周自由扩散，彼此相遇而特异性结合，在两者浓度比例合适的位置形成白色沉淀线。

（二）技术要点

①用电解质溶液配制 10g/L 琼脂糖，加热溶化；②倾注平板，凝固后在琼脂糖平板上成对或梅花形打孔；③相对的孔内分别加入抗原、抗体；④置 37℃湿盒内孵育 24~48 小时；⑤观察形成的白色沉淀线。沉淀线的数目、形态和位置与抗原抗体的纯度、特异性、扩散速度和浓度等有关。

（三）影响因素

1. 抗原抗体的特异性　特异性要强，否则会出现交叉反应，导致出现假阳性结果。

2. 抗原抗体的比例　两者比例适当时，出现一条清晰、纤细的沉淀线。若比例不适当，则沉淀线变得宽而模糊，甚至不出现沉淀线，导致假阴性结果。

3. 反应温度　温度较低时，抗原抗体反应慢。

4. 抗原抗体的分子量　分子量越大，则扩散速度越慢，扩散时间越长。

此外，琼脂糖平板的厚度也将影响实验结果。

（四）应用与评价

1. 对抗原或抗体进行定性分析　用已知抗体或抗原检测未知抗原或抗体。

2. 测定抗体的效价　在梅花形孔的中央孔加入定量抗原，周边孔分别加入不同稀释度的抗体，以出现沉淀线的抗体的最高稀释倍数为该抗体的效价，如图 4-5 抗体的效价为 1∶16。可固定抗原浓度，稀释抗体或者同时稀释抗原和抗体进行测定。

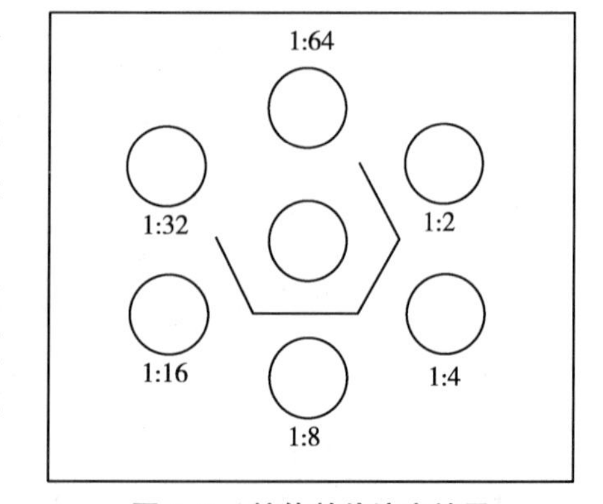

图 4-5　抗体效价滴定结果

3. 鉴定抗原或抗体的纯度　在抗原抗体形成的沉淀线两侧有游离抗原或抗体，当特异性抗体或抗原通过时，立即结合成复合物并沉积于沉淀线上，而其他非特异性的抗原或抗体可自由通过此沉淀线。因此，抗原与特异性抗体结合后，只能形成一条沉淀线，

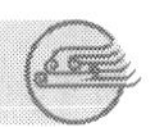

若出现多条沉淀线，说明不纯。

4. 估计抗原、抗体的相对分子量和相对浓度　抗原、抗体在凝胶内自由扩散的速度受分子量和相对浓度的影响。分子量大者，扩散慢，扩散圈小，局部浓度较大，沉淀线弯向分子量大的一方，若两者分子量相当，则成直线；浓度大者，扩散速度快，需扩散较远的距离后，才能形成抗原抗体的最适比，故沉淀线靠近浓度低的一方。如图 4-6 所示。

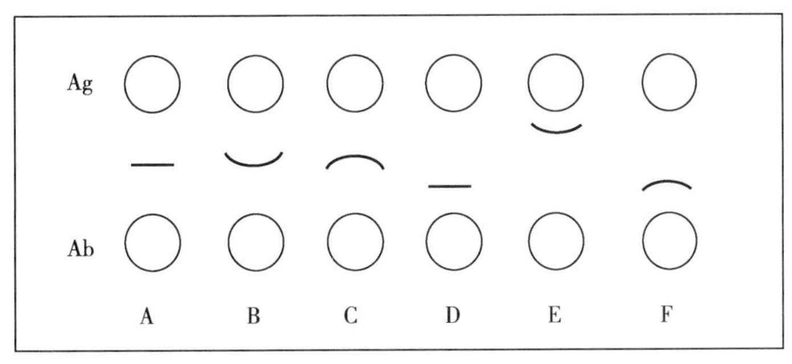

A.Ag、Ab浓度及分子量近似；　B.Ag、Ab浓度近似，分子量Ag>Ab；
C.Ag、Ab浓度近似，分子量Ag<Ab；　D.浓度Ag>Ab，分子量近似；
E.浓度Ag<Ab，分子量Ag>Ab；　F.浓度Ag>Ab，分子量Ag<Ab

图 4-6　沉淀线形状、位置与抗原抗体的分子量和浓度的关系

5. 分析抗原的性质　在三角形孔的相邻两孔加抗原，另一孔加抗体，如图 4-7 所示：A 两条沉淀线完全融合，表明抗体与两个抗原中的相同表位结合而沉淀，但这并不意味着两个抗原必定完全相同，只是该抗体不能区分它们的差别；B 沉淀线交叉，表明两个抗原完全不同；C 两条沉淀线相切，表明两个抗原部分相同，两者都有表位 1，但其中另一个抗原还含有表位 2。

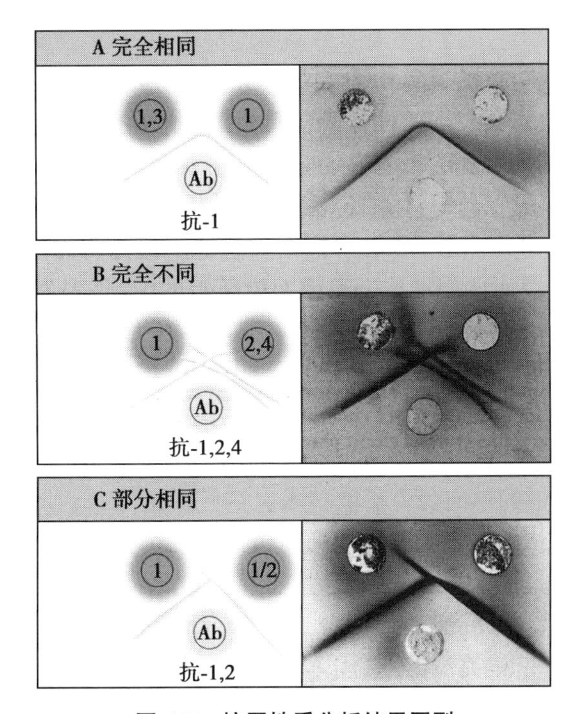

图 4-7　抗原性质分析结果图型

本法操作简单，不需要特殊设备，特异性高，结果可靠，成本低廉。但灵敏度低，耗时长，不能精确定量。

第三节　免疫电泳技术

免疫电泳技术(immunoelectrophoresis technique)是可溶性抗原和抗体在直流电场的作用下，在凝胶内加速定向泳动，彼此相遇而特异性结合，在比例合适处形成可见的沉淀物。该技术实质上是将免疫扩散试验放在电场内进行的一项免疫化学技术。该技术既提高了沉淀反应的速度和敏感度，又可利用蛋白质所带电荷的不同将其分离后，再与相应的抗体反应，从而进行更细微的分析。

一、对流免疫电泳

对流免疫电泳(counter immunoelectrophoresis，CIEP)是将双向免疫扩散与电泳相结合，在直流电场中加速定向扩散的双向免疫扩散技术。

抗原蛋白的等电点 pI 为 4~5，在 pH8.6 的琼脂凝胶中，带负电荷，且分子较小，在电场中向正极泳动的速度大于向负极的电渗，故抗原向正极泳动；而抗体蛋白的等电点较高，所带的负电荷较少，且分子较大，向正极泳动的速度小于向负极的电渗，故抗体向负极泳动。因此，电泳时抗体置于正极侧，抗原置于负极侧，抗原抗体在电场中相对泳动，彼此相遇而发生特异性结合，在比例合适处形成白色沉淀线(图 4-8)。

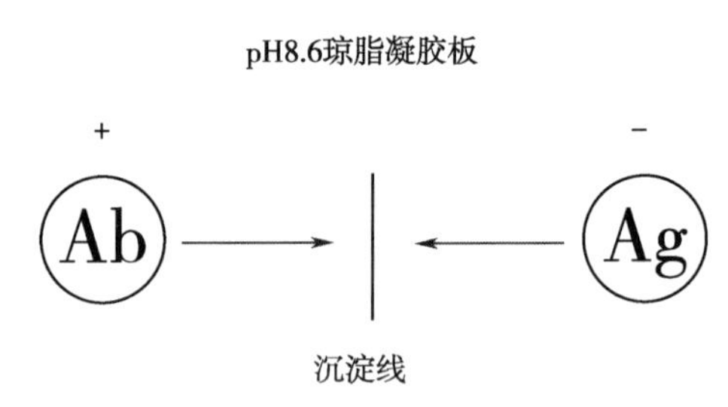

图 4-8　对流免疫电泳结果示意图

抗体中多数为 IgG 类抗体，其等电点为 5.8~7.3，其中 IgG1 和 IgG2 带负电荷少，受电渗的作用泳向负极，而 IgG3 和 IgG4 泳向正极。因此，在抗体孔两侧均有 IgG 存在，当抗原过量时，可在抗体孔的正极侧出现白色沉淀线。

对流免疫电泳可用于抗原或抗体的定性分析、效价测定和纯度鉴定等，灵敏度比双向免疫扩散试验高 8~16 倍，可检出 2.5~5mg/L 蛋白质抗原。但分辨力低于双向免疫扩散试验。不适于抗原为免疫球蛋白或抗原抗体迁移率非常接近的情况，因为这会导致电泳时抗原抗体朝一个方向泳动。

二、火箭免疫电泳

火箭免疫电泳(rocket immunoelectrophoresis，RIEP)是将单向免疫扩散与电泳相结合，在直流电场中加速定向扩散的单向免疫扩散技术。

抗原在含有适量抗体的琼脂凝胶板内向正极泳动的过程中，与抗体发生特异性结合，在比例合适处形成白色沉淀。未与抗体结合的抗原穿过此沉淀物继续向前迁移并形成新的沉淀，随着游离抗原的减少，沉淀逐渐减少，形成火箭状沉淀峰。如果抗体浓度保持不变，则峰的高度与抗原量呈正相关。因此，用不同浓度的抗原标准品与相应抗体进行电泳，可制作标准曲线，从而对待测抗原进行定量检测。如图 4-9 所示为不同浓度的抗原形成的沉淀峰。

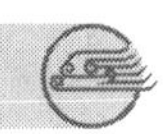

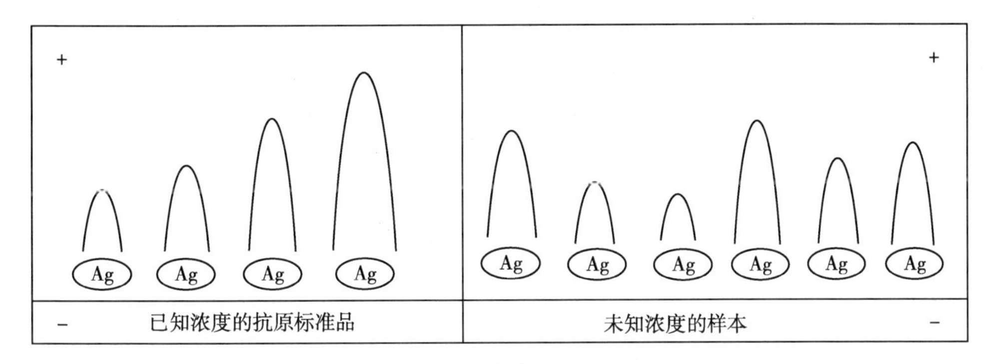

图 4-9 火箭免疫电泳结果示意图

火箭电泳可用于抗原蛋白的定量，如 IgA、IgG、IgM、SIgA、C3 与 C4 及其裂解产物和 AFP 等。若琼脂中加定量抗原可检测标本中抗体的含量，称为反向火箭免疫电泳（reversed rocket immunoelectrophoresis）。本法影响因素多，现应用较少。

三、免疫电泳

免疫电泳（immunoelectrophoresis，IEP）是将蛋白质区带电泳和双向免疫扩散相结合的免疫化学分析技术。

由于不同的抗原蛋白质分子所带电荷、分子量及分子构型具有差异，在琼脂凝胶中进行电泳时，迁移速率和方向不同。先利用区带电泳将样品中不同的抗原蛋白质分子在琼脂凝胶内分离成若干区带，然后与电泳方向平行挖一小槽，在小槽中加入相应抗血清，与已分离的抗原在琼脂凝胶内作双向免疫扩散，则抗原与相应抗体特异结合，两者在比例合适处形成弧形沉淀线（图 4-10）。根据沉淀弧的数量、形态和位置，与已知标准抗原抗体生成的沉淀弧比较，分析样品中所含抗原成分及其性质。

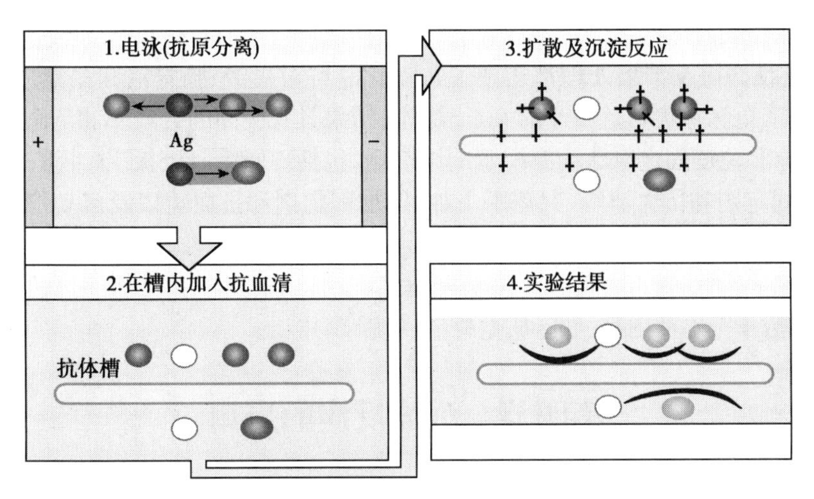

图 4-10 免疫电泳沉淀线示意图

免疫电泳可用于：①纯化抗原或抗体的成分分析，粗略检测其纯度；②正常和异常体液中蛋白质组成分析，如无丙种球蛋白血症、多发性骨髓瘤、冷球蛋白血症、肝病、白血病、系统性红斑狼疮等病人的血清蛋白成分分析，例如多发性骨髓瘤血清 M 蛋白检测和鉴定；③不同抗体成分的研究，如免疫后抗体组分的动态变化。

本法简单，样品用量少，特异性高，分辨率高，可分出人血清中20~30种蛋白质。但沉淀线的数目和分辨率受多种因素的影响，给结果的分析增加了难度，需积累经验，才能得出恰当的结论。

四、免疫固定电泳

免疫固定电泳（immunofixation electrophoresis，IFE）是将血清区带电泳和免疫沉淀反应相结合的免疫化学分析技术。

先利用区带电泳将样品中不同的抗原蛋白质分子在琼脂凝胶内分离成若干区带，再将相应抗血清加于电泳后的蛋白质区带表面，则抗原抗体在凝胶中发生沉淀反应，在适当位置形成抗原抗体复合物，经染色后，可对各类免疫球蛋白及其轻链进行分型（图4-11）。

免疫固定电泳可用于：①M蛋白的鉴定与分型；②尿中本周蛋白的检测与κ、λ分型；③脑脊液中寡克隆蛋白的检测与分型。

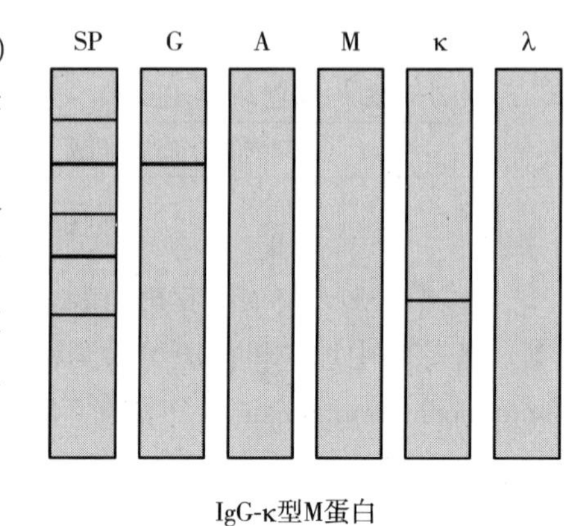

图4-11　免疫固定电泳模式图

本法分辨率高，敏感度高，操作周期短，仅需数小时，结果易于分析。

五、自动化免疫电泳

传统免疫电泳技术费时、手工操作、实验过程不易标准化。近年推出了自动化电泳分析系统，使免疫电泳技术的实验过程易于标准化、电泳时间大大缩短。自动化电泳系统分为两个部分：

1. 电泳系统　为一种多参数的自动化电泳仪，采用电脑程控化管理，快捷简便的人机对话。以琼脂糖凝胶或醋酸纤维素膜为载体，点样、电泳、抗原抗体反应、蛋白质染色、脱色、载体烘干、凝胶扫描及结果处理都实现了自动化。可对血清、脑脊液和尿液中的多种成分进行电泳检测，电泳速度可达每小时90个标本，结果具有极高的分辨率和清晰度，且重复性好。免疫电泳和免疫固定电泳均有配套的试剂盒，包括琼脂糖凝胶板、缓冲液、染色液、脱色液、稀释液、固定剂和抗血清等，只需手工加样、加固定剂和抗血清以及启动仪器，其余均为自动化步骤。

2. 光密度扫描系统　为程序化多功能自动光密度扫描仪，扫描速度可达每分钟60个标本，可存储数千个电泳图谱，并有质量控制和统计功能。

第四节　沉淀反应的应用

传统的沉淀反应均可用于抗原抗体性质、效价、纯度及相对分子量和浓度的分析，但因其有诸多缺点无法克服，实际检测中已经较少应用。

免疫浊度测定法目前主要用于蛋白质的定量测定，如IgG、IgM、IgA、C3、C4和血浆蛋白等。对流免疫电泳和火箭免疫电泳因为存在电渗作用目前已经不推荐使用。免疫固定电泳常用于M蛋白的鉴定和分型。

下面以免疫球蛋白的测定为例简述沉淀反应的应用。

一、测定方法及其评价

血液中5种Ig的含量各不相同，IgG、IgA、IgM的含量为g/L水平，而IgD、IgE和体液中的IgG、IgA、IgM含量仅为mg/L；尿液、脑脊液等体液的含量亦不同。因此，根据待检样品和检测目的不同选择合适的方法。现将各种方法的应用范围和优缺点归纳如下（表4-2）：

表4-2　各种Ig定量检测方法评价和应用

方法	评价	应用
单向琼脂扩散法	方法稳定、简便，不需要特殊设备；但敏感度不高，影响因素多，检测时间长，批内变异系数大，抗血清用量大	IgG、IgA、IgM
免疫比浊法	方法简便、快速，可自动化，敏感度较高（0.1mg/L），准确性、重复性好，批内变异系数2%~4%	IgG、IgA、IgM、IgD
ELISA法	方法简便，可自动化，敏感度较高，重复性好，变异系数小，商品化试剂盒，定量每次带标准检测	血清IgE和各种体液的Ig
放射免疫法	敏感度高；但试剂保存期短，放射性核素污染，需特殊设备	IgE
火箭免疫电泳	方法简便、省时，重复性好，敏感度较高；但存在电渗作用	IgG、IgA、IgM
免疫胶乳比浊法	方法简便、快速，可自动化，敏感度较高；但胶乳试剂制备较难，目前试剂盒品种较少	IgG、IgA、IgM、IgD

（一）单向琼脂扩散法

操作步骤：①取抗人Ig诊断血清，按其效价取适量和琼脂糖混匀迅速浇注制板，凝固后打孔；②将已稀释的待测血清和Ig标准品分别加入孔内，置湿盒内孵育24小时（IgG、IgA）或48小时（IgM），测量沉淀环直径；③制备标准曲线：以抗原量为横坐标（对数坐标），以Ig标准品沉淀环直径为纵坐标，用半对数纸绘制标准曲线；④根据待测血清沉淀环直径，从标准曲线上查出相应Ig含量，再乘以血清稀释倍数，即为待测血清Ig含量。也可通过标准血清Ig含量及其沉淀环直径的大小求出回归函数$y=10^{a+bx}$，其中x为直径，y为Ig含量，根据该函数求出待测血清Ig含量。

注意事项：①选择亲和力强、特异性好、效价高的抗Ig血清，存放时应防止反复冻融影响效价；②抗Ig血清琼脂或琼脂糖应充分混匀后制板，温度适中（50~60℃），温度过高影响抗体活性，过低则琼脂或琼脂糖凝固；③每批抗血清必须制作标准曲线和室内质控，保证试验准确性；④若待测样品中抗原含量过高，超出标准曲线的线性范围，则应稀释后重新检测。

该方法由于影响因素较多，实验时间长，目前已被自动化分析方法代替。

（二）免疫比浊法

免疫比浊法多应用自动分析仪进行定量测定Ig含量。

操作步骤：①用稀释缓冲液将待测抗原和抗原标准品按规定稀释，取一定量加入测定管；②加一定量的抗体混匀，孵育一定时间（或立即）比浊，测定其吸光度或散射速率单位；③以抗原标准品含量为横坐标，吸光度或散射速率单位为纵坐标绘制标准曲线，据此求出待测样品Ig的含量。

注意事项：①抗体：要求纯度高，特异性强，亲和力高及效价适当。②待测血清：要求清晰，避免浑浊、脂血。寻找反应的最佳抗原含量（即适宜的稀释倍数）。在实际测定中抗原过量引起的钩状效应是产生测量误差的最大影响因素。自动化免疫浊度分析仪在检测过程中已设置有抗原过量校正系统,检测时必须启动抗原过量的自动检测程序。③缓冲液:pH、离子强度可影响抗原抗体反应。常用 pH 6.9~7.0 磷酸缓冲液。另外,PEG 的浓度与复合物形成的量有关,一般以 2% ~5% PEG(M6000)作为沉淀剂。

(三)其他方法

测定体液中的 Ig,还可用 ELISA 法、放射免疫法、火箭电泳和免疫胶乳比浊法等。

二、免疫球蛋白的正常参考值与影响因素

不同实验方法,免疫球蛋白检测结果可有差异;此外不同性别和年龄,血清免疫球蛋白水平亦有一定的差别,因此群体调查时应注意这些因素对结果的影响,尽可能在方法上、人群分布等注意可比性。国内通用的成人参考值见表 4-3。

表 4-3　成人 3 种 Ig 的参考值

样本	IgG	IgA	IgM
血清	(12.87 ± 1.35)g/L	(2.35 ± 0.34)g/L	(1.08 ± 0.24)g/L
尿液	≤ 0.2g/d(24h)	≤ 0.02g/d(24h)	0
脑脊液	≤(0.29 ± 0.075)g/L	≤(0.09 ± 0.079)g/L	0

三、免疫球蛋白测定的临床意义

(一)血液 Ig 定量的意义

在卫生学研究中,用于人体接触免疫毒物后,体液免疫功能的测定。在某些疾病状态下,各种免疫球蛋白水平会发生变化,如发生感染时,血清中首先是 IgM 水平升高,然后 IgG 水平才升高,故血清中 IgM 升高表示新近感染,而 IgG 升高则表示既往感染或慢性感染,因此,Ig 的检测和分类可用于流行病学研究中确定人群感染病原体的时间。

1. 低 Ig 血症　分为先天性和获得性低 Ig 血症两类。

(1)先天性低 Ig 血症:主要见于体液免疫缺陷和联合免疫缺陷病。一种情况是 Ig 全缺,如先天性无丙种球蛋白血症(Burton 型),血清 Ig 含量低于 1g/L,IgA 和 IgM 的含量也明显减低,为正常人的一半。另一种情况是选择性 Ig 缺乏症,即三种 Ig 缺少一种或两种,最多见的是缺乏 IgA,患者易发生反复呼吸道感染;缺乏 IgG 易发生化脓性感染;缺乏 IgM 易引起革兰阴性菌感染。

(2)获得性低 Ig 血症:引起原因较多,如大量蛋白流失的疾病(剥脱性皮炎、肠淋巴管扩张症和肾病综合征)、淋巴网状系统肿瘤(淋巴肉瘤和霍奇金病)、中毒性骨髓疾病等。血清中 IgG 含量低于 5g/L。

2. 高 Ig 血症　可分为两大类:多克隆 Ig 血症和单克隆 Ig 血症或称单克隆蛋白即 M 蛋白(monoclonal protein)血症。

(1)多克隆 Ig 血症:由于浆细胞增生株数量较多,在血清蛋白电泳图上可见有弥散的异质性 Ig 增加。临床常见 IgG、IgA 和 IgM 三种 Ig 增多,常伴有低白蛋白血症。多克隆 Ig 血症不是一种原发性疾病,而是伴随某些疾病出现的一种表现,是非特异性的。常见于以下原因:各种感染,特别是慢性细菌感染如肺结核、慢性支气管炎;自身免疫病、肝脏疾病(慢性

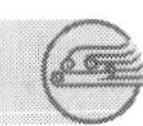

活动性肝炎、原发性胆汁肝硬化、隐匿性肝硬化）时，患者血清可见3种Ig均升高。慢性活动性肝炎IgG和IgM升高明显；各种结缔组织病、亚急性细菌性心内膜炎以IgG、IgA或IgA、IgM升高较多见；类风湿性关节炎以IgM增高为主。

（2）单克隆Ig血症：是由于单株浆细胞异常增生，产生大量的分子结构相同的Ig，其理化性质十分均一，常呈现某一类Ig显著增高，大多在30g/L以上，此类异常增高的Ig多无免疫活性；而正常Ig（包括与M蛋白同类的Ig）的含量则显著降低。多发性骨髓瘤、巨球蛋白症、重链病、轻链病和良性单株丙种球蛋白血症等疾病可表现为单克隆Ig增高。

（二）尿微量Ig定量的意义

正常尿液中含有极微量的蛋白质，由正常肾小球毛细管壁滤出，绝大部分被肾小管重吸收。肾小球基底膜细胞间缝隙的孔径大小对IgG、IgA、IgM滤过起着主要的屏障作用，感染、肾中毒，血管病变和免疫损伤均可导致基底膜孔径变大。单纯性膜孔径增大时，尿液中以IgG滤出增多为主，形成部分选择性肾小球性蛋白尿；当滤膜损伤加重时，尿液中除IgG排出增加外，分子量较大的IgM也开始滤出增多，形成非选择性肾小球性蛋白尿。尿IgG和IgA排出增多，是肾病发生低IgG和IgA血症的主要原因。尿IgM阳性时绝大多数肾功能异常，如肾炎型肾病，迁延性肾炎和乙肝的肾脏表现型。糖尿病患者累及肾时，尿中微量Ig测定将有助于判断糖尿病及原发性高血压肾损伤程度。

（三）脑脊液微量Ig定量的意义

神经系统疾病发生、发展与中枢神经系统内发生的免疫应答有关，因此脑脊液（cerebrospinal fluid，CSF）免疫球蛋白成分和含量的检测，对某些中枢神经系统疾病的诊断、疗效观察和预后判断具有重要意义。

生理状态下，血中Ig通过通透性正常的血脑屏障（blood brain barrier，BBB）而进入CSF内。血液中Ig通过血脑屏障的难易程度与其分子量大小有关，IgG较易通过BBB，IgA略难，而IgM更难，故IgG、IgA、IgM在CSF中的浓度依次递减。当脑组织或脑膜有病变时，脉络丛的通透性增加，BBB发生破坏，CSF中Ig水平升高。

近年来的研究表明，中枢神经系统与其他部分抗体的免疫反应并不完全一致。脑脊液免疫球蛋白在中枢神经系统感染时增高，与血脑屏障功能破坏和中枢神经系统局部产生抗体有关。因此，CSF中Ig增高的原因为：①血中Ig增高；②血脑屏障通透性增高；③中枢神经系统内源性合成增加。

一般以白蛋白商值反映血脑屏障功能，以IgG指数反映中枢神经系统鞘内合成IgG能力。

$$白蛋白商值(albumin\ quotient)=CSF中IgG/血清白蛋白\times 1000$$

$$IgG指数=(CSF中IgG/血清IgG)/(CSF中白蛋白/血清白蛋白)$$

白蛋白商值<9时表示血脑屏障无明显损伤；9~14为轻度损伤；14~33为中度损伤；33~100为重度损伤；大于100为完全破裂。

正常人IgG指数小于0.6，若大于0.6则意味着鞘内合成IgG增高，见于亚急性硬化性全脑炎、吉兰-巴雷综合征、多发性硬化症和部分脑血管意外等。

此外，由中枢神经系统鞘内合成的免疫球蛋白常有异质性，但其IgG定量可呈现正常，现采用高分辨琼脂糖凝胶电泳能分离出“寡克隆区带”（oligoclonal band，OCB），在发生多发性硬化症时，OCB是一个十分重要的标志。但也有10%的多发性硬化症的病人脑脊液中无OCB，而其他一些疾病如神经性梅毒、血管炎、脑膜炎和脑炎等也会出现OCB。因此诊断多发性硬化症时应同时检测脑脊液中IgG和IgG指数。

本章小结

沉淀反应是指可溶性抗原与相应抗体特异性结合，在合适条件下形成肉眼可见沉淀物的现象。根据沉淀反应介质和检测方法的不同，可将其分为液相内沉淀试验、凝胶内沉淀试验和凝胶免疫电泳试验三大基本类型。

免疫浊度测定法为液相内沉淀试验，目前主要用于蛋白质的定量测定，如IgG、IgM、IgA、C3、C4和血浆蛋白等；单向免疫扩散试验是一种定量的凝胶内沉淀试验，双向免疫扩散试验可用于抗原抗体性质、效价、纯度及相对分子量和浓度的分析；免疫电泳技术是电泳分析与沉淀反应的结合产物，常见的有对流免疫电泳、火箭免疫电泳、免疫电泳和免疫固定电泳等。

传统免疫电泳技术费时、实验过程不易标准化。近年推出了自动化电泳分析系统，使免疫电泳技术的实验过程易于标准化，并且缩短了电泳时间。

思考题

1. 什么是沉淀反应？沉淀反应可分为哪几类？
2. 什么是免疫浊度法的原理与方法，可分为哪几类？
3. 简述单向免疫扩散试验的原理和应用。
4. 简述双向免疫扩散试验的原理和应用。
5. 简述免疫固定电泳的原理及临床应用。
6. Mancini曲线和Fahey曲线有何区别？
7. 影响免疫比浊测定的因素有哪些？
8. 何谓对流免疫电泳的原理？
9. 何谓免疫电泳的原理？与免疫固定电泳有何区别？
10. 自动化免疫比浊法有何发展趋势和应用前景？

（田兆菊）

第五章　凝集反应

细菌、螺旋体、红细胞等天然颗粒性抗原或者吸附于非免疫相关载体上的可溶性抗原（或抗体）与相应抗体（或抗原）发生特异性结合，在适当电解质存在条件下，两者比例恰当时，形成肉眼可见的凝集现象，称为凝集反应（agglutination）。

早在 1896 年，Widal 就利用伤寒病人的血清与伤寒杆菌发生特异性凝集现象，有效地诊断了伤寒病。1900 年 Landsteiner 在特异性血凝现象的基础上，发现了人类 ABO 血型，并因此于 1930 年荣获诺贝尔生理学或医学奖。由于凝集试验方法简便、结果直观、灵敏度高，迄今仍为常用的免疫学技术之一，已被广泛用于临床检验和卫生检验等领域。

第一节　凝集反应特点

凝集反应中参与凝集的抗原颗粒可以是细菌或红细胞等天然颗粒，也可以是与免疫无关的载体吸附可溶性抗原或抗体后形成的致敏颗粒。该反应的发生可分为两个阶段：一是抗原抗体特异性结合，形成可溶性复合物阶段；二是在电解质存在下，出现肉眼可见的凝集现象。通常，细菌或红细胞等颗粒性抗原在悬液中带负电荷，周围吸附一层与之牢固结合的正离子，外面又排列一层松散的负离子层，构成一个双层离子云。在松散负离子层内界和外界之间的电位差形成 Z 电位，Z 电位使得各颗粒相互排斥，溶液中负离子强度愈大，Z 电位也就愈大。当特异性抗体与相应抗原颗粒互补结合时，抗体的桥联作用克服了抗原颗粒表面 Z 电位的排斥力，从而使颗粒聚集在一起。但当抗体分子太少时，不足以克服相当厚度的离子云层，不能使颗粒聚集，因此在凝集反应中，IgM 类抗体的作用强度比 IgG 类要大数百倍。IgG 类抗体常会出现不完全反应，即不可见的凝集反应，这种抗体称为不完全抗体。所谓不完全抗体，即能与抗原牢固结合，但因分子量较小，不能起到由于桥联作用而形成的可见凝集现象。凝集反应中，加入适量电解质就是为了破坏颗粒性抗原的双层离子云，促使凝集现象出现。

影响凝集反应的特异性有交叉反应、抗原的自动凝集和干扰抗体等因素。某些细菌有共同抗原，因此会出现交叉反应。抗原悬液不稳定易使其自动凝集。凝集反应有时出现前带现象，这是由于抗体浓度过高及血清中非特异性凝集抗体所致。

凝集试验可定性检测，即根据凝集现象的出现与否来判断结果阳性或阴性；也可进行半定量测定，即将抗体标本进行系列倍比稀释，以出现明显凝集现象的最高稀释度作为该抗体的效价或滴度（titer）。

凝集反应和沉淀反应作为抗原抗体反应的两种类型，其基本机制和影响因素相同，但凝集试验的操作更简便、敏感性更高。两者的主要差异见表 5-1。

表 5-1　凝集反应与沉淀反应的差异

差异	凝集反应	沉淀反应
抗原性质	颗粒性抗原	可溶性抗原
反应时间	几分钟至十几分钟	数小时至数天
稀释对象	稀释抗体	稀释抗原
反应产物	凝集块	沉淀物
敏感性	高	低

根据参与反应的抗原性质不同，凝集反应可分为直接凝集反应和间接凝集反应。自身红细胞凝集试验和抗球蛋白试验等属于凝集反应的特殊类型。

第二节　直接凝集反应

细菌、螺旋体、红细胞等天然颗粒性抗原，在适当电解质参与下可直接与相应抗体结合，出现肉眼可见的凝集现象，称为直接凝集反应（direct agglutination）。反应中的抗原称为凝集原（agglutinogen），参与反应的抗体称为凝集素（agglutinin）。直接凝集试验常用的方法有玻片法、试管法和微量血凝反应板法。

一、玻片凝集试验

玻片凝集试验为定性试验方法。一般用已知抗体作为诊断血清，与受检颗粒性抗原（如细菌或红细胞悬液）各 1 滴加于玻片上混匀，室温放置数分钟后肉眼或低倍显微镜观察凝集结果，出现颗粒凝集者为阳性反应。也可用已知颗粒性抗原来测定患者血清中有无相应抗体。

玻片凝集试验简便、快速、特异，主要用于人类 ABO 血型检测、细菌菌种、菌型鉴定等。有时也可用于定量检测前的筛选试验，如用此法初步观察病人血清中有无相应抗体，阳性者再作试管凝集试验测定其效价。

二、试管凝集试验

试管凝集试验为半定量试验方法。通常用已知颗粒性抗原（如细菌等）作为诊断试剂，在试管内与一系列经倍比稀释的待检血清混合，静置保温后，观察每支试管内颗粒性抗原的凝集程度，一般以出现明显凝集现象（++）的血清最高稀释度作为该抗体的效价或滴度。

试管凝集试验中的凝集程度一般可分为：①阴性（-），液体混浊，用显微镜放大 100 倍可见抗原呈针尖状均匀分布；②弱阳性（+），肉眼可见小块状物，均匀分布，液体微混；③阳性（++~++++），肉眼可见大或中等大小聚合在一起的块状物，液体透明。为保证结果可靠，一般以能出现明显凝集的 ++ 作为判定终点。同时，为避免试验中由于各种因素影响（如电解质浓度和 pH 不适当而引起抗原的非特异性凝集等）造成的假阳性及假阴性反应，必须设立阳性对照和阴性对照。

测定抗体效价的试管凝集试验，根据所用抗原特异性与否分成两类：一类是用特异性抗

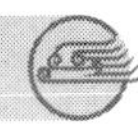

原检测相应的特异性抗体，如诊断伤寒的肥达试验（Widal test）及诊断布鲁菌病的瑞特试验（Wright test）；另一类是用非特异性抗原检测抗体的异质性交叉反应凝集试验，如诊断斑疹伤寒和恙虫病等立克次体感染的外 - 斐反应（Weil Felix reaction）及能与大肠埃希菌 O157（H7）抗血清交叉凝集的试验等。此外，临床上在输血前也常采用试管凝集试验对受体和供体的血清及红细胞进行交叉配血试验。

近年来，常用微量血凝反应板代替试管进行凝集试验，即微量血凝反应板法，此法具有操作简便、反应体积小、抗原抗体用量节省、观察结果方便、成本低等优点。

第三节　间接凝集反应

将可溶性抗原（或抗体）吸附或偶联在与免疫无关、大小适当的颗粒表面，使之成为致敏颗粒，然后再与相应抗体（或抗原）作用，在适宜电解质存在条件下，出现特异性凝集现象，称为间接凝集反应（indirect agglutination）或被动凝集反应（passive agglutination）。试验中所用的与免疫无关的颗粒称为载体（carrier），将抗原（或抗体）吸附或偶联在颗粒表面的过程称为致敏（sensitization），而吸附有抗原或抗体的颗粒称为致敏颗粒（sensitized particle）。间接凝集反应由于使用了载体颗粒，增大了可溶性抗原（或抗体）的反应面积，其敏感性比直接凝集反应高 2~8 倍，亦明显高于沉淀反应。该凝集试验可广泛用于各种抗体和可溶性抗原的检测。

一、载体种类

（一）对载体颗粒的要求

1. 不溶于水，且在生理盐水中性质稳定，无化学、血清学活性。
2. 大小均一，且其比重与生理盐水相当，短时间内不致下沉。
3. 能够直接吸附或通过偶联剂牢固结合抗原或抗体，不影响其活性。

（二）常用载体

常用载体有红细胞（人 O 型红细胞、绵羊红细胞）和聚苯乙烯胶乳颗粒，其次还可用含有金黄色葡萄球菌 A 蛋白（staphylococcus protein A，SPA）、活性炭、白陶土、离子交换树脂、明胶颗粒等。

新鲜红细胞具有较强吸附多糖类抗原的性能，但对蛋白质类抗原或抗体的吸附能力较弱；且红细胞致敏后脆性增加，不易保存，因此在致敏前红细胞一般需进行醛化。常用的醛类有甲醛、戊二醛、丙酮醛等。醛化后的红细胞不易溶血，可反复冻融，在 –20℃可保存 1 年以上。致敏所用的抗原或抗体要求纯度高、效价高，且致敏后不影响抗原或抗体活性，更不能出现自凝现象。抗原或抗体致敏红细胞的方法分直接法和间接法两种。直接法只需在一定条件下（低离子浓度、低 pH）用醛化的红细胞直接吸附抗原或抗体即可；间接法则需利用偶联剂将抗原或抗体结合到醛化红细胞上，常用偶联剂有戊二醛、双偶氮联苯胺、二氟二硝基苯、氯化铬等。

聚苯乙烯胶乳颗粒是人工合成的直径约 0.8μm 的圆形载体颗粒，大小均一，表面带有负电荷，可物理性吸附蛋白质分子，但结合不牢固。若制备成带有化学活性基团的颗粒（如带有羧基的羧化聚苯乙烯胶乳），可通过缩合剂碳化二亚胺将胶乳颗粒表面的羧基与被交联物上的氨基缩合，使抗原或抗体以共价键形式交联在胶乳颗粒上。这种交联化致敏胶乳试剂性能稳定,保存时间更长。

二、间接凝集反应类型

间接凝集反应根据致敏载体所用成分是抗原或抗体,分为正向间接凝集试验和反向间接凝集试验;根据所用载体是红细胞或胶乳颗粒,分为间接血凝试验和间接胶乳凝集试验;根据反应方式不同可分为间接凝集试验、间接凝集抑制试验、协同凝集试验等。

(一)(正向)间接凝集试验

将可溶性抗原致敏载体,用于检测标本中相应抗体的方法(图 5-1)。本试验简便、快速、敏感性和特异性好。以反应数分钟后出现特异性凝集者为阳性。

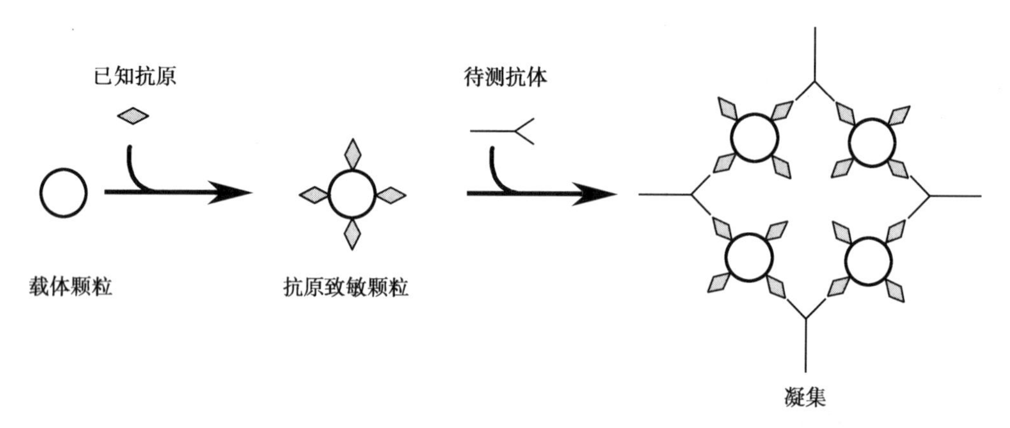

图 5-1 (正向)间接凝集试验原理示意图

梅毒快速血浆反应素试验(RPR)即为典型的正向间接凝集试验:梅毒患者血清中存在着能与 VDRL(类脂质)抗原发生凝集反应的反应素(抗体),实验中将 VDRL 抗原吸附于活性炭颗粒(载体)表面,当待测血清中存在反应素时,即与其发生凝集反应,出现肉眼可见的黑色凝块。该实验可用于进行梅毒诊断及梅毒病人疗效监测。

(二)反向间接凝集试验(reverse indirect agglutination)

选用已知特异性抗体致敏载体以检测标本中相应的抗原(图 5-2)。

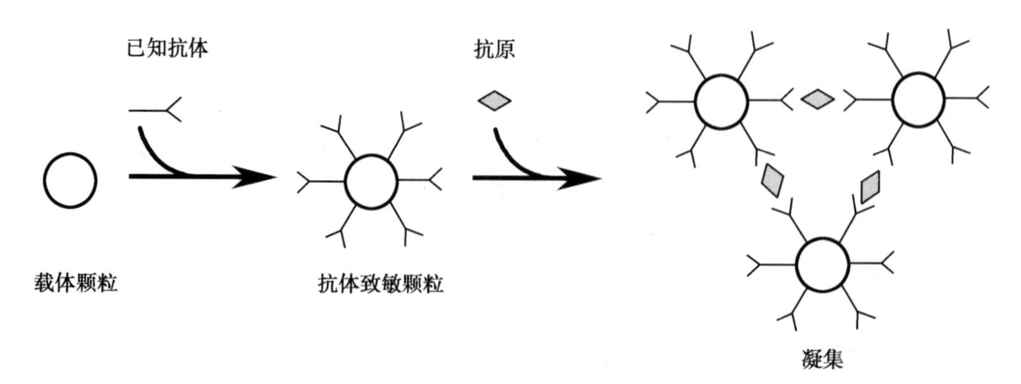

图 5-2 反向间接凝集试验原理示意图

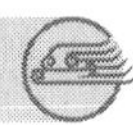

（三）间接凝集抑制试验（indirect agglutination inhibition test）

采用已知抗原致敏载体及相应抗体作为诊断试剂，检测标本中是否存在与致敏抗原相同的抗原（图 5-3）。检测时先将待测标本与抗体试剂混合，作用一定时间后，再加入已知的抗原致敏载体反应。若标本中没有与抗体相对应的抗原，则抗体与随后加入的抗原致敏颗粒结合而出现凝集现象；若标本中存在与已知抗体相对应的抗原，则抗体与之先结合，而随后加入的抗原致敏载体无抗体结合，则凝集反应被抑制而不出现相应的凝集现象，故此而得名。同理用抗体致敏载体颗粒及相应抗原作为诊断试剂，以检测标本中相应的抗体，称为反向间接凝集抑制试验。

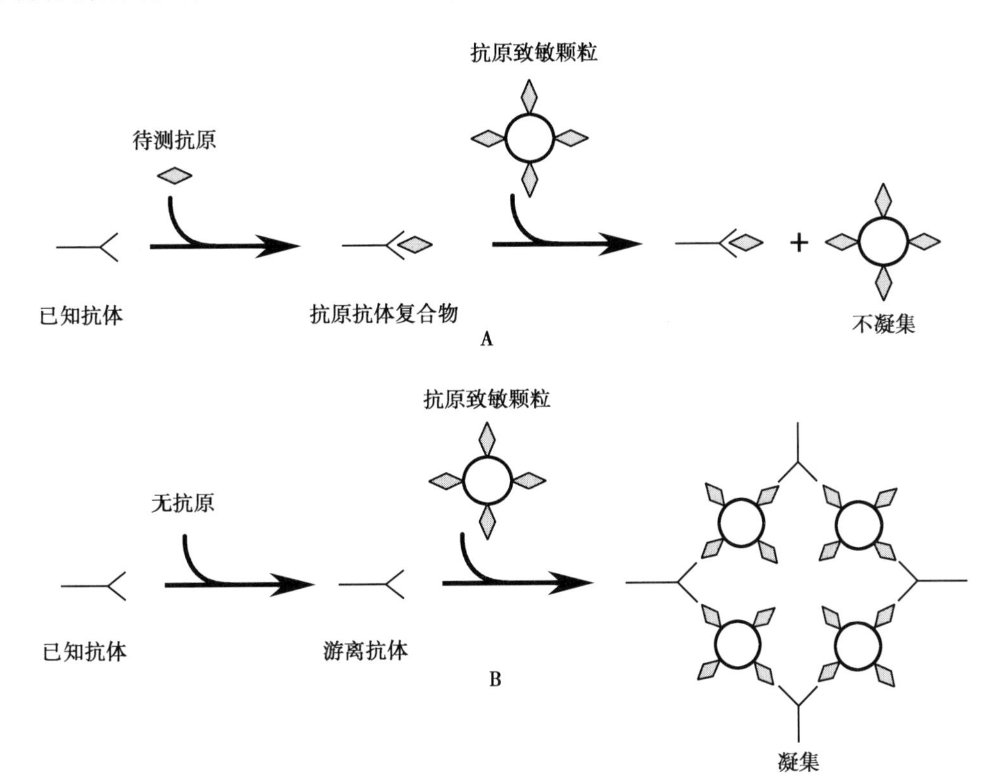

图 5-3　间接凝集抑制试验原理示意图

A. 标本中存在与致敏抗原相同的抗原；B. 标本中不存在与致敏抗原相同的抗原

（四）协同凝集试验（coagglutination）

协同凝集试验的原理实质上是反向间接凝集试验，但所用载体是金黄色葡萄球菌。该菌体的细胞壁中含有葡萄球菌 A 蛋白（staphylococcal protein A，SPA），它能与人及多种哺乳动物（兔、猪、豚鼠等）血清中 IgG 类抗体（IgG3 除外）的 Fc 段非特异性结合，而 IgG 的两个 Fab 段暴露在葡萄球菌菌体表面，仍保持与相应抗原特异性结合的特性。当这种葡萄球菌与 IgG 抗体连接时，就成为抗体致敏的载体颗粒，若与相应抗原接触，即出现特异性的凝集现象（图 5-4）。

协同凝集试验方法简便快速、灵敏，易于观察结果，已广泛用于脑膜炎奈瑟菌、铜绿假单胞菌、肺炎链球菌、乙型溶血性链球菌等细菌的快速鉴定及分群（型）。试验时应设阴性对照，防止金黄色葡萄球菌自凝而造成假阳性。

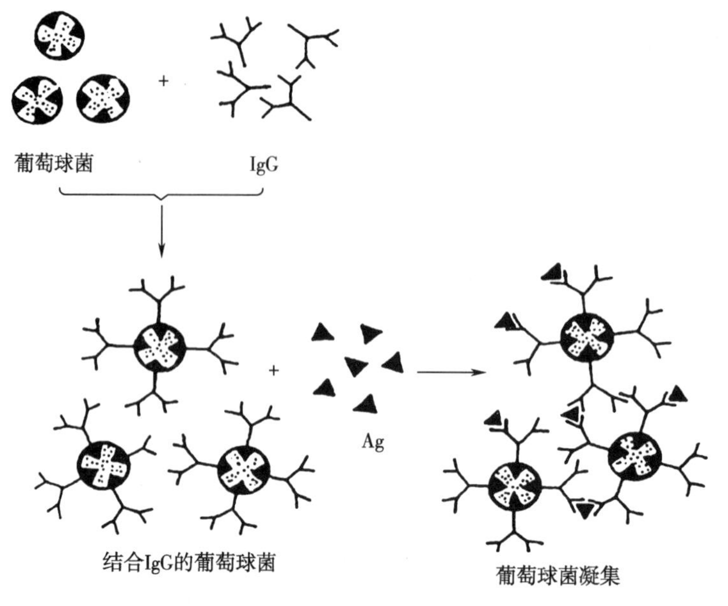

图 5-4　协同凝集试验原理示意图

三、间接血凝试验

间接血凝试验（indirect hemagglutination assay，IHA）是以红细胞作为载体的间接凝集试验，又称被动血凝试验（passive hemagglutination assay，PHA）。该试验是用已知可溶性抗原（或抗体）吸附于人 O 型红细胞或绵羊、家兔红细胞制成致敏红细胞，在适宜条件下与标本中相应抗体（或抗原）结合，出现红细胞凝集的现象，即为阳性。根据红细胞凝集程度可判断阳性反应的强弱（图 5-5）。

采用红细胞作载体比人工合成的载体颗粒稳定，均一性好。该试验具有简便、快速、成本低廉、结果稳定等特点，其敏感性高于胶乳凝集试验和直接凝集反应，是临床上应用的经典抗原抗体反应之一。

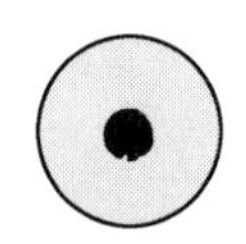

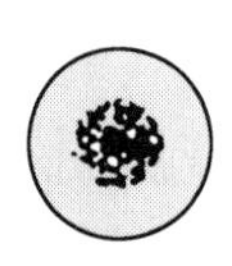

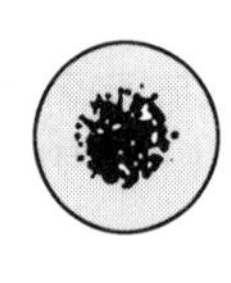

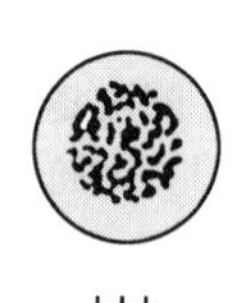

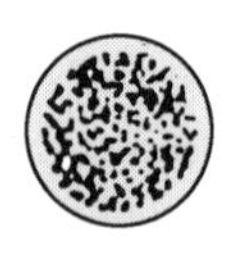

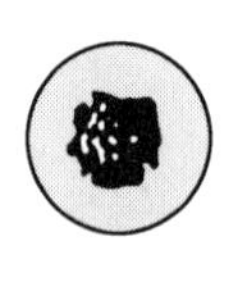

图 5-5　血凝反应强度示意图

-：无凝集，红细胞全部沉于孔底中央呈圆点状；+：大部分红细胞沉于孔底，圆点周围有少量凝集；
++：少部分红细胞沉于孔底，圆点周围有较松散的片层凝集，面积较小；
+++：红细胞形成片层凝集，面积略多于 ++，孔底中心隐约可见一小红点；
++++：红细胞形成片层凝集，均匀布满孔底，或边缘折叠

四、胶乳凝集试验

胶乳凝集试验是以惰性颗粒如聚苯乙烯胶乳微粒作为载体，将抗原（或抗体）与胶乳颗粒结合成为致敏乳胶后，直接用以检测标本中相应抗体（或抗原）的凝集反应。该试验分为玻片法与试管法。玻片法操作简便，大多用作定性检测，即在玻片上加待检标本和致敏胶乳

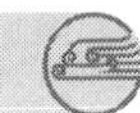

试剂各 1 滴,连续摇动 2~3 分钟,即可观察结果。出现凝集大颗粒者为阳性反应,保持均匀乳液状为阴性反应。

一些需要保温或反应时间较长的试验可采用试管法进行,且可作半定量测定,即先将待测标本在试管中进行倍比稀释,再加入致敏胶乳试剂,反应一定时间后观察胶乳凝集结果。

在临床检验中还可用到胶乳凝集抑制试验。其原理是先将待测标本与定量抗体反应,然后加入抗原致敏胶乳试剂,如发生凝集,说明待测标本中无相应抗原,结果为阴性;如不发生凝集,则说明抗体被待测标本中相应抗原中和,结果显示阳性。

胶乳凝集试验所采用的胶乳颗粒系人工合成的载体,均一性较好,性能比红细胞稳定,但与蛋白质结合能力及凝集性能不如红细胞,因此胶乳试验的敏感性不及血凝试验。

胶乳凝集试验操作简便、快速,临床上常用于抗链球菌溶血素抗体、C 反应蛋白、类风湿因子及尿液绒毛膜促性腺激素(HCG)等检测,以及多种传染病及寄生虫病的诊断。

第四节 其他凝集技术

一、抗球蛋白试验

抗球蛋白试验(antiglobulin test)又称 Coombs 试验,是 1945 年由 Coombs 建立的一种抗球蛋白抗体参与的血凝试验,用于检测抗红细胞不完全抗体。不完全抗体多半是 7S 的 IgG 类单价抗体,体积小,长度短,能与相应抗原牢固结合,但在一般条件下不出现可见反应。由于不完全抗体只能与一方红细胞抗原的决定簇结合,不能同时与双方红细胞上的抗原决定簇连接,Coombs 试验利用抗球蛋白抗体作为第二抗体起到桥梁作用,连接与红细胞表面抗原结合的特异性抗体,使红细胞出现凝集。试验方法分为直接 Coombs 试验和间接 Coombs 试验。

(一)直接 Coombs 试验

直接 Coombs 试验用于检测已吸附于红细胞表面的不完全抗体。即将抗球蛋白抗体试剂直接加入经生理盐水充分洗涤后的受检红细胞,室温放置 15 分钟后,离心观察结果。出现凝集为阳性,表明红细胞表面已结合有不完全抗体(图 5-6)。本试验可采用玻片法做定性检测,也可用试管法或微量法进行半定量测定。临床上常用于新生儿溶血症、自身免疫性溶血性贫血和医源性溶血性疾病的检测。

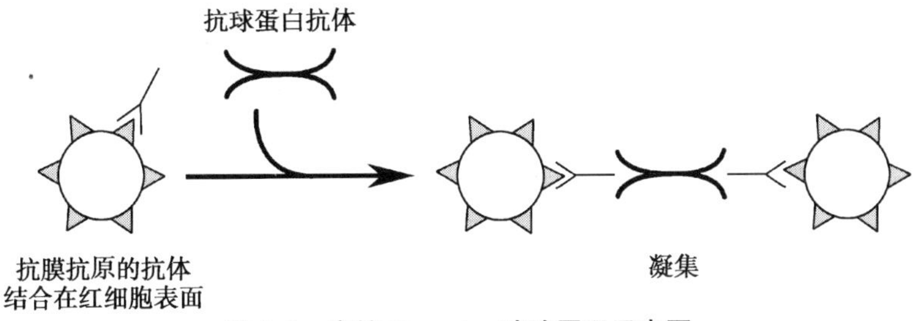

图 5-6 直接 Coombs 试验原理示意图

(二)间接 Coombs 试验

间接 Coombs 试验用于检测游离于血清中的不完全抗体。待测血清标本与具有相应抗原特异性的红细胞混合,再加入抗球蛋白抗体,若出现可见的红细胞凝集,证明待测血清中含有游离的不完全抗体(图 5-7)。本试验多用于检测母体 Rh(D)抗体,有助于尽早发现和避免新生儿溶血症的发生,也可对因红细胞不相容性输血而产生的血型抗体进行测定。此外也可用专一特异性的抗球蛋白血清如抗 IgG、抗 IgA 或 IgM 和抗补体血清等,分析与红细胞表面结合的不完全抗体的 Ig 亚类。

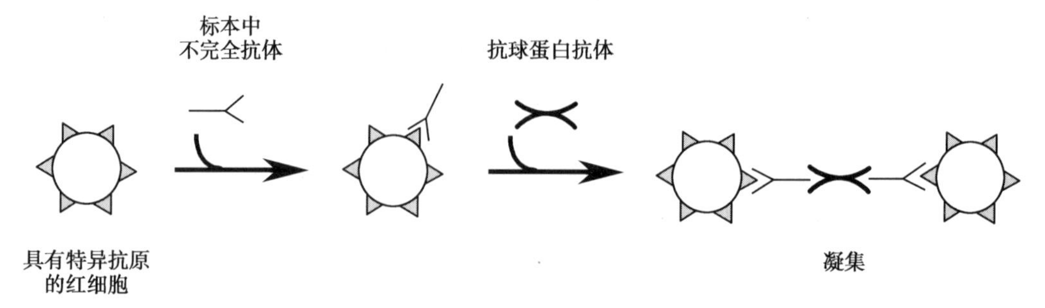

图 5-7　间接 Coombs 试验原理示意图

二、自身红细胞凝集试验

自身红细胞凝集试验(autologous red cell agglutination assay)与一般间接血凝试验的区别在于反应中的红细胞是未经致敏的受检者新鲜红细胞,反应中标本为受检者全血。试验主要试剂为抗人 O 型红细胞的单克隆抗体,这种抗体能与各种血型的红细胞结合,但不发生凝集反应。当该抗体与另一特异性抗体连接成双功能抗体时,可用于检测标本中相应的抗原;若与某种特异性抗原连接时,则可检测标本中相应的抗体。标本中的红细胞和抗原(或抗体)分别与试剂中抗红细胞单克隆抗体和特异性抗体(或抗原)反应,形成交联网络而出现红细胞的凝集现象(图 5-8)。

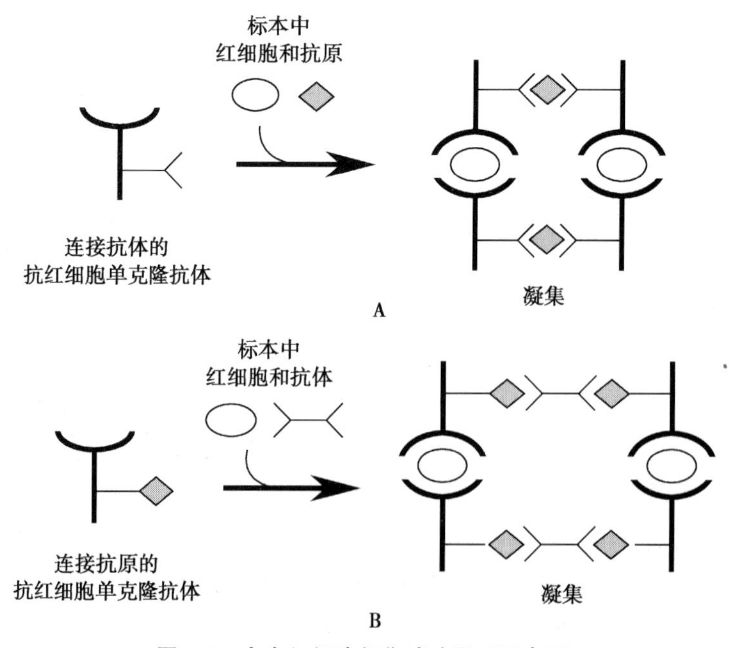

图 5-8　自身红细胞凝集试验原理示意图

A. 检测待检抗原;B. 检测待检抗体

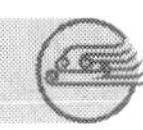

自身红细胞凝集试验简便、快速，手指采血或耳垂取血均可，无须分离血清。现已成功应用于抗 HIV 抗体的检测，也有检测 HBsAg 的试剂供应，其敏感性与间接血凝试验相仿。

三、冷凝集试验

检测冷凝集素的方法称为冷凝集试验（cold agglutination）。冷凝集素是指红细胞某些抗原的自身抗体，一般属于 IgM 型别，为完全抗体，只能在低温（低于 32℃）状态下与相应红细胞抗原或 O 型红细胞结合。该凝集试验在 4℃活性最强，红细胞凝集程度最明显；当温度升高后抗原抗体复合物解离，凝块消失。

冷凝集素只能在低温下与抗原结合，可能是在 4℃时，抗原决定簇暴露，易与抗体结合；而在体温（37℃）环境下，红细胞构型阻碍了冷凝集素和抗原决定簇反应。

冷凝集试验为试管凝集试验。检测时，待测血清经倍比稀释后与人 O 型红细胞（抗原）混合，置 4℃过夜。出现凝集块，在温度升高至 37℃后凝块会消失。当待检血清效价高于 1∶64 或先后两次采集标本有 4 倍增高者具有诊断价值。

在某些病原微生物感染期间，冷凝集素效价会暂时升高，如传染性单核细胞增多症和支原体肺炎等。慢性冷凝集素增高往往继发于恶性淋巴瘤等淋巴细胞增殖性疾病。

目前有人认为聚乙二醇（PEG）能加速冷凝集，在外力（2000r/min，离心 15 秒）作用下更易于冷凝形成。该法使用血浆标本测定优于血清，即使将标本放于 4℃保存，只需在操作前将标本混匀，置 37℃水浴 15 分钟后检查，则结果不受影响。

本章小结

细菌、红细胞等天然颗粒性抗原或者吸附于颗粒性载体上的可溶性抗原（或抗体）在适当条件（适宜的温度、酸碱度、电解质等）下与相应抗体（或抗原）发生特异性结合，当两者比例恰当时，形成肉眼可见的凝集现象，称为凝集反应。作为经典的免疫学检测技术，凝集反应因其具有敏感性高、操作简便、结果直观等特点，迄今仍广泛用于医学检验和卫生检验等领域，如人类 ABO 血型鉴定、菌种鉴定，流行病学抗体效价测定及某些自身抗体检测等。

思考题

1. 什么是凝集效价？凝集效价与血清中抗体含量有何关系？
2. 协同凝集试验的原理与用途是什么？
3. 试述直接凝集试验与间接凝集试验的区别。

（陶崑）

第六章　补体参与的反应

补体（complement，C）系统包括30余种成分，广泛存在于人和动物的血液、组织液和某些细胞膜表面，是一个与免疫有关、活化后才有生物学活性并具有精密调控机制的蛋白质反应系统。抗原-抗体复合物、多种微生物成分及其他内源性或外源性物质可循三条既独立又交叉的途径，即经典途径、旁路途径和MBL途径，通过启动一系列有序的级联酶解反应而激活补体。利用补体系统激活后的各种生物学功能（如溶细胞作用等）可进行有关实验。

补体参与的实验大致分为两类：一类是利用补体被激活后的溶细胞作用，既可直接检测补体活性，又可用已知抗原（或抗体）检测相应抗体（或抗原）；另一类是利用补体蛋白质与相应抗体的特异性结合反应，检测补体系统各组分的含量。

第一节　补体结合试验

补体结合试验（complement fixation test，CFT）为一经典的抗原抗体反应，其利用抗体与抗原结合形成的免疫复合物（IC）能激活补体的原理而设计。原则上，凡能激活补体的抗体与相应抗原的特异结合反应均可用本法检测。

一、补体结合试验的原理

参与补体结合试验的5种成分分属三个系统：①反应系统，包括已知抗原（或抗体）与待测抗体（或抗原）；②补体系统；③指示系统，包括绵羊红细胞和相应抗体，试验时常将两者预先结合成致敏绵羊红细胞（sensitized sheep red blood cell）。反应系统中抗原与抗体特异结合形成的抗原-抗体复合物能将同时加入的补体系统激活，消耗掉补体。当再加入指示系统时，反应液中已无游离补体，不出现溶血，为补体结合试验阳性，待检标本中存在已知抗原（或抗体）相应抗体（或抗原）。反之，为补体结合试验阴性。

二、技术要点

补体结合试验的改良方法较多，有全量法（3ml）、半量法（1.5ml）、小量法（0.6ml）和微量法（塑料微孔板法）等。后两种方法节省试剂，样品用量较少，特异性也较好，应用较广泛。

（一）试剂

1. 稀释缓冲液　常用pH 7.2~7.4的磷酸缓冲液（PBS）或巴比妥缓冲液（BB）。加入补体活化所需的Ca^{2+}和Mg^{2+}，及适量氯化钠保持等渗。

2. 补体　检测人和哺乳动物血清标本时，一般用豚鼠血清补体；检测禽类血清标本宜用鸭血清补体。为避免个体差异，应取三只以上动物的血清混合后使用，确保血清中补体的有效活性。

补体血清必须新鲜，最好当日使用。必须保存时采用小量分装，-70℃可保存数月，避免反复冻融。冻干品可保存数年，但其活性不如新鲜血清。补体活性不稳定，试验中补体量过多或过少可导致假阴性或假阳性，故每次试验前均需滴定补体效价。将不同量的补体与等量 1% 致敏 SRBC 液混合，37℃水浴反应后观察结果。以能产生完全溶血的最小补体量为 1 个实用单位，正式试验时用 2 个实用单位。如 0.12ml 补体可产生完全溶血，即为 1 个实用单位，实际应用中的 2 个实用单位为 0.24ml 补体。

3. 绵羊红细胞（SRBC）　将新鲜脱纤维绵羊血或阿氏（Alsever）液保存绵羊血（4℃，可用 2~3 周），在实验前用缓冲液洗涤 3 次，取压积红细胞用缓冲液配制 2%~5% SRBC 悬液。取少量红细胞悬液用缓冲液稀释 20~30 倍，542nm 以缓冲液调零，测定 SRBC 悬液吸光度，保证每次试验用红细胞浓度一致。注意不能有溶血。

4. 溶血素　溶血素是用 SRBC 免疫家兔而得到的抗 SRBC 抗体。无须进一步提纯，试验前需 56℃ 30 分钟或 60℃ 3 分钟灭活补体。溶血素有商品市售，也可自行制备。由于溶血试验结果与溶血素的量有关，实验前应滴定其效价。将不同稀释度的溶血素与等量补体和 2%SRBC 混合，37℃水浴 30 分钟，观察结果。以完全溶血的溶血素最高稀释度为效价，即为 1 个溶血素单位。补体结合试验一般使用 2 个溶血素单位（如溶血素效价为 1：4000，实验用 1：2000 稀释溶血素）。溶血素效价较稳定，一般 3 个月后重新滴定。实验过程中不要盖上水浴箱的盖子，以免盖子上冷凝水滴入试管内引起非补体性溶血。

5. 抗原或抗体　抗原纯度愈高，特异性愈强。对一些成分复杂、不易纯化的抗原，也用粗制抗原，如接种病毒的动物组织、鸡胚尿囊液或组织培养物等，可通过匀浆或反复冻融使可溶性抗原游离于液相中，3000r/min 离心 20 分钟，上清液再经 10 000r/min 离心 1 小时，取上清液作抗原；必要时再用乙醚、三氯甲烷、丙酮等处理，除去类脂等非特异性干扰物。粗制抗原，须用同样处理的正常组织作抗原对照，以识别待检血清中可能存在的、对正常组织成分的非特异性反应。

常用豚鼠制备用于检测抗原的抗体血清。抗原应避免与补体结合试验所用抗原为同种动物组织或细胞培养来源，以免抗血清与细胞成分发生交叉反应。抗血清经 56℃ 30 分钟灭活后，加入 0.1% 叠氮钠或 0.05% 硫柳汞防腐，小量分装，低温保存。

补体结合试验需选择适宜的抗原 / 抗体比，多采用方阵法滴定抗原和抗体。各管中加入不同稀释度的抗原和抗体血清，同时做不加抗原的抗体对照管和不加抗体的抗原对照管。再按试验方法加入补体和指示系统，温育后观察溶血情况。以抗原与抗体两者都呈强阳性反应（100% 不溶血）的最高稀释度作为抗原和抗体的效价或单位。如 1：64 抗原与 1：32 抗血清混合管为 100% 不溶血的抗原和抗体最高稀释度，则 1：64 为抗原的效价即为 1 个抗原单位，1：32 为抗血清的效价即为 1 个抗体单位。正式试验中，抗原用 2~4 个单位（1：32~1：16），抗体用 4 个单位（1：8）。半年左右复查效价是否变化。

（二）血清标本

采集血液标本后应及时分离血清，避免发生溶血和污染，并及时检测。如需做急性期和恢复期双份血清，以及收集不同地区或人群的标本检测，可将血清置 -20℃保存，待标本收齐后一同检测，以便于结果比较及减少因试验条件不同而造成的结果误差。试验前，血清 56℃ 30 分钟或 60℃ 3 分钟灭活补体和去除某些非特异性反应因素。血清标本遇有抗补体现象时，可用下列方法处理：①加热提高 1~2℃；② -20℃冻融后离心去沉淀；③ 3mmol/L 盐酸处理；④加入少量补体后再加热灭活；⑤白陶土处理；⑥通入 CO_2；⑦小白鼠肝粉处理；

⑧用含 10%新鲜鸡蛋清的生理盐水稀释补体。

(三) 正式试验(小量法)

按表 6-1 加入抗原、抗体、溶血素、羊红细胞各 0.1ml,补体 0.2ml。总量为 0.6ml。

表 6-1 补体结合试验操作程序

反应物(ml)	待检血清		阳性对照		阴性对照		抗原或抗	补体对照			红细胞
	测定	对照	测定	对照	测定	对照	体对照管	2U	1U	0.5U	对照管
稀释血清	0.1	0.1	0.1	0.1	0.1	0.1	-	-	-	-	-
抗原或抗体	0.1	-	0.1	-	0.1	-	0.1	0.1	0.1	0.1	-
缓冲液	-	0.1	-	0.1	-	0.1	0.1	0.1	0.1	0.1	0.4
2U 补体	0.2	0.2	0.2	0.2	0.2	0.2	0.2	0.2	-	-	-
1U 补体	-	-	-	-	-	-	-	-	0.2	-	-
0.5U 补体	-	-	-	-	-	-	-	-	-	0.2	-
混匀,37℃水浴 1 h 或 4℃ 16 ~ 18h											
致敏 SRBC	0.2	0.2	0.2	0.2	0.2	0.2	0.2	0.2	0.2	0.2	0.2
混匀,37℃水浴 30 min,观察结果											

首先观察各种对照管,与预期结果相符,才能判断测定结果。阴性、阳性对照的测定管分别应为明确的溶血和不溶血;抗体或抗原对照管、待检血清对照管、阴阳性对照的对照管应完全溶血;SRBC 对照管不溶血;补体对照管中,2U 应全溶血,1U 全溶或有少许红细胞,0.5U 应不溶血。若 0.5U 补体对照管出现明显溶血,为补体用量过多;如 2U 补体对照管不出现完全溶血,为补体用量不够,对结果均有影响,应重复试验。补体结合试验结果,待检血清测定管不溶血为阳性,溶血为阴性。

三、影响因素

参与补体结合试验的成分多,影响因素复杂:①器材清洁无脂,各种试剂无菌,以防止抗补体现象;②试验中各成分量的比例要适当,才能避免结果的假阳性或假阴性,除 SRBC 浓度固定为 1%~2% 外,抗原、抗体、补体和溶血素均需预先准确滴定,配成特定的浓度;③补体滴定时加入抗原或抗体是为了消除其抗补体作用和助溶作用。

四、应用与评价

补体结合试验在抗原、抗体的定性和定量,以及抗原性差异分析中都有着广泛的应用。①微生物抗体检测,病人早期和恢复期双份血清病原体抗体效价升高 4 倍以上对传染病有诊断意义;自然人群血清病原体抗体检测,研究人群感染或流行情况;人群接种疫苗后,血清抗体检测,判断免疫效果。②抗原检测,微生物、肿瘤相关抗原、血迹中蛋白质、HLA 等的鉴定和分型,抗原结构差异分析。③自身抗体检测,如抗核抗体等。

补体结合试验为经典免疫学技术之一,其优点:①敏感性高,由于补体活化过程的放大作用,灵敏度与间接凝集试验相当,比沉淀反应和直接凝集反应高,能测定 0.05μg/ml 的抗体;②特异性强,各反应成分预先经过滴定,选择了最佳比例,出现交叉反应的概率较

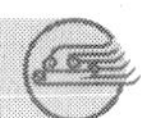

小，尤其是小量法和微量法中抗血清浓度很低，检出的主要是高亲和力抗体，如抗原表位的构型改变，使其与抗体的抗原结合部位吻合性降低，抗原抗体的亲和性下降，从而影响补体结合反应，可被敏感地区别出来；③结果明显，溶血与不溶血易于区分；④试验条件要求低，不需特殊仪器和试剂，容易推广应用；⑤应用面广，可检测不同物理性状的抗原或抗体。

但补体结合试验的缺点同样突出：①影响因素复杂，操作烦琐且要求严格，稍有疏忽便影响结果；②补体性质不稳定，难于标准化；③若抗原或待检血清有抗补体作用，则试验难以进行。随着免疫学检测技术的不断发展，补体结合试验已逐渐被其他更简便、敏感、自动化的方法所取代，目前应用较少。

第二节　补体测定

一、补体经典途径活性测定

（一）50% 绵羊红细胞溶血法

1. 原理　绵羊红细胞与相应抗体结合成的复合物可活化补体经典途径，使补体 C1~C9 相继在红细胞表面发生级联反应而形成跨膜小孔，细胞外水分渗入，导致红细胞胀裂而发生溶血。当红细胞和溶血素量一定时，在规定反应时间内，溶血程度与补体活性呈正相关。以溶血百分率为纵坐标，血清量为横坐标制补体介导的溶血反应曲线，曲线呈“S”形（图 6-1）。在轻度溶血和接近完全溶血时，溶血率对补体量的变化不敏感；在 30%~70% 溶血率之间，曲线最陡，几乎呈直线，补体量的微小变化就可使溶血率发生很大改变，以 50% 溶血为终点要比 100% 更敏感，该方法称为补体 50% 溶血（50% complement hemolysis，CH50）试验。

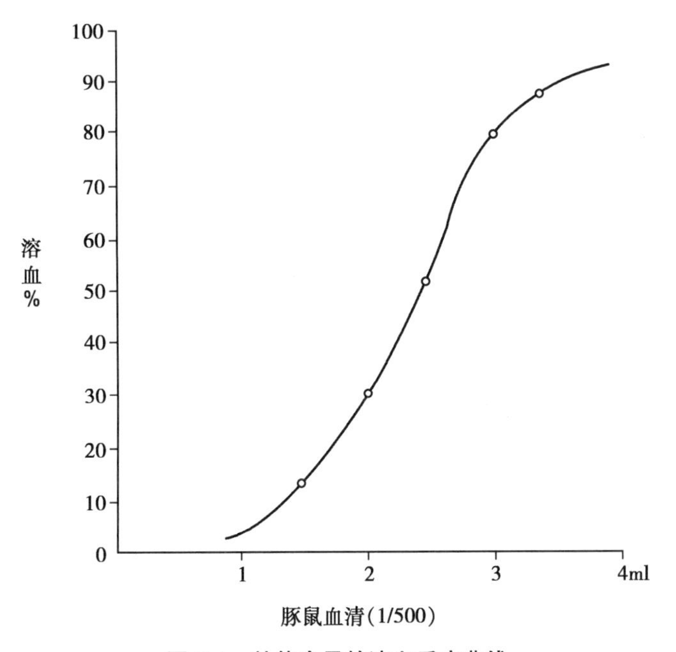

图 6-1　补体介导的溶血反应曲线

2. 技术要点

（1）血清标本：静脉血室温凝固1小时，不宜放冰箱凝固，因为补体在0℃发生冷激活。然后4℃离心分离血清，避免溶血。0.2ml血清加入3.8ml稀释缓冲液，混匀，即为1：20血清。

（2）致敏SRBC：2单位溶血素与2% SRBC悬液等量混匀，37℃水浴10分钟。致敏过程中不时摇动使红细胞保持均匀混悬状。

（3）50%溶血管：2%致敏SRBC悬液0.5ml，加入蒸馏水2.0ml，混匀，使SRBC全部溶解；加入1.8%NaCl 2ml，使溶液为等渗；再加入2%SRBC悬液0.5ml，混匀，即为50%溶血状态；取该溶液2.5ml，与试验管一起温育，即为50%溶血管。

（4）正式实验：按表6-2操作。第10管为对照管，观察致敏SRBC是否发生自溶。

表6-2 血清总补体活性测定（CH50）

试剂（ml）	试管号									
	1	2	3	4	5	6	7	8	9	10
1：20血清	0.10	0.15	0.20	0.25	0.30	0.35	0.40	0.45	0.50	—
BB缓冲液	1.40	1.35	1.30	1.25	1.20	1.15	1.10	1.05	1.00	1.50
致敏SRBC	1	1	1	1	1	1	1	1	1	1
混匀，37℃水浴30min										
结果（U/ml）	200	133	100	80	66.6	57.1	50	44.4	40	—

2500r/min离心5分钟，观察结果。选择溶血程度与50%溶血管最接近的两管，用542nm测定吸光度，以最接近50%溶血管的一管为终点管，查表6-2或按式6-1计算总补体50%溶血活性：

$$血清总补体活性(U/ml)=\frac{1}{血清用量}\times 稀释倍数 \qquad 式6\text{-}1$$

血清总补体活性参考范围为50~100U/ml。

3. 影响因素 ①补体的溶血活性除与反应体积成反比外，还与反应液的pH、离子强度、Ca^{2+}和Mg^{2+}浓度、SRBC量及温度有关。随着pH、离子强度的增加，补体的溶血活性逐渐下降。Ca^{2+}、Mg^{2+}可稳定溶血系统，但过量反而抑制溶血反应。SRBC浓度与补体溶血活性的关系与致敏抗体量有关。试验中应严格控制反应的各个环节。②致敏SRBC时，溶血素加入细胞悬液中，随加随摇，使红细胞均匀受到抗体的敏化。③试管、吸管等器材应严格清洁，无脂。④最好用新鲜血清，如保存不超过1周，可置-20℃。

4. 应用与评价 补体系统参与机体的多种生理、病理反应，测定补体活性对机体免疫系统的功能评价、疾病的辅助诊断与疗效判断等均有重要意义。补体活性升高，常见于急性炎症、感染、组织损伤（如风湿热急性期、结节性周围动脉炎、皮肌炎、伤寒、心肌梗死）、某些恶性肿瘤等；补体活性降低，常见于急性肾小球肾炎、膜增生性肾小球肾炎、系统性红斑狼疮、类风湿性关节炎、慢性肝病以及遗传性补体缺陷病（如遗传性血管神经性水肿等）。

CH50测定补体经典活化途径的溶血活性，反映了补体C1~C9的综合水平，C1~C9任一成分缺陷均可使CH50降低，但与各个补体成分的蛋白含量之间并无完全的相关关系，单个

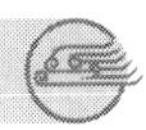

补体成分降低50%~80%，CH50可能仍在正常范围。若CH50降低或完全无活性，可检测单个补体成分，明确缺陷补体的成分。

该方法简便、快速，但敏感性和重复性较差，影响因素较多。

（二）脂质体均相免疫溶破法

1. 原理　脂质体（liposome）是一种人工合成的固相载体，它是由双层脂质体组成的封闭小球，结构类似细胞，其内包有荧光素、有色染料或酶等。脂质体表面经修饰可与抗原或抗体偶联，成为致敏脂质体，在与相应抗体或抗原结合后，可经经典途径激活补体，导致脂质体溶破，释放出容物的量与补体活性成正相关。

2. 技术要点

（1）试剂：试剂1为脂质体，其内部包入水溶性的葡萄糖-6-磷酸脱氢酶（G-6-PDH），在脂质体双层外包被二硝基苯酚（DNP）抗原。试剂2为抗DNP抗体和G-6-PDH底物（6-磷酸葡萄糖和辅酶Ⅰ）。

（2）方法：将待测血清与试剂1混合，作用5分钟，加入试剂2，混匀，反应4.5~5.0分钟。抗DNP抗体与脂质体上的DNP结合成抗原-抗体复合物，激活血清标本中的补体，脂质体膜溶破后释放出的G-6-PDH催化底物生成的NADH，340nm测定其吸光度（A）。A值与补体活性成正相关。

3. 方法评价　本法与CH50溶血法测定结果的相关性较好，简便、快速、准确、血清用量少，适用于自动分析仪测定，易于标准化。

二、补体旁路途径溶血活性测定

（一）原理

涎酸可抑制B因子活性，家兔红细胞所含涎酸量低，可直接激活血清中的B因子。用乙二醇双（2-氨基乙醚）四乙酸 [ethyleneglycol bis（2-aminoethylether）tetraacetic acid] 螯合样品中的Ca^{2+}，封闭C1，阻断补体经典活化途径。EGTA结合Mg^{2+}能力很弱，加入家兔红细胞，导致补体旁路途径活化，使兔红细胞损伤而发生溶血。在规定反应时间内，溶血程度与旁路激活的补体活性呈正相关。溶血率与补体旁路溶血活性的关系类似于CH50，故以50%兔红细胞溶血为终点，称为旁路途径50%溶血活性测定（alternative pathway hemolysis 50% assay，AP-H50）。

（二）技术要点

1. 0.5%兔红细胞悬液　无菌采取兔耳静脉或心脏血，阿氏液抗凝，4℃保存，可用2周。试验前用EGTA缓冲液洗涤3次，配成0.5%兔红细胞悬液。

2. 50%溶血标准管　0.5%兔红细胞0.2ml，加蒸馏水0.8ml，混匀。

3. 样品　待检血清0.3ml加EGTA缓冲液0.9ml，37℃水浴10分钟。

4. 正式实验　按表6-3操作。混匀，37℃水浴30分钟，2500r/min离心5分钟。以出现50%溶血的待检血清最小含量为判断终点。按式6-2计算AP-H50活性：

$$\text{AP-H50 活性(U/ml)} = \frac{1}{\text{血清用量}} \times 4 \qquad \text{式 6-2}$$

AP-H50活性参考范围为（21.7±5.4）U/ml。

表 6-3　补体旁路途径溶血活性测定（AP-H50）

试剂	试管号				
	1	2	3	4	5
1∶4 稀释血清（ml）	0.10	0.15	0.20	0.25	0.30
EGTA 缓冲液（ml）	0.50	0.45	0.40	0.35	0.30
0.5% 兔红细胞（ml）	0.40	0.40	0.40	0.40	0.40

（三）影响因素

待检血清应新鲜，无溶血；兔红细胞可能存在个体差异，更换采血兔时应预试；夏季室温高时，试剂和待检血清应置冰浴。

（四）应用与评价

参与补体旁路活化的 C3、C5~C9、B、D、P 等任一成分异常均可引起旁路溶血活性的改变。AP-H50 活性升高见于肾病综合征、慢性肾炎、肿瘤、某些自身免疫病和感染等。AP-H50 活性降低见于肝硬化、慢性活动性肝炎、急性肾炎等。

本法敏感性较低；兔红细胞易溶血，重复性较差。

三、单个补体成分检测

根据 WHO 和国际免疫学会报告，在 30 多种补体成分中，主要检测补体 C3、C4、C1q、B 因子和 Cl 酯酶抑制物。测定方法分为免疫溶血法和免疫化学法，前者检测某个补体成分的功能和活性，后者则测定其蛋白含量。

（一）免疫溶血法

选用先天性缺乏某一补体成分的动物或人血清，如某些人天然缺乏 C2，豚鼠缺 C4，小鼠缺 C5，家兔缺 C6；或用化学试剂灭活正常血清中某个补体成分，制备缺乏待测补体成分的血清，如用氨或肼灭活豚鼠血清 C4，酵母多糖灭活 C3 等。检测经典途径激活的补体成分，加入致敏 SRBC，检测替代途径激活的补体成分，加入兔红细胞，由于缺乏补体系统激活级联反应体系中的某个成分，补体不能激活，不发生溶血。再加入待检血清，若该血清含有缺乏的补体成分，补体连锁激活得以完成，产生溶血反应。溶血程度与待检血清中补体成分活性相关。

补体成分测定有助于了解体内补体激活状况、合成功能及调节平衡能力，对疾病有辅助诊断的意义。可帮助诊断某一补体成分缺失或其含量正常但无溶血活性的先天性补体缺陷。

检测补体经典途径激活常用 CH50、C2、C3 和 C4，其中阳性率最高的是 C4 活性测定，CH50 与 C4 活性极显著相关。检测旁路途径激活常用 AP-H50、B 因子和 P 因子，以 B 因子活性阳性率最高，AP-H50 与 B 因子活性极显著相关。本法不需特殊设备，快速，但敏感性较低，影响因素多。

（二）免疫化学法

测定单个补体成分蛋白含量的免疫化学法有单向免疫扩散、火箭免疫电泳和免疫比浊法。前两种方法为手工操作，影响因素多，结果重复性差，已逐渐趋于淘汰；免疫透射或散射比浊法通过仪器对 C3、C4、B 因子等单个成分进行定量测定，方法简单、快速、特异、灵敏、重复性好，是目前免疫学检测中的主要方法。

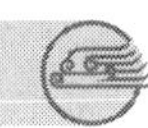

免疫化学法是检测单一补体成分蛋白含量，不能代表其生物学活性。有时某一补体成分含量正常，但其免疫活性低甚至无免疫活性。

多种疾病时，可出现血清补体成分含量的改变。骨髓炎、类风湿性关节炎、系统性红斑狼疮、血管炎、硬皮病和活动期过敏性紫癜病人血清 C1q 含量显著增加；活动性混合性结缔组织病患者血清 C1q 含量显著降低。C4 含量升高常见于风湿热的急性期、结节性周围动脉炎、皮肌炎、心肌梗死、各种类型的多关节炎等；C4 含量降低则常见于自身免疫性慢性活动性肝炎、类风湿性关节炎、系统性红斑狼疮、多发性硬化症、IgA 肾病、亚急性硬化性全脑炎；系统性红斑狼疮病人，C4 的降低常早于其他补体成分，缓解时较其他成分回升迟；狼疮性肾炎较非狼疮性肾炎 C4 值显著低下。C3 和 B 因子含量异常同 CH50 或 AP-H50。

本章小结

补体系统是固有免疫最重要的体液分子，作为识别病原体相关分子模式（PAMP）的成分和重要效应分子，其主要功能是裂解进入机体的病原体，也是抗体发挥免疫效应的重要机制之一。补体缺陷、功能障碍或过度活化与多种疾病的发生和发展过程密切相关。补体是人天生合成的蛋白质，血清含量相对稳定，不因抗原免疫而产生，但在某些疾病时可发生变化。

50% 红细胞溶血法可检测总补体活性或单一补体活性，免疫比浊法可检测单一补体成分蛋白含量。补体结合试验可用于抗原、抗体的定性和定量，以及抗原性差异分析。补体参与的实验在医学上有多种应用价值，对多种抗原抗体检测、疾病诊断与治疗、流行病学调查及机体免疫功能评估等都有重要作用。

思考题

1. 血清总补体活性测定时，为什么要以 50% 溶血为结果判断的终点？
2. 补体结合试验检测抗原或抗体的原理如何？
3. 补体活性测定与补体蛋白质含量测定各有何特点？

（杨朝国）

第七章　荧光免疫技术

荧光免疫技术(fluorescent immunoassay)始创于1941年,Coons等先后合成能有效标记抗体而不损伤其免疫活性的荧光素,首次采用荧光素标记抗体检测组织中的抗原获得成功,从而将以荧光物质标记抗体而进行抗原定位的技术称为荧光抗体技术(fluorescent antibody technique)。20世纪60年代Glodstein应用现代免疫化学技术纯化荧光抗体,使非特异性染色在很大程度上得以解决。近年来,随着一系列新仪器和新技术问世,使荧光免疫技术不断完善,发展了几种特殊的荧光免疫测定,用途也逐渐扩大,从传统的定位定性检查扩大到进行活细胞分类检测及多种成分的定量检测。因此,该技术已被广泛应用于生命科学研究领域。

第一节　荧光的基础知识

一、荧光

(一)荧光的产生

某些化学物质能从外界吸收并储存能量(如光能、化学能等),使原来处于基态的电子被激发到较高的能级而进入激发态,当其从激发态再回复至基态时,多余的能量会以电磁辐射的形式释放,即发光。若物质被激发后所产生的光波长大于发射光波长,则称为荧光。由于斯托克斯位移(Stokes shift),荧光的发射波长总是大于激发光波长。

物质能否产生荧光,主要取决于物质本身的结构及其周围的介质环境(如溶剂极性、pH、温度等)。可以引发荧光的能量种类很多,由光激发而引起的荧光称为光致荧光;由化学反应所引起的称为化学荧光;由X线或阴极射线引起的分别称为X线荧光或阴极射线荧光。

荧光免疫技术的标记物一般为光致荧光物质,其受到一定波长光的激发后,在极短时间内发射出大于激发光波长的荧光,而一旦停止供能,荧光现象也随之在瞬间内消失(一般持续10^{-8}~10^{-7}秒)。

(二)荧光效率

荧光物质不会将全部吸收的光能都转变成荧光。荧光效率是指荧光物质将吸收的光能转变成荧光的百分率,即:

荧光效率 = 发射荧光的光量子数(荧光强度)/ 吸收光的光量子数(激发光强度)

发射荧光的光量子数亦即荧光强度,除受激发光强度影响外,也与激发光的波长有关。各种荧光物质有其特定的吸收光谱和荧光光谱,在某一特定波长处有最大吸收峰和最大发射(荧光)峰。

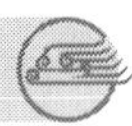

（三）荧光的猝灭

指荧光物质的荧光辐射能力在受到激发光较长时间的照射后会发生减弱的现象。这是由于激发态分子的电子不能回复到基态，所吸收的能量无法以荧光的形式发射。一些化合物有天然的荧光猝灭作用而被用做猝灭剂，用以消除不需要的荧光。在荧光免疫技术中常利用荧光猝灭物质（如亚甲蓝、碱性复红、伊文思蓝及低浓度的高锰酸钾和碘溶液等）对标本进行复染，以减弱非特异性荧光本底。荧光物质的保存要注意避光，特别是紫外线的直接照射，并应避免与其他化合物的接触。

（四）荧光的寿命

指荧光物质被一瞬时光脉冲激发后产生的荧光随时间而衰减到一定程度时所用的时间。

（五）荧光偏振

荧光偏振可用下式表示：

$$P=|F_L-F_H|/(F_L+F_H)$$

式中，P 表示荧光偏振光强度，F_H、F_L 分别表示激光起偏器和荧光检偏器的透射轴垂直与平行时测得的荧光强度。P 值在 0~1 之间，当 P=0 时，说明完全不偏振，P 值在 0~1 之间为部分偏振。

二、荧光物质

（一）荧光色素

产生明显荧光并可用作染料的有机化合物，称为荧光色素或荧光染料。许多物质都可产生荧光现象，但并非均可用做荧光色素。荧光色素种类很多，有天然和人工合成两类。

1. 荧光色素应具备的条件

（1）具有能与蛋白质分子形成共价键的化学基团，结合蛋白质后不易解离，而未与蛋白质结合的易被除去。

（2）荧光效率高，与蛋白质结合后，仍能保持较高的荧光效率。

（3）荧光颜色与背景组织颜色对比明显。

（4）结合蛋白质后，不影响蛋白质性质，包括生化性质及免疫学活性；且结合方法简单快速，结合物稳定，易于保存。

（5）安全无毒，且不具有附加的抗原性。

2. 常用于标记的荧光色素

（1）异硫氰酸荧光黄（fluorescein isothiocyanate，FITC）：为黄色或橙黄色结晶粉末，易溶于水或酒精等溶剂，在低温、避光、干燥处可保存多年，室温下也可保存 2 年以上。分子量为 389.4kDa，最大吸收峰波长为 490nm，标记抗体后则为 495nm，激发后最大发射光波长为 520~530nm，可呈现明亮的黄绿色荧光。FITC 是最常用、应用最广泛的荧光素，其主要优点在于：①人眼对黄绿色更敏感；②通常标本中的绿色自发荧光较红色为少，有利于减弱背景干扰。

FITC 有两种同分异构体，结晶型主要为同分异构体Ⅰ型，无定形粉末有同分异构体Ⅰ、Ⅱ及一些前体，其中异构体Ⅰ型结晶型在荧光效率、稳定性以及与蛋白质的结合力等方面更具优势。在碱性条件下，FITC 分子中的异硫氰酸活性基团（—N=C=S）与蛋白质分子中赖氨酸的侧链自由氨基（$—NH_2$）起反应，形成硫碳酰胺键而牢固结合。一个分子的 IgG 有 86 个赖氨酸残基,最多能标记 15~20 个 FITC。

(2) 四乙基罗丹明(rhodamine B200,RB200):为橘红色粉末,不溶于水,易溶于酒精和丙酮,性质稳定,可长期保存。RB200 是硫酸钠盐,它不能直接与蛋白质结合,须先在五氯化磷作用下转变为硫酰氯化物;继而在碱性条件下,与蛋白质的赖氨酸氨基结合。RB200 的最大吸收峰波长为 570nm,最大发射光波长为 595~600nm,呈橘红色荧光。可与 FITC 的黄绿色荧光形成鲜明的对比,常用于双重标记或对比染色。但荧光效率较低。

(3) 四甲基异硫氰酸罗丹明(tetramethyl rhodamine isothiocyanate, TRITC):是 RB200 的衍生物,为紫红色粉末,通过异硫氰酸活性基因与蛋白质的赖氨酸氨基结合,其最大吸收光波长为 550nm,最大发射光波长为 620nm,呈橙红色荧光。尽管荧光效率较低,但激发峰和荧光距离较大,易于选择滤光系统;另外其荧光猝灭速度慢,可用作双标记示踪工作,也可单独应用。

(4) 藻蛋白类(family of phycobili protein):主要包括藻红蛋白(phycoerythrin,PE)、藻青蛋白(phycocyanin,PC)和别藻蓝蛋白(allophycocyanin,APC)三类。藻蛋白类是属于红藻和青藻菌类的自然荧光染料,与光合作用有关。其分子量为 1.04×10^5~2.40×10^5kDa,由多个带开链四吡咯色基的多肽组成,易溶于水。不同类型的藻蛋白染料可被不同波长的激发光激发产生荧光,最大发射波长变化不大,多呈现橙色至红色荧光。荧光产生强而稳定,不易猝灭,对环境 pH 变化不太敏感。在这类染料中,最常用的荧光标记物是 PE,其荧光发射强度比 FITC 强 19 倍。其最强吸收光波长为 565nm,最大发射光波长为 575nm,呈现橙色荧光。它在 488nm 处的光吸收率是 565nm 处的 75%。因此 PE 和 FITC 可以共用 488nm 激发光,是目前与 FITC 一起用于双色免疫荧光标记中使用较多的荧光染料。

(二) 其他荧光物质

1. 镧系螯合物　某些三价稀土金属镧系元素如铕(Eu^{3+})、铽(Tb^{3+})、铈(Ce^{3+})等的螯合物经紫外线激发后可发射强的特征性荧光。荧光半衰期长(10~1000 微秒),适用于时间分辨荧光免疫测定,利用延缓时间法消除非特异荧光的干扰。另外其激发光(340nm)和发射光(613nm)之间有较大的斯托克斯位移,即 273nm,且激发光谱带较宽,而发射光谱带较窄,有助于提高检测灵敏度,且标记物稳定性好。其中以 Eu^{3+} 应用最广。

2. 荧光底物　即经酶作用后产生荧光的物质。某些化合物本身无荧光效应,但经酶作用后可形成强荧光物质,如:β- 半乳糖苷酶的底物 4- 甲基伞形酮 -β-D 半乳糖苷、碱性磷酸酶的底物 4- 甲基伞形酮磷酸盐和辣根过氧化物酶的底物对羟基苯乙酸等,均可用于酶免疫荧光分析。

3. 量子点纳米晶体　量子点(quantum dots,QDs)又被称为半导体纳米微晶粒(semiconductor nanocrystal),是一种直径在 10nm 以内,能够接受激发光产生荧光的半导体纳米颗粒,由Ⅱ-Ⅵ族或Ⅲ-Ⅴ族元素组成,其中研究较多的是 CdX(X=S、Se、Te)。量子点的光谱性质主要取决于半导体纳米粒子的半径大小,而与其组成无关,粒子越大,波长越长,通过改变粒子的大小可获得从紫外到近红外范围内的任意点光谱。量子点的荧光谱峰狭窄而对称,半高峰宽通常只有 40nm 甚至更小,这样就允许同时使用具有不同发射光谱特征的量子点来获得多种颜色的荧光。因此可用不同大小、不同材质的量子点同时标记细胞的亚微结构及不同蛋白。其荧光强度较有机荧光染料高 1000 倍,化学性质稳定,荧光持续时间长。目前,在体外细胞的标记、生物体显像和生物芯片中均有应用。

第二节　荧光抗体技术

一、基本原理

荧光抗体技术基本原理是将荧光色素与特异性抗体以共价键牢固结合，而不影响该免疫血清的抗体活性，成为荧光标记的抗体；在一定条件下使之在涂片上或组织切片上与标本中的待测抗原特异性地结合；然后采用高发光效率的点光源，透过滤色板发出一定波长的光，激发标本中结合的荧光素而产生荧光；借助荧光检测仪察看荧光现象或测量荧光强度，从而判断抗原或抗体的有无、定位和分布情况，或检测受检标本中抗原（或抗体）的含量等。

二、荧光抗体技术

荧光抗体技术大致包括以下五个步骤：①高效价免疫血清的制备及抗体的纯化；②抗体的荧光色素标记；③标记抗体的纯化；④荧光标记抗体染色；⑤荧光染色标本的显微镜观察。根据所用的染色方法可分为直接荧光抗体法、间接荧光抗体法、补体荧光抗体法和双标记染色法。

三、荧光抗体的制备

荧光抗体的制备是荧光免疫技术中的关键步骤，要求用于标记的抗体纯度高、特异性强、亲和力高、效价高（琼脂双向扩散效价≥1∶32）。

荧光标记抗体的制备包括抗体的荧光素标记、荧光标记抗体的纯化和鉴定。

（一）荧光素的标记

常用透析法和搅拌法两种，以 FITC 标记为例。

1. 透析法　凡蛋白质含量较低和体积小的抗体溶液可用透析法标记。将稀释成 10g/L 的待标记抗体装入透析袋内，并浸泡在含 0.lg/L FITC 的 0.025mol/L pH9.4 碳酸盐缓冲液（CBS）中，4℃搅拌反应 24 小时，再用 PBS 透析，去除游离色素，低速离心，取上清。本法标记比较均匀，非特异性荧光染色程度较低，但荧光素用量多（相当于蛋白质量的 1/20~1/10）。

2. 搅拌法　其操作原则是先将待标记的蛋白质溶液用 0.5mol/L pH9.0 的碳酸盐缓冲液平衡，缓慢加入 FITC 溶液，并以磁力搅拌器轻轻搅拌，以不起气泡为宜，不时调正 pH（尤其在第一小时内注意调整），使 pH 保持在 8.8~9.0，一般在 2~10℃持续搅拌 4~6 小时，低速离心后，上清液即为标记物。本法适用于标记体积较大、蛋白质含量较高（40g/L 以上）的抗体溶液，标记时间较短，荧光素用量少（相当于蛋白质量的 1/150~1/100），但若操作不当会引起较强的非特异性荧光染色。

3. 影响因素

（1）温度和时间：一般温度低，则标记时间长，温度高，标记时间短。用搅拌法标记时，0~4℃需 8~12 小时，4~10℃需 4~6 小时，20~25℃需 1~2 小时，37℃仅需 30~45 分钟，但温度过高则对抗体活性不利。

（2）pH：一般以 8.8~9.5 为宜。pH 偏低标记慢，pH>10 则易导致抗体变性和色素分解。在结合反应过程中，反应液的 pH 会下降，尤其第一小时内下降迅速，应注意调整。

（3）蛋白含量：蛋白含量低则标记慢，一般以 20~25g/L 蛋白为宜。

（4）荧光素的纯度：不应低于75%。

（5）荧光素用量：因荧光素纯度、反应温度和实验目的而异。温度低，用量稍高，如2~4℃反应时以每毫克蛋白加0.01~0.02mg FITC为宜，20~25℃时以每毫克蛋白加0.007~0.01mg FITC为宜。如用于检查细菌抗原时，选择每毫克蛋白加0.025~0.05mg FITC，而检查组织细胞抗原时，标记程度应低些，以每毫克蛋白加0.01~0.0125mg FITC为宜。

（二）荧光素标记抗体的纯化

对荧光素标记抗体进行纯化的目的，一是去除未结合的游离荧光素及其降解产物以及过多结合荧光素的抗体，以减少非特异性染色的来源；二是去除未结合荧光素的抗体，消除其对特异性荧光抗体反应的抑制作用。纯化方法可采用透析法或色谱法。

1. 去除游离荧光素及其降解产物

（1）透析法：将荧光标记的抗体放入透析袋中，用0.01mol/L pH7.4的PBS缓冲液透析1周左右，其间不断更换透析液，至透析液在紫外灯下照射不发荧光为止。本法需时间长，透析物的容积变化不大，适用于蛋白含量低的标记物处理。

（2）凝胶过滤色谱法：常用的凝胶为Sephadex G-25或G-50。用0.01mol/L pH7.0~7.1的PBS洗脱，第一洗脱峰为荧光结合的蛋白峰，第二峰为游离荧光素，中间为碳酸盐缓冲液峰，分步收集第一峰液体。本法可使抗体稀释约1.5倍，适用于处理蛋白含量高的荧光抗体溶液，方法简便、快速，一般在数小时内即可完成。

2. 去除过度标记和未结合荧光素的抗体　常用离子交换色谱法，采用阴离子交换纤维素（如DEAE纤维素或DEAE-Sephadex A-50）进行分步洗脱，最先洗脱的是带负电荷较少的游离抗体，随后是荧光标记合适的抗体，最后洗脱的是带负电荷较多的过度结合荧光素的抗体，分步收集中间段即可达到纯化的目的。

另外，一些嗜异性或交叉反应性抗体均是非特异性荧光染色的来源，可用正常大、小鼠或豚鼠、家兔肝粉吸收去除。用于吸收的肝粉最好是与试验标本同种的动物脏器。

（三）标记抗体的鉴定和质量标准

通常采用两类方法进行鉴定：

1. 抗体活性和物理性能鉴定

（1）抗体效价：用琼脂双向扩散试验滴定抗体效价，一般以达到1∶16~1∶32时较为理想。

（2）抗体特异性：用免疫电泳或交叉免疫电泳检测抗体特异性，形成的特异性沉淀线在紫外线照射下可发出强烈荧光。

（3）荧光素与蛋白质结合比率（F/P）：是估价荧光抗体的一项重要指标。F/P值有重量比、摩尔比和吸光度比，一般多用吸光度比计算。其方法是将FITC标记的抗体稀释至吸光度值A_{280}约为1.0，再分别读取荧光素的特异吸收峰A值（FITC为A_{495}，RB200为A_{515}）和抗体吸收峰A_{280}，按下式计算F/P值。

$$\text{FITC}: F/P=2.87\times A_{495}/(A_{280}-0.35A_{495})$$

$$\text{RB200}: F/P=A_{515}/A_{280}$$

F/P值越高，表明抗体分子结合荧光素越多，荧光强度也越大，但非特异性染色也随之增加。一般用于检测固定标本时，以F/P=1.5左右为宜，而用于活细胞染色则以F/P=2.4左右为佳。

2. 染色性能的鉴定　通过染色性能的鉴定可得知荧光抗体的实用工作效价。先将荧光抗体作一定范围（如1∶4~1∶256）的倍比稀释，对切片标本作荧光抗体染色或作棋盘交

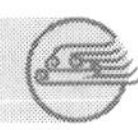

叉染色，以能清晰显示特异荧光，且非特异性荧光最弱的最高稀释度为荧光抗体工作效价，以效价高者为上乘。此外可用特异吸收和抑制试验进一步确定染色特异性。

（四）镧系稀土元素标记物的制备

稀土元素的标记是时间分辨荧光免疫分析法（time resolved fluorescence immunoassay，TRFIA）的关键步骤。到目前为止，铕（Eu^{3+}）、铽（Tb^{3+}）、钐（Sm^{3+}）、钕（Nd^{3+}）、镝（Dy^{3+}）可被用作 TRFIA 标记物，以 Eu^{3+} 最为常见。

以镧系离子标记蛋白质（抗原或抗体）需要有双功能基团的螯合剂，一侧基团与 Eu^{3+} 螯合，另一侧与抗体或抗原上的自由基团（主要是—NH_4 和—COOH）连接。常用的螯合剂有多胺多羧类螯合剂、菲罗啉类螯合剂、水杨酸类螯合剂、β- 二酮体类螯合剂和联吡啶类螯合剂，使用不同的螯合剂，适用于不同的检测系统。可采用以下标记法：

1. 一步标记法　又称直接标记法。先将稀土离子与螯合剂结合，再与抗原或抗体结合，经 Sephadex G-50 层析纯化。

2. 两步标记法　先将抗体与螯合剂结合，去除多余的螯合剂（如透析法）后，再与镧系离子螯合，然后经 Sephadex G-50 层析纯化。

3. 双标记或多标记　根据镧系离子的荧光衰减时间及波长差异很大的特点，用两种或两种以上镧系离子分别标记多种抗原，以便在一种统一的反应体系中，同时测定两种或两种以上的待测物。最常用的是 Sm^{3+} 和 Eu^{3+} 及 Tb^{3+} 和 Eu^{3+}。

标记过程中应注意抗体或抗原的纯度、待标记物与镧系离子的比例以及反应温度、pH 和时间。

（五）荧光标记抗体的保存

应低温、避光保存，以防止抗体失活以及荧光素的脱落和猝灭。一般用小包装 -20℃以下保存，使用中防止反复冻融。短期使用可于 0~4℃保存。冷冻干燥可长期保存。

四、荧光免疫显微技术

荧光显微技术是通过观察固定标本上荧光抗体的染色结果，进行抗原的鉴定和定位。其基本过程是：在标本切片上滴加抗体试剂，使荧光抗体与标本切片中组织或细胞表面的抗原进行结合反应，洗涤除去游离的荧光抗体后，置荧光显微镜下观察荧光现象，在黑暗背景上可见明亮的特异荧光。

（一）标本的制作

标本制作的质量直接影响到检测的结果。要求标本片尽量薄些，以有利于抗原抗体的接触、结合和镜检。在制作标本过程中应力求保持抗原的完整性。并保证在染色、洗涤和封埋过程中不发生溶解、变性或脱落，也不会扩散至邻近细胞或组织间隙中去。标本中干扰抗原抗体反应的物质要充分洗去，对有传染性的标本要注意实验室生物安全。

常见的检测标本主要有组织、细胞和细菌三种材料。按不同标本性质可制作涂片、印片或切片。

1. 玻片和盖玻片的处理　玻片和盖玻片要求厚薄均匀、洁净、透光性好，在暗视野镜检时，玻片的厚度取决于聚光镜的类型。玻片和盖玻片可先用优质洗衣粉充分洗涤后，用清洁液浸泡过夜，再分别用自来水、蒸馏水冲洗，95%酒精浸泡一次。

2. 制片

（1）组织切片：常用的切片为冷冻切片和石蜡切片，具体方法详见第十二章。

（2）印片：组织标本也可制成印片。方法是用洗净的玻片轻压组织切面，使玻片粘上1~2层组织细胞。然后用冷风或电扇吹干、固定。对于容易脱落的材料，应特别注意除尽玻片上的油脂，最好在印片前于玻片上滴加少许2.5%蛋清，有助于黏附易脱落标本。

（3）涂片：细胞或细菌可制成涂片，涂片应薄而均匀。如检样太浓，则应用灭菌生理盐水进行稀释，混匀后再取材涂片。涂片后迅速用冷风吹干或电扇吹干、固定。

3. 标本的固定　标本的固定很重要，可对于荧光染色效果产生明显的影响。标本固定的目的：①防止细胞或切片从玻片上脱落；②去除妨碍抗原抗体结合的类脂；③易于保存。常见的固定方法详见第十二章。

4. 标本片的保存　制备好的标本片，最好立即进行荧光染色检查，如确需保存，应封装保持干燥，置-20℃以下保存。

（二）荧光抗体染色

1. 染色方法　荧光抗体染色方法有直接染色法、间接染色法、补体染色法和双标记染色法。常用的是直接法和间接法。

（1）直接染色法：是最简单和最基本的染色方法，即将特异性荧光抗体直接加在固定的待检抗原标本上，使之与相应抗原结合，以鉴定未知抗原（图7-1）。根据荧光强弱和分布进行抗原定位和抗原性分析。本法优点是简便快速、特异性高，但敏感性较差，不能用已知抗原检测未知抗体，而且为检查多种抗原需准备多种特异性荧光抗体。

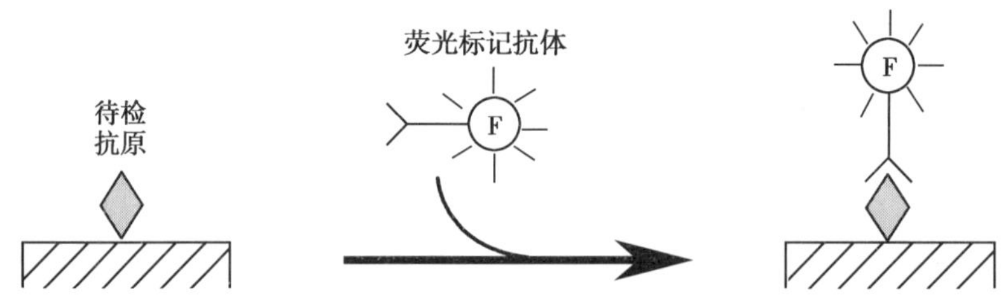

图7-1　直接免疫荧光法原理示意图

（2）间接染色法：本法系以荧光色素标记抗球蛋白抗体，鉴定未知抗原或未知抗体。染色分两步，首先是未标记抗体（即第一抗体）与抗原反应，然后是标记的抗球蛋白抗体（即第二抗体）与第一抗体反应。第一抗体是第二抗体的抗原。方法为第一步用已知第一抗体与未知抗原反应，或用未知第一抗体与已知抗原反应，一定时间后洗脱掉未结合的第一抗体；第二步加上标记的第二抗体，如果第一抗体与抗原发生了特异性结合，第二抗体就会和抗原抗体复合物中抗体发生结合（图7-2），从而达到检测未知抗原或抗体的目的。

本法又称双抗体法，用一种荧光标记的抗球蛋白抗体，能检查多种抗原抗体的复合物，其敏感性较高，通常比直接法高5~10倍，但方法较烦琐，非特异性干扰因素也相对较多。

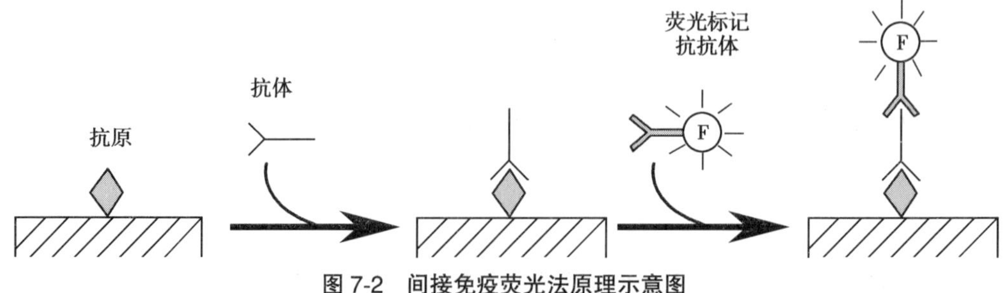

图7-2　间接免疫荧光法原理示意图

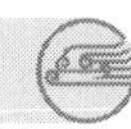

（3）补体荧光抗体法：本法系利用补体结合反应的原理，以荧光色素标记抗补体的抗体，鉴定未知抗原或未知抗体（图 7-3）。染色过程也分两步，首先是抗原与未标记抗体反应，形成的抗原抗体复合物吸附补体后，再加上抗补体的标记抗体，标记抗体与补体呈特异性反应而结合在抗原抗体复合物上，从而通过检查补体是否被固定，推知未知抗原或抗体。

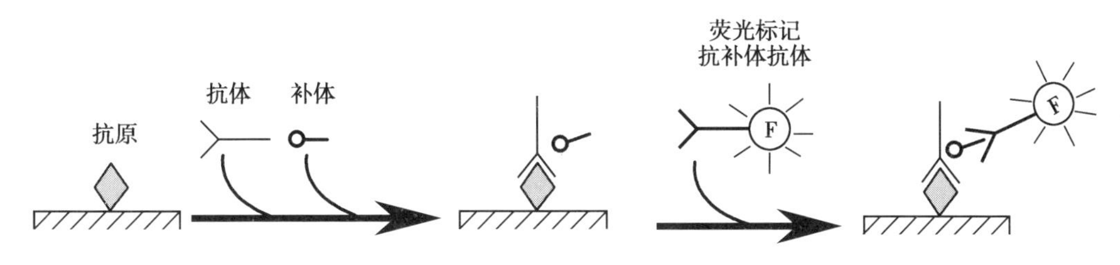

图 7-3　补体结合免疫荧光法原理示意图

本法只需要一种标记抗补体抗体，即可检查所有的抗原抗体系统，不考虑抗体的种属来源，具有间接法的一些优点，但非特异荧光较多。另外，由于补体不稳定，不宜长期保存。

（4）双标记染色法：用 FITC 和 RB200 两种荧光素分别标记不同抗体，对同一基质标本进行染色，若有相应的两种抗原存在，则同时显示黄绿和橙红两种不同颜色的荧光。

2. 非特异性荧光染色　凡荧光染色的标本出现非抗原抗体特异反应，而产生的荧光染色，称为非特异性荧光染色，它会影响实验结果的正确判断。

非特异性荧光染色来自 4 个方面：

（1）自发荧光：许多微生物在激发光照射下可发出荧光，其荧光强度及颜色各异，有黄色、橙、绿等颜色。一般来说革兰阳性菌具有较强的绿色自发荧光，而革兰阴性杆菌等只有较弱的自发荧光。生物体内许多组织和细胞培养物在激发光照射下出现灰蓝或淡黄色荧光，这些自发荧光，大都比荧光抗体染色的特异性荧光弱得多，可增设不用荧光血清染色的对照，加以澄清。

（2）荧光抗体的非特异性荧光色素：可来自：①游离荧光色素及其降解产物；②抗体不纯，免疫血清中的血清白蛋白成分可与荧光色素结合，并能吸附到组织成分上；③荧光色素过度结合抗体携带较多的阴电荷，易与标本发生静电结合。

（3）抗原不纯：用于制备血清的抗原不纯，则制备出的抗体也不纯。

（4）染色方法不当：如染色时间过长、冲洗不充分等。

对非特异性荧光染色的控制，一是要高质量纯化抗原、免疫血清及标记后的抗体；二是要在荧光染色时设置对照。

3. 各种染色法需设置的对照

（1）标本自发荧光对照：标本只加 1~2 滴 PBS 缓冲液或不加。

（2）特异性对照（抑制试验）：先用未标记的特异性抗体处理标本，使之与特异性抗原结合，再用标记的特异性抗体复染，则荧光染色应受阻。

（3）荧光抗体对照：适于间接染色法。标本加标记抗球蛋白抗体（如标记的羊或兔抗人免疫球蛋白）。

（4）补体对照：适于补体染色法。标本加 1：10 稀释新鲜豚鼠血清，再加标记抗补体抗体。

（5）阳性对照：直接法为在已知的阳性标本上加标记抗体；间接法为标本加已知的阳性

血清，再加标记抗球蛋白抗体。

如果对照（1）~（4）均呈无荧光或弱荧光，对照（5）和待检标本呈荧光阳性，则为特异性荧光染色。

（三）荧光显微镜观察

1. 荧光显微镜　荧光显微镜是荧光显微技术的必备工具。其主要结构与普通光学显微镜基本相同，不同之处主要有三，即光源、滤板以及聚光器。

（1）光源：荧光物质需要一个很强的激发光源，才能保证发出良好的荧光。通常用高压汞灯或氙灯等。氙灯可产生高能的连续光谱，因此氙灯不仅可作激发荧光的光源，还可兼作明视场的彩色显微摄影。高压汞灯发出的光极强，波长呈不连续性，仅有一些特定的波长，其主要发射峰在365~435nm，因而具有很强的紫外光或蓝紫光，它只能用于荧光激发光源。高压汞灯的产热量较高，为延长灯泡寿命，工作环境的温度不宜太高。

（2）滤板：按其作用分为隔热滤板、激发滤板和吸收滤板。

1）隔热滤板：安装在聚光镜的前面，因能阻断红外线的透过而隔热。

2）激光滤板：即一套激发荧光的滤光片，安装在聚光镜与光源之间，能选择性地透过紫外线，以激发标本中的荧光色素发光。一般有两种激发滤光片：①紫外光滤片（UG）：只允许波长在275~400nm的紫外线通过，最大透光度在365nm。但也能透过波长为700nm的残余红光，可辅助以蓝色滤板，将残余红光消除。按其透光范围又可分为UG_1、UG_5。用紫外线激发，组织的自发荧光弱，呈灰蓝色，易与FITC的黄绿色荧光相区别；②蓝紫外光滤片（BG）：只允许波长在325~500nm的蓝紫外线通过，最大透光度为410nm。其透光波段较接近于FITC的最大吸收光波长（495nm），故其荧光强度大，适用于观察细菌标本。但不适用于观察有自发荧光的组织标本。按其透过光谱的范围大小又分为BG_{12}和BG_{13}等。

激发荧光滤板的厚薄（2~4mm）与透光度成反比，可以用来调节荧光与背景光度的强弱。

3）吸收滤板：是位置靠近目镜的一组阻挡滤光片，即屏障滤板，其作用是滤除激发光，只允许荧光通过，使标本在暗的背景上呈现荧光易于观察，同时也保护眼睛免受强激发光刺激。吸收滤光片的透光范围为410~650nm，有OG（橙黄色）和GG（淡绿黄色）两种。

（3）聚光器：用以调节透光度，可选明视野聚光器或暗视野聚光器。明视野聚光器，透光度大，适用于放大倍数不高的组织学切片或细胞学组织培养物的观察，其缺点是背景较亮，反差较小。暗视野聚光器的透光度小，背景暗，反差大，因此对放大倍数较高、荧光弱的标本也可进行观察。

（4）光路：分透射光及落射光两种形式。

1）透射光：其照明光线从标本下方经过聚光器会聚后透过标本进入物镜。它适于观察对光可通透的标本。

2）落射光：其照明光线是从标本上方经过套在物镜外周的特殊的垂直照明器，从物镜周围落射到标本上，再经标本反射而进入物镜。适用于观察透明度不好的标本以及各种活性组织等。

2. 标本观察　经荧光抗体染色的标本，最好在染色当天即做镜检，以防荧光消退，影响结果。荧光显微镜检查要选择好光源和滤光片。滤光片的正确选择是获得良好荧光观察效果的重要条件，可根据情况选择搭配。观察FITC标记物时，激光滤板可单用BG_{12}（4mm厚），配以吸收滤光片OG_4或GG_9，也可选BG_{12}（2mm厚）和UG_1合用，再与OG_4或GG_9相配合。

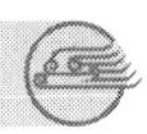

观察 RB200 标记物时，可选用 BG_{12} 与 OG_5 相配合。结果 FITC 荧光为翠绿色，RB200 为橙红色。

阳性细胞的数量和荧光强度均可作为荧光显微镜检查的定量或半定量的指标。特异性荧光强度一般可用"+"号表示：(-)无荧光；(±)极弱的可疑荧光；(+)荧光较弱但清楚可见；(++)荧光明亮；(+++~++++)荧光闪亮。通常各种对照呈现(±)或(-)，而阳性结果的荧光强度应在(++)以上。

五、免疫荧光技术的特点

荧光免疫技术与酶免疫技术均可用于检测已固定的细胞或组织标本，均具有快速、简便、敏感性高的特点，但荧光免疫技术往往存在非特异性荧光的干扰，所以需要设计较多的试验对照，并且需要用荧光显微镜观察结果，而酶免疫技术在普通光学显微镜下即可观察结果，但往往会受到细胞内源性酶的影响。

近年来，在传统的荧光免疫技术基础上，又发展并逐渐完善了一些新的荧光免疫技术，用途也更为广泛。

六、免疫荧光技术的应用

免疫荧光技术已广泛用于细菌、病毒等病原微生物和寄生虫的检验和研究，为预防和控制疾病提供充分的实验理论依据。标本材料可以是培养物、感染组织、患者的分泌排泄物、血清及可疑的环境污染物等。

（一）细菌学检验方面

主要用于菌种的鉴定和抗原结构的分析。荧光抗体染色法对快速检出脑膜炎奈瑟菌、致病性大肠埃希菌、霍乱弧菌、志贺菌、布氏杆菌、结核分枝杆菌、炭疽杆菌等有较好的特异性和敏感性。结合单克隆抗体的应用，本法在诊断淋病奈瑟菌、衣原体、军团菌和肺炎支原体等感染方面也取得良好的结果。直接法和间接法用于快速检测食品样品中的细菌。如抗沙门菌荧光抗体用于食品样品的检测，结果与常规培养法符合率基本一致。

（二）病毒学检验方面

用荧光标记的特异性抗体可进行病毒性感染的快速诊断，以便采取及时有效的阻断措施，如狂犬病毒、巨细胞病毒的检测；可用免疫荧光间接染色法测定血清中的抗体，用于流行病学调查，了解疾病的流行动态或阻断措施的效果；在病毒研究方面可用于病毒抗原在细胞内的定位，了解病毒在细胞内的复制位置、复制量和在细胞间扩散的情况，以及研究病毒与宿主细胞间的相互关系等。

（三）寄生虫学检验方面

间接免疫荧光试验广泛用于检测疟疾、阿米巴病、血吸虫病、绦虫病、锥虫病、弓形虫病以及利什曼病患者相应的抗体，有助于血清流行病学调查。

（四）自身抗体的检测和免疫病理的观察

目前检测大多数自身抗体均采用本技术。通过间接荧光染色法可检测多种游离在外周血中的自身抗体，如抗核抗体、抗平滑肌抗体和抗线粒体抗体等。免疫染色技术兼有免疫学的特异性和显微镜技术的直观性和精确性，推动了免疫病理学的迅速发展，通过对组织切片的检查，检测固定在组织中的自身抗体，有利于阐明自身免疫病的发病机制和辅助诊断。

（五）细胞免疫学方面

在细胞免疫学检测中，已广泛采用活细胞表面抗原的免疫荧光染色法，用以检查细胞表面的各种抗原和受体，有助于揭示致病机制。如淋巴细胞表面的各种 CD 系列抗原、免疫球蛋白受体、HLA 抗原以及各种膜受体等。组织的冷冻切片的荧光免疫组化测定已普遍用于临床和科研，检测组织细胞表面、内部的分子及信号转导分子，揭示发病机制或信号转导机制。

第三节　荧光免疫测定

一、均相荧光免疫测定

均相法的最大特点是，结合的和未结合的抗原或抗体不需物理分离过程（如反复洗涤）即可直接测定，使标记免疫分析更方便地实现自动化。如利用猝灭剂对荧光物质的猝灭作用可进行定量分析。用 FITC 标记抗原，以罗丹明标记抗体，抗原抗体结合后，两种荧光素的距离缩至 5~10nm 以内，FITC 放射光波正好处于罗丹明吸收光谱附近，而被有效地吸收，导致 FITC 特异性荧光明显减弱。当待检标本与已标记的两种定量试剂共同反应，待检标本中的抗原与 FITC 标记抗原共同竞争与罗丹明标记的抗体结合，结果游离的 FITC 标记抗原量与标本中的抗原量成反比，根据 FITC 荧光测定可推算出待检抗原量。也可将一半抗体用 FITC 标记，另一半用罗丹明标记，当抗原以多价形式与不同抗体结合，也可导致荧光猝灭，利用这一现象可测定样品中的小分子抗原。另外，荧光偏振免疫分析法也是一种均相竞争法。

二、非均相荧光免疫测定

（一）时间分辨荧光免疫测定（time-resolved fluorescence immunoassay，TRFIA）

以传统荧光素作为标记物的荧光免疫测定，往往受血清成分、试剂、器皿、仪器组件等多环节的本底荧光干扰，以及激发光源的杂射光的影响，使检测灵敏度受到一定限制。时间分辨荧光免疫测定克服了这些缺点，是一种新型检测技术。TRFIA 又名分解 - 增强 - 镧系荧光免疫检测（dissociation-enhanced lanthanide fluorescence immunoassay，DELFIA），是一种新型非放射配基结合分析法。

1. 基本原理与特点

（1）基本原理：以镧系元素铕（Eu）螯合剂作荧光标记物，利用其长荧光寿命的特点，延长荧光测量时间，待短寿命的自然本底荧光完全衰退后再行测定，所得信号完全为长寿命镧系螯合物的荧光，从而有效地消除非特异性本底荧光的干扰。TRFIA 的测定原理见图 7-4。

铕（Eu^{3+}）、钐（Sm^{3+}）、铽（Tb^{3+}）、镝（Dy^{3+}）等镧系元素的螯合物具有双功能基团，在水溶液中易与抗体分子结合成标记抗体，当抗体与待测抗原结合成免疫复合物后，其荧光信号极为微弱，此时加入一种特殊的增强溶液，使镧系离子从复合物中解离出来，并与增强液中的 β-二酮体生成带有强烈荧光的新的螯合物，大大有利于荧光测量，利用时间分辨荧光仪可测出样品中镧系元素发射的荧光强度，从而确定待检物的量。双抗体夹心法 TRFIA 反应程序见图 7-5。

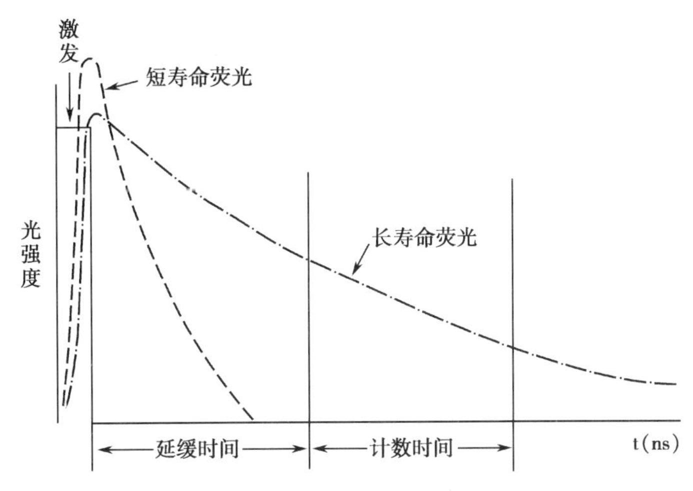

图 7-4　时间分辨荧光免疫测定原理示意图

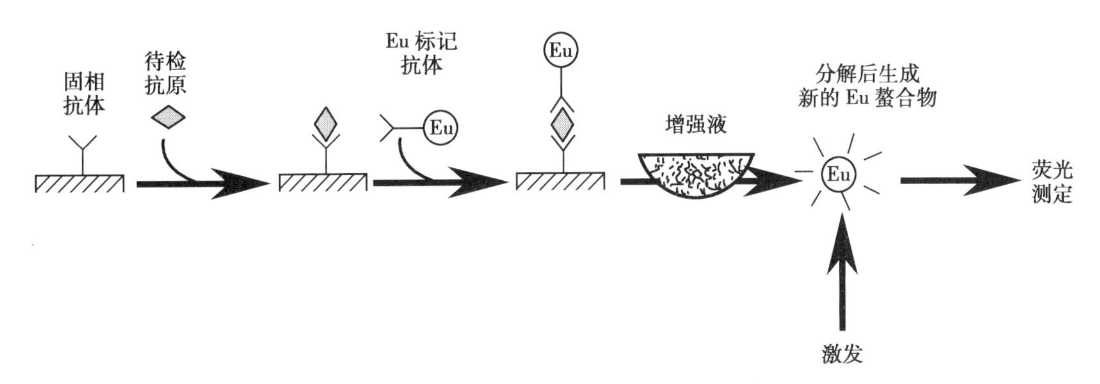

图 7-5　双抗体夹心法 TRFIA 反应程序示意图

(2) 特点：TRFIA 具有较高的灵敏性和特异性，其与铕(Eu^{3+})等镧系元素的荧光特点有关。①荧光衰变期长，比样品中的一些蛋白质和其他化合物的非特异性荧光长 5~6 个数量级。因此在时间分辨荧光仪上，当脉冲光源激发后，可以适当延长一段时间，待反应系统中其他成分的非特异荧光完全衰变后再测量，从而极有效地降低了本底荧光；②激发光和发射光之间有很大的斯托克斯位移(273nm)，而普通荧光标记的斯托克斯位移仅 28nm，故极易将激发光和发射光分开；③激发光波范围较宽(30~500nm)，可增加激发能，而发射光波范围很窄(50%<10nm)，利用只允许发射荧光通过的滤光片，进一步降低本底荧光，同时能量损失不大；④荧光标记的相对比活性高。TRFIA 检测灵敏度可达 0.2~1ng/ml。

另外 TRFIA 还具有标记物稳定，温育时间短，简便快速，标准曲线量程宽，不受样品本底荧光干扰，无放射性污染等优点，已成为分析生物样品中超微量物质的重要手段之一。

2. 检测系统及分析方法　所用检测仪器为时间分辨荧光计，其与一般的荧光分光光度计不同，采用脉冲光源(每秒闪烁 1000 次的氙灯)，照射样品后即短暂熄灭，以软件程序控制延缓时间，待非特异本底荧光衰退后，再测定样品发出的长寿命镧系荧光。

测定小分子半抗原采用竞争性免疫分析，测量大分子抗原则用双位点夹心分析法。

3. 应用　TRFIA 应用范围十分广泛，包括蛋白质、激素、药物、肿瘤标志物，乙型肝炎病毒、脑炎病毒、流感病毒等多种病毒，梅毒螺旋体的抗原抗体，以及某些细菌和寄生虫的检测。据报道，用 TRFIA 检测血清中抗 HIV 抗体，其特异性和灵敏性均高于 ELISA。

TRFIA 还可用于核酸杂交分析。以生物素标记的 DNA 探针与目的核酸杂交后，再与 Eu^{3+}- 链霉亲和素起反应，洗涤后加增强液，测量荧光强度，如直接固相杂交法和夹心杂交法。也可用 Eu^{3+}-DNA 探针进行多种形式的核酸杂交分析。

TRFIA 还可与 PCR 联用检测病毒核酸，以 Eu^{3+} 标记的寡核苷酸为引物进行体外扩增，使 PCR 产物带上 Eu^{3+}，从而可直接测量，且灵敏度高。

（二）荧光偏振免疫分析法

1. 基本原理　荧光偏振免疫检测（fluorescent polarized immunoassay，FPIA）的基本原理是，从光源发出的一束光线，经垂直起偏器后成为单一蓝光波长（485nm）的垂直偏振光，荧光素经偏振光照射后能吸收光能并释放相应的偏振荧光（525nm），此荧光经检偏器后可测出与样品浓度有关的水平或垂直方向的荧光偏振光强度。荧光偏振光强度与荧光物质受激发时分子转动的速度成反比，大分子物质旋转慢，发出的荧光偏振光强，小分子物质旋转快，其荧光偏振光弱。当荧光标记小分子抗原与相应抗体结合后，复合物分子变大，旋转速度慢，产生的荧光偏振光强，依据荧光标记抗原及抗原抗体复合物之间荧光偏振程度的差异，用竞争性方法直接检测溶液中小分子抗原的含量。

2. 分析方法和技术要点　该方法的试剂为荧光素标记的药物和抗药物的抗体，采用均相竞争法。荧光标记的已知药物和待测药物两者与相应抗体进行竞争结合，当待测药物浓度高时，大部分待测药物均与抗体结合，而荧光标记的药物多呈游离的小分子状态，测得的荧光偏振光弱。反之，当待测药物浓度低时，大部分荧光标记药物与抗体结合成大分子复合物，测得的荧光偏振光就强。由于抗体的分子量远大于药物的分子量，游离的荧光标记药物与结合抗体的荧光标记药物所产生的偏振荧光强度相差甚远。利用待测药物浓度与偏振荧光强度的反比关系，通过测定偏振光大小能精确推算出待测药物浓度。

为确保结果的准确性，应注意以下几点：①用于标记的抗原物质应达到一定的纯度；②保持检测溶液的温度和黏滞度稳定，是保证偏振荧光强度与待测物浓度相关性的前提；③利用标准品对仪器和操作进行标准化质量控制；④用标记药物浓度与对应的荧光偏振值做标准工作曲线；⑤待测物的分子量不能过大（160kDa 以下）。

3. 应用与评价　20 世纪 60 年代，Dandliker 开创性地建立了均相 FPIA，并用该法研究了生物系统中抗原 - 抗体和激素 - 受体之间的作用，80 年代使该法得到了改进。该方法主要用于小分子物质特别是药物、毒物的测定。近年来在临床检验、毒品分析、农药残留量分析、环境和食品检测等方面已逐步得到广泛应用，如测定血液和尿液中可卡因、安非太明及其代谢物的含量，以及各种临床用药的浓度；各种水域及生活用水中 2，4- 二氯苯氧乙酸等杀虫剂的测定等。

随着应用的推广，逐渐产生了 FPIA 新技术，如在用于测定生物酶含量及活性时，与前述 FPIA 方法稍有不同，蛋白质、DNA、RNA 和淀粉等与荧光物质结合后，有较大的荧光偏振强度，结合物经相应的酶降解后，荧光偏振光强度下降，由此可对酶的活性和含量进行检测。

FPIA 法与其他非均相标记免疫方法相比具有显著的优点：①抗原抗体间的反应及样品物质的测定均在溶液中进行，避免了固相标记反应过程中反复多次的洗涤步骤，从而减少了操作误差，易于实现自动化控制和提高分析方法的准确性；②快速、简便，检测过程仅需样品、示踪剂和抗体的加入，数分钟甚至数秒钟即可检测，适用于大批样品的检测；③荧光偏振不受内滤作用的影响，对于有颜色和浑浊的溶液仍能很好地完成检测任务；④避免放射性污染。

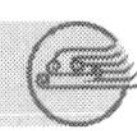

FPIA 法也有其局限性：①仅适合小分子量抗原的测定；②检测不同的抗原，需要首先得到相应的单克隆或多克隆抗体。

（三）其他荧光免疫测定

1. 荧光酶免疫测定 荧光酶免疫测定（fluorescent enzyme immunoassay，FEIA）是利用具有潜在荧光的底物作为酶标抗体或抗原的显示手段，经酶作用分解出荧光物质后进行免疫分析。如碱性磷酸酶可分解 4- 甲基伞形酮磷酸酯（4-MUP），β- 半乳糖苷酶可分解 4- 甲基伞形酮 -β-*D*- 半乳糖苷（4-MUG），其产物均为 4- 甲基伞形酮（4-MU），4-MU 经 350nm 波长的光激发可产生 455nm 波长的荧光。

本法兼有酶免疫测定的放大性和荧光免疫测定的高度敏感性。如用于促甲状腺激素的检测筛查先天性甲状腺功能减退的患者。

2. 底物背景荧光免疫测定 底物背景荧光免疫测定（substrate-labeled fluorescent immunoassay，SLFIA）是利用经化学修饰的某些底物（S）作为抗体的标记物，与分析配基（L）形成稳定共价结合物（S-L），与待测抗原进行免疫反应后，加入相应酶系统，该酶能催化游离的 S-L 上的底物，释出具有强荧光的色素基团，进行荧光免疫测定。本法已用于检测庆大霉素、卡那霉素等半抗原性药物。

3. 量子点荧光标记技术 量子点荧光标记技术是以量子点纳米晶体为荧光标记物的技术。目前量子点的生物连接方式主要有两种：①是依靠静电吸引力使生物分子连接到 QDs 表面包覆的一层带负电荷的游离基团上；②是采用共价偶联的方法将 QDs 包覆一层聚丙烯酸，然后修饰成疏水性的聚丙烯酸酯，再将抗体、链酶亲和素或其他蛋白共价偶联到 QDs 上。量子点技术主要应用于 DNA 和蛋白质的标记、生物活体显像、生物芯片等方面，具有很好的应用前景。

三、磁珠分离技术

磁珠分离技术是将免疫学反应的高度特异性与磁珠特有的磁响应性相结合的一种新的免疫学技术；是一种特异性强、灵敏度高的免疫学检测方法和抗原纯化手段。该技术在细胞分选、蛋白、免疫学及微生物学检测等方面均取得了较大的进展，是目前最有推广价值的技术之一。

1. 磁珠分离技术基本原理 磁珠分离技术包括特异性和非特异性分离技术，免疫磁珠分离技术（immunomagnetic bead，IMB）属于特异性磁珠分离技术。免疫磁珠是由载体微球和免疫抗体结合而成。磁珠上的抗体与相应的微生物或特异性抗原物质结合后，则形成抗原 - 抗体 - 磁珠免疫复合物，这种复合物在磁力作用下发生力学移动，使复合物与其他物质分离，达到分离、浓缩、纯化微生物或特异性抗原物质的目的。磁珠上既可标记针对某种细胞表面抗原的特异性抗体（直接法），也可标记羊抗鼠 IgG 抗体（间接法），使分离细胞的范围扩大。

2. 免疫磁珠技术分类

（1）阳性分离法：应用特异性抗体偶联磁珠直接从细胞混合物中分离目的细胞。此法简单、快速、细胞得率和纯度高。

（2）阴性分离法：用抗体偶联去除无关细胞，使目的细胞得以纯化和分离。一般而言，阴性分离法的磁珠用量比阳性分离法的大。阴性分离法适用于：①从细胞混合物中去除某类型的细胞；②抗体和目的细胞结合易诱导细胞活化；③缺乏针对目的细胞筛选的特异性抗体磁珠。

（3）复合分离法：是将阳性分离和阴性分离相结合的方法。适用于目的细胞含量特别低的样本，可先用阴性分离法去除其他杂细胞，再用阳性分离法筛选目的细胞。

3. 免疫磁珠分离技术的应用

（1）细胞分离：细胞分离是免疫磁珠应用最主要的一个方面。分离细胞有两种方式：直接从细胞混合液中分离出靶细胞的方法，称为阳性分离；用免疫磁珠去除无关细胞，使靶细胞得以纯化的方法称为阴性分离。免疫磁珠技术可用来分离人类各种细胞如外周血嗜酸/碱性粒细胞，神经干细胞、造血细胞、T淋巴细胞、γδT淋巴细胞、树突状细胞、内皮细胞及多种肿瘤细胞等。

（2）免疫检测：免疫磁性微球可以简单快速地从血液或者骨髓中富集、清除癌细胞，广泛地应用于疾病检测、癌症治疗和自身骨髓移植中，还被用于从母体外周血中分离胎儿细胞进行无创性产前诊断。如免疫磁珠分离技术能准确快速地检测出样品中的*E.coli* O157等微生物，在食品卫生和预防疾病的传播方面具有重要意义。PCR技术与免疫磁珠技术结合在分子生物学、医学诊断学等方面有非常重要的作用，这方面的研究在医学检测方面的应用，可以简便快速地诊断膀胱癌、乳腺癌、前列腺癌、腹膜胃癌、上皮肿瘤细胞等。

（3）生物大分子的纯化：免疫磁珠如同亲和层析中的微型配基载体，在基质上固相化抗体和抗原后，造成特异性吸附，进行磁性亲和抽提，达到分离和纯化生物大分子的目的。还可纯化DNA或RNA等。

免疫磁珠分离技术还应用于HLA分型、分子生物学、核酸与基因工程以及作为靶向药物的载体等多方面，是一种方便、快速、回收率高、不影响细胞和其他生物材料的生物学特性和功能的技术，将在生物医学、新药开发、食品检测、流行病学调查和免疫预防等领域具有广泛的应用和发展前景。

本章小结

荧光免疫技术是以荧光物质标记抗原或抗体进行抗体或抗原检测的技术方法。标记的荧光物质主要是荧光色素或称荧光染料，这些染料荧光效率高、安全无毒，结合蛋白质后不影响蛋白质的理化性质及免疫活性。常用的有异硫氰酸荧光黄、四乙基罗丹明、四甲基异硫氰酸罗丹明以及藻蛋白类。其他的荧光物质有镧系螯合物、荧光底物和量子点纳米晶体。荧光免疫技术以标记抗体为主，通过制备标本、抗体染色、显微镜下观察检测相应抗原的存在。具有快速、简便、敏感性高的特点，广泛用于细菌、病毒、寄生虫、自身抗体、免疫病理和细胞免疫学方面的检测。荧光免疫测定包括均相荧光免疫测定和非均相荧光免疫测定，而非均相免疫测定又包括多种方法，如时间分辨荧光免疫测定、荧光偏振免疫测定法等均在临床检验、毒品分析、农药残留、病原体、激素、药物等方面的检测均有广泛应用。

思考题

1. 什么是荧光抗体技术？原理是什么？常用的荧光标记物有哪些？
2. 荧光抗体染色方法有哪些？各种方法的原理和特点包括什么？
3. 荧光抗体技术有什么特点？有哪些应用？
4. 荧光免疫测定包括哪些方法？简介其原理和应用。

（尹晓琳）

第八章　放射免疫分析技术

放射免疫分析（radioimmunoassay，RIA）是一种应用比活度（specific activity）高的示踪物质即放射性核素标记抗原或抗体，通过抗原与抗体反应产物来定量测定微量物质的一种免疫学分析技术，属于免疫标记技术之一。放射免疫分析是将放射性核素示踪技术的高灵敏性，与免疫学抗原 - 抗体结合的高特异性相结合的技术，具备了其他分析技术不可替代的优点，故 Yatow 和 Berson 在 1977 年因此而荣获诺贝尔生理学或医学奖。

放射免疫分析是医学生物学界微量分析中具有划时代意义的创新技术，发展至今已应用相当广泛，主要使用各种结合剂（binding reagent）以及各种标记物的配体分析（ligand assay）方法。结合剂中除抗体以外还有血清结合蛋白、受体、酶、单链 DNA 片段（即寡核苷酸探针）等，其中单克隆抗体占最重要地位。不仅如此，放射免疫分析研究进展亦推动了免疫标记技术的发展，如作为非核分析的化学发光免疫技术、时间分辨荧光免疫分析等，均是在此基础上的替代方法，因此，有学者认为“从同位素到发光”是放射免疫分析技术的新进展。

RIA 技术的发展从开创至今可划分为五代：第一代，RIA 技术及竞争结合蛋白分析法（CPBA）的开创（1959~1964 年）；第二代，RIA 和 CPBA 技术的临床应用（1965~1970 年），于 1968 年建立了以核素标记的抗体检测抗原的免疫放射分析法（IRMA）；第三代，RIA 技术广泛用于小分子化合物的检测（1971~1980 年）；第四代，由于新型特异性抗体即小鼠抗绵羊红细胞单克隆抗体（McAb）的出现，使放射免疫技术的灵敏度与特异性提高（1981~1995 年）；之后为第五代，即以 RIA 技术为基础的、目前正在研发并使用的以磁性微粒子与 RIA 或与 IRMA（immunoradiometric assay，免疫放射分析）相结合为特点的技术，由于磁性微粒子直径小、表面连有活性基团等特性，使其在包被均一性、反应活性等方面均优于经典的分析方法。

第一节　放射免疫分析的基本原理

放射免疫分析是将同位素分析的敏感性与抗原 - 抗体反应的特异性结合起来的一种检测分析技术，其基本原理是标记抗原（Ag^*）和非标记抗原（Ag）对特异性抗体（Ab）的竞争性结合反应。通常用反应式表示：

$$Ag^*+Ab \longleftrightarrow Ag^*\text{-}Ab+Ag \longleftrightarrow Ag\text{-}Ab$$

以上反应体系中，标记抗原（Ag^*）和非标记抗原（Ag）具有同等的与特异性抗体（Ab）结合的能力，可分别形成免疫复合物 Ag^*-Ab 和 Ag-Ab。若 Ag^* 的量一定，特异性 Ab 的量限定（分子数少于抗原），随着未标记的 Ag 量增加，Ag^*-Ab 量相应减少，即与未标记的 Ag（包括标准 Ag 或待测 Ag）结合的量呈负相关竞争性抑制。形成 Ag-Ab 复合物越多，所形成 Ag^*-Ab

复合物越少，游离的Ag^*增多，反之为相反的结果。待测Ag量与结合的Ag^*-Ab复合物成反比，与游离的Ag^*成正比。

若将抗原抗体复合物与游离标记抗原分开，分别测定其放射性强度，就可算出结合态的标记抗原（B）与游离态的标记抗原（F）的比值（B/F），或算出其结合率[B/（B+F）]，这与标本中的抗原量呈函数关系，放射免疫分析原理示意图见图8-1。用一系列不同剂量的标准抗原进行反应，计算相应的B/F，可以绘制出一条剂量反应曲线。受检标本在同样条件下进行测定，计算B/F值，即可在剂量反应曲线上查出标本中抗原的含量。

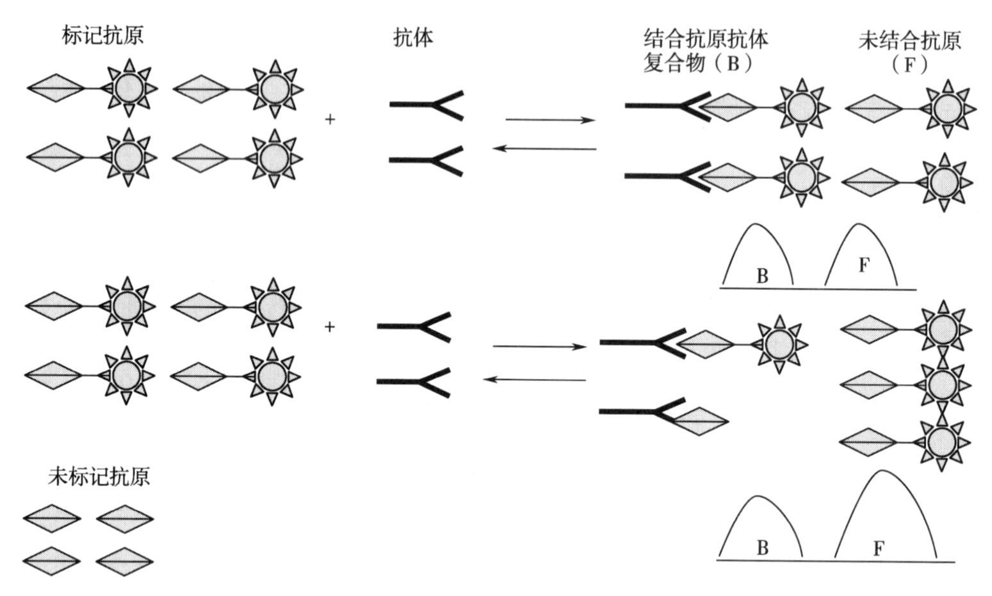

图8-1　放射免疫分析原理示意图

实际反应中，抗原和抗体的反应是很复杂的，为了便于分析，设定一种简单的模式表示，假设抗原和抗体是均一的、单价的，则：

$$A+B \underset{k_2}{\overset{k_1}{\rightleftharpoons}} AB \qquad \text{式 8-1}$$

式中，A代表抗原，B代表抗体，A B代表抗原-抗体复合物，k_1是结合速度参数，k_2是解离速度常数，当反应达到平衡时，根据质量作用定律，设定k为亲和常数，即平衡常数，那么：

$$K=k_1/k_2=[AB]/[A][B] \qquad \text{式 8-2}$$

若反应达平衡时，结合在抗体上的抗原为C，游离抗原为D，两者之比为：

$$C/D=[AB]/[A] \qquad \text{式 8-3}$$

由于只有一部分的A和B参与结合反应，所以：

$$[A]=[A_0-AB]（A_0\text{抗原的初始浓度}） \qquad \text{式 8-4}$$

$$[B]=[B_0-AB]（B_0\text{抗体的初始浓度}） \qquad \text{式 8-5}$$

将式（8-4）代入式（8-3）式可得：

$$C/D=[AB]/[A_0-AB]\rightarrow AB=[A_0]C/D(C/D+1) \qquad \text{式 8-6}$$

将式（8-4）（8-5）（8-6）代入式（8-2）并整理得出：

$$(C/D)^2+C/D(1+k\,A_0-k\,B_0)-k\,B_0=0$$

因此，放射免疫分析的剂量曲线不是一条直线，而是一条弧线。

第二节 放射免疫分析的建立

、抗血清的制备

建立放射免疫分析技术必须有亲和力高、滴度高和特异性强的抗体。有关抗血清的制备可参见第三章(抗原抗体的制备)。但要注意的是,放射免疫分析技术检测的一般是半抗原类小分子物质,如前列环素、环核苷酸、类固醇激素等,由于无抗原性或抗原性极弱,不容易诱发机体产生和制备高滴度抗体,因此,必须将这些小分子半抗原与蛋白质载体结合才具有抗原性,才能诱发动物产生高滴度的特异性抗体。

(一)人工抗原的制备

1. 载体的选择

(1)蛋白类或非蛋白类:蛋白类的载体常用,由于分子较大,表面的抗原表位较多,又带有自由氨基和自由羧基,容易与半抗原结合,溶解度大,抗原性强,且有标准品供应,取材容易。此外也可采用血蓝蛋白(KLH)、血清白蛋白、甲状腺球蛋白、卵蛋白和人工合成的多聚赖氨酸等分子量较大的载体,以利于更好地连接半抗原。非蛋白类载体多采用人工合成的多肽聚合物(如多聚赖氨酸),可作为载体与半抗原连接,诱发动物产生高效价的抗体。用此方法制备的抗血清可避免抗蛋白质抗体对抗原抗体反应的干扰。

(2)大分子聚合物类:由于肽类激素(如胰高血糖素、促肾上腺皮质激素等)抗原性较弱,为使抗原性提高,将其与某些大分子聚合物类或某些不溶解的颗粒物质相结合,免疫动物后可在局部持续性的刺激并诱发产生滴度高的抗体。常用聚维酮、羟甲基纤维素、乳胶和炭黑粒子等。

2. 连接方法

(1)相关因素的选择:半抗原与载体连接时,应考虑如下因素:①半抗原的溶解度和稳定性,在反应中应不导致半抗原失活及载体的变性;②在结合键的位置选择上,抗体更容易与远离蛋白质载体联接点的半抗原表位结合,故连接时应使联接键远离半抗原表位;③偶联试剂的选择,根据半抗原的化学结构、反应方式选择适当的偶联试剂,如小分子肽类有一定的三级结构,在溶液中依靠氨基酸残基来维持其结构的稳定;④连接方法通常可用物理和化学方法进行。

(2)连接方法的选择:有游离氨基或游离羧基以及两种基团都有的半抗原与载体连接方法:①碳化二亚胺法:碳化二亚胺是一种化学性质非常活跃的双功能试剂,它们既可结合半抗原上的羧基又可与半抗原上的氨基缩合;②戊二醛法:戊二醛是带有两个活性基团的双功能联接剂,它借助两端的醛基与载体和半抗原的氨基以共价键连接的方式;③混合酸酐法:又称为氯甲基异丁酯法,以烷基氯甲基作为偶联剂,使甾体激素与蛋白质的偶联方式,最常用的是氯甲基异丁酯;④过碘酸氧化法:过碘酸将糖环氧化成双醛基,再与蛋白质上的氨基偶联,主要用于配糖体类药物与蛋白质的偶联方式。

带有氨基或羧基的半抗原可选择下面方法改造后,再用上述方法连接:①琥珀酸酐法:本法用于带有羟基半抗原的改造,琥珀酸酐加水转变成琥珀酸;②羧甲基羟胺法:带有酮基的半抗原(如孕酮、睾酮)与O-(羧甲基)羟胺反应,转变为带有羧基的半抗原衍生物;③重氮化的对氨基苯甲酸法:本法适于带有酚基的半抗原(如某些药物)的改造,先将对氨基苯甲酸与亚硝酸钠反应，反应产物再作用于带有酚基的半抗原，从而制得带有羧基的半抗原衍生物；④一氯醋酸钠法：本法适于带有酚基半抗原的改造，将带有酚基的药物与一氯醋酸钠反应，即可以得到带有羧基的半抗原衍生物。

（二）免疫动物

根据抗原的来源、性质和数量及抗体的需求量进行动物的选择，通常选择家兔和豚鼠，因其大小适中，需要的抗原量较少，容易产生特异性抗体。免疫方法按照常规免疫流程，详细可参考抗体制备技术的第三章。

（三）抗体的鉴定

不同种类动物因个体因素不同，对抗原产生的反应不同，制备的抗体亦不同。因此，在建立放射免疫分析方法时，同样要对制备的抗体进行鉴定，包括抗体的滴度、特异性和亲和力三个方面，详细测定方法可参照抗体制备技术的第三章中抗体制备与鉴定内容。

二、放射性碘标记抗原

1. 对抗原的要求　用于制备核素标记物的抗原必须是高纯度的，否则所含杂质也可同时被标记，将影响 RIA 的特异性和灵敏度。纯化的步骤应简便，过于烦琐的过程易使抗原失去免疫活性，具体纯化抗原的方法详见本书第三章。

2. 对标记物的要求　标记用的放射性核素有 γ 射线和 β 射线两大类，前者主要为 ^{131}I、^{125}I、^{57}Cr 和 ^{60}Co，后者有 ^{14}C、^{3}H 和 ^{32}P。放射性核素的选择原则是应具有高比活度、适宜的半衰期、对抗原和抗体损害小，并且容易标记。^{125}I 最接近理想条件，其优点为：① ^{125}I 的化学性质活泼，容易标记，可用较简便的方法标记抗原或抗体；②衰变过程不产生 β 射线，对标记蛋白、多肽等抗原的免疫活性影响小；③可用晶体闪烁计数仪直接测量 γ 射线，方法简便，易于推广应用；④ ^{125}I 的半衰期长（60 天）、比活度高（>95%）及计数率比 ^{131}I（半衰期 8 天，比活度仅 20%）更为适用。

属于 β 射线的 ^{14}C、^{3}H 和 ^{32}P，虽然在衰变时产生的 β 射线能量弱易防护，但核素衰变半衰期长，标记物的有效期长，尤其 ^{3}H 标记不能用 $^{3}H_2O$，而是用 $^{3}H_2$，需要在真空条件下标记，实验设备和条件要求较复杂，且 β 射线测定需用液体闪烁技术，一般实验室不易开展，放射性废物处理困难，应用受限制。

3. 常用的标记方法　标记 ^{125}I 的方法可分直接标记法和间接标记法两类。

（1）直接标记法：采用化学或酶促氧化反应直接将 ^{125}I 结合于被标记物分子中酪氨酸残基或组氨残基上。其特点是操作简便，结合效率高，但只能标记含酪氨酸化合物，有时可能损害蛋白质活性。最常用于肽类、蛋白质和酶的碘化标记，反应中 $^{125}I^+$ 是通过氧化剂作用将 $Na^{125}I$ 中的 $^{125}I^-$ 氧化而成，基本反应式为：

$$^{125}I^+ + R\text{—}C_6H_4\text{—}O^- \longrightarrow H^+ + R\text{—}C_6H_3(^{125}I)\text{—}O^-$$

$$^{125}I^+ + R\text{—}C_6H_3(^{125}I)\text{—}O^- \longrightarrow H^+ + R\text{—}C_6H_2(^{125}I)_2\text{—}O^-$$

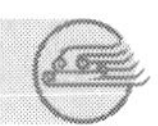

氯胺T碘化标记法是最常用的直接标记法。氧化剂是氯胺T，是一种温和的氧化剂，在水溶液中产生次氯酸，可将带有负电荷的放射性碘离子氧化成放射性碘分子，然后和被测物反应，生成带有放射性的化合物。该法简便、迅速、高效且重复性好。此外氧化剂还可应用乳过氧化物酶、N-溴代琥珀酰亚胺等。

（2）间接标记法原理：先将 ^{125}I 连接到一个小分子载体上，再将小分子载体与蛋白质或多肽结合。其优点是避免了标记反应中加入的氧化剂对待标记物免疫活性的损伤，尤其适用于对氧化敏感的肽类化合物、不含酪氨酸残基的蛋白质（如半抗原）和酪氨酸残基未暴露在分子表面的抗原碘标记。缺点是标记物的添加基团可能影响被标记物的免疫活性，且碘标记物的比活度和碘的利用率较直接标记法低。主要用于甾体类化合物、环核苷酸、前列腺素等小分子化合物的标记。

联接标记法（Bolton-Hunter）是最常用的间接碘标记方法。使用的载体分子是3-（4-羟苯）-丙酸-N-琥珀酰亚胺酯（3-（4-hydroxyphenyl）-propionic acid-N-hydroxysuccinimide ester），先在载体上标记上放射性碘，然后取此试剂和多肽类被测物混合，反应1小时，便可以联结到多肽化合物上。操作比氯胺T法简便，反应中无须加入氧化剂和还原剂，不会损伤被测物的免疫活性，适合于被测物的酪氨酸残基末端暴露在表面的化合物。

除了以上的氯胺T碘化标记法和联接标记法外，还有乳过氧化物酶法及葡萄糖氧化酶（GO）碘化标记法，由于酶类的寿命短，且不稳定，应用局限。

4. 标记物的纯化与鉴定

（1）标记物的纯化：^{125}I 标记抗原制备后需将标记物与游离碘及其他试剂进行分离。可用葡萄糖凝胶过滤法、薄层层析法、纸层析法、电泳法、高效液相层析法等方法对标记物进行纯化。

（2）标记物的鉴定：理想的放射性标记物是高放射化学纯度、适当的比活度和免疫活性。

1）放射游离碘的测定：常用的测定方法是利用三氯醋酸（预先在受鉴定样品中加入牛血清蛋白助沉淀）将所有蛋白质沉淀，离心后分别测定沉淀物（标记物）和上清中的放射性强度，并计算各自占总放射性强度的百分率。此参数是观察标记物在贮存期内脱碘程度的重要指标，结合于抗原上的放射性强度占总放射性强度一般要求大于95%，如果游离碘超过5%则应重新纯化去除游离碘。

2）放射性比活度（specific radioactivity）测定：比活度是指单位化学量标记物中所含的放射性强度，也可理解为每分子被标记物平均所标记放射性原子数目。标记抗原的比活度常用mCi/mg、μCi/μg或Ci/mmol等单位表示，比活度越高测定越敏感。但过高的比活度可能损伤抗原的免疫活性，且贮存的稳定性差。标记抗原的比活度可根据放射性碘的标记率（利用率）进行计算：

标记率（利用率）=（标记物总放射性 / 投入的总放射性）× 100%

比活度（μCi/μg）=（投入的总放射性 × 标记率）/ 标记抗原量

如5μγ hGH用2 mCi NaI进行标记，标记率为50%，则：

比放射性 =2000μCi/5μg × 50%=200μCi/μg（1Ci=37Gbq）

3）^{125}I-抗原的免疫活性测定：标记免疫活性是指标记抗原结合于抗体的放射性占总放射性的百分率。它反映标记过程中，被标记抗原免疫活性受损情况。方法是用少量的标记抗原与过量的抗体（10倍量）反应，测定结合部分（B）和游离部分（F）的放射性，计算B/B+F，此值应大于80%，B/B+F值越大，表示抗原损失越少；如B/B+F值过小，标记抗原应重新纯化或废弃重做。

5. ^{125}I- 抗原的储存　收集标记好的 ^{125}I- 抗原，分装好，加入适量的防腐剂，存贮于 -40~-20℃冰箱中，有效期为 45~60 天。

三、放射免疫分析

放射免疫分析一般分为三个步骤，即抗原与抗体的竞争结合反应，标记抗原抗体结合物（B）与游离标记抗原（F）的分离及放射性强度的测定。

1. 抗原抗体反应　待测抗原和标准抗原与抗体的竞争性结合反应，根据加样顺序不同，可分为两种类型。

（1）平衡法或平衡饱和法：在反应管内同时加入抗原（待测样品或抗原标准品）、标记抗原和特异性抗体，混匀后，在一定温度下孵育一定时间，使三种成分的反应概率相同。平衡法的反应时间较长，灵敏度相对较差，但操作方便，方法稳定。

（2）顺序加样法或顺序饱和法：在反应管内先加待测样品（或抗原标准品）和抗体，使非标记抗原与抗体达到结合平衡，然后再加入标记抗原与抗体竞争结合。此法使非标记抗原与抗体结合形成复合物的概率大于标记抗原，相当于使非标记抗原具有较高的竞争能力，结果使剂量反应曲线的斜率增加，有利于提高分析的灵敏度，但稳定性不如平衡法。

不同质量的抗体和不同含量的抗原对反应温度和时间有不同的要求。如果待测样品抗原含量较高，抗体的亲和力较大，可选择较高的反应温度和较短的温育时间，室温（15~30℃）1 天，37℃为 2~6 小时。反之，应在低温下（4℃）和长时间的温育（3 天），形成的抗原抗体复合物较为牢固。放射免疫反应介质常用 0.05~0.1mol/L 磷酸盐缓冲盐水（PBS），最适 pH 为 7.4~7.8。同时加入 2% ~2.5% 正常兔血清（或与一抗同种的其他正常动物血清），以促进抗原抗体复合物沉淀更加完全。PBS 中加入 0.5% BSA（bovine serum albumin，牛血清白蛋白）可减少反应管对微量抗原、抗体的吸附。

2. B/F 分离技术　在放射免疫反应中，当抗原抗体反应达到平衡时，如何将抗原 - 抗体复合物（B 相）与游离的抗原（F 相）分开，是影响测定精确性的主要因素。由于标记抗原和抗体反应较微量，所形成的复合物（B 相）不能自行沉淀，需采用适当的分离技术将其与游离的标记抗原（F 相）分离，然后进行测定。分离方法有多种，目前放射免疫反应测定常用的分离方法如下：

（1）活性炭吸附法：活性炭是最常用的吸附剂，可吸附小分子游离抗原或半抗原，而大分子蛋白（如抗体和免疫复合物）则留在溶液中。如用葡聚糖包被活性炭颗粒使其表面具有一定孔径的网眼，仅允许小分子游离抗原或半抗原逸入而被吸附，大分子复合物被排斥在外，测定效果较好。在抗原抗体反应后，加入葡聚糖 - 活性炭颗粒，使游离的标记抗原（F）吸附到颗粒上，而离心使颗粒沉淀，上清液含有标记抗原抗体复合物（B）。该方法简便、分离迅速，尤其适用于小分子抗原或药物的测定。

但此法的分离效果和重复性常受吸附剂、相对表面积、被吸附抗原分子大小、电荷分布及其作用时间、温度、离子强度、pH 等因素影响。在使用前过筛，选择一定大小的活性炭颗粒，如颗粒越小孔隙扩散速度越快，活性炭的吸附能力就越强。

（2）双抗体沉淀法：其原理是将某种抗原免疫动物制备出特异性抗体（即一抗 -Ab_1），然后将 Ab_1 作为抗原再免疫其他动物，获得二抗 -Ab_2，在反应中将该抗原和标记抗原（相同抗原）先与一抗 Ab_1 反应形成免疫复合物后（B 相），再加入二抗 -Ab_2，使之形成更大的免疫复合物后（B 相），很容易离心沉淀下来，这样就使 B 相与游离的上清中 F 相分开，由于在本系

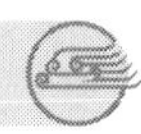

统中有 Ab_1、Ab_2 两种抗体参与反应，故称为双抗体沉淀法。本法特异性强、操作方便，重复性好，但时间长，沉淀物较少，并且第二抗体用量较大。

（3）聚乙二醇（polyethylene glycol，PEG）沉淀法：沉淀原理是采用有机溶剂PEG，能将不易在水中沉淀的蛋白质电荷和水化层破坏，使得蛋白质沉淀。利用该原理在反应中加入PEG，使抗原抗体复合物等大分子蛋白质沉淀下来，而小分子抗原则不沉淀游离在上清中，由此把B相与F相分开。PEG被广泛用于放射免疫分析的沉淀剂。方法快速、简便、沉淀完全，但非特异结合率高，而且受温度和pH影响较大，当温度高于30℃时，沉淀物易复溶。

（4）PR试剂法：是将双抗体沉淀法与PEG沉淀法结合起来的方法。此法具有两者的优点，弥补各自的缺欠，并节约抗体的用量，分离效果较好，适用范围广。

（5）固相分离法：将抗体结合于固相载体（如磁颗粒、聚苯烯管或磁珠等）表面，形成不溶解但仍保持抗体活性的特异性结合能力，当被测抗原、标记抗原加至固相载体时，与抗体特异性结合（B相），洗去未结合的标记物（F相）即可将B相与F相分离。此法具有简便、沉淀时间短，易于分离，并适合于自动化分析等特点，已逐步取代传统的液相分离方法。

（6）微孔滤膜法分离法：通常采用醋酸纤维素滤膜或玻璃纤维素滤膜，在放射免疫反应达到平衡后，将反应液加入装有微孔滤膜的滤器上，抗原抗体复合物保留在滤膜上（B相），游离部分（F相）被滤掉。该法应注意微孔直径，若抗原分子过小，可能被滤掉。

3. 放射性强度测定　B、F分离后，即可进行放射性强度的测定。根据放射性核素的类型分别选用不同的测量仪器，如用于测量γ射线（以 ^{131}I、^{125}I、^{57}Cr 标记）的晶体闪烁计数仪和用于测量β射线（以 ^{14}C、^{3}H、^{32}P 标记）的液体闪烁计数仪。目前放射免疫分子技术多使用 ^{125}I 标记物，故前者使用更普遍，且自动化程度也较高。计数单位是仪器输出的电脉冲数，单位为计数/分（cpm）或计数/秒（cps）；若要计算核素的放射性衰变，则以衰变/分（dpm）或衰变/秒（dps）表示。

4. 数据处理　每次测定均需同时绘制标准曲线（剂量反应曲线），以标准抗原的不同浓度为横坐标，测得的放射性强度为纵坐标作图。放射性强度可任选B或F的放射性计数，亦可采用计算值B/B+F、B/F或 B/B_0。此外为使曲线易于直线化（减少查值误差），横坐标标准抗原浓度常用对数（log或ln）值表示，通过标准曲线即可查出相应的待检抗原浓度。

第三节　固相放射免疫分析

传统的放射免疫分析方法由于需要分离B和F，操作较烦琐，分离效果影响测定的准确性。而固相放射免疫分析是一种既能检测抗体也能检测抗原的放射免疫分析技术，方法简便、敏感和特异。

一、基本原理

固相放射免疫分析（solid-phase radioimmunoassay，SPRIA）是将抗原或抗体吸附在固相载体的表面上，待测抗体或抗原与固相载体的抗原或抗体结合后，加入标记的抗原或抗体，免疫反应在固相表面产生，形成抗原-抗体-抗原复合物或抗体-抗原-抗体复合物，温育后洗涤，把抗原抗体复合物与未经结合的标记抗原或抗体分开，直接测定反应管的放射性强度。放射性强度与待测抗体或抗原量呈正比，即待测抗体或抗原含量越多，则放射性强度越高，反之则越低。

（一）固相载体的选择与预处理

固相材料作为包被抗体或抗原的载体，种类甚多，其中最主要的有纤维素、凝胶、磁颗粒、尼龙、聚丙乙烯塑料球和聚丙乙烯塑料管等。按载体的性质可分为两类：一类是表面带有化学功能基团，为亲水性，以共价键与抗体或抗原结合；另一类是表面无化学功能基团，为疏水性，通过物理吸附抗体或抗原使其包被于载体表面。

预处理：由于某些固相载体表面清洁度较差，直接包被均一性欠佳。为了提高包被抗原或抗体的均一性和牢固性，必须对塑料管进行预处理，主要是进行多次清洗，提高固相载体的清洁度。方法为：

1. 提高载体表面的清洁度　根据载体不同选择不同的清洗剂，先浸泡4~6小时，再用2mmol/L盐酸浸泡4~6小时，最后用无水乙醇浸泡2~4小时，自然干燥，密封于塑料袋里备用。

2. γ射线或紫外线照射法　将洗涤后的聚苯乙烯微孔条、或试管密封于塑料袋内，经一定强度的Co或紫外线照射，可以提高对抗体IgG的包被量。

3. 戊二醛表面涂布法　采用0.25%戊二醛涂在塑料管表面，可以提高蛋白质的结合量和均一性。由于戊二醛是一种双功能基团偶联剂，涂在塑料试管表面形成一种活性键，当加入蛋白质溶液时，蛋白质可自身偶联而牢固地结合在试管表面，其结合量及均一性都优于直接包被法。

（二）塑料试管活化方法

1. 活化膜涂管法　将顺丁烯二酸酐一苯乙烯（比例为98∶102）共聚体活化膜涂于聚苯乙烯塑料管内，制成活化试管。当加入抗体IgG时，活化膜上的功能基团与IgG分子上的氨基偶联。产物经红外光谱检测其结构，即可获得共聚体产物。取共聚体加入丁酮（比例1∶3）溶解，在搅拌下滴加入乙腈至微浑浊。向聚苯乙烯管加入1ml/管，迅速减压吸出。在室温下自然干燥，密封于塑料袋内贮存于干燥处备用。

2. 重氮化法　是另一种活化方法，向聚苯乙烯管内加一定量的发烟硝酸和冰醋酸处理，使塑料管表面的苯环生成硝基苯，即硝基聚苯乙烯。再加入硫代硫酸钠还原成氨基聚苯乙烯，最后加入亚硝酸钠。苯环上的氮基和亚硝酸钠反应，即得到重氮化聚苯乙烯活化的塑料试管。当向试管内加入抗体IgG时，IgG分子中酪氨酸残基上的酚羟基邻位与载体结合，即得到偶氮键相连接的固相抗体。

3. 直接结合法　该法是以氮基化聚苯乙烯为载体，经偶联剂直接与抗体或抗原共价键结合。由于微孔条表面联有氮基，经碳化二亚胺作用与甾体激素衍生物分子上的羧基联接，制备固相抗原，以此建立竞争性放射免疫分析法。也可按照同样的方法处理塑料管，使管壁偶联氮基作为固相载体。包被时，只要将含偶联剂的抗体或抗原液加至试管中，便可结合到试管壁上，使之成为活化试管。该包被技术十分简便，易于推广。

4. 十八烷基胺涂管法　由于十八烷基胺分子的烷基能牢固均一地吸附在管壁上，而氨基暴露在外，当加入含有戊二醛的IgG时，IgG分子上的氮基与试管壁上的氨基以五碳键桥连接，通过该方法处理，使塑料试管得以活化。

二、固相放射免疫分析类型

（一）固相放射免疫检测抗原

免疫放射分析法（immunoradiometric assay，IRMA）的基本原理：IRMA属于非竞争性免疫结合反应，是将放射性核素标记抗体，用过量的标记抗体（Ab^*）与待测抗原反应，反应式

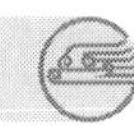

为:$Ag+Ab^*=Ag\text{-}Ab^*+Ab^*$。待充分反应后,除去游离的标记抗体。$Ag\text{-}Ab^*+Ab^*$ 结合物的放射性强度与待测抗原呈正比关系,见图 8-2。

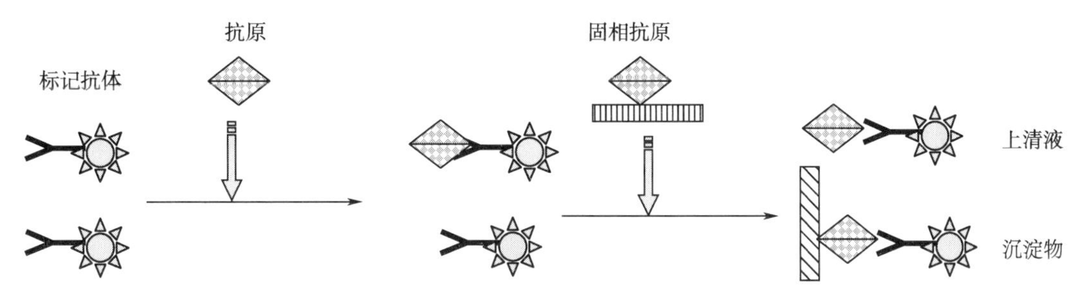

图 8-2　IRMA 反应原理示意图

IRMA 是从 RIA 基础上发展起来的核素标记免疫测定。其特点是用核素标记的抗体直接与受检抗原反应并用固相免疫吸附剂作为 B 或 F 的分离手段,RIA 与 IRMA 的异同点比较见表 8-1。

表 8-1　IRMA 与 RIA 的异同点

	RIA	IRMA
标记物质	核素标记 Ag	核素标记 Ab
反应速度	较慢	较快
反应方式	竞争抑制	非竞争性结合
曲线绘制	针对多克隆抗体 特异性较低	针对单克隆抗体 特异性较强
分析误差	较大	较小
标记物量	限量	过量
应用	可测大分子量、 小分子量的物质	测定 2 个以上 抗原表位物质

1. 直接法(双抗体夹心法)　也称为双抗体免疫放射分析法,先把未标记的抗体吸附在固相载体上,加入待测抗原,再加入与包被在固相载体相同的标记抗体,形成抗体 - 抗原 - 标记抗体复合物,并测定放射性强度,反应原理见图 8-3。

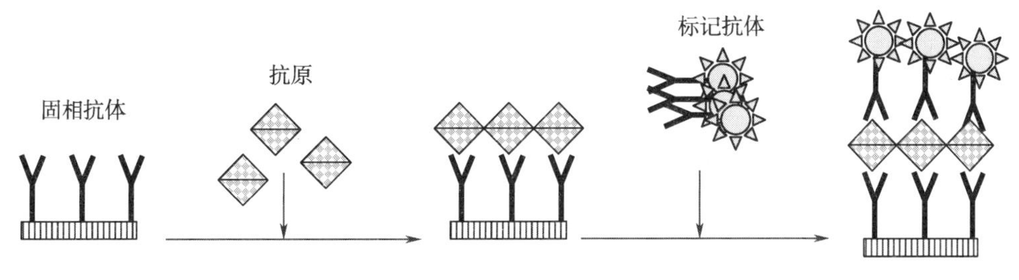

图 8-3　双抗体 IRMA 反应原理示意图

2. 间接法　未标记的抗体(Ab_1)吸附在固相载体上,加入待测抗原(Ag)和 Ab_2(Ab_2 与包被在固相载体上的 Ab_1 是属于不同种属的,如兔 Ig),再加入标记的抗 Ab_2 抗体(如抗兔 Ig),形成 Ab_1- Ag- Ab_2- 标记抗 Ab_2 复合物,并测定放射性强度。

此法可以用一种标记抗抗体(二抗)检测不同的抗原,但需注意包被抗体与标记抗体是不同种属的抗体。

(二)固相放射免疫检测抗体

1. 直接法　未标记的抗原吸附在固相载体上,加入待测血清,再加入与包被在固相载体相同的标记抗原,形成 Ag-Ab-Ag^*,测定放射性强度。

2. 间接法　是测定病毒抗体最常用的方法。根据抗原结合在固相载体上的方式不同,可分为两种类型:①已知抗原直接固定在载体表面,加待测血清(Ab_1)和标记的抗不同种属的抗体(Ab_2^*),形成 Ag-Ab_1-Ab_2^*(标记二抗)复合物,测定放射性强度;②已知抗原的抗体(Ab_1)包被载体,依次加入已知抗原(Ag)和待测血清(Ab_1),最后加入标记的抗不同种属的抗体(Ab_2 抗体),形成 Ab_1- Ag- Ab_2- 标记抗 -Ab_2 复合物,测定放射性强度。需注意包被抗体与标记抗体必须是不同种属的抗体,加入的已知抗原应过量,否则易出现假阳性。

(三)固相放射免疫新型测定模式

1. BAS-IRMA 测定模式　BAS 是生物素 - 抗生物素蛋白系统(biotin-avidin system,BAS)的简称,把 BAS 与 IRMA 两者特异性结合起来,即把 BAS 引入固相放射免疫分析测定中,是科学发展的一大进步。由于亲和素由 4 个相同的亚基组成,每个亚基均可与一个生物素分子结合,本身具有放大效应,又加之一个 IgG 分子可以结合几十个生物素分子,所以 BAS-IRMA 是一种灵敏度很高的检测技术。

2. 固相抗原 BAS-RIA 测定模式　即将甾体类抗原与蛋白结合物,包被塑料管,制成固相抗原,将抗体 IgG 生物素化。测定时将样品和生物素抗体加至固相抗原管中温育,待测物和固相抗原竞争结合生物素化抗体,洗涤后加 ^{125}I-BAS 再次温育,充分洗涤后直接测量试管的放射性,该模式适合甾体类和甲状腺激素等一大类小分子化合物的测定。

3. 固相二抗 -RIA　该法是将二抗 IgG 以交联法包被于塑料试管。测定时,将样品、标记抗原和第一抗体加至二抗管中温育,洗涤后直接测量试管的放射性,由此创建了 RIA 一步法。固相二抗实际上是一种通用的特异 B、F 分离方法。应用范围较广,既可用于半抗原测定,也可用于蛋白质类大分子化合物的测定。

4. 固相一抗 -RIA　首先制备包被过量二抗的塑料管,然后根据液相法测得的一抗滴度,加至二抗管中,放 4℃ 24 小时,一抗 IgG 通过免疫反应十分均一地结合至管壁上。测定时,将样品和标记抗原加至一抗管中温育,洗涤后测量试管的放射性,所得结果与固相二抗 RIA 法完全一致。

三、固相放射免疫影响因素

1. 载体　包被管的质量是影响结果的主要因素。目前应用最多是以聚苯乙烯为原料制成的专用试管,不同原料制成的试管吸附蛋白质的量有较大差异。对每批试管的包被蛋白的均一性必须做质量检验。检验方法是取包被抗体 IgG 管,加过量 ^{125}I 标记抗原,温育后洗涤,测放射性,批内变异系数 CV<3%(10 例)为合格。如果采用仲氨基或琥珀酰亚胺基活化的包被管,以共价键结合法,试剂盒的质量必有显著提高。

2. 包被蛋白质的量　通用固相二抗法和 IRMA 法,包被抗体的量对第一抗体或待测抗

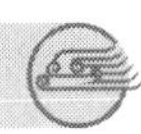

原而言，必须是过量的。否则将影响标准曲线剂量范围和双管平行性。为此，许多作者采用各种不同途径提高包被量，如γ射线辐照，双功能活性基因化合物处理（戊二醛、丙烯醛）等，但并不十分理想。目前唯一可行的途径是采用高滴度抗血清，提取抗体IgG来满足方法学的要求。

3. 抗体的质量　试管固相RIA对抗体质量有严格要求，除高滴度和高特异性外，还要具备高亲和力。因试管固相抗原抗体反应达到平衡反应时间比液相要长，只有具有高亲和力的抗体可以在较短时间内达到平衡。这样既缩短了温育时间，又可提高方法的灵敏度。

4. 保存条件　试管固相抗体经加膜化处理，密封于塑料袋内有效期1年。经抽真空密封保存，固相抗体可保存2年。

第四节　放射免疫分析的应用

RIA法是一种既能检测抗体也能检测抗原的放射免疫分析技术，广泛应用于生物医学检验。不论RIA还是IRMA，具有更高的敏感度和特异度，在各个领域的应用上，均有其优势。

（一）应用

1. 内分泌学的应用　大部分激素均可用RIA测定，对相关疾病的诊断和治疗提供重要的实验依据。如胰岛素、生长激素、胰泌素、胃泌素、ACTH、TSH、HCG等蛋白质和肽类激素；T_3、T_4、孕酮、雌二醇、雌三醇、醛固酮、地塞米松、前列腺素等非肽类激素。

2. 心血管疾病的应用　用于相关酶的测定，如SGOT、LDH及其同工酶、CPK、载脂蛋白和心钠素等。

3. 肿瘤的应用　检测肿瘤相关抗原，如AFP、CEA等。

4. 药理学的应用　用于药物吸收、分布和代谢的测定研究，违禁药物、药物中毒检测等。如地高辛、吗啡、巴比妥类、维生素、抗生素和核酸衍生物等测定。

5. 流行病学调查　用于Ig分型，检测病毒感染的抗原和抗体。如通过对乙肝抗原抗体的检测以分析乙肝病情和预后判断。

6. 食品检验的应用　用于食品真菌毒素、抗生素和激素残留的检测。如黄曲霉毒素、磺胺类药物、四环素、氯霉素、链霉素和己烯雌酚等。

7. 劳动与环境卫生的应用　外环境中有毒物质的检测，职业病的辅助诊断。如检测水中农药、微量元素的含量，通过检测尿、血的β_2-微球蛋白以了解铅中毒的情况。

（二）生物活性肽测定应用的进展

近年来，在生命科学研究中，有关生物活性多肽与生物医学的关系取得许多新的进展。如应用肽合成仪可以合成新肽类化合物及其不同片段，为研究肽的不同片段的生物活性及其与某些疾病发生的关系提供了条件。

1. 生物活性肽的IRMA　生物活性肽是对生物机体的生命活动有益或是具有生理作用的介于蛋白质和氨基酸之间的分子聚合物，属于具有多种生物学功能的一类化合物。采用常规RIA测定特异性差，所得值多为免疫反应样物质。

IRMA技术是一项高特异性、高灵敏度的方法。以最近发现的肾上腺髓质素（adrenomedullin，ADM）测定为例，ADM是由52个氨基酸残基组成，取1~12和22~52两个片段分别与牛甲状腺球蛋白（bTG）结合为抗原，制备相应抗体。以22~25片段抗体包被制成试管固相抗体，1~12片段抗体IgG作^{125}I标记。测定时，将样品和^{125}I标记抗体加至固相抗体管中温育，生成固相抗体夹心复合物，洗涤后测量放射性强度。

2. 多肽片段抗体的应用　利用一些分子量较大且具有多位点的肽类片段为抗原制备的抗体，可以与肽类完整的分子及其片段呈现特异性免疫反应。利用这一具有类似 McAb 的抗体特性可以建立竞争性RIA。例如人的降钙素基因相关肽（hCGRP）由37个氨基酸组成，分子量约为 3800kDa，利用该片段抗体所建立的 RIA 方法，可测得正常参考值。

本章小结

放射免疫分析（RIA）属于免疫标记技术之一，在免疫学抗原-抗体结合高特异性基础上，与放射性核素示踪技术的高灵敏性相结合，显示了该技术的优势。本章着重介绍了放射免疫分析的基本原理、分析方法的建立及常用的固相放射免疫分析，并对固相放射免疫分析的基本原理、免疫分析类型和免疫影响因素一一列出，最后总结了有关放射免疫分析的应用问题。值得注意的是 RIA 技术虽然极其敏感又具有其特异性，但必须通过仪器测定，同时，RIA 还需要特殊的预防措施，因为其要用到放射性物质。因此，如今 RIA 在一定程度上被 ELISA 所取代，但 ELISA 测定采用的是颜色变化信号，而 RIA 是放射性信号，在超微量物质测定方面 ELISA 技术取代不了 RIA。

思考题

1. 什么是放射免疫分析（RIA）？其基本原理如何？
2. 放射免疫分析常用的标记方法有几类？
3. 免疫放射分析法（IRMA）与放射免疫分析（RIA）有何不同？
4. 放射免疫分析常用于哪些方面的测定？

（张萃）

第九章　酶免疫技术

放射性免疫技术的问世和推广，曾极大地推动了生物医学的发展。然而，放射性免疫技术具有难以克服的缺点，如放射性同位素对人体有害、放射性标记物半衰期短等。1971 年问世的酶免疫技术采用酶代替放射性同位素制备酶标记试剂，酶免疫技术无放射性同位素的危害，且酶标记物稳定性好、有效期长，现已在医学生物学得到广泛应用。酶免疫技术的基本原理是利用酶标记物与待测样品中相应的抗原或抗体结合，成为带有酶的免疫复合物，加入酶的底物，通过酶的催化作用，使无色的底物产生水解、氧化或还原等反应，形成有色的或电子致密的、可溶或不溶性产物，用肉眼、分光光度计测定以及显微镜进行观察。其特点是既具有抗原抗体反应的特异性，又具有酶促催化反应的高敏感性，是免疫反应和酶的催化放大作用相结合的技术。

该技术的酶标记物稳定性好，试剂价格低廉，操作简单，而且容易与其他技术结合，现已建立许多适用范围更广泛的新方法。随着相关新技术的建立，如，杂交瘤单克隆抗体技术、生物素 - 亲和素放大系统、化学发光和电化学发光等，这些技术与酶免疫技术相结合，进一步提高了灵敏度、特异性以及自动化程度，使酶免疫技术不断更新，应用范围不断拓宽。目前，酶免疫技术在传染病诊断、食品中残留农药及毒素的检测、转基因食品的检测、动物检疫检测、植物病毒检测、自身免疫病及肿瘤的诊断，以及其他许多涉及抗原抗体反应的定量或定性检测等方面的应用日益广泛。

第一节　酶免疫技术的分类

酶免疫技术分为酶免疫组织化学技术和酶免疫测定两大类。酶免疫测定，根据测定过程中是否需要将结合的酶标记物和游离的酶标记物分离而分为均相（homogenous）和异相（heterogenous）两种类型，所有的标记免疫技术均可分成这两类。

以酶标记抗体（Ab-E）检测抗原（Ag）为例，反应简示如下（Ab-E 过剩）：

$$Ag+Ab-E \rightarrow Ag-Ab-E+Ab-E$$

Ag-Ab-E 代表结合的标记物，Ab-E 代表游离的标记物。如果反应完成后，需将 Ag-Ab-E 与 Ab-E 分离，测定 Ag-Ab-E 或 Ab-E 的酶活性，从而推算样品中的 Ag 量，这种方法称为异相法。如果是利用 Ab-E 与 Ag 结合形成 Ag-Ab-E 复合物后，标记酶的活性失去，不需进行 Ag-Ab-E 与 Ab-E 的分离，就可以直接测定游离的 Ab-E 量，从而推算样品中的 Ag 量，这种方法称为均相法。

异相法是目前应用最广泛的一类酶免疫技术，可分为液相异相酶免疫测定和固相酶免疫测定两种。前者的抗原抗体在液体中进行，反应完成后将结合的酶标记物与游离的酶标记物分离后进行测定。固相酶免疫测定的特点是，先将抗原或抗体吸附到固相载体上，抗原抗体反应在固相载体上进行，再经洗涤去除游离酶标记物，测定结合于固相载体的抗原抗体复合物。称为酶联免疫吸附试验（ELISA），已成为目前应用较广的免疫测定方法。

酶免疫组织化学技术（详见本书第十二章）是应用酶标抗体或抗酶抗体与组织切片上的抗原反应，然后与酶底物作用形成有色沉淀物，在光学显微镜下观察，用于细胞与组织中某种抗原成分的定位分析。

综上所述，酶免疫技术的分类可概括如图 9-1。

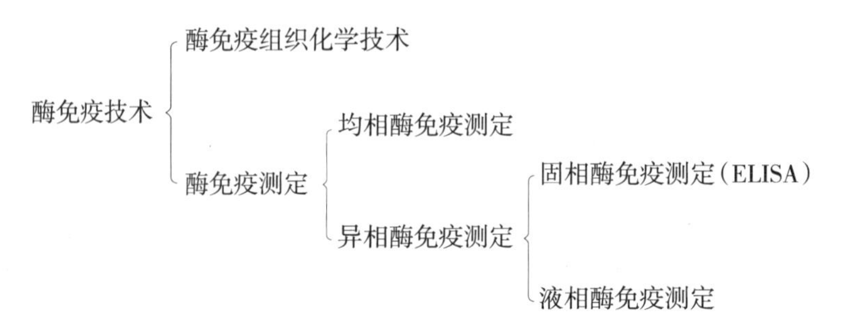

图 9-1　酶免疫技术的分类

第二节　酶联免疫吸附试验

一、基本原理

酶联免疫吸附试验（enzyme-linked immunosorbent assay，ELISA）于 1971 年首先由 Engvall 和 Perlmann 与 Van Weeman 和 Schuurs 同时建立。在免疫酶技术中，ELISA 发展最快、应用最广泛，也是最为成功的技术。

ELISA 三方面的高度特异性，确保了试验结果的特异性，一是抗原与相应抗体的结合具有高度特异性，二是酶标记物与相应抗原或抗体的结合具有高度特异性，三是酶的催化作用具有高度特异性。酶具有极强的催化活性，并仅使底物转化为产物，本身并不消耗，反复起催化放大作用，使 ELISA 具有高度敏感性，如目前 ELISA 可以检出 1 ng/ml 的 HBsAg。ELISA 的基本原理是：①抗原或抗体吸附固相载体的表面，并保持其免疫活性；②抗原或抗体与酶结合形成酶标抗原或抗体，仍然保持其免疫活性和酶催化活性，测定时，待测的抗体或抗原和酶标抗原或抗体按一定的步骤与固相抗原或抗体反应。用洗涤的方法，将固相载体上的抗原抗体复合物与其他物质分开；③加入酶的底物，酶催化底物生成有色产物，有色产物的量与样品中待测抗体或抗原的量呈一定比例，通过定性或定量测定有色产物量，即可确定样品中待测物质含量。

酶的催化反应效率很高，一分子酶一分钟可催化数十万乃至上千万分子的底物变为产物，极大地放大了反应信号，提高了方法的灵敏度。从原理可知，ELISA 可分为三个部分：一是免疫反应，包括抗原、抗体、酶标记物之间的反应；二是酶与底物反应，可以使用不同的酶/底物系统；三是检测方法的建立，利用各种分析方法定量测定酶催化反应的产物。方法学上研究的重点是，制备高纯度抗原和高亲和力的特异性抗体；选择高活性、高纯化的标记用酶；采用有效的交联方法制备高质量的酶标记物；选用适宜的酶/底物系统；确定有效的分离结合态与游离态标记物的方法；建立操作步骤以及研究自动化测定技术等。

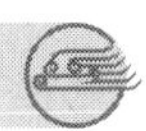

二、方法类型和操作步骤

ELISA可用于测定抗原,也可用于测定抗体。根据试剂的来源和样本的性状以及检测的具体条件,已设计出多种类型的检测方法,最常用的方法有以下几种。

（一）双抗体夹心法

双抗体夹心法(double antibody sandwich,DAS-ELISA)是检测抗原最常用的方法,其操作步骤:①将特异性抗体与固相载体联结,形成固相抗体,洗涤除去未结合抗体及杂质;②加入待测样本使之与固相抗体反应,样本中的抗原与固相抗体结合,形成固相抗原抗体复合物,洗涤除去未结合物质;③加入酶标抗体,固相免疫复合物的抗原与酶标抗体结合,彻底洗涤未结合的酶标抗体;④加入底物,固相载体上的酶催化底物生成有色产物。根据颜色反应的程度,对待测抗原定性或定量。原理示意见图9-2。该法只适用于测定2价或2价以上(有2个以上抗原决定簇)较大分子抗原,不能用于半抗原等小分子的测定。

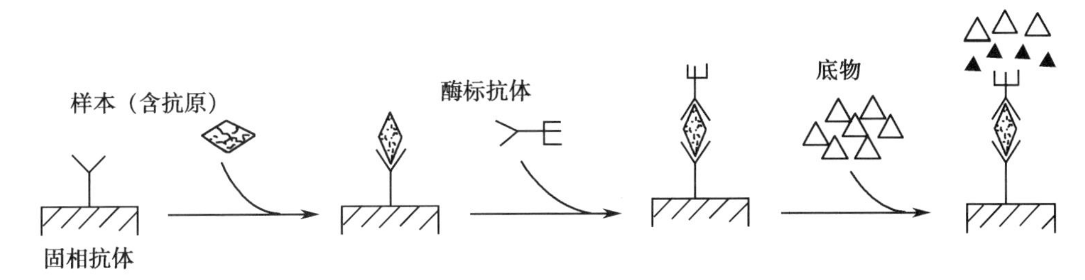

图9-2　双抗体夹心法测抗原示意图

（二）双位点一步法

在双抗体夹心法测抗原时,采用针对抗原分子两个不同抗原决定簇的单克隆抗体分别作为固相抗体和酶标抗体,可将待测样本与酶标抗体并为一步加入。原理示意见图9-3。使用高亲和力的单克隆抗体,双位点一步法不但操作简便、时间缩短,而且敏感性和特异性也得到显著提高。但测定时应注意钩状效应(hook effect),即类似于沉淀反应中的抗原过剩的后带现象。待测抗原浓度相当高时,抗原分别与固相抗体、酶标抗体结合,而不形成夹心复合物,使结果偏低,严重时可出现假阴性结果。

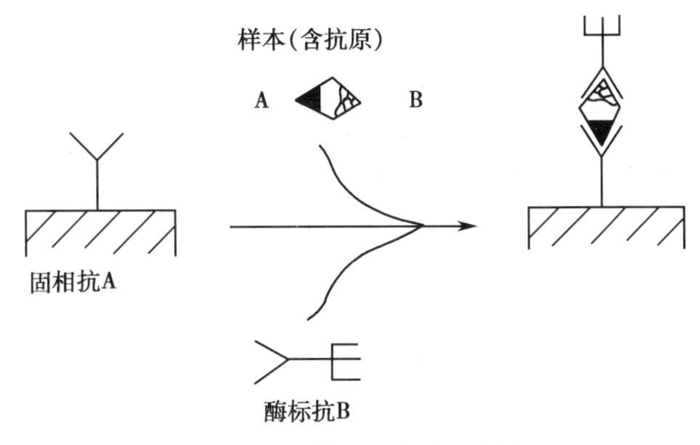

图9-3　双位点一步法示意图

（三）间接法

间接法(indirect ELISA)是检测抗体最常用的方法,原理是将抗原联结到固相载体上,待测抗体分别与固相抗原、酶标记抗抗体结合，实现对待测抗体的检测。操作步骤：①特异性抗原与固相载体联结，形成固相抗原。洗涤除去未结合抗原及杂质；②加待测标本，标本中若有相应的抗体则与固相抗原结合，形成固相抗原抗体复合物。洗涤去除未结合物；③加酶标抗免疫球蛋白（酶标抗抗体，如欲测人对某种病原微生物的抗体，可用酶标记羊抗人 IgG 抗体）与固相复合物中的抗体相结合。洗涤后，固相载体上结合的酶量与待测血清中特异性抗体的量相关；④加入底物显色，颜色深浅代表样本中待测抗体量。原理示意见图 9-4。该法只需更换不同的固相抗原，即可以用一种酶标抗体检测各种与抗原相应的抗体。间接法检测 IgG 型抗体比较简单，但不适用于检测其他种类的抗体，如果血清中有特异性 IgG 存在将与 IgM 或 IgA 等竞争结合抗原。

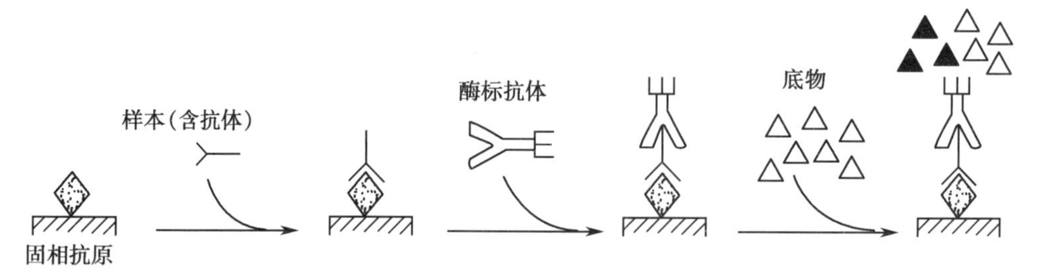

图 9-4　间接法测抗体示意图

（四）竞争法

竞争法（competing ELISA）。以测定抗原为例，将特异性抗体连接到固相载体上，待测抗原、酶标抗原与固相抗体竞争结合，因此，结合于固相的酶标抗原量与待测抗原的量成反比。其操作步骤：①将特异性抗体与固相载体联结，形成固相抗体，洗涤。②测定管中加入待测样本与一定量酶标抗原的混合溶液，使之与固相抗体反应。如待测样本中无抗原，酶标抗原与固相抗体结合。如样本中含有抗原，则抗原与酶标抗原以同样的机会与固相抗体结合。样本中抗原量越高与固相抗体的结合的机会也越高，酶标抗原与固相抗体的结合量越少。参考管或阴性对照管中仅加酶标抗原反应后，酶标抗原与固相抗体的结合可达到最充分的量。③加底物显色。参考管或阴性对照管中结合的酶标抗原量最多，颜色最深。参考管与待测管颜色深度之差，代表待测样本中抗原的量，待测管颜色越淡，表示样本中抗原量越多。原理示意见图 9-5。竞争法既可用于检测抗原，又可用于检测抗体。需注意的是某些抗原很难与酶交联，有些抗原甚至不可能与酶交联。另外，酶标抗原与样本直接混合，样本中含有许多酶抑制剂或蛋白 A 样物质可影响结果。

（五）捕获法测 IgM 抗体

捕获法（Mac-ELISA）用于检测特异性的 IgM 抗体。血清中针对某种抗原的特异性 IgM 和 IgG 常同时存在，IgG 的存在将干扰 IgM 抗体的测定。因此，测定 IgM 抗体需采用捕获法，先将血清中所有的 IgM（特异性和非特异性 IgM）捕获固定在固相上，去除 IgG 后，再测定特异性 IgM。其操作步骤：①抗 -μ 链（或抗 -IgM 抗体）包被在固相上，形成固相抗 -μ 链（或抗 -IgM 抗体），洗涤；②加入稀释待测样本，样本中所有的 IgM 与抗 -μ 链结合，洗涤除去未结合物质；③加入特异性抗原，它只与固相上特异性的 IgM 结合，洗涤；④加入针对特异性抗原的酶标抗体，使之与结合在固相上的抗原结合，洗涤；⑤加底物显色，若有颜色显示，则表示待测样本中有特异性的 IgM 抗体存在。原理示意见图 9-6。

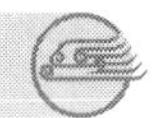

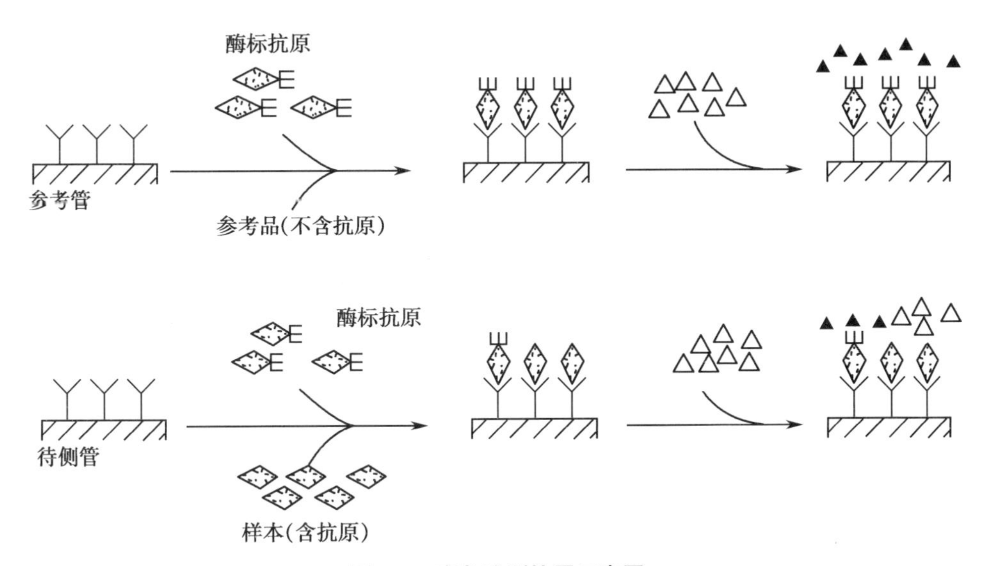

图 9-5 竞争法测抗原示意图

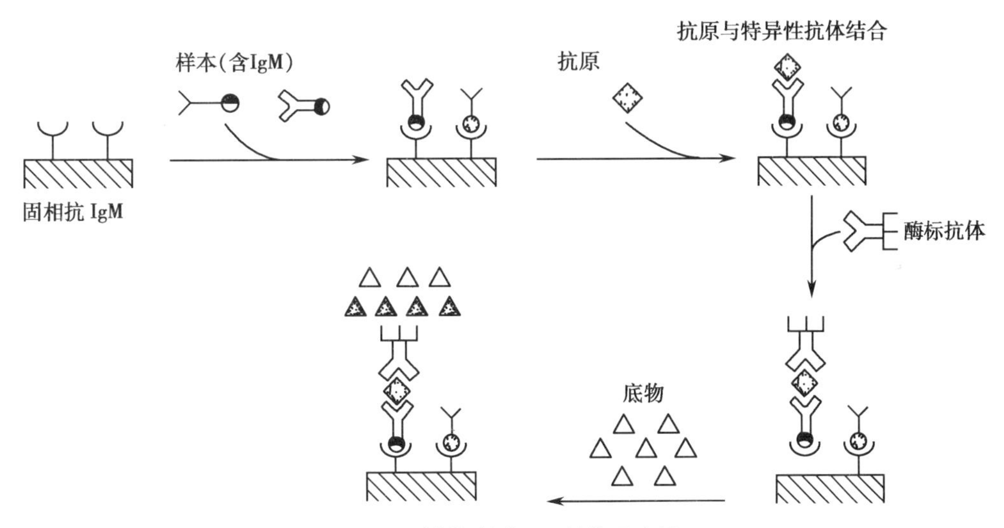

图 9-6 捕获法测 IgM 抗体示意图

(六) 双抗原夹心法

双抗原夹心法与双抗体夹心法类似，是用已知抗原检测样本中的未知抗体。已知抗原包被在固相上，若待测样本中含有待测抗体，反应过程中形成“抗原 - 抗体 - 酶标记抗原”复合物，加入底物显色，实验结果判为阳性；当检测样本中无待测抗体，不能形成“抗原 - 抗体 - 酶标记抗原”复合物，加入底物不显色，实验结果判为阴性。

(七) 中和法

常用于已知中和抗原检测样本中的未知抗体。在固相上包被已知抗体，当检测样本中含有待测抗体时，与反应体系中加入的中和抗原结合，反应过程不能形成“抗体 - 抗原 - 酶标记抗体”复合物，加入底物不显色，实验结果判为阳性；当检测样本中无待测抗体时，加入的中和抗原则与固相抗体结合，形成“抗体 - 抗原 - 酶标记抗体”免疫复合物，加入底物显色，实验结果判为阴性。

ELISA 除以上七类方法外，还有间接混合夹心法测抗体及抗原竞争间接法测抗原等方法。

第三节　固相酶免疫测定的技术要点

ELISA 的技术要点包括三个方面：试剂的制备、反应条件的选择和操作的标准化。

一、试剂的准备

ELISA 的主要试剂，有固相的抗原和抗体，酶标记的抗原或抗体，与标记酶直接关联的酶反应底物。

（一）固相载体

可作 ELISA 的载体物质很多，最常用的是聚苯乙烯。聚苯乙烯吸附蛋白质的能力较强，抗体或蛋白质抗原吸附其上并保留原来的免疫活性。载体的性状主要有三种：小试管、小珠和微量 ELISA 板。

良好的 ELISA 板应该是吸附性能好，空白值低，孔底透明度高，各板之间、同一板各孔之间性能相近。由于原料和制作工艺的差别，各种 ELISA 板产品的质量差异较大。因此，每批 ELISA 板在使用前应检查其性能。常用的检查方法为：以一定浓度的人 IgG（一般为 10ng/ml）包被 ELISA 板后，每孔加入适当稀释度的酶标抗人 IgG 抗体，孵育洗涤后，加底物显色，分别测定每孔的吸光度值（A）。控制反应条件，使各孔吸光度值在 0.8 左右。计算其平均值。各孔 A 与平均 A 之差，应小于 10%。最好小于 5%。某些实验很难达到此要求，特别是非蛋白质的抗原吸附于载体。即使板内的吸光度值变异在允许范围之内，板内也可能出现有一些孔的高值和低值差别过大，此类 ELISA 板应避免使用。若所有的板都有此现象，就应考虑其他因素，如加样、洗涤、孵育和检测方法等。

（二）抗原和抗体

抗原或抗体的质量是 ELISA 的关键因素之一。所用抗原要求纯度高，抗体效价高，结合力高。此外，还必须严格消除所有干扰的杂抗原或杂抗体。ELISA 灵敏度高，对杂质的反应灵敏度也高。实验中出现空白对照结果偏高或有假阳性时，主要是由于所用抗原或抗体不纯所致。

要求酶标结合物的比活性高。如 100mg/ml 蛋白质抗体溶液，免疫扩散效价 1：256 以上，可得满意结果。交联用的抗体可用 DEAE 纤维素层析提纯，最好采用亲和层析法提纯。用活性最高的抗体与酶交联，用酶消化 IgG 后，提取 F_{ab} 片段制备酶标结合物，效果更好。高亲和力的单克隆抗体的应用，使 ELISA 的敏感性和特异性显著提高。

（三）酶和底物的选择

所用的酶要求纯度高，催化反应的转化速率高，专一性强，性质稳定，来源丰富，价格低，制备成的酶标抗体或抗原性质稳定，并保留其免疫活性和催化能力。待测样本中最好不存在与标记酶相同的酶。另外，相应的底物容易制备和保存，有色产物易于测定。ELISA 中最常用的酶有辣根过氧化物酶和碱性磷酸酶。

1. 辣根过氧化物酶及底物　辣根过氧化物酶（horseradish peroxidase，HRP）在辣根中含量很高，是一种糖蛋白，含糖量约为 18%；分子量为 44kDa；是由糖蛋白和亚铁血红素辅基组成的一种复合物。糖蛋白在 275nm 波长处有最大光吸收值，辅基是深棕色的含铁卟啉环，是酶的活性基团，在 403nm 波长处有最大光吸收值。HRP 的纯度（德文 Reinheit Zahl，RZ）以 A_{403nm}/A_{275nm} 的比值表示，高纯度 HRP 的 RZ≥3.0。酶失活后 RZ 值并不改变。酶活性是

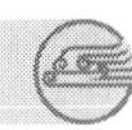

HRP 质量的重要指标，以单位 U 表示，即能在 20℃、pH6.0、20 秒的时间内催化底物邻苯三酚产生 1mg 红棓酚（purpurogallin）作为酶的一个活性单位。用于标记的 HRP 比活性应大于 250U/mg。酶比性 = 酶活性 (U)/mg(蛋白质)。

与其他酶相比 HRP 的优点是：①标记方法简单，并且酶标记物比较稳定，易保存，在 pH3.6~12.0、63℃ 15 分钟条件下稳定，在冷冻干燥制剂和硫酸铵溶液中很稳定；②溶解性好，100ml 缓冲盐溶液中可溶解 5 g HRP；③供氢体底物种类多，可供不同的实验选择；④分子量较小，标记物易进入细胞内；⑤价格较低且已商品化。因此，目前 HRP 在免疫酶技术中应用较多。氧化物、硫化物、氟化物及叠氮化物等可抑制 HRP 的活性，因此用 ELISA 检测的样本不能用 NaN_3 防腐。

HRP 催化反应式为：$DH_2 + H_2O_2 \rightarrow D + 2H_2O$。$DH_2$ 为供氢体，习惯称为底物，H_2O_2 为受氢体。HRP 对受氢体的专一性很高，除 H_2O_2 外，仅作用于小分子醇的过氧化物和尿素的过氧化物。后者为固体，作为试剂使用较 H_2O_2 方便。许多化合物可作为 HRP 的供氢体。常用的有邻苯二胺（o-phenylenediamine，OPD）、四甲基联苯胺（3，3′，5，5′-tetramethylbenzidine，TMB）和 ABTS[2，2′-azino-dis(3-ethyl-benzthiazoline sulfonate-6）]。OPD 作供氢体，灵敏度高，比色方便，但应用液稳定性较差，且具有诱变特性。TMB 无此缺点。TMB 经酶作用后由无色变为蓝色，目测对比鲜明，加酸终止反应后变为黄色，最大吸收峰波长 450nm，目前应用最广泛，缺点是水溶性差。ABTS 虽然灵敏度不如 OPD 和 TMB，且反应曲线不好，但空白值很低。HRP 催化 OPD 的反应式如下：

$$C_6H_4(NH_2)_2 + H_2O_2 \xrightarrow{HRP} C_6H_4(=NH)_2 + 2H_2O$$

（橙红色）

2. 碱性磷酸酶及底物　碱性磷酸酶（alkaline phosphatase，AP）一般采用对硝基苯磷酸酯（p–nitrophenyl phosphate，p–NPP）作为底物，可制成片状，使用方便。产物为黄色的对硝基酚，最大吸收峰波长 405nm，用 NaOH 终止反应后，黄色可稳定一段时间。AP 催化对硝基苯磷酸酯反应式如下：

$$O_2N{-}C_6H_4{-}O{-}PO_3H_2 \xrightarrow[H_2O]{AP} O_2N{-}C_6H_4{-}OH + H_3PO_4$$

（黄色）

在 ELISA 中应用 AP 系统灵敏度高于 HRP 系统，空白值也较低。但获得高纯度的 AP 较难，稳定性较 HRP 低，价格较 HRP 高，制备酶结合物时得率较 HRP 低，在国内的应用不如 HRP 普及。

3. β- 半乳糖苷酶及底物　β- 半乳糖苷酶（β-galactosidase，β-Gal）源于大肠埃希菌，分子量 540kDa，最适 pH6~8。底物常用 4- 甲基伞形酮 -β-*D* 半乳糖苷（4-methylumbelliferyl-β-*D*-galactoside，4MUG），酶水解后产生荧光物质 4- 甲基伞形酮，可用荧光计检测。敏感性较用 HRP 高 30~50 倍。因人血中缺乏此酶，测定时不易受内源性酶的干扰。但是需用荧光计测定，如用固相载体作为测定容器，要求载体不发荧光。

除 HRP 和 AP 外，在商品 ELISA 试剂中，应用的酶还有葡萄糖氧化酶、酸性碱性磷酸酶、青霉素酶和脲酶等。脲酶的特点是作用后，反应液发生 pH 改变，可使指示剂变色。

二、酶标记抗体或抗原的方法

酶标记的抗原或抗体称为酶结合物（enzyme conjugate）。由于各种抗原的化学结构不同，可用不同的方法与酶结合。如为蛋白质抗原，可参考抗体酶标记的方法。在制备酶结合物时，选用的标记方法应具有以下特点：保持酶和抗体、抗原的生物学活性；方法简单，重复性好，产率高；酶结合物稳定。制备抗体酶结合物目前常用的方法是：

（一）戊二醛交联法

戊二醛具有双功能团，可以将酶与蛋白质或其他抗原的氨基偶联。戊二醛交联法有一步法和二步法。一步法是将 HRP 和抗体与戊二醛同时反应连接而成；二步法则是先将 HRP 按一定比例与戊二醛反应，形成 HRP- 戊二醛结合物，经透析除去未结合的戊二醛后，再加入抗体与 HRP- 戊二醛结合物的另一个醛基交联。HRP 可溶解于 50% 饱和度硫酸铵溶液中，用 50% 饱和度硫酸铵沉淀酶标抗体，弃去上清中游离酶，即得酶标抗体。

戊二醛一步法操作简单、重复性好。但交联时，由于反应物分子间的比例不严格，酶标抗体易形成聚合物，酶与酶、抗体与抗体之间也可发生交联，以及酶标抗体不稳定等缺点。戊二醛二步法可制备 1：1 的 HRP- 抗体结合物，特别适用于定量 ELISA，标记效率比一步法高 10 倍左右。

（二）过碘酸盐氧化法

该法仅用于辣根过氧化物酶的交联，HRP 含 18% 碳水化合物。过碘酸盐将酶分子表面的多糖氧化成活泼的醛基，用硼氢化钠中和多余的过碘酸。酶分子上的醛基可与抗体蛋白质结合，形成按克分子比例结合的酶标结合物。为防止酶蛋白分子中氨基与醛基发生自身偶联反应，标记前可用 2,4- 二硝基氟苯封闭酶蛋白的残留氨基。

三、酶标记物的纯化及鉴定

（一）酶标记物的纯化

各种方法制备的酶标记物，其中含有游离的酶、游离的抗体、酶聚合物和抗体聚合物。游离的酶可经洗涤去除，不影响 ELISA 的测定，游离的抗体将与酶标抗体竞争相应的固相抗原，降低特异性的显色，因此，制备的酶标记物应纯化。纯化的方法较多，分离大分子混合物的方法均可应用。硫酸铵盐析法操作简便，但效果不如用 Sephadex G-200 凝胶过滤，应用 SPA 与 IgG 结合及 ConA 与 HRP 上糖蛋白的结合进行亲和层析分离 HRP 标记抗体纯度更高。

（二）酶标记物的鉴定

每批制备的酶标记物，需鉴定其质量和标记率，质量鉴定包括酶活性和抗体免疫活性。

1. 质量鉴定　常用免疫电泳或双向免疫扩散试验，出现沉淀线表示酶标记物中的抗体具有免疫活性。沉淀线经生理盐水反复漂洗后，加酶的底物，沉淀线显色，表示酶标记物中的酶仍保留活性。也可直接用 ELISA 方法测定。

2. 酶标记率的测定　常用分光光度法分别测定酶标记物中酶和抗体的含量，按公式计算标记率。戊二醛法制备的 HRP 标记 IgG，酶标记率的计算如下：

（1）酶结合量（mg/ml）$=A_{403nm}\times 0.4$　　式 9-1

即 HRP 在 403nm 波长的 A 值为 1 时，含量为 0.4mg/ml。

（2）酶标记物的 IgG 量（mg/ml）$=(A_{280nm}-A_{403nm}\times 0.42)\times 0.94\times 0.62$　　式 9-2

式中，$A_{403nm}\times 0.42$ 为酶蛋白本身在 280nm 应有的吸光度（$A_{403nm}\times 0.3$）及结合戊二醛后

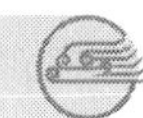

增加的吸光度总和；抗体蛋白与酶结合后 A_{280nm} 约增加 6%，故乘以 0.94；兔 IgG 的 A_{280nm}=1.0 时为 0.62mg/ml。

（3）克分子比（HRP/IgG 或 E/P）

$$HRP/IgG=HRP(mg/ml)/HRP\ 分子量 \div IgG(mg/ml)/IgG\ 分子量$$
$$=HRP(mg/ml)/40\,000 \div IgG(mg/ml)/160\,000$$
$$=HRP(mg/ml)\times 4/IgG(mg/ml) \qquad 式\ 9\text{-}3$$

（4）酶的标记率 =（酶量 / 加入酶量）× 100%，（或者，酶的标记率 =A_{403nm}/A_{280nm}）　式 9-4

一般酶量为 1mg/ml、HRP/IgG 在 1.5~2.0 之间、酶的标记率大于 0.3 时，ELISA 的结果最好。标记率过高影响酶和抗体活性，过低则降低敏感性。

四、最适工作浓度的选择

在建立 ELISA 时，应选择包被抗原或抗体的浓度和酶标抗原或抗体的浓度，以达到最合适的测定条件。间接法和夹心法最适工作浓度的选择方法如下。

（一）间接法测抗体

1. 酶标抗抗体工作浓度的选择　①用 100ng/ml 人 IgG 包被，洗涤；②将酶标抗人 IgG 作一系列稀释后分别加入已包被的孔中，孵育，洗涤；③加底物显色，终止反应后，测定吸光度值；④取 *A* 值为 1.0 时的酶抗人 IgG 抗体稀释度，作为酶标抗体的工作浓度。

2. 棋盘（方阵）滴定法选择包被抗原工作浓度　①用一系列抗原稀释度进行包被，洗涤；②加样：1∶100 稀释强阳性、弱阳性、阴性参考血清及空白对照，孵育，洗涤；③加入工作浓度的酶标抗人 IgG 抗体，孵育，洗涤；④加底物显色，终止反应后，测定吸光度值；⑤选择强阳性 *A* 值为 0.8 左右，阴性 *A* 值小于 0.1 的包被抗原的稀释度作为抗原工作浓度。表 9-1 中包被抗原的最合适工作浓度为 1∶200。

表 9-1　间接 ELISA 法包被抗原工作浓度的选择

参考血清	各抗原稀释度的吸光度值（*A*）				
	1∶50	1∶100	1∶200	1∶400	1∶800
强阳性	1.26	1.08	0.86	0.68	0.42
弱阳性	0.68	0.41	0.30	0.22	0.18
阴性	0.25	0.13	0.05	0.04	0.03
稀释液	0.09	0.02	0.02	0.02	0.04

（二）夹心法测抗原

棋盘法选择包被抗体和酶标抗抗体的工作浓度：①用 10μg/ml、1.0μg/ml、0.1μg/ml 三个浓度的抗体包被，每个浓度包被三纵行，洗涤；②三个横行各孔分别加入强阳性、弱阳性抗原、阴性对照，孵育，洗涤；③将 1∶1000、1∶5000、1∶25 000 三个浓度的酶标抗体，分别加入每个包被浓度的三纵行中，孵育，洗涤；④加底物显色，终止反应后，测定吸光度值；⑤以强阳性抗原 *A* 值为 0.8 左右，阴性抗原 *A* 值小于 0.1 的条件作为最适条件。据此选择包被抗体和酶标抗体的工作浓度。从表 9-2 可知包被抗体与酶标抗体的最适工作浓度分别为 1.0μg/ml 与 1∶5000。

表 9-2　夹心法 ELISA 包被抗体和酶标抗体工作浓度的选择

包被抗体浓度	酶标抗体稀释度	各抗原的吸光度值(A)		
		强阳性(25ng/ml)	弱阳性(1.5ng/ml)	阴性
10μg/ml	1：1000	1.17	0.15	0.09
	1：5000	0.46	0.03	0
	1：25 000	0.12	0	0
1.0μg/ml	1：1000	>2	0.26	0.12
	1：5000	0.90	0.12	0.01
	1：25 000	0.22	0.01	0
0.1μg/ml	1：1000	0.42	0.14	0.11
	1：5000	0.12	0.04	0.02
	1：25 000	0.03	0	0

五、测定方法的标准化

不论是定性还是定量测定,必须严格按照规定的方法制备试剂和实施测定,才能使 ELISA 得到准确的结果。主要试剂的制备要点如前所述,其他一般试剂,如包被缓冲液、洗涤液、样本稀释液、结合物稀释液、底物液和酶反应终止液等,最好临用时配制。缓冲液在冰箱中可短期保存,使用前观察是否变质。蒸馏水的质量也至关重要,最好使用新鲜重蒸水,不合格的蒸馏水可使空白值升高。在测定的实施中,应力求各个步骤操作的标准化。

(一) 包被

固相的抗原或抗体称为免疫吸附剂。抗原或抗体固相化的过程称为包被(coating)。理想的包被应该是:固相表面吸附尽可能多的特异抗体(或抗原);吸附较牢固,能耐受多次洗涤;非特异性吸附作用小。试验中应考虑包被物质的性质及浓度、包被缓冲液的 pH 及离子强度、包被温度、包被时间及洗涤等。

包被的机制主要有两种:第一种是物理性吸附,即抗原或抗体通过物理力被动地吸附于疏水性固相载体的表面,吸附过程较简单,不发生化学反应,不需特殊条件,适用于多种类型的载体,如聚苯乙烯试管及 ELISA 板、纤维素膜等,目前使用最广泛;第二种是共价交联,先使化学性质活泼的基团与固相载体连接,该基团再把抗原或抗体与固相载体交联,引入的活性基团常为戊二醛。化学交联法吸收容量大,批号之间的差异小,而且价格低廉,共价交联可能是固相包被标准化的最佳途径。

1. 包被物质性质及其浓度　糖蛋白类物质如癌胚抗原、血型物质、脂蛋白、细菌脂多糖、糖脂及变性 DNA,均可吸附于聚苯乙烯塑料表面,而天然 DNA、中性多糖包被塑料固相表面的效果不佳或背景着色深。聚苯乙烯吸附抗原效果好,聚乙烯吸附抗体效果好。一些预处理 ELISA 板的方法可以改善吸附,如射线照射、乙酸、盐酸、戊二醛或多聚赖氨酸处理 ELISA 板。经戊二醛和盐酸预处理的 ELISA 板不仅促进吸附,还能降低非特异性反应,用多聚赖氨酸可增强某些多糖抗原的吸附。

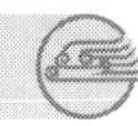

抗体包被常用浓度为1~10μg/ml。抗体浓度过高，蛋白质分子间的相互作用力妨碍固相表面与蛋白质的吸附。在孵育、洗涤过程中，固相上吸附的蛋白质不断地解吸附释放，或孵育时与样本中的相应免疫反应物结合后弃去，或直接释放到洗涤液中弃去。实验证明，两种不同浓度的蛋白质包被固相，经足够洗涤后，固相表面的最后浓度几乎相等。因此，浓度过高不仅耗费试剂，在测定中还可能产生前带现象，降低敏感性。

若抗体浓度过低，固相表面不能完全覆盖，加入的样本和酶结合物中的蛋白质也会部分地、非特异性地吸附固相表面，产生非特异性显色。为避免这种情况，可在包被后用1%~5%牛血清白蛋白（BSA）包被一次，封闭载体表面的吸附位点，或在包被液中加入BSA，消除这种干扰。在各检测体系中，最适包被浓度均不相同，只能通过预试确定。

2. 包被缓冲溶液的pH及离子强度　两者对吸附均有影响。包被蛋白质常用0.01~0.05mol/L pH9.6碳酸盐缓冲溶液、0.1mol/L NaCl pH7.2的PBS。包被缓冲溶液pH小于6将增加非特异性吸附。相对低的离子强度有利于蛋白质分子吸附固相表面。缓冲液还影响某些方法的敏感性，用类脂和病毒抗原包被，加入脱氧胆酸钠，将包被的抗体F_C段部分变性可以增加敏感性。有些单克隆抗体很难吸附固相，需要试用不同的缓冲液。

3. 包被温度和时间　蛋白质包被聚苯乙烯载体，多数置4℃冰箱过夜，或37℃孵育2小时也可以达到同样的吸附效果。蛋白质吸附ELISA板的动力学研究表明：包被1分钟，固相上便发生吸附作用，吸附量与蛋白质浓度、包被时间有关。当蛋白质浓度为5μg/ml时，包被1小时出现明显吸附，12小时后吸附量不再随时间延长而增加；蛋白质浓度为10μg/ml和20μg/ml时，两者的吸附作用类似，包被3分钟便出现明显吸附，6小时后吸附完全。包被好的ELISA板在低温可放置一段时间而不失去其免疫活性。

（二）加样

定量测定时加样量应力求准确，加样时应将液体加在孔底，力求不产生气泡。样本和结合物的稀释应按规定配制。

（三）洗涤

洗涤是决定实验成败的关键。其目的是洗去没有与固相抗原或抗体结合的物质，以及非特异性吸附于固相载体的干扰物质。洗涤时应将非特异性吸附的干扰物质充分洗涤除去。样本、结合物的稀释液和洗涤液中加入吐温（Tween）一类物质即可达到此目的。Tween 20在ELISA中最为常用，Tween 20的洗涤效果好，并具有减少非特异性吸附和增强抗原抗体结合的作用。

洗涤如不彻底，特别是在最后一次，如酶结合物的非特异性吸附，将使空白值升高。另外，在间接法中如血清样本中的非特异性IgG吸附在固相上而未被洗净，非特异性IgG将与酶标抗抗体结合而产生干扰。

洗涤方法有手动和全自动冲洗，洗涤应满足下列条件：①每孔充满洗涤液；②每步冲洗后都要去净洗涤液；③冲洗次数和浸泡时间要足够。检测具有传染性的样本必须采用全自动冲洗方法。

ELISA板的洗涤步骤：①吸干或倾去孔内液体；②每孔充满洗涤液；③放置2~3分钟，略作摇动；④吸干或倾去液体后，在吸水纸上拍干。一般洗涤3~4次。但过度洗涤则会降低阳性血清与阴性血清的吸光度比值，自动冲洗时常有此种现象。

洗涤液的成分也会影响检测结果。常用洗涤液：①蒸馏水；②蒸馏水+0.05% Tween 20；③蒸馏水+0.5%BSA；④蒸馏水+0.05%Tween 20+0.5%BSA。

（四）孵育

要使抗原抗体反应和酶催化反应顺利进行，需要合适的 pH 和适当离子强度的基质液，保持一定的温度，并作用一定时间，整个过程称为孵育或温育。

ELISA 一般有二次抗原抗体反应，即加样本后和加结合物后，反应温度和时间应按规定的要求进行。水浴可使温度迅速平衡。各板不应重叠。ELISA 板加盖，或将其放在金属湿盒中，避免孔中液体蒸发，湿盒应预先放在其中以平衡温度，室温较低时更为重要。加入底物后的反应时间和温度通常不作严格要求，如室温高于 20℃，ELISA 板避光放在实验桌上，以便随时观察，待对照管显色适当时，即可终止酶反应。

一般情况，温度越高（不超过 45℃）或试剂浓度越高达到反应平衡的时间也越短，但增加温度可降低实验的敏感性，特别是在抗原或抗体不适应温度过高的情况下，还可增加非特异性反应。如果温度已确定，反应时间应定在足够达到反应平衡，时间太短不能达到反应平衡。因此，确定准确的孵育时间、温度和试剂的浓度是非常重要的。实验方法不同，最适条件、孵育时间也不同。常用孵育温度为 37℃或室温（18~22℃）。每一特定检测系统对孵育时间都有各自的特殊要求，通过测定其反应动力学而定。为提高检测的敏感性和特异性，以选用短时间为好，而定量测定时往往选用较长的孵育时间以保证其准确性。

聚乙二醇（PEG，6.0kDa）对抗原抗体反应有增强作用，在标本稀释液和酶结合物稀释液内加入 4%PEG，可缩短孵育时间，且测得的吸光度值增加 10%。

酶结合物与底物的作用随反应时间延长而增强。但时间延长，某些底物可能产生自发性变性，使最终显色反应加深而干扰结果判定。实际应用，反应时间常为 20~60 分钟。时间过短将引起结果误差，时间过长则不仅使整个试验需时冗长，而且还易发生底物的自发变性。若底物反应速度过快，可稀释酶结合物或适当降低反应温度；若底物反应速度过慢，可提高酶结合物的浓度或适当提高反应温度。酶 - 底物反应的时间，还可以阳性标本的吸光度值达到 1.0 时为反应终点。酶活性较强时，用终点法测得的吸光度值，常常不能反映定量关系，应用酶速率测定法可避免此缺点。

（五）结果的判定

1. 吸光光度法　分光光度计检测结果可简单地用吸光度值（A）表示，并且根据每次试验所用的阴性和阳性样本确定标准。选择一个 A 值（如 0.1）作为界值，用于区别阳性和阴性样本。另外，常用阴性的平均 A 值加 2 个或 3 个标准偏差作为界值。但不论界值如何选择，假阳性和假阴性结果总是存在的，增高界值，假阴性增加；反之假阳性增加。双光束检测仪可以减少 ELISA 板划痕或微粒而引起的背景干扰。另外，所用的仪器应定期进行校准，使其在最佳状态下工作。

用肉眼判断结果时，所用的底物必须显示较深的颜色。肉眼观察只能判断阳性和阴性（如 +++、++、+、+/−、−）。

2. 比例法　一般以 $A/A_0 \geqslant 2.1$（A：样本吸光度值，A_0：阴性对照吸光度值）表示，但阴性对照吸光度值必须大于 0.05（最理想的是 0.1），若低于 0.05，则以阴性对照吸光度值加 0.05 为阳性判断标准。或以待测样本吸光度值是阳性参考样本吸光度值的百分数来表示。其优点是测定结果以定量的方式与正常人群或阳性参考标本比较，结果易懂，同时对底物孵育时间要求不严格，只需一个血清稀释度便可完成试验。

3. 滴度法　待测样本连续 2 倍或 10 倍稀释后检测，以出现阳性反应吸光度值大于阴性对照的最高稀释度为该样本的滴度，用稀释度或稀释度的倒数表示。滴度法可用目测法

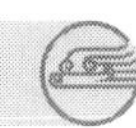

判定结果,以显色程度比阴性对照深的最高稀释度作为滴度的终点。其优点是可以半定量,概念易懂,可直视读数。但样本连续稀释时易产生技术误差,结果的重复性仅 ±50%,费时费试剂,ELISA 的剂量反应曲线在靠近终点处变平坦,所得的滴度值不够准确且易变,不同 ELISA 系统中滴度的含义不同,容易造成混淆,且滴度的连续性不好,相邻两个滴度之间的含量相差很大。

4. 吸光度值直接表示阳性的程度　如 0.7、1.2 等。使每次读数统一化,用某固定阳性样本为参考,如,以吸光度值为 1.0 的阳性样本为参考,在以后测定中,该阳性样本吸光度值为 1.05,待测样本为吸光度 0.70,经统一化计算,待测样本校正吸光度值 =0.70/1.05=0.67。

5. 标准曲线法　对标准的抗原或抗体的一系列稀释度进行检测,将测定的 *A* 值绘成标准曲线,然后测定各待测样本,从标准曲线中查到样本中抗原或抗体的含量,结果以绝对量或单位数表示,但每次测定都应做标准曲线。

第四节　其他酶免疫技术

一、均相酶免疫测定

(一) 酶扩大免疫测定技术

酶扩大免疫测定技术(enzyme multiplied immunoassay technique,EMIT)是均相酶免疫测定,与 ELISA 不同之处是反应在液相中进行,不用载体,不需要进行相的分离。常用的标记酶为溶菌酶、苹果酸脱氢酶和葡萄糖 -6- 磷酸脱氢酶等。

原理:酶标记半抗原并保留酶的活性,当酶标半抗原与抗体结合后,所标记的酶也与抗体相接触,酶的活性中心受抗体影响而活性受抑制(图 9-7)。

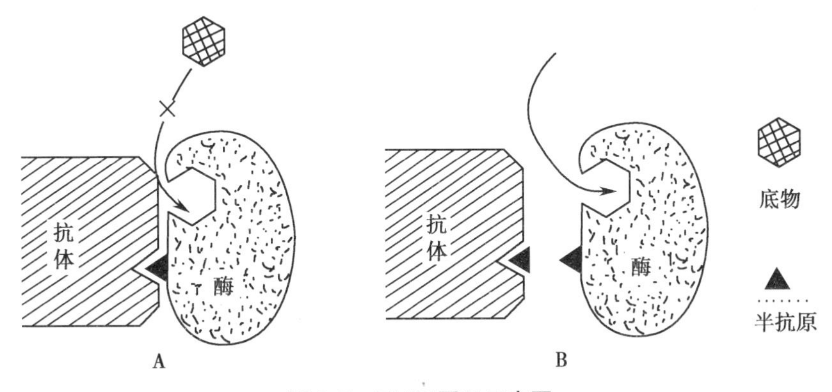

图 9-7　EMIT 原理示意图

1. 在待测管中,将待测半抗原与一定量的酶标半抗原混合,在参考管中,将酶标半抗原与阴性对照混合。

2. 加有限量的特异性抗体,参考管中酶标半抗原全被抗体结合,酶活性被抑制。测定管中如样本中有半抗原,与抗体结合减少了酶标半抗原与抗体结合的机会。待测半抗原量越多,游离酶标半抗原量越多,酶活性越高。

3. 加底物显色,待测管中半抗原量越多,色泽越深。

也有用与酶活性中心反应的辅助因子或底物等小分子化合物标记抗原,若标记抗原与抗体结合，将干扰这些小分子化合物与酶的结合，从而使酶的活性受抑制。如辅基标记免疫分析法、底物标记荧光免疫分析法等。

EMIT 操作简便、快速、适合于自动化分析，应用广泛，不仅可检测药物、激素、毒品、兴奋剂等半抗原或小分子抗原，也可测定大分子蛋白质、病毒及细胞性抗原成分。一般敏感度为 0.5~2μg/ml，已有的测定项目包括：滥用药物（吗啡、巴比妥、苯丙胺、鸦片），心血管药物（地高辛、普萘洛尔、奎尼丁），抗忧郁药（阿米替林、去甲替林、丙米嗪），化疗药物（甲氨蝶呤、庆大霉素），美沙酮、酞嗪、丙氧基苯等；半抗原激素，如，三碘甲腺原氨酸、四碘甲腺原氨酸、皮质激素、雌激素等。

（二）克隆酶供体免疫测定

利用重组 DNA 技术制备 β- 半乳糖苷酶的两个片段：大片段称为酶受体（enzyme acceptor，EA），小片段称为酶供体（enzyme donor，ED）。两个片段单独均不具有酶活性，但在合适的条件下结合在一起就具有酶活性。利用此特性建立的均相酶免疫测定称为克隆酶供体免疫测定（cloned enzyme donor immunoassay，CEDIA）。CEDIA 的反应模式为竞争法，原理是：样本中的抗原和 ED 标记的抗原与特异性抗体竞争结合，形成两种抗原抗体复合物。ED 标记的抗原与抗体结合后，不能再与 EA 结合。反应平衡后，剩余的 ED 标记的抗原与 EA 结合，形成具有活性的酶。加入底物，测定酶活性，酶活性与样本中抗原含量成正比。CEDIA 主要用于药物和小分子物质的测定。

二、液相酶免疫测定

异相液相酶免疫测定是将酶标抗原、待测抗原与特异性抗体同时混合（平衡法），或先将待测抗原与特异性抗体混合反应一定时间后，再加入酶标抗原（非平衡法），抗原抗体反应达到平衡后，加入二抗，经离心沉淀，将游离的酶标记物与结合的酶标记物分离，弃上清液，测定沉淀物中酶的活性。因抗原抗体反应在液相中进行，故称为液相酶免疫测定。待检抗原量与沉淀物中酶的活性成反比。

三、斑点 - 酶联免疫吸附试验

斑点 -ELISA 与常规 ELISA 的原理和反应类型基本相同，斑点 -ELISA 的特点是：①用硝酸纤维素膜（NC 膜）为固相载体；②酶促反应后形成有色沉淀，使固相膜染色。其操作步骤：用铅笔在 NC 膜上画成 5mm × 5mm 小格，每格滴加抗原或抗体包被。其余按 ELISA 方法操作，最后加入能形成不溶性有色沉淀的底物，在膜上出现染色斑点，即为阳性反应。NC 膜吸附性能很强，包被后需封闭。如将多种抗原点在同一条 NC 膜上，与同一份样本反应，则可同时获得对多种疾病的诊断结果。

斑点 -ELISA 具有特异性强；灵敏度比 ELISA 高 6~8 倍；NC 膜对蛋白质的吸附性能比聚苯乙烯强；试剂用量少，不需要特殊设备；检测结果可长期保存，便于复查等优点。很适合基层使用。其缺点是不能做定量测定，操作麻烦，特别是洗涤的操作很不方便。

四、酶免疫渗滤试验

酶免疫渗滤试验（immunoenzyme filtration assay，IEFA）是将 NC 膜封于塑料小盒中，NC 膜是一种微孔滤膜，膜下垫吸水纸，使反应和洗涤均通过渗滤完成。其操作基本同 ELISA，如早早孕诊断，将抗 HCG 的 McAb 滴加于渗滤装置的 NC 膜中央，室温干燥可长期保存，测

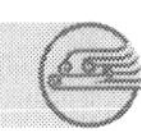

定时先滴加缓冲液2滴湿润薄膜，加待测尿液数滴，待渗入，洗涤，滴加酶标抗体（HRP-抗HCG）2滴洗涤，最后滴加底物（DAB）液2滴，在膜上出现着色斑点为阳性反应。该法的优点是操作灵活，简便快速，结果易于观察，敏感性和特异性高。此法可在受孕后10天（即预期月经前2~4天）检出尿中HCG。

五、免疫印迹法

免疫印迹法（immunoblotting test，IBT），因与Southern早先建立的检测核酸的印迹方法Southern blot相类似，亦称为Western blot。方法分三个阶段。第一阶段，SDS-聚丙烯酰胺凝胶电泳（SDS-PAGE）。抗原等蛋白样品经SDS处理后带阴电荷，在聚丙烯酰胺凝胶中从阴极向阳极泳动，分子量越小，泳动速度越快，以此使样品中的不同抗原组分按相对分子量和电荷不同而分离开。此阶段分离效果肉眼不可见（染色后才显出电泳区带）。第二阶段，电转移。将已经分离的条带转移至NC膜上，选用低电压（100V）和大电流（1~2A），通电45分钟转移即可完成。此阶段分离的条带肉眼仍不可见。第三阶段，酶免疫定位。将印有蛋白质条带的NC膜（相当于包被了抗原的固相载体）依次与特异性抗体和酶标抗体作用，加入能形成不溶性有色沉淀的底物，使区带染色。常用的HRP底物为3，3′-二氨基联苯胺（棕色）和4-氯-1-萘酚（蓝紫色）。阳性反应的条带清晰可辨，并可根据SDS-PAGE时加入的分子量标准，确定各组分的分子量。

该法综合了SDS-PAGE的高分辨力和ELISA法的高特异性和敏感性，广泛用于分析抗原组分及其免疫活性和疾病的诊断。此法作为诊断艾滋病病毒感染的确认试验。抗原经电泳转移在硝酸纤维素膜上后，将膜切成小条，配合酶标抗体及底物制成的试剂盒，使用方便，根据出现显色条带的位置可判断有无针对病毒的特异性抗体。

六、重组免疫结合试验

重组免疫结合试验（recombinant immunobinding assay，RIBA）与免疫印迹法相似，不同之处在于特异性抗原不通过电泳分离转印，而是直接分条加在固相膜上。RIBA已用于抗HCV抗体的测定和分析。HCV抗原成分复杂，包括有特异性的非结构区抗原、结构区抗原、核心抗原和非特异性的G抗原。在ELISA中一般使用混合抗原包被，是检测血清中的综合性抗体。RIBA将各种抗原成分，以横线条式分别吸附在NC膜条上，置于特制的长条凹槽反应盘中，与样本中的特异性抗体和酶标抗体温育，洗涤，最后加底物，显色条带提示血清中存在有针对吸附抗原的特异性抗体。根据条带的粗细和显色深浅，可粗略估计抗体效价。

RIBA适合于含有复杂抗原成分的病原体抗体的分析，除抗HCV外，也成功地用于抗HIV抗体的测定。

七、BAS-酶联免疫吸附试验

是生物素-抗生物素蛋白系统（BAS）与ELISA组合的技术。比普通ELISA敏感4~16倍。

（一）BAS

1. 生物素（biotin，B）　是一种小分子生长因子，又称维生素H或辅酶R，分子量为244.3，等电点3.5。生物素结构中的咪唑酮环是与亲和素的结合部位，四氢噻唑环的侧链末端羧基是与抗体等蛋白质或酶的唯一结合部位。利用生物素的羧基加以化学修饰可制成各种活性基团的衍生物，称为活化生物素，以适合与各种生物大分子结合的需要。主要有生物素N-羟基丁二酰亚胺酯(BNHS)、长臂活化生物素(BCNHS)、生物素酰肼(BHZ)和肼化生物素(BCHZ),前二者用于标记带氨基的蛋白质,如抗体、中性或偏碱性抗原等,BCNHS可减少位阻效应,增加了检测的灵敏度和特异性;后二者用于标记带有醛基、巯基和糖基的蛋白质,如偏酸性抗原等。活化生物素可以和各种蛋白质(如抗体、SPA、酶、激素)、多肽、多糖、核酸及放射性核素、荧光素、胶体金等结合。这些物质与活化生物素结合称之为生物素化。

2. 亲和素(avidin,A)

(1)卵白亲和素:又称抗生物素,分子量为68kDa,等电点10~10.5,由4个相同的亚基组成,能结合4个分子的生物素,亲和素与生物素之间的亲和力极强,比抗原与抗体的亲和力至少高1万倍,且具有高度特异性和稳定性。亲和素富含色氨酸,借助色氨酸残基与生物素的咪唑酮环结合。

(2)链霉亲和素(streptavidin,SA):是链霉菌分泌的一种蛋白质,分子量为65kDa,由4条序列相同的肽链组成,每条肽链可结合1分子生物素,SA的酸性氨基酸含量较多,等电点6.0,且无糖基,在检测中出现的非特异性结合明显少于卵白亲和素。

(二)BAS-ELISA的类型

1. A-ELISA　固相抗体+待测抗原+生物素化抗体+酶标亲和素+底物。

2. AB-ELISA　固相抗体+待测抗原+生物素化抗体+亲和素+生物素化酶+底物。

3. ABC-ELISA　固相抗体+待测抗原+生物素化抗体+亲和素-生物素化酶复合物+底物。ABC为亲和素-生物素化酶复合物。

以上是用于检测未知抗原的三种技术方法。也可标记抗原检测未知抗体,其方法与上述方法相似。

此外,BAS已广泛用于免疫组织化学技术、分子生物学技术、体内肿瘤的免疫诊断以及作为亲和分离制剂用于相应配基的分离和纯化。

八、聚合酶链反应ELISA法

聚合酶链反应(polymerase chain reaction,PCR)是分子生物学技术中检测DNA最灵敏的方法之一,而ELISA是免疫学中最敏感和特异的检测方法。聚合酶链反应ELISA法(PCR-ELISA)集两种方法的精髓,成为继PCR之后灵敏性更高、特异性更强、省时易行的方法。根据生物素和地高辛标记底物的不同,PCR-ELISA主要分为两大类:第一类为用生物素和地高辛同时对PCR产物进行标记;第二类是分别对PCR扩增产物和核酸杂交探针进行标记。

生物素和地高辛同时标记PCR产物主要有三种途径:①在PCR反应混合物中同时加入生物素和地高辛标记的脱氧核苷酸类似物(DIG-Bio-dUTP);②加入生物素化的引物和DIG-dUTP;③加入生物素化引物1和地高辛标记的引物2。实验方法:将标记的PCR产物用乙醇沉淀,或用纯化柱除去未结合的标记物,加到亲和素包被的ELISA板中,孵育1~2小时,彻底洗涤,加抗地高辛抗体,然后加入碱性磷酸酶结合物底物孵育,终止反应后,根据吸光度判断结果。灵敏度高于PCR,且操作简便、快速,重复应用性好,可以在4小时内检测大量的样本(血清、分泌液);通过适当调整PCR循环次数及相关参数,并对多时间点上产量进行线性分析,可定量分析PCR产物。由于检测系统是建立在双标记核酸片段上的,有时会出现非特异性PCR产物吸附,引起本底偏高的现象。

第二类PCR-ELISA为生物素和地高辛分别标记PCR扩增产物和核苷酸探针。用生物

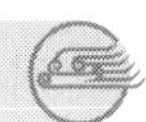

素化的引物进行PCR扩增，然后加入亲和素包被的ELISA板中，冰浴1小时，洗涤后加入变性剂（50mmol/L NaOH）室温作用数分钟，加入杂交液和地高辛标记的探针，杂交完成经洗涤后，加入碱性磷酸酶标记的抗地高辛抗体，室温1小时，充分洗涤后加显色剂，读取A值。该方法利用生物素化引物获得含生物素的PCR产物，能与包被在ELISA板上的亲和素牢固地结合，特异性PCR产物吸附于ELISA板上，用地高辛标记的探针进行杂交和放大，该方法特异性强，灵敏度高，重复性好。

PCR-ELISA的优越性主要有五个方面：①利用生物素-亲和素系统的强大亲和力，生物素和亲和素两者高度特异地快速结合，不易受外界干扰，复合物十分稳定，极少发生离解，实验的稳定性高，反应时间缩短。此外，亲和素不含糖基，等电点6.0，与抗原或抗体包被ELISA板比较，非特异性吸附显著减少，灵敏度得到提高。②PCR使阳性信号通过扩增本身以及地高辛抗原抗体反应得到极大程度的放大，从而使检测的灵敏度进一步提高。③PCR-ELISA中使用尿嘧啶核苷酸转移酶，PCR技术中的交叉污染得以控制而不影响检测效果，基本克服了PCR杂交技术中由于污染造成的假阳性问题。④使用标记探针，特异性进一步提高，可以与放射性标记的Southern杂交相媲美，探针的引进使其应用范围增大，比PCR本身在基因多态性分析、病毒分型、克隆鉴定等方面显示了其独特的优势。⑤可对PCR检测进行定量。另外，无放射性的危害，实验周期较Southern杂交明显缩短，操作简便，适用于大批量样本的同时检测。当然PCR-ELISA方法的建立有一定的要求，其中PCR产物和探针的杂交条件（PCR产物的稀释度、杂交温度和时间）与检测敏感性、特异性有密切关系。然而，由于其需要使用尿嘧啶核苷酸转移酶来避免ELISA过程可能造成的污染，且其显色定量分析相对于探针荧光分析在灵敏度和特异性方面都有差异，PCR-ELISA现在已逐渐被荧光定量PCR取代。

第五节 酶免疫测定的应用

酶免疫测定具有高度的特异性和敏感性，几乎可以测定所用的可溶性抗原抗体系统，灵敏度可达ng甚至pg水平。与放射免疫测定相比，其优点是标记物比较稳定，无放射性的危害，结果判断比免疫荧光客观。单克隆技术的发展和应用，试剂的商品化，以及自动或半自动检测仪器的问世，极大地促进了酶免疫测定在预防医学、临床医学、食品安全、动物检疫、植物病毒、药物残留、病虫害防治等分析领域的普及。酶免疫测定步骤较复杂，试剂制备有难度，干扰因素较多，只有应用符合要求的试剂和标准化的操作，才能得到满意的结果。

目前应用较广泛的测定项目，一般均有试剂盒出售，包括异相和均相酶免疫试剂盒，其中以异相酶免疫试剂盒更为多见。

一、异相酶免疫测定的应用

异相酶免疫试剂盒又称为ELISA试剂盒。完整的ELISA试剂盒，包括已包被的固相载体、酶结合物、底物和各种浓缩的稀释液、缓冲液等。试剂盒可在冰箱中保存半年以上，应用时只需用蒸馏水稀释即可。

（一）ELISA在预防医学、临床医学的应用

在预防医学、临床医学、流行病学调查中，广泛应用ELISA技术检测与感染疾病有关的病原因子及其相应的抗体、体液中的其他抗原成分、激素和药物等。ELISA商品试剂盒检测

项目可分为以下各类：

1. 病原体及其抗体的检测 病毒感染如肝炎病毒、巨细胞病毒、风疹病毒、疱疹病毒、轮状病毒、艾滋病病毒(HIV)、SARS 病毒等；细菌感染如链球菌、布鲁菌等；寄生虫感染，如阿米巴、弓形虫、锥虫等。

2. 蛋白质的检测 各种免疫球蛋白、肿瘤标志物(如甲胎蛋白、癌胚抗原)、细胞因子，激素如 HCG、TSH、hGH；酶和其他蛋白等。

3. 非肽类激素的检测 如 T_3、T_4、雌二醇、皮质醇等。

4. 药物的检测 治疗心脏病药物如地高辛、抗哮喘药物如茶碱、抗癫痫药物如苯巴比妥、抗生素如庆大霉素等。

5. 专用于检测尿中毒品(如鸦片、可卡因、巴比妥等)的试剂盒。

(二) ELISA 在食品检测中的应用

随着食品工业的发展，传统的分析方法由于敏感性差、耗时长等缺点已远不能满足食品检测的要求，ELISA 在食品检测中得到广泛应用。

1. 食品中微生物的检测 沙门菌是食物中毒的常见致病菌，常规检测方法需 4~5 天，ELISA 检测仅需 1 天。用 ELISA 检测奶制品的杂色曲霉、芽枝霉、毛霉等真菌可在 2 天内，即这些真菌在产品中形成肉眼可见菌落前将其检出，灵敏度可达 1ng/ml~1μg/ml。

2. 食品毒素的检测 已发现能引起人中毒的霉菌代谢产物至少有 150 种以上，研究最多的是黄曲霉毒素。现已建立了黄曲霉毒素 B_1、M_1、C_1 等的 ELISA 测定方法，最小检测量可达 0.1mg/ml。ELISA 检测操作简单、快速、费用低廉。

ELISA 检测金黄色葡萄球菌肠毒素，最小检测量可达 0.4ng/ml，4 小时可出结果，比传统方法大大缩短了检测时间。

3. 食品中残留农药的检测 许多国际权威分析机构(如 AOAC)将 ELISA 作为检测食品中农药残留的首选方法。食品残留农药的传统检测方法涉及有机溶剂的提取、纯化、色谱分析等，操作烦琐，仪器昂贵。目前 ELISA 检测食品中的残留农药主要是除草剂(草甘膦)、杀菌剂和杀虫剂等药物，ELISA 最小检测量可达 μg/ml，其检测结果与色谱法一致。

4. 食品中残留抗生素的检测 在家禽、家畜养殖业中，为防病治病，人为地使用抗生素等药物，药物在生物体内产生积累或代谢不完全的药物，违禁用药或药物残留超过安全限量的食品，人摄入后对身体健康有害。目前国际上非常重视的残留药物有抗生素、氯霉素、磺胺类、呋喃类、喹诺酮类、激素类和转基因类药物。如氯霉素的限量标准，我国香港特别行政区为 1μg/kg，欧盟为 0.3μg/kg；欧盟规定肉类中磺胺的最大残留量不超过 100μg/kg。

抗生素残留的检测，最常用的方法是微生物抑制法、高效液相色谱(HPLC)、气相色谱(GC)、气质联用(GC-MS)等。但这些方法有严重的局限性，微生物法缺乏灵敏度和特异性，HPLC 和 GC 法样品前处理需耗费大量时间、仪器昂贵。ELISA 法样品处理简便，快速，可同时检测多个样品，且敏感性高，特别适于大量样品的筛选工作。ELISA 法对肉制品氯霉素的检测下限为 0.1μg/kg。而 GC 的检测限为 10μg/kg。ELISA 检测猪肉中磺胺的检测下限为 2.0μg/kg。现在已有 ELISA 商业化试剂盒供做相应项目的检测。

由于食品的多样性、复杂性，ELISA 法要成为食品安全检验的标准方法，并推广使用，还有一定的距离。在样品的纯化步骤，提高回收率、灵敏度、重现性和稳定性，减少基底干扰，降低分析成分、操作规程的标准化等方面有待进一步的研究。目前国内外有许多学者正致力于这些方面的研究，可以肯定，ELISA 在食品安全检测领域将有很好的应用前景。

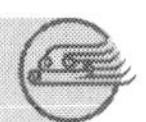

二、均相酶免疫测定的应用

目前常见的均相酶免疫试剂盒主要用于小分子抗原或半抗原的检测，在药物测定中应用较多，如人血清或血浆中苯妥英、霉酚酸、万古霉素等的检测。和检测小分子药物常规使用的化学仪器方法如 HPLC 等相比，均相酶免疫测定法具有前处理简单快速、检测效率高等优点，已成为临床和实验室常用的方法。

本章小结

酶免疫技术是免疫反应和酶的催化放大作用相结合的技术，既具有抗原抗体反应的特异性，又具有酶促催化反应的高敏感性。酶免疫技术根据测定过程中是否需要将结合的酶标记物和游离的酶标记物分离而分为均相和异相两种类型，其中以异相酶标记技术更为常用。由于酶免疫技术具有价格低廉、操作简单、灵敏度高的特点，目前在临床检验和卫生检验等领域得到广泛应用。

思考题

1. 酶联免疫吸附试验的原理是什么？常用的有哪些方法类型？
2. 酶联免疫吸附试验的非特异干扰有哪些？

（李媛媛，刘衡川）

第十章　金免疫技术

金免疫技术是一种以胶体金作为标记物的免疫标记技术，它与放射标记、酶标记、荧光标记和化学发光标记技术一起，成为广泛应用的免疫学检测技术。1971 年 Faulk 和 Taylor 首次将胶体金与抗体结合，用于电子显微镜免疫组化的研究，之后很多研究借助胶体金特性，如高电子密度、颗粒的粒径、颗粒形状及颜色反应，以及结合物所具有的免疫生物学特性，相继建立了免疫金染色法、免疫金渗滤试验、免疫金层析试验、免疫金微阵列技术等，并将胶体金用于蛋白和核酸的研究。

免疫金渗滤试验和层析试验以检测的快速、简便、安全的特点广泛用于现场监测和大样品的快速筛查，如食品质量监测、环境污染监测、疾病流行病学调查及临床诊断、家庭个体健康检测等。

第一节　免疫胶体金技术原理

一、免疫胶体金基本概念

（一）胶体金的结构

胶体金（colloidal gold）也称金溶液，是由金盐被还原后形成的金原子颗粒，在溶液中悬浮成胶体状。溶液中的还原剂使金原子形成双离子层，即内层为负离子层，外层为氢离子层，使金原子稳定地悬浮并分散于溶液中，形成胶体金。

（二）胶体金的特性

1. 胶体特性　胶体金颗粒直径多在 1~100nm，可均匀、稳定地分散在液体中，呈胶体状态，因而具有胶体的多种特性，尤其对电解质的影响十分敏感。电解质可破坏胶体金颗粒的外周水化层，使单一分散的胶体金颗粒凝聚，从而在溶液中沉淀。某些大分子蛋白质可保护胶体金外周水化层，加强其在溶液中的稳定性。影响胶体金稳定性的因素还有溶液浓度、非电解质等。

2. 呈色性及光吸收性　对同一种物质的水溶液来说，胶体金颗粒因粒子大小不同，颜色不同、吸收波长也不同（表 10-1）。胶体金颗粒在 5~20nm 之间，呈葡萄酒红色，吸收波长为 520nm；20~40nm 之间，呈深红色，吸收波长为 530nm；60nm 溶液呈蓝紫色，吸收波长为 600nm。如果离心去掉较大的胶体金颗粒，溶液呈红色。因此，可用肉眼观察胶体金的颜色粗略估计金颗粒的大小。

（三）免疫胶体金

免疫胶体金是胶体金与免疫活性物质（抗原或抗体）的结合物。胶体金与抗原或抗体结合机制，一般认为是通过胶体金表面负电荷与蛋白质正电荷之间静电作用形成的牢固结

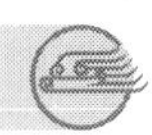

合。胶体金标记是将被标记物吸附到胶体金颗粒表面的过程。可与胶体金结合的物质有免疫球蛋白、葡萄球菌A蛋白、糖蛋白、毒素、酶、多聚糖、核酸、抗生素、激素等物质。

表 10-1　四种粒径胶体金的制备及特性

胶体金粒径(nm)	1%柠檬酸三钠加入量(ml)*	胶体金特性	
		呈色	λ_{max}
16	2.00	橙色	518nm
24.5	1.50	橙红	522nm
41	1.00	红色	525nm
71.5	0.70	紫红	535nm

* 还原 100ml 0.01% $HAuCl_4$ 所需量

二、免疫胶体金技术原理

免疫胶体金技术(immune colloidal gold technique,ICG)是利用胶体金能与多种物质结合,并作为标记物参与多种免疫反应所设计的一系列免疫学检测方法。当抗原抗体结合后,利用胶体金粒径大小及呈色性,借助肉眼、生物显微镜、电子显微镜、可见分光光度仪及数据分析方法,对检测抗原或抗体进行定性、定位、半定量或定量检测。

第二节　免疫胶体金制备与标记

一、胶体金的制备

(一) 制备方法

胶体金的制备采用还原法,常用的还原剂有枸橼酸钠、鞣酸、抗坏血酸、白磷、硼氢化钠等。不同还原作用的还原剂可制备大小不同的金颗粒。最常用的方法为还原四氯金酸法,还原剂为枸橼酸钠,具体方法如下:

1. 称取 0.1g 氯金酸钠,溶解于 1 L 去离子水中。取 100ml,加热煮沸。
2. 搅动下,准确迅速加入一定量的 1% 柠檬酸三钠($Na_3C_6H_5O_7 \cdot 2H_2O$)。
3. 继续加热煮沸 15 分钟,可观察到淡黄色氯金酸水溶液加入柠檬酸三钠后,由灰变黑、变红,逐渐稳定成红色,全过程 2~3 分钟。
4. 冷却至室温后,用蒸馏水恢复至原体积,如此制备的金溶液 λ_{max} 为 535nm。可通过改变柠檬三钠的用量制得不同大小的胶体金颗粒。

(二) 注意事项

1. 玻璃容器的清洁　玻璃表面少量的污染会干扰胶体金颗粒的形成,一切玻璃容器用前要经酸洗、硅化处理(用 5% 二氯甲硅烷的三氯甲烷溶液浸泡数分钟后,蒸馏水冲洗,干燥备用)。
2. 所用蒸馏水必须是双蒸水。
3. 氯金酸极易吸潮,应避光干燥保存。
4. 氯金酸可腐蚀金属,不能使用金属药勺,避免接触天平称盘。

（三）胶体金的鉴定和保存

每次制备好的胶体金应加以鉴定，主要鉴定指标有颗粒大小、粒径的均一程度及有无凝集颗粒等。在日光下仔细观察比较胶体金的颜色，可以粗略估计制得的金颗粒大小，也可用分光光度计扫描 λ_{max} 来估计金颗粒的粒径。良好的胶体金应该是清亮透明的，如有混浊或液体表面有漂浮物，则提示此次制备的胶体金有较多的凝集颗粒。胶体金在加入少许防腐剂的洁净玻璃器皿中可保留较长时间，如有少量的凝集颗粒出现，可低速离心去除，以保证标记效果。

二、免疫胶体金的标记

（一）蛋白质的处理

由于盐类成分可影响胶体金对蛋白质的吸附，并引起溶胶聚沉，故标记前应透析处理，蛋白质溶液应绝对澄清，无细小微粒，否则应使用高速离心法去除聚合物。

（二）pH 的选择

在接近并略高于蛋白质等电点的条件下标记较适合，在此条件下蛋白质分子在金颗粒表面吸附量最大。调节胶体金 pH 时，不可直接将电极插入胶体金溶液，因金颗粒易吸附在电极上，使之阻塞。可用浓度为 0.1%的聚乙二醇（PEG20000）稳定胶体金后再测其 pH。

（三）蛋白质最适用量的选择

将被标记的蛋白质连续 10 倍稀释，分别取 1ml，加入 5ml 胶体金溶液中，另设一管不加蛋白质的对照管，5 分钟后加入 10% NaCl 溶液 1ml，混匀后静止 2 小时，无蛋白及加入蛋白不足的管，溶液颜色由红变蓝；蛋白量足或超过的管，溶液红色不变。以红色不变的蛋白质含量最低的管为稳定 1ml 胶体金的最适标记量，在此基础上再增加 10%~20%，即为标记全部蛋白的实际用量。

（四）标记步骤

1. 用 0.1mol/L K_2CO_3 或 0.1mol/L HCl 调节胶体金溶液至所需 pH（略高于蛋白质等电点）。

2. 按确定的最佳比例将蛋白质与胶体金溶液快速混合，搅拌 2~3 分钟。

3. 加入适量 1% PEG20000 溶液，防止非特异性凝集。

4. 超速离心去除未结合蛋白质，离心条件视胶体金颗粒大小而定。5nm 颗径选用 40 000r/min 离心 1 小时；8nm 颗径选用 25 000r/min 离心 45 分钟；14nm 颗径选用 25 000r/min 离心 30 分钟；40nm 颗径选用 15 000r/min 离心 30 分钟。小心吸去上清（切忌倾倒）。

5. 将沉淀物用含 1% PEG2000 缓冲液悬浮，恢复原体积后再离心，可重复 2~4 次，以清除未结合的蛋白质。

（五）免疫金的保存

免疫金复合物最终用缓冲液配制成工作浓度于 4℃保存，缓冲液常用 1%BSA 的 PBS 液，加入的 PEG、BSA 稳定剂主要用以保护免疫金的稳定性，便于长期保存，另外也可减少免疫金复合物的非特异性吸附。

第三节　免疫胶体金技术分类

免疫胶体金技术是一种灵敏度较高、简便、快速、安全无毒的检测方法，目前应用较为广泛的为抗原或抗体的定性检测，如斑点金免疫渗滤试验和斑点金免疫层析试验。

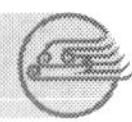

一、斑点金免疫渗滤试验

（一）原理

斑点金免疫渗滤试验（dot immunogold filtration assay，DIGFA）是将抗原或抗体固定在硝酸纤维素膜上，硝酸纤维素膜下垫有吸水性材料，构成渗滤装置，利用微孔滤膜的可滤过性，使抗原抗体反应和洗涤均在渗滤装置上完成。当加入相应的抗体或抗原后，在膜上呈现抗原抗体复合物区域的显色反应，无关蛋白则很快渗入吸水材料中，无显色斑点出现。

（二）检测方法类型

1. 双抗体夹心法　把纯化抗体滴加在硝酸纤维素膜的中央，滴加待测标本，若标本中含有相应的抗原，固相抗体与抗原结合，再加入金标抗体，洗涤液洗涤去除未结合在固相上的抗原或抗原与金标抗体结合物，以及游离的金标抗体，阳性者在膜中央呈红色斑点。

2. 间接法　将抗原包被在硝酸纤维膜上，滴加第一抗体，洗涤液洗涤去除未结合在固相上的第一抗体，滴加金标的第二抗体，洗涤液洗涤去除未结合的第二抗体，阳性者在膜中央呈红色斑点。

（三）试剂与方法

1. 渗滤装置　渗滤装置也称滴金反应板，由塑料小盒、吸水垫料和滴加了抗原或抗体的硝酸纤维素膜组成（图 10-1）。

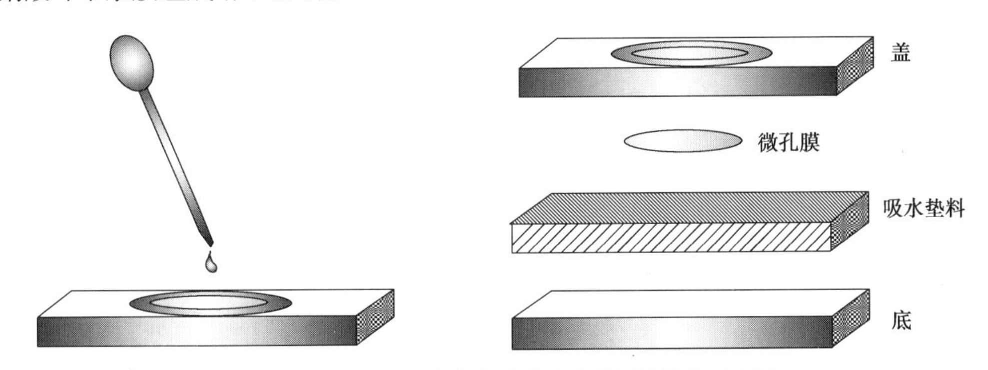

图 10-1　斑点金免疫渗滤试验渗滤装置及操作示意图

A. 操作示意图；B. 装置分解图

2. 胶体金标记物

3. 洗涤液

4. 质控所用的阳性对照

5. 方法　以双抗体夹心法为例，具体步骤如下：

（1）将反应板平放于实验台上，在小孔中滴加洗涤液 2~3 滴，待完全渗入。

（2）于小孔中滴加待检标本 1~2 滴，待完全渗入。

（3）于小孔内滴加胶体金标记抗体试剂 1~2 滴，待完全渗入。

（4）于小孔内滴加洗涤液 2~3 滴，待完全渗入。

（5）结果判定：在膜中央有清晰的淡红色或红色斑点显示者判为阳性反应；反之，则为阴性反应。斑点呈色的深浅提示阳性强度。

（四）质量控制

斑点金免疫渗滤试验的质量控制通常采用在硝酸纤维素膜反应斑点的下方设立质控点

的方法。双抗体夹心法的质控点是相应抗原。间接法的质控点为与第一抗体相同种属来源的 IgG 或阳性抗原。

二、斑点金免疫层析试验

（一）原理

斑点金免疫层析试验（dot immunogold chromatographic assay，DICA）是将特异性抗体或抗原固定在硝酸纤维素膜的特定区带，当样品滴加到干燥的硝酸纤维素膜一端时，由于毛细管作用，样品沿加样处向另一端移动，如层析一般。当样品中的抗原或抗体移动至固定有抗体或抗原区域时，抗原与抗体发生特异性结合，该区域显示特定的颜色区带。

（二）检测方法类型

1. 双抗体夹心法　常用于检测较大分子的抗原。如图 10-2 所示，A、B 处为吸水纸。G 处为金标抗体，T 处包被抗体，C 处包被抗金标抗体，A 端滴入标本后，通过层析作用，待测标本由 A 向 B 端移动，流经 G 处时，如标本中含待测抗原则形成金标抗体 - 抗原复合物，移至 T 区时，形成金标抗体 - 抗原 - 抗体复合物，T 区出现显色线条，呈阳性反应，多余的金标抗体移至 C 区，被金标抗抗体结合，形成质控线条。

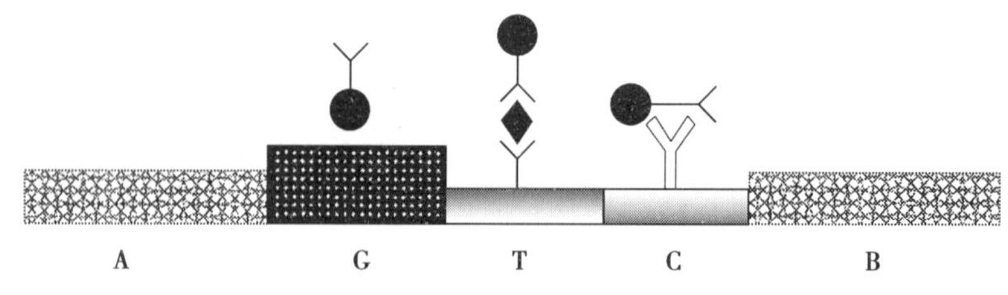

图 10-2　斑点金免疫层析试验双抗体夹心法原理图

2. 竞争法　常用于测定小分子抗原。如图 10-3 所示，G 处为金标抗体，T 处包被标准抗原，C 处包被金标抗抗体，测试时将待测标本加于 A 端，如标本中含有相应的抗原，流经 G 处时则与金标抗体结合，移至 T 处时，因无足量金标抗体与标准抗原结合，T 处无显色线条出现，实验结果为阳性。在 C 处出现金标抗体复合物与抗金标抗体结合出现的红色质控带。若标本中不含待测抗原，金标抗体与 T 处的标准抗原结合，在 T 处出现红色线条，实验结果为阴性。

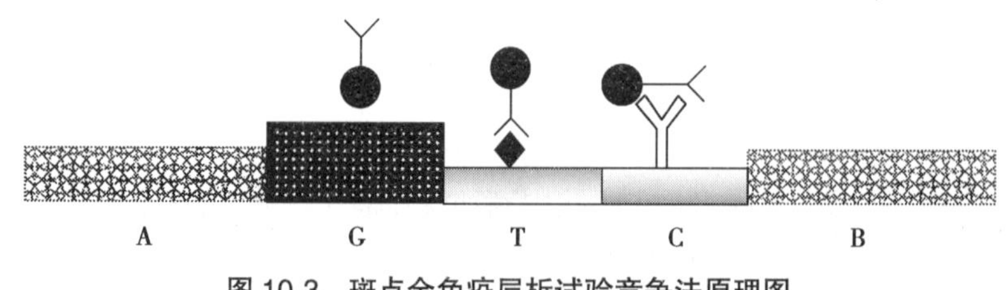

图 10-3　斑点金免疫层析试验竞争法原理图

3. 双抗原夹心法　用于检测抗体。如图 10-4 所示，A、B 处为吸水纸。G 处为金标抗原，T 处包被标准抗原，C 处包被针对抗原的抗体，A 端滴入标本后，通过层析作用，待测标本由 A 向 B 端移动，流经 G 处时，如标本中含待测抗体，则形成金标抗原 - 待检抗体复合物，移至 T 区时，形成金标抗原 - 抗体 - 标准抗原复合物，T 区出现显色线条，呈阳性反应，多余的金标抗原移至 C 区，被相应抗体结合，形成质控线条。

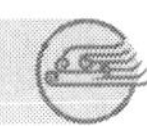

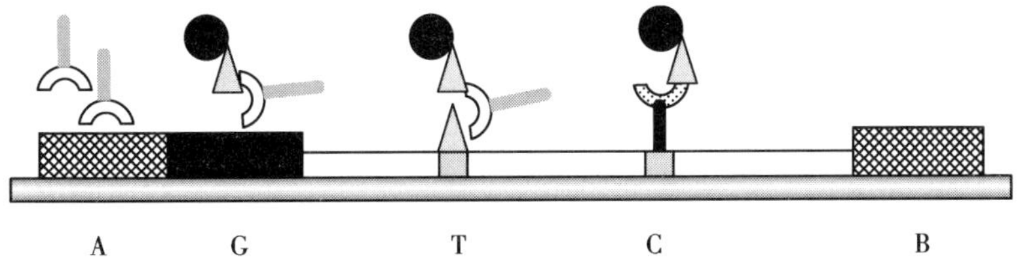

图 10-4　斑点金免疫层析试验双抗原夹心法原理图

4. 反向流动层析法　也称间接法，用于检测抗体。此法可有效排除非特异性免疫球蛋白对检测的干扰。检测装置为可折叠式卡，卡 1 分别有 A1、B1、W、G，卡 2 分别有 A2、B2、C、T、M，基本结构如图 10-5 所示。A1、A2、B1、B2 为吸水垫，W 为观察窗口，G 为胶体金标记的二抗，T 处包被抗原，C 处包被二抗的抗体，M 处为反向流动标记线。

（1）B1 处加缓冲液，缓冲液流向 G 处，溶解 G 处包被的胶体金标记的二抗。

（2）A2 处加标本，标本向 B2 处流动，并依次至 C、T、M 处。如标本中有特异性抗体，便在 T 处与抗原结合。由于 A2 处加有能与蛋白结合的染料，标本中的蛋白与染料结合，标本至 M 处，可见染料流动线。

（3）此时在 B2 处加缓冲液，闭合卡 1 与卡 2。由于 A1 的吸水性，使标本反转流向 A 端，形成反向流动。这时 G 处胶体金标记的二抗流向 A 端，依次经过 T、C 处。在 T 处与第一抗体结合，形成抗原 - 第一抗体 - 胶体金标记第二抗体，T 处呈颜色条带，为阳性结果。至 C 处与二抗的抗体结合形成显色的质控带。如果标本中没有特异性第一抗体，T 处无显色条带，只有 C 处质控带出现。

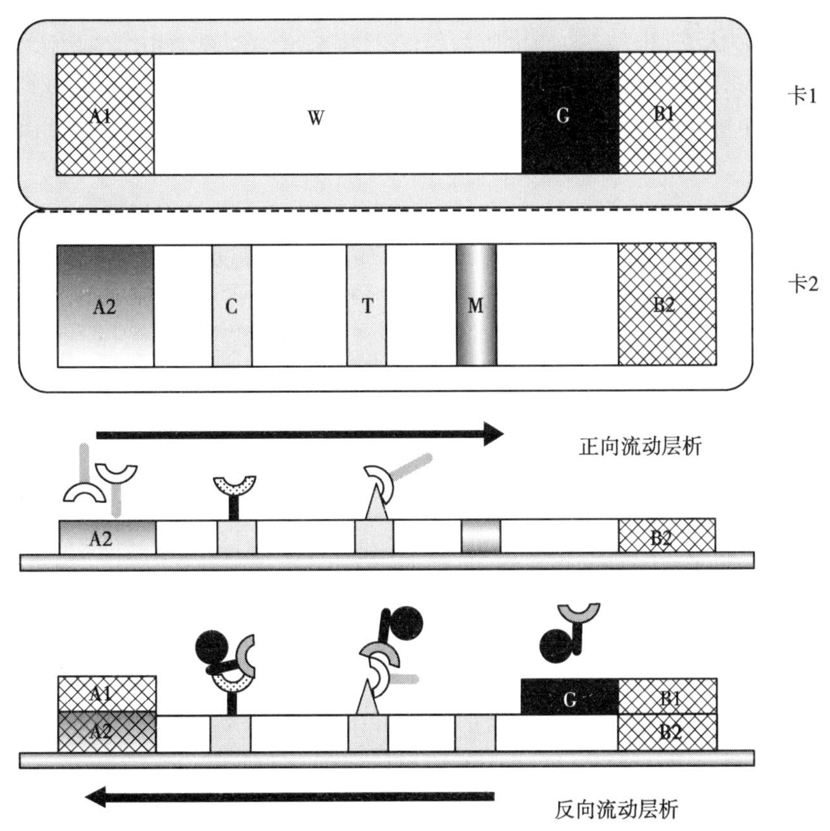

图 10-5　斑点金免疫层析试验反向层析法原理图

（三）试剂与方法

斑点免疫层析试验在临床应用中有多种试剂盒供应，操作简便、快速。

1. 试剂盒基本组成 所用试剂组合在试剂条上，试剂条由不同材料的底板支撑。层析条为硝酸纤维素膜，A、B两端粘贴吸水性强的滤纸等材料，G处含有游离的免疫金结合物，T点固定已知抗体或抗原，C点固定胶体金标记的第二抗体。

2. 操作 以双抗体夹心法为例：将试剂条标本加样处加定量的待测标本或浸入待测标本中2~5秒，平放于水平桌面上，5~20分钟内观察结果，出现两条显色线条为阳性，出现一条质控条带为阴性；无显色线条出现判为试剂失效。

（四）应用及评价

1. 方法简便、快速，可立等结果，除试剂盒外不需要任何仪器设备，且试剂稳定性好。

2. 该方法只作为定性试验，主要限于检测正常体液中不存在的物质以及正常含量极低而在特殊情况下异常升高的物质。

3. 该方法灵敏度不及酶免疫测定，在应用中应引起重视。

三、免疫胶体金显微镜染色技术

利用免疫组织化学技术（immunohistochemistry technique，IHCT）原理，借助胶体金标记物的显色反应，通过生物光学显微镜、电子显微镜放大作用，观察组织细胞内抗原抗体结合的特定区域，对相应抗原或抗体进行定位、定性和定量的检测。另外，还可利用胶体金粒径和显色特性，对不同检测物进行单标记、双标记或多标记，以获得更多的检测参数和结果。

（一）免疫胶体金生物显微镜染色技术

1. 原理 用胶体金（银）标记的抗原（抗体）与待测组织细胞中相应的抗体（抗原）特异性结合，加入银显色液后，显色剂中的银离子被还原剂还原成银原子沉淀，围绕着金颗粒形成黑色银壳。着银离子不断地还原，“银壳”越来越大，最终使抗原位置得以清晰放大，提高了检测的敏感性。

2. 应用与评价

（1）单克隆抗体或抗血清检测细胞悬液或培养的单层细胞的膜表面抗原。

（2）检测培养的单层细胞内抗原。

（3）检测组织中或亚薄切片中的抗原。

光镜下金颗粒经过银显影后得到放大，大大提高了检测抗原时的敏感性，也弥补了其他标记物可能产生的本底过高和内部酶活性干扰等缺点。

（二）免疫胶体金电子显微镜技术

胶体金是当前免疫电镜技术中应用最广的标记物，可分为非包埋法染色、包埋前染色和包埋后染色。检测细胞表面抗原物质常采用包埋前金标染色；检测亚微结构上的抗原，常采用包埋后金标染色。

1. 原理 胶体金标记物（特异性抗原或抗体）与镍网上待检标本中相应的蛋白质发生结合，由于胶体金颗粒具有高电子密度的特性，故在金标记抗原抗体结合处，电镜下可见黑褐色颗粒，从而对细胞膜或细胞内的蛋白质进行定性和定位分析。

2. 应用与评价

（1）检测细胞悬液或单层培养细胞表面抗原。

（2）检测单层培养细胞内抗原。

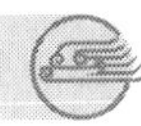

（3）检测组织超薄切片中的抗原。

电镜水平金颗粒具有很高的电子密度，极易分辨，特异性与敏感性均大大提高，比其他免疫电镜方法操作简单，检测速度较快，对微细结构的影响也较少。胶体金在电镜水平应用时还可双重标记或多重标记，即采用不同直径大小颗粒胶体金来原位标记两种或两种以上抗原抗体复合物，其优点是高电子密度，分辨率高，抗原定位准确，颗粒大小可人工控制，标记试剂易制备；缺点是试剂质量要求高，背景非特异吸附干扰大。

四、免疫胶体金微阵列技术

免疫胶体金微阵列技术也称免疫胶体金芯片技术，主要是指将众多蛋白或寡核苷酸密集排列于硅片、玻片、塑料等固相支持物上，利用胶体金标记的特异性抗体或互补核苷酸序列在严格条件下进行免疫学反应或核酸杂交，通过检测获取图像信息，再经计算机分析处理数据得出检测结果。免疫胶体金微阵列技术具有高通量、集成化、高效、快速等特点。

（一）免疫胶体金蛋白微阵列技术

免疫胶体金标记标准抗原或标准抗体，再将待检抗体或抗原包被在固相支持物，通过抗原抗体反应，使胶体金显色。也可利用胶体金颗粒在对苯二酚存在的情况下催化银离子还原，使金属银在金颗粒表面聚集，而聚集的银又起催化作用，使更多的银被还原，形成可见的沉淀物。经数据记录分析，测得待检抗体或抗原。

（二）免疫胶体金基因微阵列技术

1. 原理　胶体金表面带有的正电荷与带负电的核酸有亲和性。胶体金标记的寡核苷酸可在液相中进行DNA碱基的识别与检测，当其与核酸互补配对形成聚合物后，使胶体金颗粒间距拉近，若这种间距小于颗粒的平均直径，则反应体系的颜色由原来的红色变为蓝色，这种变化是由胶体金的表面等离子波共振现象，吸收波长发生蓝移造成的（图10-6）。由于胶体金颗粒的引进，结合有胶体金颗粒杂交双链的熔点范围变窄，通过温度改变可实现对DNA完全互补配对及不完全互补配对的分析。胶体金标记的寡核苷酸在固相进行斑点杂交，颜色变化更加显著并更易观察。

为了增加核酸胶体金的稳定性和运动的穿透性，可使用粒径更小的胶体金颗粒，在其表面修饰一些特定基团或离子，形成不带电的胶体金，提高标记效率，稳定其在检测过程中的反应。

2. 方法

（1）样品的制备：包括样品DNA或RNA的分离提纯、PCR技术对靶基因片段扩增、胶体金标记靶基因。

（2）微阵列制备：DNA微阵列制备方法有原位合成法、化学喷射法、接触式点涂法、非接触微机械印刷法等。

（3）杂交反应：选择合适的反应条件使生物分子间的反应处于最适反应条件。芯片杂交为固-液相杂交，靶基因浓度、杂交双方序列组成、盐浓度、温度及洗涤条件均为实验的影响因素。

（4）微阵列信号的检测与分析：样品中靶基因与固定在芯片上的探针发生特异杂交而结合，通过特定扫描仪，将获取的数据用一个专门处理系统进行数据的统计分析、生物学分析等。

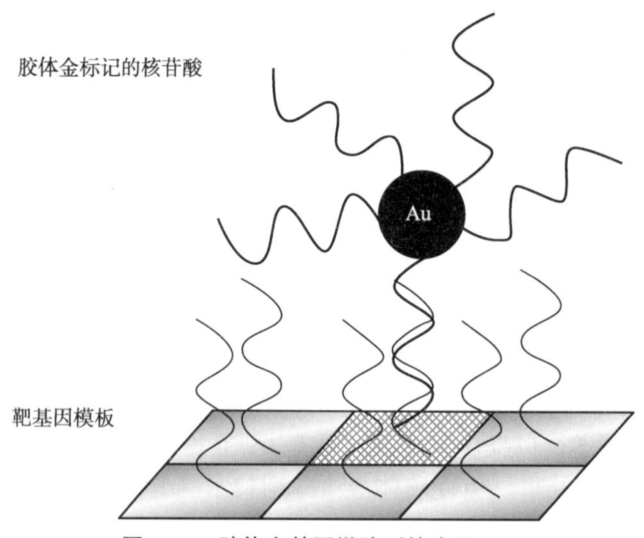

图 10-6 胶体金基因微阵列技术原理图

（三）应用

免疫胶体金蛋白微阵列技术可用于原位杂交、免疫组化、免疫斑点试验、聚丙烯酰胺凝胶电泳、免疫印迹试验及免疫电镜等。免疫胶体金蛋白微阵列技术在农林业、疾病诊断、药物研发、食品、环境领域具有很大的应用前景。免疫胶体金基因微阵列技术主要目的是确定基因序列和确定基因表达水平，用于基因疾病诊断、药物开发、毒性分析和微生物病原体分析。

五、免疫胶体金 - 核酸技术

随着分子生物学技术应用的发展，胶体金标记技术已经拓展到核酸检测及研究领域，经胶体金标记的核酸抗体，可有效提取标本中的核酸物质；胶体金包被的核酸将有希望用于遗传性疾病和肿瘤的治疗。

（一）免疫胶体金核酸提取技术

将抗 DNA 单克隆抗体标记在胶体金颗粒上制成免疫胶体金试剂，捕捉标本中的 DNA，直接用于 PCR 检测，为一种简单、快速、高效的 DNA 免疫胶体金提取方法，可有效去除环境标本中 PCR 抑制剂，浓缩模板，提高 PCR 检测敏感度 3~4 个数量级。

（二）胶体金核酸标记技术

利用金与巯基（-SH）之间很强的相互作用力，使 DNA 单一序列围绕在金颗粒外周，由于 DNA 磷酸结构带有负电，电荷排斥力使 DNA 链向外进入溶液，形成金标记的多价 DNA 金纳米颗粒（polyvalent DNA gold nanoparticles）。同时在 DNA 免疫胶体金颗粒上修饰相关的活性基团，增加颗粒的稳定性，保持核酸的生物活性。胶体金作为载体，将外源性基因导入靶细胞，用于基因治疗，也可将 siRNA 包被在金颗粒上，用于肿瘤治疗。

六、免疫胶体金生物条形码技术

这一技术也称纳米金生物条形码技术（nanoparticle-based bio-barcode method），2003 年由 Mirkin 等首次报道。此项技术是将特异性抗体或核酸探针标记在金纳米颗粒上，用以识别待检抗原或靶基因，再对金纳米颗粒上的条形码 DNA 进行检测。生物条形码检测技术对蛋

 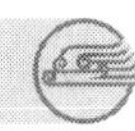

白的检测敏感性极高，最低检出限可达到 10^{-18} mol 水平，核酸检测也能达到接近 PCR 反应的灵敏度。

（一）原理

1. 蛋白检测　检测体系由两部分组成，一为包被在固相的特异性单克隆抗体，另一为特异性多克隆抗体和标记金纳米颗粒（nanoparticle，NP）的靶抗原的 DNA 探针（生物条形码探针）。待检抗原与反应体系中的两组成分通过抗原抗体反应形成固相单抗 - 待检抗原 - 生物条形码探针复合物，再经一定的方法将金纳米标记的生物条形码探针释放出来，这些释放的 DNA 探针可通过金标银染法、比色法或荧光标记法等进行检测。

2. 核酸检测　检测系统包括结合在金纳米颗粒上的靶基因探针，即生物条形码探针，和包被在固相的与靶序列互补的 DNA 片段。在一定反应条件下，靶基因与检测系统中的生物条形码探针和固相的互补序列结合，再经银染法进行检测，或分离生物条形码探针，对核酸进行检测。

（二）应用

纳米金生物条形码技术的应用研究已见于环境有害物质的检测，临床肿瘤标志物、病原微生物和细胞因子的检测等。

生物条形码检测技术优点为：①检测蛋白时灵敏度很高，远优于传统的检测方法；②由于反应系统中没有酶的参与，检测试剂运输方便，储存容易；③实验操作易掌握。缺点为：①与其他核酸检测方法相比，检测灵敏度没有明显优势；②实验步骤较多，实验反应时间较长；③实验条件有待进一步优化和降低实验成本。

七、其他免疫试验中的免疫胶体金技术

（一）免疫印迹技术

聚丙烯酰胺凝胶电泳分离的蛋白质区带转移至硝酸纤维素膜，转移后的硝酸纤维素膜上的抗原与特异性的抗体结合后，再与标记了胶体金的葡萄球菌 A 蛋白或第二抗体反应，根据膜上胶体金颗粒显色检测样品中特异性抗原或抗体。胶体金免疫印迹技术简便、快速且有很高的灵敏度。

（二）流式细胞检测技术

利用胶体金可以改变红色激光的散射角的特性，胶体金标记的抗体可应用于流式细胞检测技术分析不同细胞的表面抗原。荧光素和胶体金的抗体双标记，两者相互不干扰，可作为多参数细胞分析和分选的有效标记物，分析各类细胞表面标志（表面受体和表面抗原）与细胞内物质。

第四节　免疫胶体金技术的应用

一、食品检测

目前食品质量控制及食品有害物质的监测，主要涉及食品的有效成分、食品违禁添加物质、真菌毒素、抗生素残留、农药残留物、致病微生物污染及毒素等。对于食品质量检测的常规标准方法多采用薄层层析、高效液相色谱、质谱检测技术、ELISA 法、致病微生物的分离培养等，这些方法均需借助仪器设备来完成，检测过程时间较长，不适于现场快速检测。免疫

胶体金技术对现场的快速检测和样品筛查具有很大优势，检测方法受干扰性小、污染少，样本无需净化过程，成本低，灵敏度和特异性接近于酶免疫检测法。

免疫胶体金技术的食品检测研究见于粮食真菌毒素污染，如黄曲霉毒素、赭曲霉毒素、圆弧青霉毒素、脱氧雪腐镰刀菌烯醇、玉米赤霉烯酮、T-2毒素等。用于肉及肉制品检测有猪瘟病毒、口蹄疫病毒、肉毒毒素、瘦肉精和雌激素等。用于奶及奶制品检测的有三氯氰胺、抗生素、金黄色葡萄球菌肠毒素等。

二、农药残留物的检测

农药残留物（pesticide residue）是指由于使用农药而在食品、农产品和动物饲料中出现的任何特定物质，包括被认为具有毒理学意义的农药衍生物，如农药转化物、代谢物、反应产物及杂质等。

最大残留限量（maximum residue limit，MRL）是指在食品或农产品内部或表面法定允许的农药最大浓度，以每千克食品或农产品中农药残留的毫克数表示（mg/kg）。

（一）农药类型

农药在农业生产中的不合理使用，农药残留对环境、农作物及食品的污染日益严重，威胁着人类健康。目前农产品中农药残留成分复杂，主要分为杀虫剂、杀菌剂和除草剂三大类。

1. 杀虫剂类农药　在我国使用范围最广，约占全国农药市场72%，主要包括有机磷、氨基甲酸酯和拟除虫菊酯。有机磷类杀虫剂在我国大量使用的主要有敌敌畏、氧化乐果、甲基嘧啶磷、甲拌磷、敌百虫等。氨基甲酸酯类农药也被广泛应用于粮食、果蔬及其他经济作物，常见的主要有西维因、速灭威、克百威、呋喃丹等。拟除虫菊酯有二氯苯醚菊酯、氯氰菊酯、溴氰菊酯等。其他有代表性的杀虫剂还有阿维菌素、吡虫啉等。

2. 杀菌剂类农药　用于对农作物细菌和真菌病害，农用杀菌剂有代森锌、雷多米尔、苯并咪唑类杀菌剂多菌灵和苯菌灵以及苯酰胺类的甲霜灵和恶霜灵等。

3. 除草剂类农药　有苯氧乙酸类，磺酰脲类（苄嘧磺隆、甲磺隆），对茶叶、烟草等作物的残留尤为严重。

（二）农药残留物的检测方法及免疫胶体金技术的应用

目前用于农药残留的检测方法主要有气相色谱、高效液相色谱、色质联用法、毛细管电泳（CE）和ELISA检测等。农药残留的免疫胶体金检测方法的建立正不断深入，克百威、氨基甲酸酯类农药西维因、有机磷类农药二甲氧基磷酸甲酯类免疫胶体金检测技术已经申请国家专利。

1. 免疫胶体金检测农药残留物方法的建立　方法建立的关键是制备有效的单克隆抗体。农药是小分子量物质，属于半抗原，一般将农药小分子通过一定碳链长度的连接分子与大分子量的载体以共价键相偶联制备成人工抗原，免疫动物获得针对农药活性物质的抗体，再经胶体金标记相关抗体，用于检测农药残留物。

（1）含有羧基的农药可利用羧基通过碳二亚胺法、活泼酯法、混合酸酐法等方法与载体蛋白质分子上的氨基形成酰胺键进行偶联。

（2）含有氨基的农药可采用重氮化法，在低温条件下使含有苯胺的农药分子与亚硝酸反应形成重氮盐，然后与载体蛋白分子上的酪氨酸或组氨酸残基反应，形成以偶氮键交联的免疫抗原。

（3）脂肪胺类农药可在水溶性碳二亚胺的作用下，与载体蛋白分子上的羧基结合成免

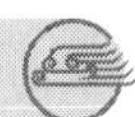

疫抗原。

(4) 没有可直接与蛋白质反应的活性基团的农药需要经过化学修饰,使其带上氯原子、羧基、氨基等活性基团,然后再以经典方法与蛋白质连接。

2. 免疫胶体金技术在农药残留物检测中的应用　我国食品中农药最大残留限量的国家标准(GB 2763—2014)已于2014-03-20颁布,2014年8月1日开始实施。在371种农药残留物中,检测方法多选用大型精密仪器的定量检测,这些方法在标本处理和仪器操作都有较高技术要求。面对我国巨大市场的标本量,斑点金免疫层析法在现场监测中有独到的优势,对某些食品农药残留物的检出灵敏度可达到国家标准的要求(表10-2)。见于谷类、油作物、蔬菜和水果等食品在不同种类农药使用过程中具有不同的暴露风险,以及农药残留物对公众健康的危害程度,国家标准的检出值也有所不同。目前斑点金免疫层析法在检测农药微量残留时灵敏度还有待提高,因此,建议在微量农药残留物检测时选择更为敏感的检测方法。如筛查较为严重污染的大量标本时,免疫胶体金技术不失为有效便捷的检测方法。

表 10-2　免疫胶体金技术在检测农药残留物中的应用

农药种类	检出物	免疫胶体金 检出限量(mg/kg)	国家标准的最大残留限量* (mg/kg)
杀虫剂类	甲基对硫磷(parathion-methyl)	0.05	谷物油作物 0.1 蔬菜水果 0.01~0.02
	杀螟硫磷(fenitrothion)	0.375	谷物大豆 1.00~5.00 蔬菜水果 0.50
	三唑磷(triazophos)	0.75	谷物 0.05 蔬菜水果 0.1~0.2
	对硫磷(parathion)	0.5	谷物 0.1 蔬菜水果 0.01
	甲拌磷(phorate)	1.0	谷物 0.02~0.05 蔬菜水果 0.01
除草剂类	氯嘧磺隆(chlorimuron-ethyl)	0.1	大豆 0.02
杀菌剂类	甲霜灵(metalaxyl)	0.5	蔬菜 0.20~2.00

*GB 2763—2014

三、医学检测

免疫胶体金技术在临床检验中已得到广泛应用,特别是斑点金免疫层析试验以其快速简便的特点,为目前采用最多的检测方法。商品化的诊断试剂盒已用于临床病原微生物的检测,如乙型肝炎病毒感染的五项指标、丙型肝炎抗体、HIV抗体、轮状病毒、梅毒螺旋体抗体、结核分枝杆菌抗体、沙眼衣原体等。另外,人绒毛膜促性腺激素的早孕试剂盒、粪便的潜血试剂盒也已在家庭和临床诊断中普遍应用。

本章小结

免疫胶体金技术是利用胶体金的特性及与多种物质结合能力,作为标记物参与免疫学检测方法。免疫检测中当抗原抗体结合后，通过胶体金粒径大小及呈色性，借助肉眼、生物显微镜、电子显微镜、可见分光光度仪及数据分析等方法，对待检抗原或抗体进行定性、定位、半定量或定量检测。本章重点介绍了常用的免疫胶体金技术原理、操作和应用，并对免疫胶体金技术在分子生物学领域的应用原理做了简要概述。

思考题

1. 胶体金的特性
2. 免疫胶体金的基本概念
3. 免疫胶体金技术原理
4. 斑点金免疫渗滤试验原理及方法
5. 斑点金免疫层析试验原理
6. 斑点金免疫层析试验的类型及检测方法
7. 免疫胶体金微阵列技术原理
8. 免疫胶体金生物条形码技术原理

（姚苹）

第十一章　化学发光免疫分析技术

化学发光免疫分析（chemiluminescence immunoassay，CLIA）是将灵敏的化学发光测定技术与高特异性的免疫反应相结合，用于检测微量抗原或抗体的新型标记免疫分析技术。自Schroder 和 Halman 在 1977 年用 CLIA 测定甲状腺素（T_4）以来，该技术发展很快。尤其是近年来，随着吖啶酯类、鲁米诺类等发光剂的广泛应用，以及超弱检测技术的发展，推动了发光免疫技术的进步，丰富了化学发光免疫分析技术的内涵，使之成为医学和卫生检验中重要的手段。

第一节　概　　述

某些物质（发光剂）在进行化学反应时，吸收了反应过程中所产生的化学能，使产物分子或中间态分子中的电子跃迁到激发态，当电子再返回至基态时，以发射光子的形式释放出能量，此即为化学发光（chemiluminescence）。

一、化学发光产生的条件

化学发光是吸收了化学反应过程中所产生的化学能使分子激发而发射的光。因此，化学发光反应必须满足两个条件：①反应必须提供足够的激发能（170~300kJ/mol）。通常只有那些反应速度相当快的放能反应，才能在可见光范围内观察到化学发光，大多数化学发光反应为氧化 - 还原反应。②化学能被某种物质分子吸收后，必须能产生电子激发，并且有足够的光量子产率。

如果化学反应释放的自由能直接使反应产物进入激发态，并能发射光子，称为直接化学发光。反应过程可表示如下：

$$A+B \rightarrow C^*$$

$$C^* \rightarrow C+h \cdot \gamma$$

其中，C* 表示 C 处于单线激发态，γ 为光子。

如果化学反应产生的激发能传递到另一个未参加化学反应的 D 分子上，使其跃迁到激发态，当 D 分子从激发态回到基态时而发光，称为间接化学发光。反应过程可表示如下：

$$A+B \rightarrow C^*$$

$$C^*+D \rightarrow C+D^*$$

$$D^* \rightarrow D+h \cdot \gamma$$

二、化学发光反应体系

化学发光反应可在气相、液相或固相反应体系中发生，其中液相发光在免疫学检测中最为常用。液相发光一般包括三个步骤：①化学反应生成中间体；②化学能转化为电子激发能，使中间体变成电子激发态；③激发态分子辐射光子回复到基态。

三、化学发光效率

化学发光反应的发光效率（φCL）又称化学发光反应量子产率，决定于生成激发态产物分子的化学激发效率（φCE）和激发态分子的发射效率（φEM）。它的定义为：

$$\varphi CL=\frac{\text{发射光子的分子数}}{\text{参加反应的分子数}}=\varphi CE\times\varphi EM$$

化学发光反应的发光效率、光辐射的能量大小以及光谱范围，完全由发光物质的性质所决定，每一个发光反应都具有其特征性的化学发光光谱和不同的化学发光效率。

第二节　化学发光剂和标记技术

一、化学发光剂

在化学反应中参与能量转移，并最终以发射光子的形式释放能量的化合物，称为化学发光剂。通常分为三类：

（一）直接化学发光剂

直接化学发光剂在发光免疫分析过程中不需酶的催化作用，直接参与发光反应。它们在化学结构上有产生发光的特有基团，可直接标记抗原或抗体。一般这类物质没有本底发光，有可能精确地测定低水平的标记物，并且制备标记物的偶联方法对发光的影响不大。因此，这类标记物非常类似于放射性核素标记物。

1. 鲁米诺和异鲁米诺类　鲁米诺（luminol）是最早合成的发光物质。在碱性（pH8.6）条件下，鲁米诺与过氧化氢发生反应，能自发发光，但发光效率低。而异鲁米诺（4-氨基苯二甲酰肼）及其衍生物克服了这一缺点，是比较成功的标记物。已广泛用于甲状腺素、甾体激素、人绒毛膜促性腺激素和促黄体生成素等的检测。

2. 吖啶酯类　吖啶酯（acridinium ester，AE）是一类发光效率很高的发光剂，在碱性条件下被 H_2O_2 氧化时，发出波长为 470nm 的光（图 11-1）。吖啶酯可直接用于标记半抗原和蛋白质，不影响被标记物的生物学活性和理化特性。用于标记抗体时，结合稳定，且不减少光量子的产生，背景噪音低，敏感度高，可获得高的比活性，有利于双位点免疫化学发光分析的建立。但它是瞬间发光剂，持续时间短，对发光信号测量仪的灵敏度要求比较高。

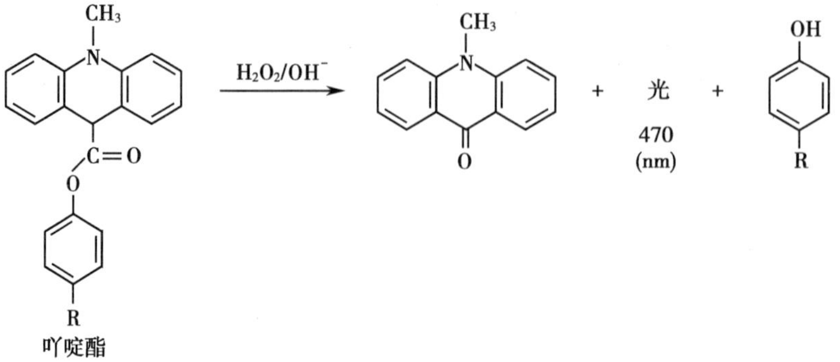

CH_3 … H_2O_2/OH^- → … + 光 470 (nm) + OH … R

吖啶酯

图 11-1　吖啶酯化学发光反应原理

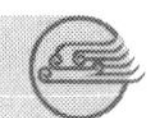

（二）酶促反应发光剂

某些化合物（发光底物）在标记酶的催化作用下发光，称为酶促反应发光剂。目前常用的有：

1. 鲁米诺　在碱性环境中，辣根过氧化物酶（HRP）对鲁米诺和过氧化氢的反应起催化作用（图 11-2）。HRP 标记的抗原或抗体与被测样品结合成抗原－抗体复合物后，再加入鲁米诺作为发光底物，在 HRP 和 H_2O_2 的作用下鲁米诺发光，其发光强度取决于形成酶标记抗原－抗体复合物量的多少。

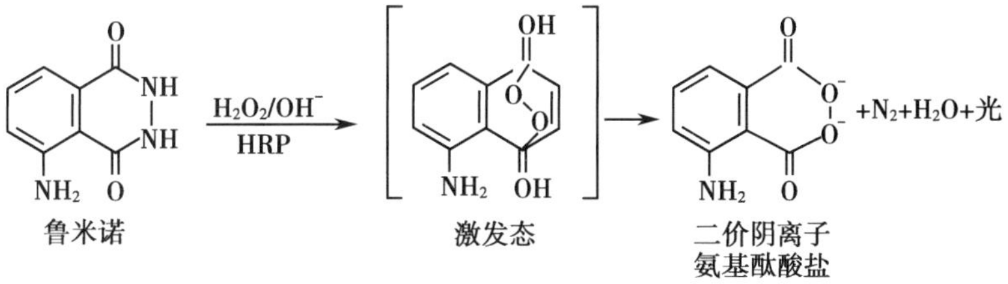

图 11-2　鲁米诺发光反应原理

2. 3-（2′- 螺旋金刚烷）-4- 甲氧基 -4-（3″- 磷酰氧基）苯 -1，2- 二氧杂环丁烷（AMPPD）是一种新的化学发光剂，其分子结构中有两个重要部分，一个是连接苯环和金刚烷的二氧四节环，它可以断裂并发射光子；另一个是磷酸基团，维持着整个分子结构的稳定。在碱性磷酸酶（ALP）的作用下，AMPPD 脱去磷酸根基团，形成不稳定的中间体 AMPD。此中间体经分子内电子转移，生成一分子的金刚烷酮和一分子处于激发态的间氧苯甲酸甲酯阴离子而产生化学发光（图 11-3）。在一定时段内，AMPPD 的生成与分解达到动态平衡时，可产生持续稳定的发光，时间可达几十分钟。

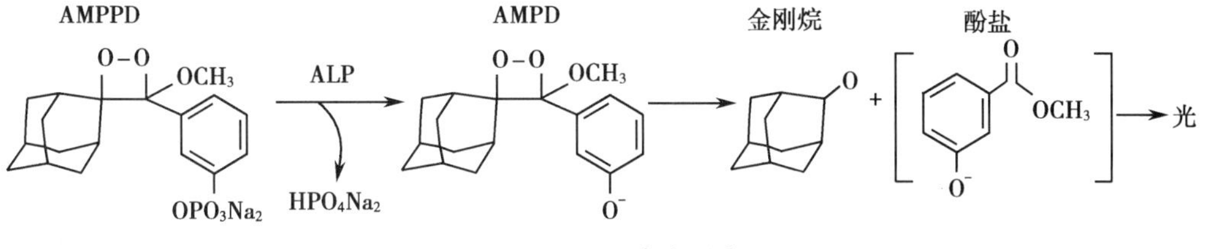

图 11-3　AMPPD 发光反应原理

（三）电化学发光剂

不直接参与化学发光反应，主要作为化学发光反应的能量传递过程中的中间体。在这类反应中，参与能量传递反应的标记物含量与免疫反应中抗原 - 抗体复合物形成的量呈正相关。最常用的电化学发光剂是三联吡啶钌 $[RU(bpy)_3]^{2+}$（图 11-4）。三联吡啶钌可直接标记抗原或抗体，反应快速稳定，已广泛用于电化学发光免疫分析系统中。

二价的 $[RU(bpy)_3]^{2+}$ 和电子供体三丙胺（TPA）在阳电极表面同时失去一个电子而发生氧化反应：① $[RU(bpy)_3]^{2+}$ 氧化成三价的 $[RU(bpy)_3]^{3+}$，成为强氧化剂；② TPA 氧化成阳离子自由基 TPA^+，很不稳定，自发失去一个质子（H^+），形成自由基 TPA，成为强还原剂。自由基 TPA 将一个电子递给 $[RU(bpy)_3]^{3+}$，使其成为激发态的 $[RU(bpy)_3]^{2+}*$，后者很快衰减并发出 1 个波长为 620nm 的光子而返回基态 $[RU(bpy)_3]^{2+}$。这一过程在电极表面周而复始地进行，产生许多光子，使光信号增强。

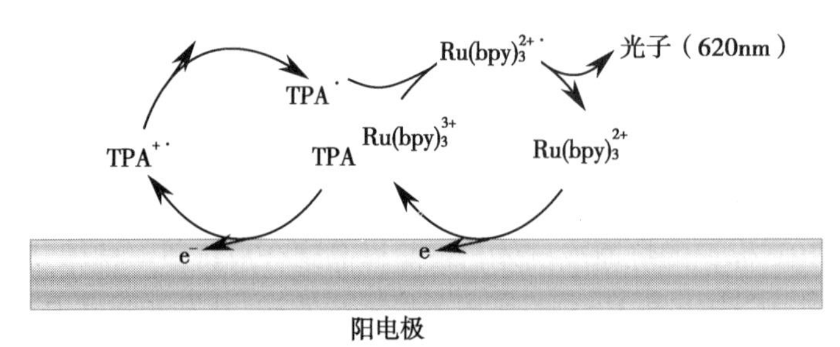

图 11-4 电化学发光剂反应原理

二、化学发光标记技术

有效地将发光标记物标记到抗原或抗体上是化学发光免疫分析技术成功的关键。常用的标记方法是通过化学反应将一种分子共价连接到另一种分子上，其原理与常规化学反应一样。化学标记的目的是使被标记物保持自身的性质（例如抗原、抗体的性质），且又具有标记物的特性（例如发光）。

按照标记反应的类型以及形成结合物的结构特点，可将标记反应分为“直接偶联”和“间接偶联”两种方式。

（一）直接偶联

通过偶联反应，使标记物分子中反应基团直接连接在被标记物分子的反应基团上，包括碳二亚胺（EDC）缩合法、过碘酸盐氧化法、重氮盐偶联法等。例如，EDC缩合法的标记反应如下：

$$\underset{(\text{蛋白质})}{\text{蛋白质}-\overset{O}{\overset{\|}{C}}-OH} + \underset{(\text{EDC})}{R-N=C=N-R'} \longrightarrow \underset{\underset{\quad O-\overset{O}{\overset{\|}{C}}-\text{蛋白质}}{\quad\ |}}{R-\underset{H}{\underset{|}{N}}-C=N-R'}$$

$$\xrightarrow{L-NH_2(\text{发光物质})} \underset{(\text{蛋白质发光标记物})}{\text{蛋白质}-\overset{O}{\overset{\|}{C}}-NH-L} + R-NH-\overset{O}{\overset{\|}{C}}-NH-R'$$

式中R、R′分别为取代基团；L—NH_2为含有氨基的发光剂；蛋白质表示分子中含有游离羧基的蛋白质分子。

（二）间接偶联

是在标记物分子和被标记物分子之间插入一条链或一个基团，使两种物质通过引进的“桥”连接成结合物，此“桥”可以在原有的结构中引进新的活性基团，增加反应活性，还可减弱参与偶联双分子结构中存在的空间位阻效应。常用方法有琥珀酰亚胺活化法、环类酸酐法、O-（羧甲基）羟胺法、异硫氰酸酯衍生物和戊二醛法等。例如，N-羟基琥珀酰亚胺活化法的标记反应如下：

$$R-\overset{O}{\overset{\|}{C}}-OH + \underset{(\text{N-羟基琥珀酰亚胺})}{HO-N\begin{cases}\overset{O}{\overset{\|}{C}}-CH_2 \\ \overset{}{\underset{O}{\underset{\|}{C}}}-CH_2\end{cases}} \longrightarrow R-\overset{O}{\overset{\|}{C}}-O-N\begin{cases}\overset{O}{\overset{\|}{C}}-CH_2 \\ \underset{O}{\underset{\|}{C}}-CH_2\end{cases} \xrightarrow{L-NH_2} \underset{(\text{发光标记物})}{R-\overset{O}{\overset{\|}{C}}-NH-L}$$

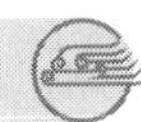

（三）影响标记的因素

1. 发光剂的选择　根据发光剂的结构性质选择相应的标记方法。如吖啶酯类发光剂多选用 N- 羟基琥珀酰亚胺法进行标记，此类发光剂的发光效率比鲁米诺大，且在较温和条件下，仅有 H_2O_2 和高 pH 时，便可激发化学发光。

2. 被标记蛋白质的要求　在进行化学标记时，应选择具有较高纯度和免疫学性质稳定的抗原或具有较高效价的抗体作为被标记物，并尽量排除某些物质对发光免疫测定的干扰。

3. 选择合适的标记方法　标记方法相互之间差别较大，各种方法都有其独特的反应条件和适用对象。因此，应正确选择与发光剂和被标记物结构特点相适应的偶联方式。

4. 反应温度　标记反应温度的控制，对于较稳定的小分子被标记物，温度可稍放宽些；而当被标记物是抗原或抗体蛋白质时，由于蛋白质对热的不稳定性，应当在保证反应进行的前提下，尽量选择低温条件，以免蛋白质在标记过程中丧失活性。

5. 纯化与保存　多数经耦合反应制备的结合物，使用前需采用透析法、凝胶过滤法或盐析沉淀法等进行纯化，目的是除去反应系统中存在的未结合的发光剂和交联剂。由于标记过程的不规范或存放过程中可能出现的脱落现象，对新制备已纯化或经长时间保存的结合物，在使用前均需测定蛋白质的含量、免疫学活性和发光效率等三项指标，以保证实验结果准确、可靠。

结合物一般可分装保存在 −70~4℃条件下，最好冷冻干燥保存，这样可保存数年之久不丧失活性。

第三节　化学发光免疫分析技术的类型

化学发光免疫分析技术根据反应过程中标记物是否需要分离，可分为均相反应（不需要分离）和非均相反应（需要分离）；根据免疫反应的模式不同，又可分为夹心法、竞争法等；根据化学发光免疫分析中所采用的发光反应体系、标记物和标记方法的不同，可作以下分类：

一、直接化学发光免疫分析

直接化学发光免疫分析是以直接化学发光剂标记抗原或抗体，在发生免疫反应后，直接引发化学发光反应进行检测。吖啶酯是目前化学发光免疫分析中常用的发光标记物。

其操作过程主要分为以下步骤：

1. 抗原抗体的结合反应，形成具有发光物质标记的抗原抗体复合物。

2. 经过数次洗涤，将未结合的标记抗原或标记抗体洗去。

3. 加入氧化剂（H_2O_2）和碱性溶液（NaOH）使反应系统呈碱性，这时吖啶酯等发光剂在不需要催化剂的情况下分解、发光。

4. 发光信号的检测：利用发光信号测量仪对反应体系发出的光子进行定量测量，再从标准曲线上计算出待测抗原或抗体的含量。

二、化学发光酶免疫分析

化学发光酶免疫分析（chemiluminescence enzyme immunoassay，CLEIA）是用参与催化化学发光反应的酶（如 HRP 或 ALP）标记抗体（或抗原），然后与待测样品中的相应抗原（或抗体）发生免疫反应后，形成酶标记抗原 - 抗体复合物，其结合在复合物上的酶再对相应底物，如鲁米诺-过氧化氢发光体系或 AMPPD 发光剂，发生催化作用，产生发光效应，最后通过定量测定发光信号分析被测抗原或抗体的含量。

化学发光酶免疫分析的特点包括：①测定过程与 ELISA 相似，仅最后一步酶反应所用底物为发光剂；②酶标记抗原或抗体结合稳定；③酶催化鲁米诺、AMPPD 等发光剂发出的光稳定，持续时间长，便于记录和测定。

免疫印迹试验，即 Western blot，是分子生物学、生物化学和免疫遗传学中常用的一种实验方法，广泛应用于基因在蛋白水平的表达研究、抗体活性检测和疾病早期诊断等多个方面。其基本原理是将电泳分离后的细胞或组织总蛋白质从凝胶转移到固相支持物 NC 膜或 PVDF 膜上，然后用特异性抗体对样品进行着色，通过分析着色的位置和着色深度获得特定蛋白质在所分析的细胞或组织中的表达情况的信息。检测结果时，根据标记抗体的标记物不同，其检测方法也不同，较常用的检测系统有 HRP 标记的增强化学发光（enhanced chemiluminescence，ECL）和 DAB 检测系统。其中，ECL 检测就是利用辣根过氧化物酶催化鲁米诺-过氧化氢发光体系，生成不稳定的中间物质，其衰变时在暗室内形成明显的肉眼可见的化学发光带，利用 X 线胶片感光原理，将结果记录下来。

三、电化学发光免疫分析

电化学发光免疫分析（electrochemiluminescence immunoassay，ECLIA）是电化学发光和免疫测定相结合的免疫测定技术，其原理是基于电极表面由电化学引发的特异性化学发光反应，实际上包括了电化学和化学发光两个过程。三联吡啶钌 $[RU(bpy)_3]^{2+}$ 是电化学发光免疫分析的常用电化学发光剂。

在反应体系内，待测样品与相应的磁性微粒包被抗体、三联吡啶钌标记抗体发生免疫反应后，形成磁性微粒复合物。洗涤去除未形成复合物的三联吡啶钌标记抗体后，磁性微粒复合物进入检测反应池中，被电极板下的磁铁吸附而留在电极板表面，与碱性溶液中的三丙胺反应，在加压的阳性电场条件下，复合物上的三联吡啶钌与三丙胺产生电化学发光（图 11-5）。

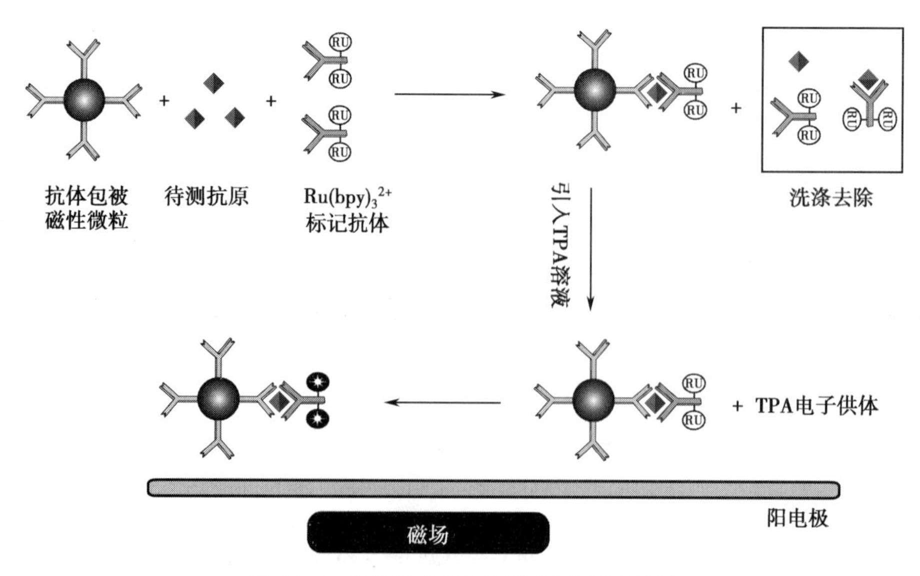

图 11-5　电化学发光免疫分析原理示意图

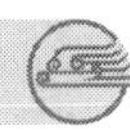

电化学发光分析技术的特点：①由于三联吡啶钌可与蛋白质、半抗原激素、核酸等各种化合物稳定结合，因此检测项目广泛；②三联吡啶钌在电场中因不断得到三丙胺提供的电子，可周而复始地发光，持续时间长，信号强度高，容易测定和控制；③灵敏度高，可达 pg/ml 水平。

第四节　化学发光免疫分析技术的应用

化学发光免疫分析方法具有选择性好、灵敏度高、特异性强、分析速度快、设备简单等优点，方法多样，广泛地用于抗原、抗体和半抗原的免疫测定，其线性范围也较宽，符合临床医学、生物医学和食品安全快速检测的需要，为临床医学、生物医学和食品安全提供了一种超痕量的非同位素免疫检测手段。如表 11-1 所示，化学发光免疫在应用上有着很大的优势。

表 11-1　三种免疫方法特性的比较

特性	化学发光免疫	酶免疫	放射免疫
利用低分子标记物	+	–	+
使用催化标记物放大反应	++	+	–
用于均质分析	+	+	–
放射性危险	–	–	+
检验程序快速	+	–	+
设备简便、费用低廉	+	+	–
标记物稳定	+	+	–

随着纳米磁性粒子技术、新型免疫反应增强剂和发光剂的研究开发，流动注射化学发光免疫分析法、毛细管电泳化学发光免疫分析法、高效液相色谱化学发光免疫分析法不断开发和完善，CLIA 在医学、食品、环境分析等方面将会有更广阔的应用前景。

本章小结

化学发光是化学发光物质吸收了化学反应过程中所产生的化学能，使其激发而发射光子。化学发光免疫分析（CLIA）是将灵敏的化学发光测定技术与高特异性的免疫反应相结合，用于检测微量抗原或抗体的新型标记免疫分析技术。CLIA 具有高敏感性和高特异性的特点，试剂安全、稳定、价格低廉，近年来基于化学发光免疫分析技术的全自动检测设备发展迅速，被广泛应用于医学、食品、环境分析等方面。

根据不同发光物质和待标记抗体的性质，应选择不同的标记技术。

根据标记物类型的不同，可将化学发光免疫检测分为直接化学发光免疫分析、化学发光酶免疫分析、电化学发光免疫分析等类型。

直接化学发光免疫分析是以直接化学发光剂（如吖啶酯等）标记抗原或抗体，在发生免疫反应后，不需要催化酶，发光迅速，直接进行检测；化学发光酶免疫分析是用辣根过氧化物酶或碱性磷酸酶标记抗体（或抗原），与待测样品中的相应抗原（或抗体）发生免疫反应后，通过酶催化和分解底物而发光；电化学发光免疫分析是以电化学发光剂三联吡啶钌标记抗体(或抗原),以三丙胺为电子供体,在电场中因电子转移而发生特异性化学发光反应。以上技术均根据发光反应的强度对待测抗原或抗体进行定量或定性检测。

思考题

1. 画图表示化学发光酶免疫分析的原理。
2. 简述电化学发光免疫分析的基本原理。
3. 标记用的化学发光剂应符合什么条件?
4. 简述化学发光免疫分析技术的特点和应用。

(马群)

第十二章　免疫组织化学技术

免疫组织化学技术(immunohistochemistry technique,IHCT)是指在组织细胞原位通过抗原抗体反应和组织化学的呈色反应,借助可见的标记物,对相应的抗原或抗体进行定位、定性和定量检测,是将免疫学和传统的组织化学相结合而发展起来的一种技术。IHCT将免疫反应的特异性、组织化学的可见性巧妙地结合起来,借助光学显微镜或电子显微镜的显像和放大作用,在组织、细胞、亚细胞水平检测各种抗原或抗体。该技术最大的优势是将形态学改变与功能和代谢结合起来。

免疫组织化学技术近年来得到迅速发展。从最初的荧光免疫技术发展到酶免疫组织化学技术、金免疫组织化学技术以及亲和细胞化学技术等多种方法。随着抗原提纯和抗体标记技术的改进,特别是单克隆抗体技术的引入,其检测的特异性和敏感性大大提高。近些年来,与分子生物学、流式细胞术、芯片技术、计算机图像分析等技术相结合,免疫组织化学技术发展进入了分子与基因水平,使得定位、定性和定量分析更精确。该技术现已被广泛应用于医学和生物学各个领域的研究和诊断,尤其是在肿瘤病理学中已经成为常规的辅助诊断方法,免疫组化本身也从技术发展成为一门学科。

第一节　荧光免疫组织化学技术

荧光免疫组织化学技术是采用荧光素标记的已知抗体(或抗原)作为探针,在一定条件下使之与组织细胞标本中的待测抗原(或抗体)特异性地结合,由于所形成的抗原抗体复合物上带有荧光素,在荧光显微镜下受高压汞灯激发出荧光,从而对待测抗原(或抗体)进行定位、定性检测的一种技术,并可利用荧光定量技术实现定量检测。本法的优点是操作简单,节约时间,在多重标记中应用方便。缺点是组织结构不够清晰,切片不能长期保存,且观察时需要荧光显微镜。

一、直接法

是最简单和最基本的染色方法。即将荧光素标记的特异性抗体直接加在处理好的待检组织标本上,使之与相应抗原结合,以鉴定未知抗原。本法优点是简便快速、特异性高,但敏感性不及间接法,且一种特异性荧光抗体只能检测一种抗原。

二、间接法

本法系用荧光素标记抗抗体,鉴定未知抗原或抗体。染色分两步,首先是未标记抗体(即第一抗体,Ab1)与抗原反应,然后是标记的抗抗体(即第二抗体,Ab2)与第一抗体反应,最终形成抗原-Ab1-荧光素标记的Ab2复合物。由于标记抗体不直接与标本中的抗原结合,因此称为间接法。第一抗体起双重作用，它对组织中的靶抗原来说是抗体，对荧光素标记的第二抗体来说又属于抗原。如果一个靶抗原分子结合3~5个抗体分子，而每个未标记抗体分子作为抗原又可结合3~5个荧光标记抗抗体分子，因此间接法敏感性较高，通常比直接法高5~10倍，且一种荧光标记的抗抗体能检测多种抗原抗体的复合物，实用性好，但方法相对较烦琐，非特异性干扰因素也相对较多。

三、补体荧光抗体法

本法系利用补体结合反应的原理，以荧光色素标记抗补体的抗体，鉴定未知抗原或未知抗体。染色过程也分两步，首先是抗原与未标记抗体反应，形成的抗原抗体复合物吸附补体后，再加上标记的抗补体抗体，最终形成抗原-抗体-补体-荧光素标记的抗补体抗体复合物，通过检查补体是否被固定，推知未知抗原或抗体。

本法只需要一种标记抗补体抗体，即可检查所有的抗原抗体系统，不考虑抗体的种属来源，具有间接法的一些优点，但非特异荧光较多。另外，由于补体不稳定，不宜长期保存。

四、双标记法

当同一细胞或组织标本上需要同时检测两种抗原时，可采用双标记荧光染色法。通常采用双标记直接染色法，即用不同的荧光素分别标记两种抗体，对同一组织标本进行染色，若有相应的两种抗原存在，则显示两种不同颜色的荧光。荧光显微镜下观察时，若两种荧光染料的激发光波长相近，则可在同一视野中根据荧光颜色鉴别细胞表达的不同抗原成分；如果两种荧光染料的激发光波长差别较大，则需用滤色片调节补偿或用两种激发光分别进行观察，然后利用相应软件进行叠加处理。FITC和PE是双标记时使用较多的两种荧光素，可以共用488nm激发光，分别发出黄绿和橘红两种颜色的荧光。

第二节　酶免疫组织化学技术

酶免疫组织化学技术是在一定条件下，应用酶标记的已知抗体（或抗原）与细胞或组织标本中的抗原或抗体反应。如细胞或组织中含有相应抗原或抗体，两者结合形成带酶分子的抗原抗体复合物，酶与底物作用形成有色沉淀物或产物电子密度发生改变，在光镜和电镜下观察，可实现对标本中抗原或抗体的定位和定性检测，经图像分析也可达到定量的目的。酶免疫组织化学技术中最常用的酶是辣根过氧化物酶（HRP），供氢体是二氨基联苯胺（DAB）。与荧光免疫组化技术相比，具有染色标本可长期保存，可用普通光镜和电镜观察结果，组织细胞细微结构清晰等优点，尤其是非标记抗体酶法其敏感性高于荧光免疫组化技术。

一、酶标记抗体免疫组织化学技术

酶标记抗体免疫组化染色法是将酶直接标记在抗体上所进行的免疫组化染色。

（一）直接法

用特异性酶标抗体直接与标本中的相应抗原反应，形成抗原-酶标抗体复合物，然后加底物显色，显微镜下观察。本法操作简便、快速、特异性强、非特异性背景染色低，但敏感性较低，且一种酶标抗体只能检测一种特异性抗原。

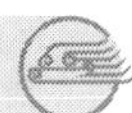

（二）间接法

先用未标记的已知特异性抗体（Ab1）与标本中相应抗原反应，形成抗原抗体复合物，然后加酶标记抗抗体（Ab2）与之反应，最后形成抗原-Ab1-酶标Ab2复合物，加底物显色，显微镜下观察。间接法中一种酶标记抗抗体可与多种特异性抗体结合，从而检测多种抗原，实用性好。敏感性较直接法高，但低于酶桥法和PAP法。

二、非标记抗体酶免疫组织化学技术

酶标记抗体的方法由于酶与抗体共价连接，抗体和酶的活性均受到一定的损害，若非特异性抗体同时被标记，将出现非特异性着色。非标记抗体酶法是先用酶免疫动物制备抗酶抗体，再利用抗酶抗体结合酶，避免了酶标记抗体，提高了方法的敏感性。

（一）酶桥法

特异性抗体（Ab1）与组织标本的抗原反应后，用抗抗体（Ab2，又称桥抗体）将抗酶抗体（Ab3）结合在Ab1上，再利用抗酶抗体结合酶，反应分四步完成，最后形成Ag-Ab1-Ab2-Ab3-HRP复合物，加底物显色。

该方法的Ab1和Ab3必须是同种属动物的抗体，通常Ab1和Ab3是抗原和酶分别免疫兔产生的抗体，Ab2为羊抗兔IgG。该方法主要用于检测抗原，也可用于检测抗体。

（二）过氧化物酶-抗过氧化物酶法（peroxidase anti-peroxidase，PAP）

是酶桥法的改良法，基本原理与酶桥法相似，所不同的是用预先制备好的抗酶抗体与酶形成的可溶性复合物（PAP）代替酶桥法中的抗酶抗体和酶。反应分三步完成。

PAP是由2个抗酶抗体与3个酶分子组成的复合物，相对分子量为432kDa，结构非常稳定，在染色冲洗过程中，酶分子不易脱落，PAP中不存在游离的抗体，不易产生非特异性染色，因此特异性、敏感性和重复性较好，比直接法、间接法和酶桥法更敏感，特别适用于石蜡切片中微量抗原的检测，故可用于回顾性研究。但PAP制备过程复杂、时间较长。

用AP代替HRP建立的碱性磷酸酶（AP）-抗碱性磷酸酶（AAP）法，简称APAAP法。用于内源性过氧化物酶含量较多而不适于用HRP的组织细胞，如骨髓等造血组织。

三、酶标记免疫电镜技术

免疫电镜技术是将抗原抗体反应的特异性与电子显微镜的高分辨力相结合的，在亚细胞和超微结构水平上对抗原物质进行定位分析的一种高度精确、灵敏的方法。酶标记免疫电镜技术是将酶标抗体与组织细胞抗原特异性结合，加酶底物显色，然后在电镜下观察。最常用的酶是HRP。HRP稳定性强，且分子量较小，易进入细胞内。底物常用DAB，DAB在HRP催化下形成不溶性的吩嗪衍生物，经OsO_4处理后变为锇黑，电子密度高，很适合电镜观察。PAP法是首选的染色方法，分为PAP的包埋前和PAP包埋后染色法两种。本法特异性强，敏感性好，但酶反应产物的分辨力不及胶体金等颗粒性标记物。

第三节　亲合免疫组织化学技术

利用一种物质对组织中某种成分具有高度亲和力及可标记性的特点而显示组织中相应成分的技术称亲合组织化学技术。将亲和组织化学和免疫组织化学结合起来称为亲合免疫组织化学技术。目前应用最多的是将酶免疫组织化学和亲和组织化学结合。它是一种特殊的酶免疫组织化学技术，它结合酶免疫组织化学能在待检抗原部位形成有色沉淀和亲合组织化学能产生有效抗原信号放大的特点，使检测敏感性大大增加，且背景清晰，因而成为目前应用最广泛的免疫组织化学方法。常用的亲和物质对有生物素与亲和素、葡萄球菌A蛋白与IgG、植物凝集素与糖类、激素与受体等。以生物素与亲和素应用最为广泛。

一、亲和素-生物素-过氧化物酶复合物技术

亲和素-生物素-过氧化物酶复合物技术（avidin biotin-peroxidase complex technique，ABC）是将亲和素作为“桥”，将生物素化的抗体和与生物素结合的酶（如HRP）连接起来，使抗原与抗体反应信号放大，以增加敏感性。使用前将亲和素和酶标生物素混合配制成ABC复合物。最后形成Ag-Ab1-生物素化Ab2-ABC复合物，加酶底物显色，显微镜下观察。

生物素与亲和素结合得十分牢固，一个亲和素分子有4个结合位点，可以分别与生物素化的抗体和酶结合，一个过氧化物酶或免疫球蛋白分子又可结合多个生物素分子，从而形成含有大量酶分子的网络状免疫复合物。同时，ABC复合物的分子量较PAP小，更易于渗透，因而敏感性更高。使用时抗体可高度稀释，减少非特异性染色。本法操作也比PAP法更简单、省时。ABC法的敏感性及特异性也较早期的标记亲和素-生物素技术（labelled avidin-biotin technique，LAB）和桥联亲和素-生物素技术（bridged avidin-biotin technique，BRAB）高。

二、酶标记链霉亲和素-生物素技术

链霉亲和素（streptavidin，SA）是从链霉菌培养物中提取的一种纯蛋白，其功能类似亲和素，每个分子也有4个生物素结合位点，两者有高度的亲和力。酶标记链霉亲和素-生物素技术（labelled streptavidin biotin method，LSAB，或SP法）是将酶直接标记在链霉亲和素上，最后形成Ag-Ab1-生物素化Ab2-酶标链霉亲和素复合物。

由于酶直接标记在链霉亲和素上，其与生物素结合的所有位点都可以用来与生物素化的二抗结合，不用与酶标生物素结合，最后形成的免疫复合物上结合了更多的酶分子，且分子量比ABC复合物小，穿透性好，故灵敏度比ABC法更高。一抗稀释度比ABC法更高，从而进一步降低背景染色。据报道LSAB法比ABC法敏感性高2~4倍，比PAP法高25~50倍。另外，链霉亲和素的等电点（pI）为6.0~6.5，而亲和素为10，使LSAB法所带负电荷比ABC法少，与组织内结缔组织的正电荷静电吸引就少，因此可以减少非特异性染色，使背景更加清晰。该法的另一个优点是染色时间短，一般ABC法整个流程需大约100分钟，而LSAB法加微波技术仅需35分钟。因此LSAB法是一种理想的免疫组织化学技术，在临床病理的快速诊断中非常实用。

第四节 金免疫组织化学技术

胶体金作为标记物应用于免疫组织化学技术最早由Faulk和Taylor于1971年报道，用于电镜水平的免疫细胞化学研究，在电镜下，金颗粒具有很高的电子密度，清晰可辨。1978年Geoghegen首次用金标抗体检测B淋巴细胞表面抗原建立了光镜水平的免疫金方法。1983年Holgate建立了用银显影液增强金颗粒在光镜下可见性的免疫金（银）染色法。1986

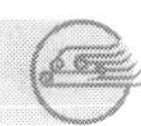

年 Fritz 等人在免疫金银法基础上成功地进行了彩色免疫金银染色，使结果更加鲜艳夺目。该技术具有标记简单，标记物稳定，敏感性高，非特异性吸附少，染色结果可长期保存，金颗粒大小可以控制，方便用于双重或多重标记等优点。既可用于光镜，又可用于电镜。该方法目前已被用于医学和生物学等众多领域的定位、定性乃至定量研究。尤其在免疫电镜技术中，胶体金是应用最广的标记物。

一、免疫金染色法

免疫金染色法（immunogold staining，IGS）原本用于免疫电镜。光镜水平的 IGS 主要采用间接法。用胶体金颗粒标记第二抗体，制备金标二抗。当特异性抗体与组织细胞表面抗原结合后，将金标二抗与特异性抗体结合，最后形成 Ag-Ab1- 金标 Ab2 复合物，在光镜下可见红色的胶体金颗粒。此法也可以将胶体金颗粒标记在金黄色葡萄球菌 A 蛋白（staphylococcal protein A，SPA）分子上，通过 SPA 分子再与特异性抗体（IgG 的 Fc 段）结合。该方法特点是简便、快速（因不需银显影），但由于金颗粒很小，光镜下不易观察，敏感性较低，要求金标抗体浓度高，而且金颗粒直径大于 20nm。

二、免疫金银染色法

免疫金银染色法（immuno-gold-silver staining，IGSS）是 Holgate 等 1983 年将 IGS 与银显影方法相结合而建立的一种检测敏感性更高的方法。其原理是用胶体金标记的抗原（抗体）与待测组织细胞中相应的抗体（抗原）特异性结合，加入银显色液后，标记物上的金颗粒作为催化剂，使显色剂中的银离子被还原剂（对苯二酚）还原成银原子沉淀，围绕着金颗粒形成黑色“银壳”，随着银离子不断地被还原，“银壳”越来越大，最终使抗原位置得以清晰放大，提高了检测的敏感性，比 PAP 法和 ABC 法均高。而且由于有色产物逐渐生成，可以在显微镜下控制反应进行，得到理想的染色结果。

三、彩色免疫金银法

彩色免疫金银法（coloured IGSS，CIGSS）是在 IGSS 基础上发展起来的一种新方法。其基本原理与彩色显影相似。IGSS 方法染色在抗原位点处生成的银颗粒经铁氰化钾与溴化钾的作用被氧化成溴化银，后者与彩色显影剂相接触立即被还原成金属银，而彩色显影剂本身则被氧化，其氧化产物使彩色显影剂由无色变成有色的染料并沉积在银颗粒的部位，金属银则变成了银离子。由于染料只能通过彩色显影剂沉积在有银的部位，所以不与组织发生非特异性吸附。光镜下阳性物质呈鲜艳的蓝色（α- 萘酚为成色剂）或呈绿色（菲尼酮为成色剂）。背景干净，阳性结果清楚。

四、金免疫电镜染色技术

胶体金是当前免疫电镜技术中应用最广的标记物。金颗粒具有很高的电子密度，在电镜下为黑褐色颗粒，清晰可辨，非特异性染色少，定位比酶反应物更精确。免疫金染色、免疫金（银）染色法均可应用于免疫电镜。常规使用的胶体金颗粒直径从 5nm 至 30nm 不等，难以穿透组织内部，因此检测细胞表面抗原物质常采用包埋前金标染色；检测亚微结构上的抗原，常采用包埋后金标染色。近年来，人们采用直径约 1.4nm 的纳米金标记技术进行包埋前免疫电镜标记，结合银加强法，使纳米金颗粒放大，有利于电镜下观察。

第五节　免疫组织化学技术要点

免疫组织化学的全过程包括以下步骤:①抗原的提取与纯化;②免疫动物或细胞融合,制备特异性抗体及纯化抗体;③标记物与抗体结合形成标记抗体;④标本的制备;⑤抗原抗体反应及呈色反应;⑥显微镜下观察结果。由于抗体的商品化,免疫组织化学实验目前多从标本制备开始。

一、标本的处理

(一)标本的主要来源

用于免疫组织化学分析的标本必须新鲜、固定及时、形态良好、抗原物质的抗原性不被破坏。标本的来源主要有活体组织、各种体液、穿刺液及培养细胞。组织标本主要是人体组织,包括手术切除的病变组织、活检穿刺以及尸检标本,也可以是动物组织。标本取材大小要适中,注意在病变,病变与正常组织交界处取材。刀锋要锐利,减少对组织标本的挤压和损伤。穿刺液、体液、尿液、胸腹水等中的细胞,可离心后取沉淀物涂片,也可以冷冻切片。悬浮培养的细胞可离心取沉淀制备细胞涂片,如果是贴壁生长的细胞,可以直接将其培养在盖玻片上。

(二)标本的固定与保存

组织细胞内抗原物质的完整保存,对于免疫组织化学染色结果至关重要。在标本的处理中,固定是很重要的环节。固定的作用不仅使细胞内蛋白质凝固,终止细胞内酶反应过程,防止细胞自溶,以保持细胞固有形态和结构,更重要的是保存组织细胞的抗原性。固定还有利于切片的进行。不同的标本可使用不同的固定剂,固定剂应能快速固定抗原,防止抗原扩散、脱落,固定后的抗原应能被抗体识别,不影响抗原抗体反应。新鲜组织应尽快固定。组织块不宜过大过厚,一般以小于 2cm × 1.5cm × 0.3cm 为宜。固定剂的量一般为欲固定组织的 20 倍以上。

固定液可分为单一固定液及混合固定液。前者有甲醛、酒精等。单一固定液不能固定细胞中的所有成分,混合固定液可以互补不足。常用的混合固定液有 Bouin 液、Zenker 液、Carnoy 液等(配方见有关书籍)。常用固定剂的选择见表 12-1。

表 12-1　各种抗原的固定方法

抗原	固定剂	固定温度与时间
蛋白质	95%乙醇	室温,3~15min
免疫球蛋白	丙酮	4℃,30min
酶	四氯化碳	4℃,30min
激素	1%聚甲醛	4℃,4~5h
细菌	丙酮,甲醇	室温,3~10min
病毒	丙酮,无水乙醇	室温,5~10min
	四氯化碳	4℃,30~60min
类脂质	10%甲醛	室温,3~10min
细胞悬液	1%聚甲醛	室温,2 min

（三）组织切片方法的选择

冷冻切片和石蜡切片是免疫组化中最常用的制片方法。因为免疫组化染色的操作步骤多，冲洗频繁，切片很易脱落，因此所用玻片需仔细清洗，并涂一层薄薄的黏附剂，如多聚赖氨酸、APES 等。

1. 冷冻切片　将新鲜组织切成小块，迅速冷冻（-70℃），以防止冰晶形成，破坏组织细胞结构。检测时取组织用恒温冷冻切片机切成 5~10μm 的薄片，贴于载玻片上，室温放置 30 分钟，再用冷丙酮固定 5~10 分钟。PBS 洗涤，然后吹干，置低温冰箱保存备用。该方法简单、抗原损失少，由于速冻，组织细胞的结构保持也较好，但切片稍厚，图像不如石蜡切片漂亮，且标本来源受限。

2. 石蜡切片　组织块经固定、洗涤和脱水、透明、浸蜡、包埋，蜡块置 4℃保存备用。包埋后应尽快进行切片和染色，切片厚度通常为 2~3μm。该方法是目前应用最广泛的方法，组织细胞结构保存较好，且能做连续切片，有利于各种染色对照观察。切片可以长期保存，供回顾性研究。但一般的组织从取材固定到封片制成玻片标本需要数日，抗原损失量大。将微波炉用于免疫组化制片过程，可大大缩短操作时间，使抗原量得以更多地保存。

（四）抗原修复

石蜡切片检样大都用甲醛固定保存，固定过程中某些抗原决定簇因醛键形成而被封闭，因此在免疫组化染色之前，需用酶消化处理切片，使抗原决定簇重新裸露。常用的酶有胰蛋白酶、胃蛋白酶、蛋白酶 K 等。也可以采用热修复抗原，如微波、高温、高压等。

二、抗体的选择与稀释

单克隆抗体特异性高，所染切片背景清晰、定位明确，但阳性率较低。多克隆抗体阳性率高，但特异性较差，如果操作不规范易出现假阳性。应根据切片类型尽量选择高特异性、高效价的抗体。随着生物技术水平的不断提高，目前临床上免疫组化常用的抗体大多数是单克隆抗体。抗体稀释的原则是阳性（抗原）物质着色鲜明，而背景应浅或不着色。一抗、二抗的稀释度均需通过试验来确定。一般来说，抗体效价越高，方法越敏感，孵育的时间越长，抗体的稀释度越高。抗体稀释液可用 0.01mol/L，pH 7.4 PBS 或 0.2mol/L，pH 7.6 TBS，如存放时间长，可加少量防腐剂，如 NaN_3 等。

三、免疫组化染色

染色是免疫组织化学技术的关键步骤。

（一）染色前处理

1. 如果是石蜡切片，首先要常规脱蜡、水化，然后修复抗原。

2. 酶免疫组织化学染色前要用 3% H_2O_2 消除内源性过氧化物酶的活性。ABC 法要用 0.01%亲和素和 0.01%生物素溶液作用消除内源性生物素的活性。

3. 如果检测抗原位于细胞内，可以在标本上滴加含 0.2%~1% Triton-X-100 的 PBS，以改善细胞的通透性。

4. 封闭。通常采用二抗来源动物正常血清（非免疫血清）封闭以防止非特异性染色。也可用小牛血清、BSA 等，但不能与一抗同源。

以上每一步骤后都要充分洗涤。

（二）免疫染色

1. 加样时玻片要放平，试剂应充分覆盖组织，并超出组织边缘2mm。

2. 孵育是标记抗体与标本中抗原反应并形成抗原抗体复合物的过程。一般在带盖的湿盒内进行。孵育的温度可选择室温、37℃、4℃。以37℃最适合抗原抗体反应。4℃孵育可减少非特异性结合，但应延长反应时间。

3. 洗涤。每次孵育后都必须用PBS充分洗涤以除去未结合的抗体。

4. 显色。酶免疫组织化学反应要加DAB等底物显色。并在显微镜下观察控制显色程度，达到理想的染色程度时立即冲洗终止反应。

5. 复染（衬染）。免疫组化染色后需要对标本复染，以衬托出组织和细胞的固有形态结构，使形态和机能联系起来。酶免疫组化和金免疫组化常用苏木素复染。荧光免疫组化常用荧光染料（如DAPI）复染，也可用苏木素-伊红（H-E）复染。

6. 酶免疫组化和金免疫组化染色后还要常规脱水、透明、封片后才能镜检。荧光免疫组化染色后直接甘油封片后镜检。

四、设立对照试验

为确定结果的可靠性，正确评价染色结果，在实验中必须设置对照。免疫组化实验中常用的对照包括：

（一）阳性组织对照

用已知含中等量靶抗原的组织切片与待检标本同时作同样的处理和免疫组织化学染色，阳性对照应呈阳性结果。目的是排除假阴性结果。

（二）阴性对照

目的是排除染色过程中非特异染色和交叉反应所造成的假阳性结果。包括：

1. 阴性组织对照　即用已知不含靶抗原的组织作对照，实验结果应为阴性。

2. 阴性试剂对照　通常是针对特异性抗体（即第一抗体）设立对照。包括：

（1）空白对照：即不加一抗或者用PBS代替一抗，其他步骤不变。结果应为阴性。主要是排除组织细胞自发荧光，或所含生物素以及内源酶等物质的干扰。

（2）替代对照：即用同种动物非靶抗原免疫血清或其他与靶抗原无关的抗血清代替一抗，其他步骤不变。结果应为阴性。

（3）吸收试验：即用事先经过量抗原吸收的第一抗体上清液取代第一抗体，其他步骤不变。结果已知阳性片应呈阴性或弱阳性反应（吸收不全时）。

（4）抑制试验：是指用标记抗体和未标记抗体两者的混合物作试剂，其他步骤不变，结果其阳性着色应成比例的减弱。多用于直接法。

（三）自身对照

是指在同一染色切片上与靶抗原阳性反应细胞或成分相邻的自身组织成分的阴性背景对照，即背景结构的显色。结果应为阴性或着色较浅，与阳性着色成分呈鲜明对比。目的在于排除内源性干扰产生的假阳性和因抗原弥散移位造成的错误结果。

一般来说，如果是确定某种新的靶抗原，上述各对照实验一个都不能少，但如果是同种靶抗原的重复性后续实验，可只设阳性对照、替代或空白对照，以及自身对照，以节省实验成本。

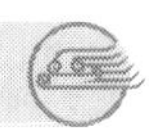

五、免疫组化染色结果的判断

免疫组化染色阳性细胞的特异性着色常分布于细胞的特定部位，可分为胞质型、胞核型、胞膜表面型、微绒毛型和复合型（膜 - 质型、核 - 质型）等。阳性细胞染色深浅及细胞密度可反映抗原含量，是定性、定量的依据。阳性细胞的组织分布是定位的依据，与细胞功能有关。阳性细胞在组织中可以呈局灶型、弥漫型以及网状型分布。同一张切片的阳性着色可深浅不一。要特别注意与非特异性染色区别开来。一般来说，阳性细胞的染色常有规律地定位于细胞某一部位，并与阴性细胞有明显间隔，而非特异性染色则是无规律、无界限的，常累及一片细胞，定位不准确，且不能重复。结缔组织受染和内源性产物干扰是最多见的非特异性着色。

免疫组化染色结果判断的原则是：必须设立阳性和阴性对照；阳性表达必须在特定的部位；阴性结果不能视为抗原不表达；当免疫组化结果与 H-E 染色结果不一致时，应以 H-E 诊断为准。

免疫组化染色的结果判断主要依据阳性细胞的着色程度和数量，也可以将两者结合起来判断。可以定性分析，也可以定量分析。依照阳性细胞着色程度，如酶免疫组化中颜色深浅或荧光免疫组化中荧光的强弱，可分为：阴性（-）、弱阳性（+）、中等阳性（++）、强阳性（+++）。依照阳性细胞数量，可分为：阴性、弱阳性（+，指阳性细胞总数在 25% 以下）、中等阳性（++，指阳性细胞总数在 25%~50%）、强阳性（+++，指阳性细胞总数在 50% 以上）。

第六节　免疫组织化学技术的应用

免疫组织化学技术的检测标本为各种组织切片、细胞涂片等。其检测对象包括组织细胞表面和内部具有抗原性的各种成分，自身抗体，免疫复合物，以及入侵机体的病原体等。免疫组化现已广泛应用于医学检验、卫生检验及各种科学研究工作，在疾病的诊断、治疗、预后以及发生机制的研究中都发挥着重要作用。

一、病原微生物感染的检测

免疫组织化学技术可用于细菌、病毒、寄生虫等病原微生物感染的诊断。其检测标本可以是感染的组织、患者的分泌排泄物、培养物、患者血清等。可以检测感染组织中病原体抗原成分，进行分型鉴定和抗原结构分析，并定位；也可以检测患者血清中抗体，用于流行病学调查。此外，免疫组化还可用于抗感染机制的研究，如感染组织局部细胞因子分泌水平的变化等。免疫组化技术也是研究病原体免疫逃避、致病机制以及免疫预防的有效手段。

二、肿瘤的病理学检测

免疫组化在肿瘤的诊断和鉴别诊断中发挥着重要作用，使肿瘤的病理学检测从细胞水平提高到分子和基因水平。尤其对于传统病理学方法难于诊断的疑难病例，免疫组化是常规的辅助诊断方法。其检测对象包括肿瘤标志物、受体、肽类、激素、神经递质、细胞因子等。免疫组织化学技术可用于未分化恶性肿瘤性质与类型的判断，其在低分化或未分化肿瘤的鉴别诊断时，准确率可达 50%~75%。为淋巴瘤分型的重要依据，已成为常规开展的工作项目。在内分泌肿瘤的诊断中不仅可以帮助确定诊断，还可以通过检测肿瘤分泌激素进行功能分类。在软组织肿瘤、神经系统肿瘤及其他各系统肿瘤的病理诊断中也具有重要的作用。此外，免疫组化在确定原发性肿瘤的组织来源和转移性恶性肿瘤的原发部位，对某类肿瘤的病理分型，在肿瘤分期，发现微小病灶中均发挥重要作用。免疫组化结果还可为临床治疗方案的选择和肿瘤的预后判断提供依据。

三、自身免疫性疾病的检测

免疫组化可用于自身免疫性疾病如肾小球肾炎、类风湿性关节炎、皮肤自身免疫性疾病等的辅助诊断及发病机制研究。某些自身免疫性疾病如肾小球肾炎的分型也是在免疫组化基础上建立的。其检测对象包括患者血清中以及组织细胞内的自身抗体、补体、免疫复合物等。荧光免疫组化技术在自身免疫性疾病的病理学检测中应用最为广泛。间接免疫荧光法可用于检测游离于自身免疫疾病患者血清中的自身抗体，如抗核抗体、抗平滑肌抗体等。用穿刺获得的自身免疫性疾病患者的组织细胞标本制片，可检测组织细胞局部的自身抗体。补体荧光法可用来检测免疫复合物沉积在组织细胞上的位置，有助于了解肾小球性肾炎、类风湿关节炎的病变范围和程度。

四、其他

免疫组织化学技术还广泛用于动物组织标本和体外培养细胞的检测，其检测对象依然是细胞表面和内部具有抗原性的成分以及入侵病原体的抗原成分，是毒理学和基础医学研究，以及兽医诊断的重要手段。目前，免疫组化技术更与分子生物学、流式细胞术、激光扫描共焦显微镜术、组织芯片技术、显微切割技术等相结合，其分析精度更高，应用领域也更为宽广。

本章小结

免疫组织化学技术是将免疫反应的特异性与组织化学的可见性相结合而发展起来的，可以在组织细胞原位对抗原(抗体)进行定位、定性和定量检测的技术。荧光免疫组化技术简便快速，但存在非特异性荧光干扰，需要荧光显微镜观察结果，且标本不能长期保存。金免疫组化技术光镜水平的应用以免疫金银染色法应用较多，具有敏感性高、可用于双标或多重标记、标本可长期保存的优点，但价格昂贵、市售抗体种类有限。胶体金是当前免疫电镜技术中应用最广的标记物。酶免疫组化技术操作简单、定位准确、敏感性高，可用普通光学显微镜观察，标本可长期保存，且酶标抗体种类多、价格便宜，因此是广泛采用的方法。尤其是酶免疫组化与亲合组织化学技术结合而发展起来的 SP 法、ABC 法等，应用最为广泛。

思考题

1. 免疫组织化学技术与传统的组织化学技术有何异同点？
2. 常用的免疫组织化学技术有哪些？各有何优缺点？
3. 荧光免疫组织化学技术和酶免疫组织化学技术有什么不同？各自主要应用于哪些方面？
4. 免疫组化染色常设立哪些对照？各有何意义？

（赵晓蓉）

第十三章　流式细胞术

流式细胞术(flow cytometry,FCM)也称流式细胞分析,是以流式细胞仪(flow cytometer)为检测手段,能快速、精确地对单个细胞(或其他微粒)理化特性进行多参数定量分析和分选的一项新技术。流式细胞术的发展综合了激光技术、计算机技术、显微荧光光度测定技术、流体喷射技术、分子生物学和免疫学等多门学科的知识,使对细胞的发生、发育、发展所需进行的定量分析成为可能。流式细胞术最大的特点是能在保持细胞及细胞器或微粒的结构及功能不被破坏的状态下,通过荧光探针的协助,从分子水平上获取多种信号对细胞进行定量分析或纯化分选,即在短时间内分析大量微粒的多种特性。该技术从20世纪70年代发展迄今已有四十多年的历史,其除了仪器设备更趋完善智能化外,在应用上也逐渐由基础研究进入临床检验医学领域,为细胞分析提供全新的手段。FCM广泛应用在免疫学、细胞遗传学、肿瘤生物学和血液学等多学科领域。

第一节　概　　述

一、流式细胞仪的分类

按照仪器构造和功能,流式细胞仪可分为三大类:第一类为台式机,其光路调节系统固定,操作简单,适用于临床工作;第二类为大型机,其分辨率高,可选配多波长激光器,部分机型可分选,因此适合科研工作的多方面需要;第三类为新型流式细胞仪,可配备2~7个激光器,同时检测5~20种荧光,分选速度高达50 000个/秒。

二、流式细胞仪的基本组成结构及其作用

不同流式细胞仪有其特殊的结构,但其基本结构相同,均具有液流系统、光学系统和电子数据处理系统;分选型流式细胞仪还具有分选系统。

(一) 液流系统

由样本和鞘液组成。待测细胞被制备成单个细胞悬液,经荧光染料标记的单克隆抗体染色后置入样品管中,在清洁气体压力下进入流动室,形成样本流;鞘液是辅助检测样本流的基质液,其主要的作用是包裹在样本流的周围,使其保持处于喷嘴中心位置以保证检测精确性,同时又防止样本流中细胞靠近喷孔壁而堵塞喷孔(图13-1)。单细胞悬液进入鞘液中的孔径通常为50~300μm。

(二) 光学系统

由激发光光源、光束成形和收集系统组成。

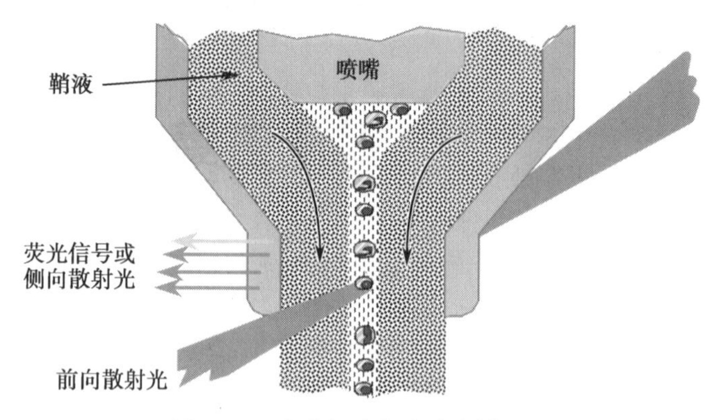

图 13-1　流式细胞仪流动池模拟图

1. 激发光光源　激发光光源包括弧光灯和激光。现代流式细胞仪多采用激光作光源，其中以气冷式氩离子激光器多见，常用激光束波长为 488nm，15mW，具有不散焦，容易聚焦成有高斯能量分布的光斑，光斑的直径可与细胞直径相近，保证测量数据精确性。为了保证样品中细胞所受到的光照强度一致，需将样品流与激光束正交。台式机的光路调节通常在安装时完成，一般无须调试（固定光路）；而大型机和分选型流式细胞仪需要在工作前校准光路。

2. 光束成形和收集系统　主要由分色反光镜、多组透镜、光学滤片和小孔组成，其作用是去除干扰信号。

（1）分色反光镜：可反射特定长波或短波，有助于流式细胞仪实现细胞信号同步多色分析。

（2）光束成形器：由两个十字交叉放置的圆柱形透镜组成，将激光器发射的激光束聚焦成高 15μm、宽 57μm 的椭圆光斑。

（3）透镜组：有三个透镜，将激光和荧光变成平行光，同时除去离散的室内光。

（4）滤片：长通滤片允许长于设定波长的光通过；短通滤片允许短于设定波长的光通过；带通滤片允许一定波长范围的光通过，其他波长的光不能通过。

（5）光电倍增管（photomultiplier tube，PMT）：主要作用是检测侧向散射光和荧光，将产生的各种光信号成比例地转换成电脉冲（数字数据）信号，包括 FS、SS、FL1、FL2、FL3 和 FL4 通道信号，再进行数字化处理后转入电子计算机。当调整 PMT 电压，脉冲信号也发生改变。

（三）电子数据处理系统

数据处理系统主要包括电子计算机和各种应用软件，作者通过软件完成样本检测、数据采集和结果分析。

（四）分选系统

具有分选功能的流式细胞仪才配有分选装置，通过分选把带有某种特性的细胞从混杂群体中分离出来，目的是对感兴趣的细胞作进一步培养和研究。

第二节　工 作 原 理

一、基本工作原理

流式细胞仪检测的标本为悬浮的细胞、细菌、真菌、花粉以及人工制备微球等颗粒状样

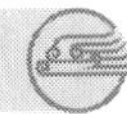

品。按照检测目的,使细胞内的靶分子与相应的荧光探针结合,或对细胞膜分子进行免疫荧光染色。标记了特异性荧光染料的单细胞悬液和鞘液,经硅化管进入流动室,形成鞘液包裹细胞悬液的稳态单细胞液柱,该液柱以稳定的层流形式通过喷嘴高速喷射,液柱与水平方向的高度聚焦的激光束垂直相交,单个细胞上标记的一种或多种荧光染料在通过激光光斑时被激发而产生特异性荧光,同时,根据混合细胞群中的细胞大小和细胞内颗粒多少,被激发产生不同强度散射光。在入射光束与液柱垂直的方向有荧光检测系统和侧向散射光感受系统,用于收集荧光信号和侧向散射光信号,而前向散射光感受器在激光束正前方接受前向光信号。被接收的光电信号被光电倍增管转换成电压脉冲和积分脉冲,使信号放大,进入计算机系统进行数据转换,储存,分析,处理,按不同的检测设计采用相应软件程序对结果进行综合分析,并以图像和数据显示于荧光屏上,包括了直方图、平均荧光强度、阳性细胞百分率等多参数图像资料。具有分选功能的流式细胞仪,按实验中设计的分选细胞特征设计参数,符合参数要求的细胞形成的液滴被充电,在流经电极偏转板的高压静电场时发生偏转,落入指定的收集器中,完成细胞分选(图 13-2)。一台好的流式细胞仪每秒可测定大约 15 000 个细胞和 1000 个含荧光染料分子的粒子,这是目前其他仪器尚无法做到的。

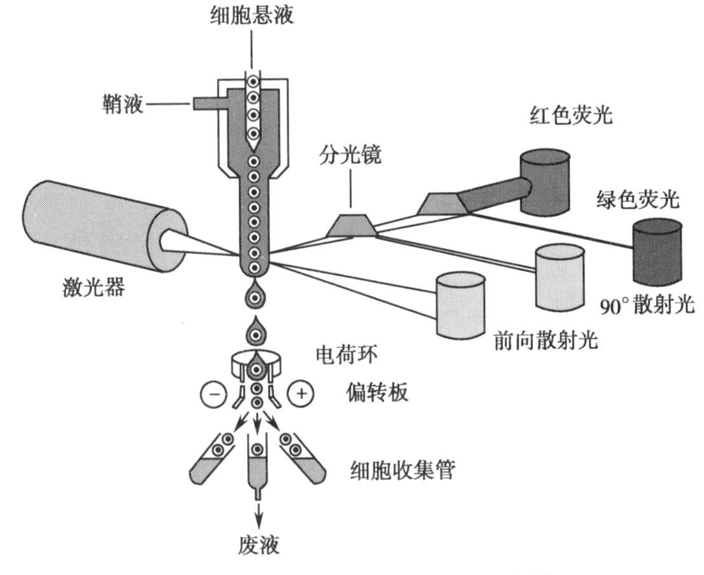

图 13-2　流式细胞仪工作原理示意图

二、光信号的测定

(一) 散射光的测定

散射光是细胞在液柱中与激光束相交时向周围 360° 立体角方向散射的光,散射光信号的强弱与细胞的大小、形状、光学同性、胞内颗粒折射有关,还与检测器接收散射光的方向有关。激光束照射细胞时,光以相对小的角度(0.5°~10°)向前方散射,称为前向散射光(forward scatter,FS),由激光束前方 1°~6° 方向的前向散射光检测器来检测。FS 信号的强弱与细胞的体积大小成正比,用于检测细胞或其他粒子物体的表面属性(图 13-3)。激光束照射细胞时,细胞内颗粒成分对光发生折射,光以 90° 角散射的信号为侧向散射光(side scatter,SS),与激光束垂直方向的检测器为 SS 检测器,也称 90° 散射光检测器。SS 收集的散射光信号主要由细胞的致密性及粒度折射产生，信号的强弱与细胞或细胞内其他颗粒的大小、形状及粒度成正比。SS信号对细胞膜、胞质、核膜的折射率更加敏感，用于检测细胞内超微结构和颗粒性质(图13-4)。

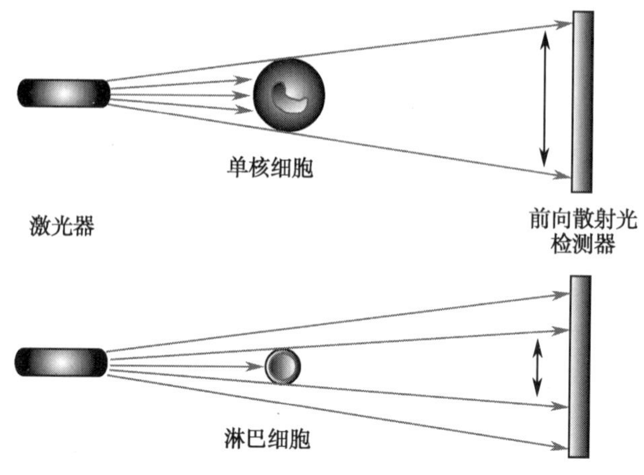

图13-3　前向散射光强度与细胞大小关系示意图

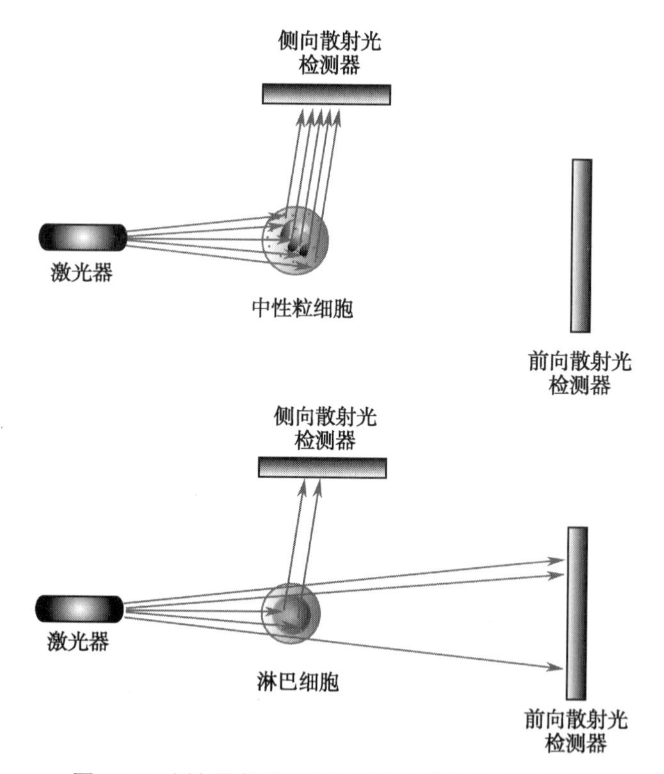

图13-4　侧向散射光强度与细胞内结构关系示意图

（二）荧光测定

荧光信号的接收方向与激发光-液流形成的平面垂直，经过多组滤光片的分离，形成多个不同波长的荧光信号。荧光信号由结合在被检细胞上的特异性荧光染料激发后产生，可来自细胞自发荧光，细胞膜分子与荧光素标记抗体或DNA、RNA、钙离子和活性氧结合的染

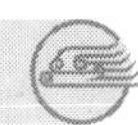

料发射的荧光。每种荧光染料都有特定的激发波长，激发后又会产生特定波长的荧光。目前使用的FCM至少能用一个激光束检测三色甚至四色激发荧光信号，从而使仪器的检测特异性及精确性进一步提高，用于单克隆抗体标记的三种荧光染料分别是异硫氰酸荧光素（fluorescein isothiocyanate，FITC）、藻红蛋白（P-phycoerythrin，PE）、藻红蛋白－德州红（energy coupled dye，ECD）或藻红蛋白花青苷5（phycoerythrin cyanin 5，PeCy5），均能在488nm激光下分别发出525nm、575nm、620nm或675nm的荧光，而呈现绿色、橙色、橙红色或红色荧光，在仪器设计中选择相应的滤光片及荧光检测器，使每种荧光仅被一个检测器检测。配备单个激光器（如488nm氩离子激光）的流式细胞仪可检测3~4种波长的荧光，而配备两个或更多激光器的大型机可检测5~20种波长的荧光，按发射光波长可分别命名为FL1，FL2，FL3，FL4，FL5，…，FL20。

荧光信号的放大测定通常使用线性放大器和对数放大器。对数放大器用于测量信号强度变化范围较大且光谱信号较复杂的信号，在免疫测量中最常使用。

（三）荧光补偿

在组合使用的两种或两种以上荧光信号中，会有不可避免的重叠现象（图13-5）。实际检测中，仅依靠滤光片是不能完全阻挡干扰信号的，该重叠区越大，信号检测的准确性越差，通常采用荧光补偿的方法来消除重叠信号，保证检测信号的准确性。被同时测定的不同波长荧光信号越多，荧光补偿校正的复杂性就越大。过去采用人工调节补偿，现在由计算机软件进行自动跟踪调节补偿，使检测的精确度大大提高。

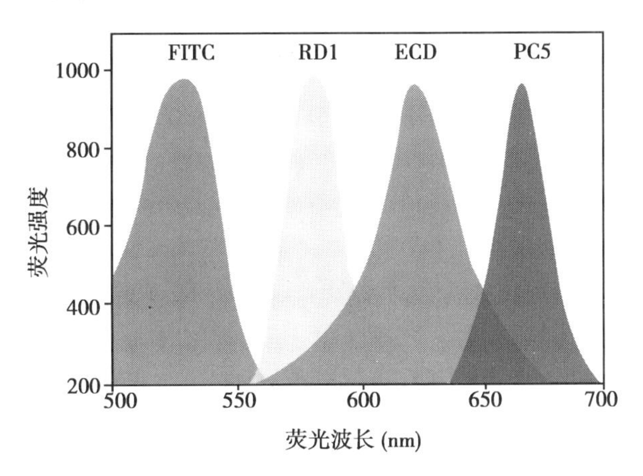

图13-5　4色荧光峰形线图

三、细胞分选原理

（一）分选的基本原理

当细胞悬液形成的液流柱流经流动室时，流动室上方的压电晶体产生机械振动，带动流动室以相同频率进行振动，使液流柱断裂成一连串均匀的液滴，其形成的速度约为3×10^4个/分钟，仅少量液滴含有细胞，同时有大量不含细胞的空白液滴。当实验设计中设定了被分选细胞的特性参数时，此类细胞在形成液滴时会被充电，使其带正电荷或负电荷，未被设定分选参数的细胞及空白液滴不带电荷。带电荷的液滴落入电极偏转板的高压静电场，依所带电荷发生向左或向右道偏转而落入指定的收集器中，完成细胞分选的目的。

（二）分选的技术要求

进行细胞分选的主要目的是对具有某种特征的细胞进一步培养、分析和研究。为保证分选细胞的活性及纯度，应考虑以下技术指标：

1. 分选速度　分选速度与分选细胞在细胞悬液中的含量有直接关系，被分选细胞含量较高，则速度快。一般要求分选速度至少达 5000 个 / 秒，以保证被分选细胞的生物学活性不受影响。对分选速度的要求还取决于细胞的特性，如培养细胞的细胞膜较脆，不易选择高速分选，如果分选细胞在总细胞群中所占比例不高时，需选择高速分选以保证得率和收获率。

2. 分选纯度　分选纯度与多种因素有关，如仪器的精密度、实验设计的选择以及被分选细胞与其他细胞有无相互重叠的生物学特性等。

3. 分选收获率　收获率是指设定通过测量点的分选细胞与实际收获的分选细胞之间的比率。收获率与纯度之间有相对应关系，当要求分选细胞纯度高，则收获率相对低；当要求分选细胞收获率高，其纯度就相对降低。现在的仪器设置收获率均在 95% 以上。

4. 分选得率　是指从一群细胞悬液中分辨出目的细胞的总量，再经分选后获得目的细胞的实际得率。分选得率与分选速度密切相关，当分选速度过高，会使目的细胞漏检，得率下降；分选速度降低，目的细胞信号被检时间增加，得率增加。

第三节　数据显示方式

流式细胞术在检测时针对每个细胞作各种检测信号的记录，这些信号经过模 / 数电路转换成数字信号后，存储到计算机，利用相关软件对获得的数据进行分析，以图形和数值结合的方式来显示数据，通常有如下几种方式：

一、单参数直方图

由一维参数（荧光或散射光）与颗粒计数（count）构成，反映同样荧光强度的颗粒数量的多少，可用于定性、定量资料的分析。在图 13-6A 中，纵坐标是表示被测细胞的相对数量，横坐标表示荧光信号或散射光信号的波长的相对值，该值表示单位为信道（channel），信道与仪器内荧光强度产生的脉冲信号相关，所有的直方图均有 1024 信道，可以是线性的也可以是对数的，与信号收接器的类型和实验选择有关。被测细胞信道信号的自动连接与直方图的分辨率有关。单参数直方图只能表明一个参数与细胞数量间的关系，不能显示两个独立的参数与细胞的关系，是通过线性门进行测量。

二、双参数直方图

双参数直方图是一种细胞数与双测量参数的图形，纵轴与横轴分别代表被测细胞的两个测量参数，根据这两个测量参数，就可确定细胞在双参数直方图上的表达位置。双参数信号通常采用的是对数信号，最常用的基本表示法是用点密图显示。将多个双参数图叠加，可在同一屏幕上观察被检测细胞的特性及在该群细胞中的分布。在图示中，每一个点代表一个细胞，通常采用设置十字门来区分，临床检测中可清晰了解每一区域的细胞表达。

（一）点图

点图由两维参数构成，利用颗粒密度反映同样荧光强度的颗粒数量的多少。如

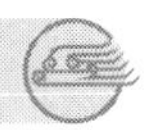

图 13-6B，x 轴反映 SS 的强弱，y 轴反映 FS 的强弱。根据细胞大小和结构的不同，外周血白细胞在本图上被明显地区分为淋巴细胞、单核细胞和中性粒细胞。

（二）二维等高图

等高线图由类似地图上的等高线组成，其本质也是双参数直方图（图 13-6C）。与点图不同的是等高线图用等高线来表示细胞数量。一条等高线连接相同细胞数的点，不同的等高线代表不同的细胞数量，越往里面的线上的点代表的细胞数越多，等高线越密集，细胞数变化越快。等高线的选择通常采用等间距等高线或对数等高线。

（三）假三维等高图

假三维等高图是计算机软件在二维等高图基础上做出的三维立体图，由于图中的一维不是参数，而是细胞数，因而称为假三维图（图 13-6D）。该立体图在现行流式细胞仪软件中可以做全方位的旋转或倾斜，以观察细节。

三、三参数直方图

流式细胞仪的软件技术发展到今天，不少商品化的软件均提供三参数直方图功能，这意味着这一类直方图的三维坐标均为参数（散射光或荧光）而非细胞数。这一立体图以点图为显示方式，同样可以做全方位旋转以便仔细观察（图 13-6E）。

四、流式细胞仪的多参数分析

当细胞标记了多色荧光在流式细胞仪上被激光激发后，所得到的荧光信号和散射光信号可以根据需要进行组合分析以获得所需的信息，这就是流式细胞仪的多参数分析。这类多参数分析一般都基于双参数直方图或单参数直方图，以所得参数的两两组合并利用设门（gating）技术，体现参数间的相互关系。区域（region）和门的设置是多参数分析的基础。

五、设门分析技术

流式细胞仪的单参数或多参数分析均是基于选定的目的细胞群进行的，而细胞群的选定与设门 (gating) 分析技术密切相关。

门（gate，G）设置，是指在某一张选定参数的直方图上，根据该图的细胞群分布，选定其中想要分析的特定细胞群，并要求该样本所有其他参数组合的直方图只体现这群细胞的分布情况。根据门的形状又分为了线性门、矩形门、圆形门、多边形门、任意形状门（见图 13-6B）和十字门（图 13-7）。根据设门的方式又可以分为在线设门、离线设门。在线设门即在收集信号时，所限定的散射光和（或）荧光信号的范围，若出现设置不正确或信号偏离，则要重新收集样本才能获取相应数据，因此该设门方式的选择要谨慎。例如，阈值设门 (threshold gating) 即设定数据收集时的相关指标，如荧光信号或散射光信号的最低水平，已去除过多的无意义细胞群，如细胞碎片等。离线设门即在数据采集后，通过软件设定不同的分析细胞群范围进行分析。此时，可对已采集数据的任何目标细胞群设门分析，不需要进行数据的再收集。

与门 (gate，G) 同时存在的另一个概念是区域 (region，R)。区域设置，是指在同一张单参数或双参数直方图上，根据信号的强弱划定分析区域，从而计算分析区域内的细胞数量。区域可与门对应，但是也可以包含于门中，如图 13-7 中 D 为十字门，其由 4 个区域构成，即 D=D1+D2+D3+D4。另外，FCM 分析中还有反向设门 (back gating) 和多重逻辑设门等概念。鉴于其在常规 FCM 应用较少，本书中不作介绍。

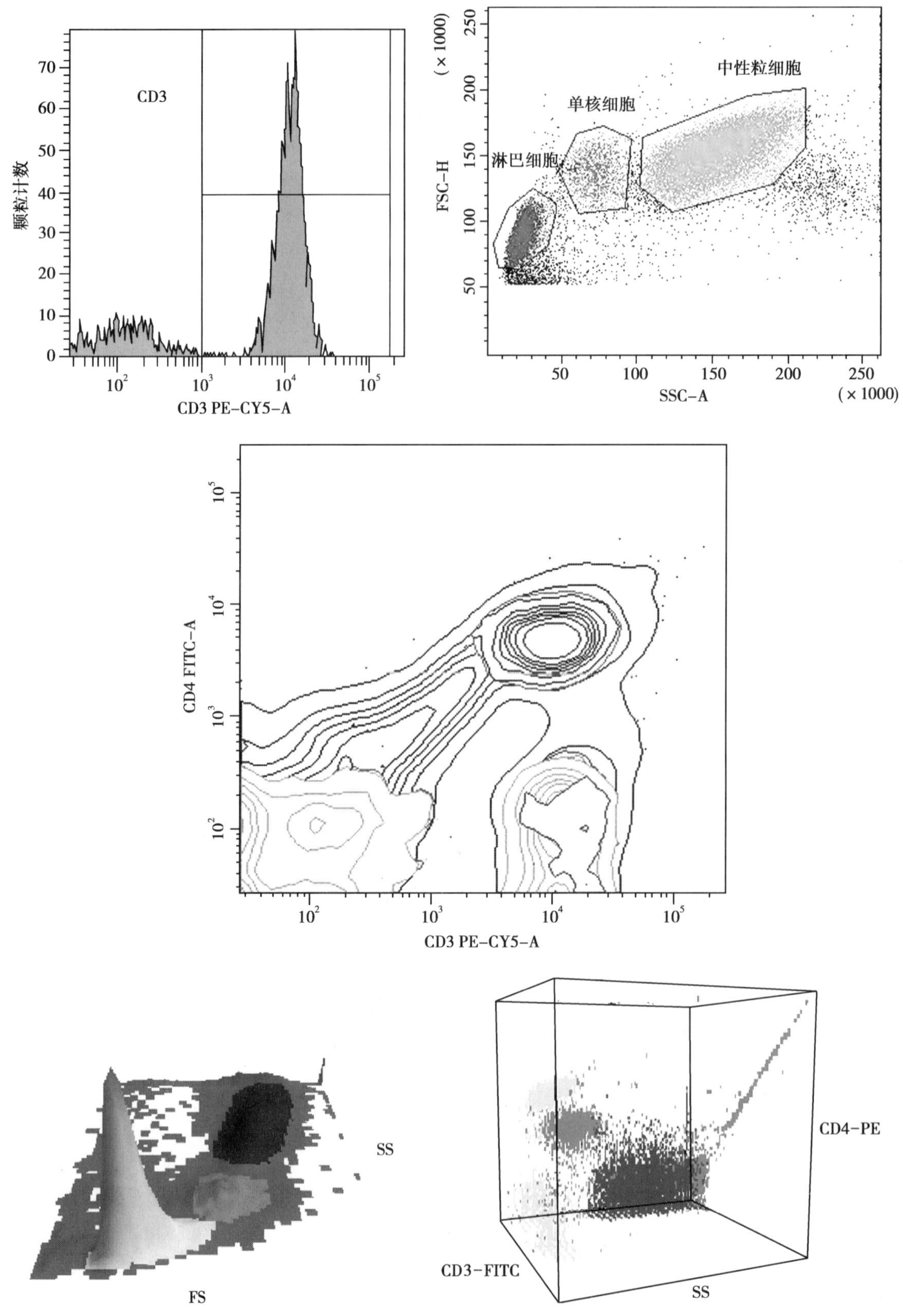

图 13-6　流式细胞仪数据显示图

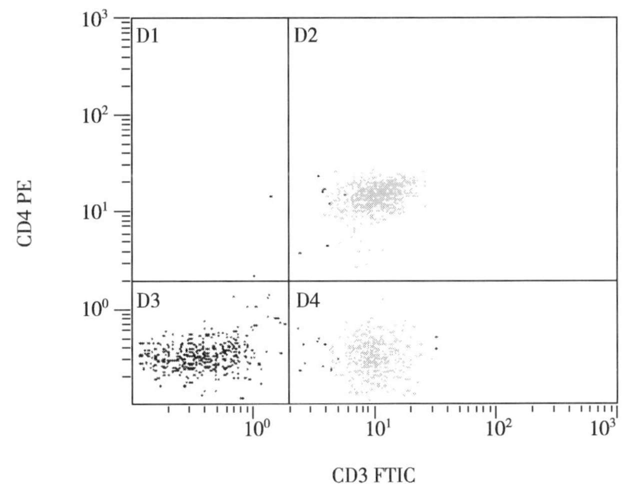

图 13-7　流式细胞仪区域设置图

第四节　流式荧光免疫分析的技术要点

一、免疫检测样品的制备

FCM 测定的是每一个细胞所产生的光信号，如果多个细胞粘连或细胞碎片过多，会影响信号的正确收集，所以流式细胞术分析必须基于单细胞的基础上。因此制备单细胞悬液是进行流式细胞分析的最关键步骤。对不同来源的细胞制备成单细胞悬液有不同的处理程序。外周血、骨髓是天然的单细胞悬液，而新鲜实体组织、培养细胞、石蜡包埋组织和脱落细胞等均可制备为细胞悬液。

（一）外周血、骨髓细胞悬液的制备

新鲜获取的外周血是天然的单细胞悬液，血液中含有各种血细胞和血小板，根据实验需要，通常在测定前将单核细胞或血小板从血液中分离出来，制成单细胞悬液再进行标记染色。最常用的方法是采用淋巴细胞分离液分离外周血中单个核细胞，再进行标记和分析。骨髓有核细胞可先采集骨髓液并用肝素抗凝，再采用淋巴细胞分离液法获得其中的白细胞。

（二）培养细胞的样品制备

如果培养细胞是悬浮生长，可直接吹打制备单细胞悬液，磷酸盐缓冲液洗涤后调节为合适密度用于免疫标记和分析。如果细胞是贴壁生长的单层细胞，可采用细胞刮刮取，或通常采用含胰酶消化液消化后，用机械吹打的方法，温和地促使生长细胞从培养瓶壁上脱落分散下来，制备单细胞悬液。需注意吹打的力度，避免细胞损伤破裂，终止消化后再用 400 目筛网过滤以除去残留的粘连细胞，磷酸盐缓冲液洗涤 2 次，并调节为合适密度后，用于免疫标记和分析。

（三）新鲜组织细胞悬液的制备

将新鲜组织制备为单细胞悬液的关键是水解细胞外的胶原纤维和其他蛋白，使细胞游离出来，此过程还要尽可能保持细胞结构和功能不受损伤。常用的方法有酶处理法、机械法、化学试剂处理法和表面活性剂处理法等。酶消化法是制备新鲜实体组织标本最常用的方法，常用胰蛋白酶、胶原酶、胃蛋白酶来破坏组织间的连接物质。针对不同组织要调整消化液内

酶的种类、浓度、缓冲液和消化时间。机械法主要采用剪碎法、网搓法、研磨法。使细胞从组织间释放出来。化学试剂处理法主要是采用螯合剂［如乙二胺四乙酸二钠（EDTA）］或胰酶的螯合剂加入组织薄片中，将组织细胞间起粘连作用的钙、镁离子置换出来，达到细胞分离的目的。表面活性剂处理法主要是破坏细胞膜结构，释放胞核，制备出单个细胞核成分的悬液。

（四）石蜡包埋组织悬液的制备

石蜡包埋组织为免疫组化的经典标本，近年来自石蜡包埋组织获取单细胞的技术已较成熟，促进了细胞术在回顾性研究中的应用。石蜡包埋组织块经切片、脱蜡、水化、漂洗、消化、洗涤、过滤等过程，制备单细胞悬液用于标记和检测。

（五）其他来源细胞悬液的制备

临床工作中可从宫颈脱落细胞、食管拉网脱落细胞、尿液脱落细胞和胸、腹水脱落细胞的检查中，照常规方法获得上述细胞后，离心富集后采用300目筛网过滤，PBS（磷酸盐缓冲液）洗涤后可制备为单细胞悬液。

二、细胞液的保存

对于已制备好的单细胞悬液不能立即上机检测时，需采用一些特殊的方法对单细胞悬液进行处理后保存，以保持细胞原有的特性。

（一）深低温保存法

将已制备好的单细胞悬液装入冻存管中。然后将该冻存管放入装有无水乙醇与干冰混合物的盒子里，并将该盒子放入超低温冰箱内保存，使细胞在新鲜状态下快速冷冻。该方法可使单细胞悬液保存至少1年。上机检测前将冻存管取出，于37℃迅速融化，使之重新成为新鲜的单细胞悬液。

（二）乙醇或甲醇保存法

将待保存的单细胞悬液缓慢加入70%冷乙醇或75%冷甲醇液中，边加边振荡以避免细胞膜表面蛋白凝结，密封后置4℃冰箱保存。该方法保存时间最好不超过2周。

（三）甲醛或多聚甲醛固定处理

该法不同于上述保存法，经甲醛或多聚甲醛固定后的细胞不再具有生物学活性，但细胞表面免疫荧光染色分析不受影响。常用0.37%~1.5%的甲醛缓冲液（pH7.4）或1%~4%的多聚甲醛缓冲液（pH7.4）固定。该方法处理细胞保存时间可达2个月。

三、荧光染色

在流式荧光免疫技术中，被分析细胞在制备成单细胞悬液后，必须经过荧光标记的特异性抗体染色后才能上机进行检测。

（一）常用的荧光染料

用于流式荧光免疫技术的荧光染料必须具备以下几个条件：①有较高的量子产额和消光系数；②荧光染料对488nm的激发光有较强的吸收；③发射荧光波长与激发光波长之间应有较大的波长差；④容易与单克隆抗体结合而不影响抗体活性。常用的荧光染料见表13-1。其中PeCy5和PeCy7为能量传递复合染料，在使用双参数荧光分析时，为减少两荧光发射光谱交叉重叠，用化学法将两种不同激发波长的染料结合在一起，在488nm波长激发光照射下，通过一个荧光染料被激发后产生的发射波长激发另一荧光染料产生荧光信号，从而检测

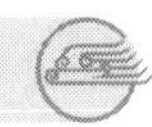

到该特定荧光信号。

表 13-1　常用的荧光染料

荧光染料	分子量	激发光波长（nm）	发射波长（nm）	颜色	pH 的影响
FITC	389.4	488	525	绿色	敏感
PE	240 000	488	575	橙色	不太敏感
PeCy5	224 000	488	675	红色	不太敏感
PeCy7	224 000	488	755	深红色	不太敏感
APC	104 000	633	670	红色	不太敏感

注：FITC：异硫氰酸荧光素；PE：藻红蛋白；PeCy5：藻红蛋白 - 花青苷 5；PeCy7：藻红蛋白 - 花青苷 7；APC：别藻青蛋白

（二）荧光免疫标记

定量细胞荧光染色，要求对细胞成分的染色均匀，并保证荧光染料分子数与被染色的细胞成分间有一定的量效关系，以保证荧光分子被激发时，产生最大的量子产额和稳定的荧光强度。

1. 荧光染料与细胞成分主要有四种结合方式

（1）结构亲合方式：带正电荷的荧光分子与带负电荷的核酸分子间以静电力结合，但结合力弱，易造成荧光分子丢失。

（2）嵌入结合方式：荧光分子直接嵌入核酸碱基对中，结合稳固，不易造成荧光分子丢失。

（3）共价键结合方式：荧光分子与核酸分子共价结合，当洗涤次数较多时，易造成荧光分子丢失。

（4）特异性结合方式：荧光标记的单克隆抗体与抗原特异性结合，结合紧密，不易造成荧光分子丢失。

前三种染色方式常用于细胞内成分的染色分析，第四种方式为流式荧光免疫分析常用。具有表达的细胞或亚单位与相应抗体结合，成抗原抗体荧光复合物，通过 FCM 即可检测到特异性荧光信号。

2. 荧光抗体选择原则　用作免疫荧光标记的抗体多为 IgG 类单克隆抗体，主要为 IgG1、IgG2a 和 IgG2b。多克隆抗体一般不作第一抗体使用，常在标记荧光素后作第二抗体使用。在免疫表型分析中，常常把多种荧光素标记抗体组合使用，但并非多种抗体均可以自由组合在一起使用，必须通过实验验证抗体组合与单独使用无差别时才可以使用。常用荧光素的强弱：PerCP<FITC<ECD<APC<PE。多荧光分析时，需要考虑荧光素本身的光量子强度对实验的影响，弱表达的分子采用强荧光素标记抗体，而强表达抗原可采用弱荧光素标记抗体。此外，不同荧光素在不同型号的仪器中被检测的荧光素强度也有差异：① FACS Vantage 仪器检测的几种荧光素强度大小顺序为 PerCP<FITC<Cy5.5<PerCP-Cy5<PE<APC；② FACS Caibur 仪器检测的几种荧光素强度大小顺序为 PerCP-Cy5.5 <FITC<PerCP<PerCP-Cy5<APC<PE。

3. 荧光免疫标记方法　免疫荧光标记采用的是抗原抗体特异性结合的原理，荧光分子与单克隆抗体的 $F(ab')_2$ 片段氨基发生化学反应而形成荧光标记基团，具有抗原表达的细胞或亚单位与相应抗体结合而形成抗原抗体荧光复合物，未与抗原结合的荧光抗体被洗脱，荧光标记抗原抗体复合物而发射荧光，此方法结合紧密，荧光分子不易丢失，当流式细胞仪检测时，检测到的光信号即为特异性荧光信号。常用的标记染色方法如下：

（1）直接免疫荧光染色：多用于对细胞表面标志的染色分析，特异性强、荧光标记干扰因素少，但需提供多种荧光标记单抗。

（2）间接免疫荧光染色法：先用特异性单抗（一抗）与待测淋巴细胞结合后，再与针对一抗的荧光标记第二抗体结合。间接法不需要标记多种荧光抗体，只要标记几类种属特异性不相同的二抗即可，但操作步骤和干扰因素多于直接法。间接法的应用较广泛，最适用于对一些新的未知抗原的检测。

（3）双参数或多参数分析时荧光抗体的组合标记：在检测工作中常常需要同时获取双参数、多参数数据资料，因此需要采用双色标记或三色甚至四色组合标记。选择组合时应分别考虑荧光染料与激发光源及荧光染料之间的相互结合问题，注意使用一种光源波长（488nm）激发两种荧光染料时避免出现光谱间的较大重叠及交叉，以免出现错误结果。另外，有些组合染料不能同时被488nm的激光束激发，应使用双激光管的FCM。

四、细胞自发荧光

大部分哺乳动物细胞内的吡啶或黄素类核苷酸都存在自发荧光，尤其是淋巴细胞，其自发荧光强度相当于10 000个荧光素分子与抗体结合发出的平均荧光强度。因此在免疫检测中，淋巴细胞的自发荧光强度更易引起信号干扰，特别是用FITC标记时，因FITC的激发波长处于自发荧光的光谱区内，易受自发荧光的干扰。

五、质量控制

在检测过程中，应对各项工作环节和仪器性能进行严格的质量控制和规范化操作，以保证各项检测数据的可靠性。

（一）单细胞悬液制备的质量控制

能否制备出合格的单细胞悬液，是分析成功与否的关键环节。

1. 被检材料要新鲜细胞具备原有生物学活性的前提。

2. 制备方法选择得当　如血液或体液等分析材料，可采用淋巴细胞分离液进行处理，在洗涤离心过程中应避免高速，以免细胞膜结构受损；有些血液标本需作溶血处理时，用溶血剂处理红细胞比用低渗液处理更易保证淋巴细胞膜不被破坏，当使用低渗液处理时，需严格掌握破坏时间；实体组织来源标本，在制备单细胞悬液时，最好采用机械法，注意控制用力强度以保证获取更多完整单细胞，如用酶处理或化学法处理，要严格控制作用浓度和时间。

3. 确保一定的细胞含量　获取的完整单细胞，应具有一定的含量，才能保证FCM检测的准确性和代表性。

4. 温度与pH在处理、洗涤细胞时，应保持与体内的生理条件相似的环境，以维持正常的细胞形态及结构。通常溶液温度在25~27℃之间、pH值在7.0~7.2之间为最佳。

（二）细胞悬液免疫荧光染色的质量控制

单细胞悬液荧光染色对流式免疫分析的精度非常重要。应特别注意染料的特性及量效关系，由于免疫荧光染色中还涉及抗体特异性及效价问题，都应严格按实验操作的要求进行。

1. 控制温度和避光处理　通常环境温度升高（如20℃以上），可使溶液的黏滞性增加，

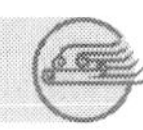

荧光染料分子的动力增大,荧光淬灭的可能性增大,荧光分子的光量子产额降低。因此,当样品染色后应在低温下避光保存,尽量减少染色样品的光照射时间,使荧光强度不受影响。

2. 控制 pH　不同的荧光染料对工作环境的 pH 要求各不相同,当其处于最适 pH 范围时,光量子产额最大。

3. 控制荧光染料的浓度　在一定浓度范围内,荧光强度与浓度成正比关系。但达一定浓度后,溶液中荧光染料分子的相互碰撞随之增加,荧光发生淬灭,反而使荧光强度减弱。因此在染色时,应以产生最大荧光光量子产额为最适浓度,减少干扰因素。

4. 固定剂的选择　当细胞染色后不能及时上机检测时,可进行固定保存,所用固定方法应对细胞的体积、细胞内分子结构、抗体生物学特性和荧光强度等均无较大影响。

(三)仪器操作技术以及免疫检测的质量控制

使用流式细胞仪进行样品检测前,为避免在测量过程中仪器条件的漂移而引起检测误差,必须采用参考校正标准品对仪器进行校正,以保证在整个实验过程中仪器的各个光学系统、电子系统和液流系统处于最佳工作状态。在进行样品测定时,也应该设质量控制,以保证测定结果的准确性,其中最重要的是设置同型对照和全程质控。

1. 仪器操作的质量控制　在检测样品前,为避免在测量过程中仪器条件的漂移而引起的检测误差,必须采用参考校正标准品对仪器进行校正,以保证样品检测的准确性。如采用标化的校准品 Flow-check Fluoropheres、Flow-set Fluoropheres 和 Flow Count 分别进行光路与样品流路校正、PMT 校正和绝对技术的校正,使检测时仪器的变异降到最小,并处于最佳灵敏度工作状态。

(1)光路与流路校正:此项工作的主要目的在于确保激光光路与样品流处于正交状态,使仪器检测时的变异减少到最小,从而控制仪器的变异系数(CV)值,校正物为 Flow-check Fluompheres。在该校正物中,会有标准大小的荧光微球,其物理性质、生物学特性和化学特性均经过标定,用其对流式细胞仪精确进行校准验证,所获得到 CV 值越小,说明仪器工作精度越高。在用 Flow-check Fluoropheres 进行校准时,CV 值一般在 2% ~3%,一般不超过 5% ~10%,因此在流式细胞仪的光路与流路校准中,CV 值是评价精度的一个重要指标。

(2)PMT 校准:对光电倍增管的校正是流式细胞仪在使用前进行的一项重要质控指标,流式细胞仪在使用过程中,光电倍增管随时间的增加,其放大功率会有所改变,对样品检测的灵敏度会产生影响,为保证样品检测时仪器处于最佳灵敏度工作状态,采用质控品 Flow-Set Fluompheres 进行 PMT 校准,必要时进行电压补偿,以使仪器检测灵敏度不会因 PMT 的放大功率降低而改变。

(3)绝对计数的校准:在进行免疫学检测时,常需对测定细胞进行绝对计数,为保证仪器在计数时的准确性,仪器应采用绝对计数校准品 Flow count 或 BD True count 绝对计数试管进行标记分析。Flow count 是运用已标定好的细胞颗粒作为标准进行检测,如以计算 1000 个细胞为 1ml,作为设定标准,则样本测定时,以此为标准进行绝对计数,从而获得绝对计数的标准值。

2. 设置同型对照　即免疫荧光标记中的阴性对照。应选用同源性的未标记单克隆抗体作为同型对照来调整及设置电流电压,以保证测定结果的准确性。

3. 全程质量控制　流式细胞检测中,样品标记、溶血、洗涤、仪器质控和上机检测是流式细胞检测的一个连贯过程,该过程的准确性与标准化操作与否都会对检测结果造成直接影响,因此在临床样本测定的同时,进行全程质控非常必要和重要。质控物 Immuno-Trol

Cells是全血质控冻干品。将其复溶后与待测标本一起标记、洗涤和上机检测，所得结果与标定靶值比较，从而对整个检测过程进行质控。同时可用该质控结果建立质控曲线，了解实验质量及建立失控报警。也可与国内外其他同类实验室建立质控比对，对本室的质控进行考核评判。

第五节 流式细胞术在免疫学检查中的应用与评价

一、应用

流式细胞术具有高度敏感、特异和多参数分析的优势，在基础免疫学研究和临床医学方面的应用日益广泛。本节分别阐述其在淋巴细胞亚群分析、淋巴细胞功能分析和自身免疫病检测等方面应用，同时介绍细胞周期及细胞凋亡分析。

（一）淋巴细胞亚群分析

淋巴细胞亚群是参与并调节体内免疫细胞功能的主要细胞，可分为T淋巴细胞、B淋巴细胞和NK细胞。正常状态下，人体内的免疫细胞保持一定数量和比例，而其数量和比例发生异常时，常伴随疾病的发生。

1. T淋巴细胞 成熟的T淋巴细胞表面表达特有的标志$TCR_{\alpha\beta}/TCR_{\gamma\delta}$和CD3，TCR和CD3阳性T细胞再按照CD4和CD8表达情况分为不同的细胞亚群，$CD3^{+}CD4^{+}CD8^{-}$为辅助性T细胞（T helper cell，Th）；$CD3^{+}CD4^{-}CD8^{+}$为细胞毒性T细胞（cytotoxic T cell，Tc）。目前临床多采用CD3、CD4和CD8三色标记或CD45、CD3、CD4和CD8四色标记对外周血T细胞作精确的分类检测和定量分析（图13-8）。Th细胞按照产生细胞因子不同，还可分为不同的功能亚群，如辅助细胞免疫应答的Th1亚群，辅助体液免疫应答的Th2亚群。

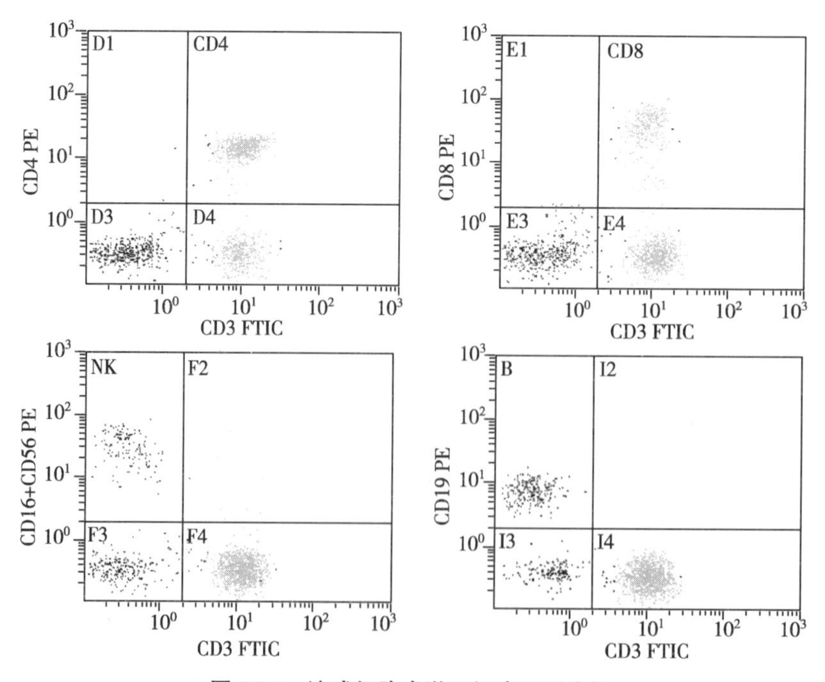

图13-8 流式细胞术淋巴细胞亚群分析

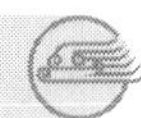

2. B淋巴细胞　外周血中成熟的B细胞为5%~15%，通过流式细胞分析表面标志，$CD3^-CD19^+$为外周血中B细胞（图13-8）。成熟B细胞还表达CD20、CD21和CD22分子；检测CD5分子可将外周血B淋巴细胞分为B1和B2两群，正常人外周血以B2为主。B2细胞接受抗原刺激后，经历活化、增殖，转变为浆细胞，分泌高亲和力的抗体；B1细胞参与固有免疫应答、免疫调节和自身免疫病，但其比例增加提示B淋巴细胞源性的肿瘤。

3. NK细胞　正常人外周血NK细胞约占10%，主要的表面标志为CD16，CD56和CD2等，NK细胞在免疫监视和抗感染免疫中具有重要作用。NK细胞还通过抑制B细胞和T细胞的增殖分化参与机体的免疫调节，其自身可释放IFN-γ和IFN-β，和多种集落刺激因子参与免疫调节。通过流式细胞分析表面标志，$CD3^-CD16^+CD56^+$为外周血中NK细胞（见图13-8）。

（二）淋巴细胞功能分析

Tc和NK细胞活化后可杀伤靶细胞，活化后表面标志、细胞分泌细胞因子均可发生变化；活化的淋巴细胞部分将分化为记忆细胞。应用流式细胞术可对细胞内因子、活化细胞、记忆细胞的标志，以及靶细胞凋亡作分析。

1. 细胞内细胞因子标记　细胞内细胞因子检测前须用特异性（抗原）或非特异性物质（生长因子、促有丝分裂原等）刺激，并阻断细胞因子外运；染色后将细胞膜固定和"打孔"，促进荧光抗体进入细胞内。检测表面分子时，可用醛类溶液固定细胞，而作细胞内细胞因子检测则需要用70%乙醇固定细胞过夜，检测前离心弃去固定液，将细胞悬浮于含0.1%的Triton X-100（或皂角素等）磷酸盐缓冲液，处理30分钟后，参照膜分子染色的方法进行免疫荧光标记、洗涤和检测分析，但抗体稀释液和洗涤液中均含有Triton X-100或皂角素等去垢剂。

2. 活化和记忆性细胞的检测　未经抗原刺激的T细胞为初始T细胞，抗原刺激后活化分化参与应答过程，部分细胞将分化为记忆性T细胞，三种细胞的表面标志分别为$CD45RA^+CD45RO^-$（初始T细胞），$CD45RA^+CD45RO^+$（活化T细胞）和$CD45RA^-CD45RO^+$（记忆T细胞）。T细胞活化后细胞表面的TCR和IL-2受体表达以及细胞内细胞因子IL-1、IL-2和IFN-γ也增加。

3. 杀伤功能的检测　Tc和NK细胞杀伤靶细胞后，死亡细胞的细胞膜通透性增加，碘化丙啶（PI）、溴化乙锭（EB）等被活细胞拒染的物质可进入细胞内，流式细胞仪分析其在细胞内的含量以判断靶细胞被杀伤的情况（参考本节细胞周期与DNA倍体分析内容）。荧光素双醋酸酯（fluorescein diacetate，FDA）可进入活细胞内，细胞内被脂酶水解为可发射荧光的物质，当细胞被杀伤时，荧光物质从细胞内溢出，流式细胞仪分析，可测定尚含有荧光物质的活细胞，从而对杀伤效应作出评估。

（三）自身免疫病HLA检测

研究发现，部分自身免疫病与某些HLA基因型密切相关。强直性脊柱炎（ankylosing spondylitis，AS）是一种慢性、进行性的炎症疾病，主要累及骸髂关节、脊柱、脊柱软骨和四肢关节，发生进行性炎症与增生，严重影响患者正常生活，甚至失去劳动力。研究表明，58%~97%的AS患者为HLA-B27阳性，正常人HLA-B27的阳性率仅为2%~7%。临床可采用HLA-B27（FITC）和CD3（PE）双色荧光标记后流式细胞检测。

（四）AIDS诊断、治疗中应用

人类免疫缺陷病病毒（HIV）感染后，病毒选择性侵犯$CD4^+$Th细胞，病毒的RNA经反转录形成单链DNA，在转录后形成双链DNA整合入宿主DNA。当HIV由潜伏期进入发病期，AIDS患者的$CD4^+$Th细胞被复制-组装-释放的病毒破坏，表现出$CD4^+$ Th数目显著下降，$CD4^+$Th/$CD8^+$ Tc下降的特征性表现。流式细胞术检测AIDS病免疫功能在临床应用日益广泛，动态监测免疫功能的变化，对判断治疗的时机非常重要。HIV携带者体内病毒未复制时，T细胞无显著变化；随病毒复制增加，$CD4^+$Th数目开始下降。三色或四色荧光标记后分析$CD4^+$Th和$CD8^+$Tc细胞亚群比例，配合血细胞计数仪，即双平台法可对$CD4^+$Th、$CD8^+$ Tc及T细胞总数准确测定。近年来，四色荧光标记结合定量用荧光微球的分析法（单平台）用于监测HIV携带者的免疫状态。当$CD4^+$Th<350个/微升，或介于350个/微升和500个/微升间，但下降迅速时，应采用药品治疗，抑制病毒复制。

（五）白血病和淋巴瘤分型

目前白血病、淋巴瘤的诊断已经从单纯的细胞形态学诊断，发展为应用形态学、免疫学、细胞遗传学以及分子生物学指标来综合诊断。抗血细胞表面（抗原）单克隆抗体的研制，以及流式细胞术的发展，使快速准确分析白血病和淋巴瘤免疫学表型成为可能。分析时，常采用FS、SS和一个或多个免疫荧光参数来选定白血病细胞，并分析其分化抗原的表达。应用流式细胞术可检测白血病胞质内髓过氧化物酶等蛋白、细胞内DNA含量和细胞内免疫球蛋白类别，使得白血病和淋巴瘤分型更为准确。

（六）细胞周期分析

细胞周期是指持续分裂的细胞从一次有丝分裂结束再到下一次有丝分裂结束所经历的过程，细胞内DNA的含量并不恒定，而是随细胞增殖周期时相不同而发生变化。细胞第一次分裂到进入第二次分裂开始前的阶段为G0期，其DNA含量为二倍体（2*n*）。G1期指第二次分裂开始到本次DNA复制之前的过程，本期积累能量和原料，主要为DNA复制做准备，其DNA含量仍然为二倍体（2*n*）。S期为DNA复制期，DNA含量由二倍体（2*n*）增长到四倍体（4*n*），G2期是指DNA复制结束到有丝分裂开始前，此期DNA含量为4*n*；G2期细胞大量合成蛋白，为有丝分裂做准备。M期是指本次有丝分裂开始到结束的过程，在细胞分裂为两个子代细胞前，DNA含量为4*n*。增殖的细胞群体中，每个细胞所处的细胞周期可以是不同步的，但人体内特定细胞群体处于不同周期细胞的百分率是相对稳定的。病理状态下，如微生物感染、放射线辐射、肿瘤等情况下，细胞周期分布将发生改变，甚至出现与正常细胞DNA含量有差异的非整倍体细胞或超四倍体细胞。检查细胞周期与DNA倍体，有助于肿瘤、感染、免疫增殖及免疫缺陷病的诊断，并作为治疗方案和预后判断的检测指标。

流式细胞术分析细胞周期与DNA倍体的原理是基于DNA与核酸染料结合，荧光物质的量与DNA的含量成正比，通过仪器检测分析DNA的相对含量，再以DNA的含量为标志，分析各周期细胞的百分率。不同染料的特性与染色方法均不相同，其中PI与7-氨基放线菌素D（7-AAD）在细胞周期和DNA倍体分析中应用最为广泛，两者均可采用488nm的激光器激发。进行核酸染色前要使细胞充分分散，再固定细胞（甲醇或乙醇溶液）并将细胞膜打孔（Triton X-100等处理细胞），染料与细胞反应后不需要洗涤直接上机分析。

（七）细胞凋亡检测

凋亡细胞发生一系列变化，包括细胞膜内外翻转、基因组DNA被酶切和片段化、凋亡相关蛋白表达和线粒体膜电位改变等，流式细胞术已成为细胞凋亡研究的重要工具。

1. PI单染法　凋亡细胞发生DNA降解，凋亡晚期细胞膜通透性增加，片段化的DNA被释放到细胞外；凋亡小体释放也将带走部分DNA，因此凋亡细胞呈现核酸低染色。利用

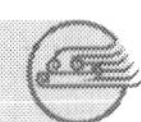

该原理，在处理因素作用后收集细胞，乙醇或甲醇溶液固定；染色前采用去垢剂通透细胞膜，待细胞与核酸染料 PI 结合后流式细胞术分析。正常生长细胞处于 G0/G1、S 和 G2/M 期细胞具有一定比例，在横坐标为 PI 的单参数直方图中凋亡细胞出现在 G1 期前（Sub-G1），也称亚二倍体峰或凋亡峰。PI 单染法的局限性为特异性不高，因为细胞碎片、非整倍体细胞和机械损伤细胞均可出现在 Sub-G1 位置，因此该方法不适合检测早期凋亡。

2. Annexin V/PI 双染法　磷脂酰丝氨酸（phosphatidylserine，PS）为分布于细胞膜的磷脂，凋亡早期 PS 发生重分布，由细胞膜内侧翻转到细胞膜外侧。Annexin V 是一种磷脂结合蛋白，在含钙、镁离子的缓冲液中，Annexin V 特异结合 PS。凋亡早期细胞膜对 PI 拒染，PI 可进入晚期凋亡或坏死细胞。采用 Annexin V 和 PI 对未固定细胞染色，流式细胞术分析后通常以双参数散点图展示数据。凋亡细胞线粒体膜电位（mitochondrial membrane potential，MMP）往往发生改变，罗丹明 123（Rh123）可进入活细胞与线粒体结合，Rh123 染色性降低预示 MMP 下降、细胞发生凋亡。近年发现线粒体膜蛋白 7A6 在凋亡早期暴露于膜外，是一种特异性较好的凋亡标志。凋亡时核酸内切酶不对称切割 DNA 双链，产生系列 DNA 3′ 端。利用外源脱氧核苷酸末端转移酶（TdT）进入细胞催化荧光和生物素标记三磷酸脱氧尿苷（dUTP）连接到 DNA3′ 端，分析标记的荧光可对凋亡进行准确分析。此外，应用凋亡的生物学特性和流式细胞术高度灵敏性，还可用荧光标记抗体检测半胱天冬酶 -3（caspase-3）、肿瘤坏死因子（TNF）家族及其受体等标志。

二、方法评价

流式细胞术具有高度自动化和高速分析的特点，可同时定量分析多种细胞，不仅能灵敏地鉴别细胞上荧光量的差异，而且可进行多参数同时处理分析；不仅可选择性分析某群细胞表面标志等特征，而且可分离纯化所需细胞群以便进一步研究。不足之处是对单细胞悬液制备要求严格，仪器昂贵，操作复杂，技术水平要求高。

本章小结

FCM 是以流式细胞仪来对细胞（或其他微粒）进行分析或分选的技术。流式细胞仪广泛应用于免疫学、细胞遗传学、肿瘤生物学和血液学等领域。其基本结构包括光学系统、液流系统和电子系统；分选型流式细胞仪还具有分选系统。流式细胞检测的信号包括两类：散射光信号和荧光信号。在激光束小的角度向前方散射的光，称为前向散射光 (FS)，由激光束前 1°~6° 方向的前向散射光检测器来检测；激光束 90° 方向设置检测器检测的光称为侧向散射光 (SS)。FS 信号的强弱与细胞的大小成正比；SS 信号的强弱与细胞内结构复杂性成正比。流式细胞仪检测的荧光信号可来自细胞自发荧光，但更主要为细胞膜分子或细胞内分子与荧光素标记抗体结合的特异荧光，其强度和分布代表被研究分子的表达情况。流式细胞仪不仅可分析各种细胞样品，也可用来检测细菌、真菌、花粉和人工制备微球等颗粒。除外周血、骨髓等天然单细胞悬液，实体组织、培养细胞、石蜡包埋组织和脱落细胞等均可制备成细胞悬液。

流式细胞仪可以列表模式和图形模式存储数据，数据分析后可以单参数直方图、散点图、等高图和假三维图等显示数据。常用标记蛋白的荧光物质包括 FITC、PE、ECD、PC5 和 PerCP 等，当同时标记 2 种以上荧光时，不同荧光素发射光谱间有不同程度的重叠，需要通过荧光补偿来纠正荧光素间的干扰。流式细胞术具有高度敏感、特异和多参数分析的优势，在临床诊断方面应用广泛，例如淋巴细胞亚群和功能的检测，感染性疾病、自身免疫性疾病和血液系统肿瘤的分型等。FCM 也是医学研究重要工具，可研究膜分子表达、检测细胞内或体液中的微量蛋白、分析细胞凋亡等。

思考题

1. 流式细胞仪的分析检测原理是什么？
2. 流式细胞仪分析中前向散射光、侧向散射光和荧光的检测意义？
3. 流式细胞仪的分选原理是什么？
4. 流式细胞仪分析中有哪些数据显示方式，如何解读结果及其设门分析的意义？
5. 流式细胞仪分析中如何进行样品的制备？
6. 流式细胞仪分析中常用的荧光素有哪些？它们各自有何特点？
7. 流式细胞仪分析中荧光抗体选择原则？
8. 流式细胞仪分析中的质量控制包括哪些方面？
9. 流式细胞仪在临床中应用及价值？

（曹颖平）

第十四章　免疫自动化仪器分析及应用

随着现代免疫学研究的深入，多种免疫学分析技术不断地被发明和创新，极大地丰富了临床免疫检测项目，促进了临床检测手段的自动化、智能化和网络化。临床自动化免疫分析(automation of immunoassays)是通过计算机控制系统控制仪器，通过自动取样、加试剂、混合、温育、固相载体分离、清洗、信号检测、数据处理及打印等，进行临床样本全自动免疫学处理和分析，减轻了传统检测的工作强度，缩短了分析流程，提高了检测结果的灵敏度、精确度和准确性。常用的临床自动化免疫分析方法有酶免疫分析、荧光免疫分析、免疫比浊分析、发光免疫分析、全自动血型分析等，用于检测生物活性物质(如内分泌激素、肿瘤标志物、感染标志物、心脏标志物、血浆特种蛋白、维生素、药物浓度)和开展血型系统的实验室检查(如ABO/Rh 血型分型、交叉配血、抗体筛查、新生儿溶血检查)等，为疾病的诊断、疗效观察及病因探讨提供了宝贵资料。

第一节　自动化免疫比浊分析

免疫比浊分析属于液相沉淀试验，是抗原和抗体在电解质溶液中的反应。在增浊剂聚乙二醇的作用下，抗原抗体迅速形成小分子免疫复合物微粒，使反应液浊度增加，当一定波长的入射光通过溶液时，部分光线被溶液中的微粒反射、折射或者吸收，使透过的光线减少，通过不同的检测器检测透射光和散射光的强度。免疫浊度技术将现代光学仪器与自动分析检测系统相结合应用于免疫沉淀反应，可对各种液体介质中的微量抗原、抗体、药物及其他小分子半抗原物质进行定量测定。目前国内外已研制开发出多种免疫浊度测定的自动化分析仪器并已广泛用于临床各种体液蛋白质、激素和药物浓度等的测定。

一、免疫浊度分析仪的分类

根据检测原理的不同，免疫比浊技术分为透射免疫比浊法和散射免疫比浊法，前者是在180° 角检测透射光的强度(检测器 A)，后者是在 5°~96° 角的方向上检测散射光的强度(检测器 B)(图 14-1)。依据通过溶液后光信号的强度，检测样本中待测物质的含量。

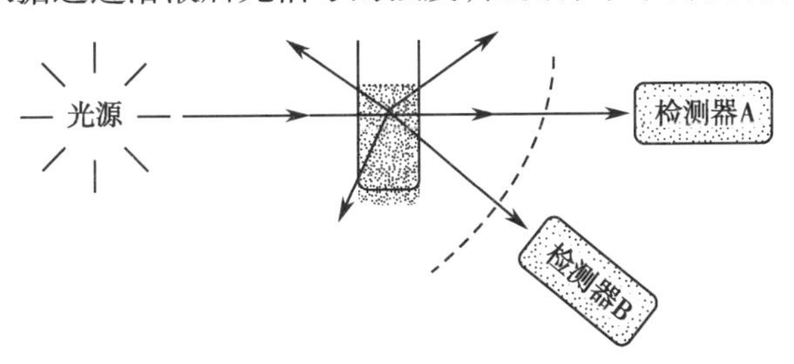

图 14-1　透射免疫比浊和散射免疫比浊的光路图

免疫透射浊度测定法多应用于自动生化分析仪，虽可达到快速混匀目的，但容易引起误差。散射光免疫浊度测定特别是速率散射浊度法具有快速、准确且灵敏度和特异性好等特点，在临床上已推广应用。

（一）ARRAY 特种蛋白分析仪

该仪器装备有左、右两套相互独立的机械系统及光学装置，在计算机控制下，全自动完成标本中抗"O"、类风湿因子、免疫球蛋白（IgG、IgA、IgM）、白蛋白等二十余种项目的定量测定。具有敏感、精确、快速和简便的特点。

（二）DB100 特种蛋白分析仪

其测定方法实质上是透射比浊的改良，利用发光二极管（840nm）作为光源，检测前向角13°~24° 的散射光，由硅化光电二极管接收散射光信号，散射光的强度与生成的免疫复合物的浓度成正比。

（三）IMMAGE 免疫浊度分析仪

是集全自动特种蛋白分析、药物浓度监测为一体的新一代免疫分析系统。IMMAGE 免疫浊度分析仪加大了抗原过量的检测范围，区分了非特异性反应，使检测结果更加准确可靠。IMMAGE 浊度分析仪增加了试剂冷藏系统，使试剂更为稳定。该分析仪还采用全方位的条形码系统，具有双试剂加样探针（避免交叉污染）和智能液面感应器，处理标本自动化程度高（75~180 测试 / 小时）。

（四）BN Prospec 特种蛋白免疫分析仪

2000 年推出的新一代全自动特种蛋白免疫分析系统，采用固定时间散射比浊、终点散射比浊和散射比浊法三种检测技术，部分试剂采用了乳胶增强剂，提高了反应灵敏度，扩大了检测范围。

二、免疫浊度分析仪的基本结构

免疫浊度分析仪器的种类很多，下面以 ARRAY 特种蛋白分析仪为例介绍其基本结构。ARRAY 特种蛋白分析仪主要由分析仪、计算机、条码读取器、打印机四部分组成，其中分析仪是系统的主要部分，包括散射浊度仪、加液系统、试剂和样品转盘、卡片阅读器、软盘驱动器等。

（一）散射浊度仪

采用双光源碘化硅晶灯泡（400~620nm）作为光源。自动温度控制装置可将仪器温度恒定在 26℃ ±1℃。化学反应在一次性流式塑料杯中进行，由固体硅探头监测反应过程。

（二）加液系统

自动稀释加液器稀释标本，并将标本和试剂加到流动式反应杯中。另外，标本、抗体智能探针具有液体感知装置，控制加液体积的准确性。

（三）试剂和样品转盘

20 孔试剂转盘可放置 20 种不同的化学试剂，或 20 种不同的抗体（包括抗原过剩试剂）。40 孔样品转盘可放置待测标本和质控液。

（四）卡片阅读器

读取贮存在卡片内某一测定项目的有用参数，如检测项目的名称、批号、标准曲线信息和所需的稀释倍数等。这些参数值随检测项目和批号的不同而不同，每批抗体试剂和标准

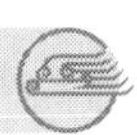

血清都会附有新的卡片，因此软盘驱动器阅读软盘中的操作指令，如数据输入、仪器功能运行等。

三、免疫浊度分析仪的工作原理

目前，临床常用的免疫浊度仪基本都是通过速率散射浊度法进行测定，所谓速率是指在抗原 - 抗体结合反应过程中，在单位时间内两者结合的速度。在抗体过量的前提下，悬浮于缓冲液中的抗原 - 抗体免疫复合物颗粒通过光束时产生的散射光速率变化，散射测浊仪在抗原与抗体反应的最高峰测定其复合物形成的量，该信号的强弱与抗原浓度成正比，速率峰值经微电脑处理转换成抗原浓度。

四、免疫浊度分析仪的使用

以 ARRAY 特种蛋白分析仪为例介绍免疫浊度分析仪的使用，ARRAY 特种蛋白分析仪具有灵活方便的软件系统，操作简便，速度快捷。其基本操作流程如图 14-2 所示。

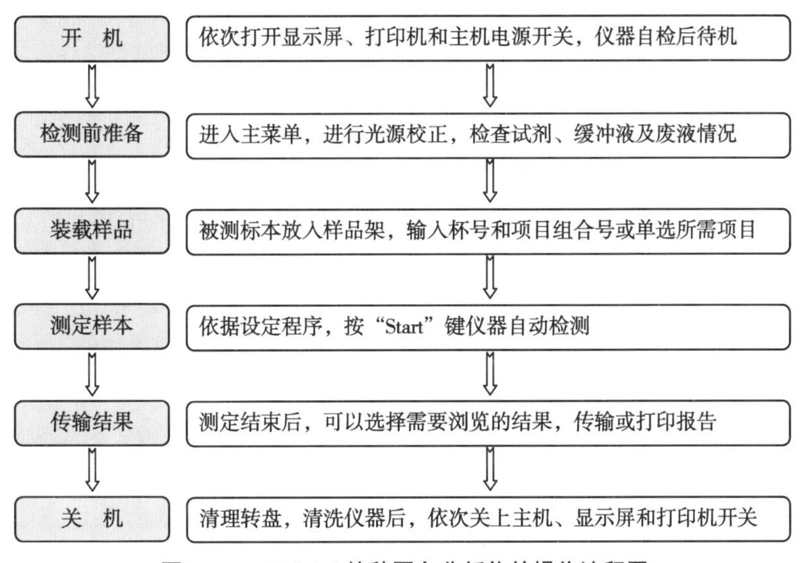

图 14-2　ARRAY 特种蛋白分析仪的操作流程图

五、免疫浊度分析仪的性能评价

特种蛋白分析仪通常采用红色激光散射比浊原理测定单个样本中的特定蛋白含量。操作简便，无须做定标曲线，仪器能自动做空白对照。

（一）精密度

分批内精密度和批间精密度。采用两种不同浓度的物质进行 3 次批内测试、批间测试，每次测定重复 10 次，求出其平均变异系数。

（二）准确度

采用仪器配套的定值质控血清，重复测定 20 次，评价仪器的测定的准确度。

（三）线性范围

精确配制 5~8 个系列浓度的定值参比血清，平行测定 8 次，进行统计学分析以评价其线性范围。

（四）测定速度

根据其检测项目的不同，测定速度在20~90个/小时不等。

（五）检测标本类型

能检测血清、尿液、脑脊液和唾液中的多种特定蛋白。

六、免疫比浊分析仪的临床应用

免疫比浊分析仪主要用于检测血液、体液中的特定蛋白质，如血浆免疫球蛋白（IgG、IgA、IgM、κ链、λ链、免疫球蛋白亚类）、补体（C3、C4）、前白蛋白（PAB）、清蛋白（ALB）、α_1-抗胰蛋白酶（α_1-AT）、β_2-微球蛋白（β_2-MG）、转铁蛋白（TRF）、铜蓝蛋白（CER）、结合珠蛋白（HP）、C-反应蛋白（CRP）、载脂蛋白（ApoA Ⅰ、ApoB）、脂蛋白（a）、类风湿因子（RF）、肿瘤特异性生长因子（TSGF）、尿微量蛋白系列和某些治疗性药物浓度等，为临床诊断、疗效观察、预后分析提供理论依据。

第二节　自动化发光免疫分析

自动化发光免疫分析系统由样本盘、试剂盘、温育系统、固相载体分离清洗系统、信号检测系统、计算机数据处理和控制系统组成。自动化发光免疫分析仪一般采用聚苯乙烯塑料珠、塑料微珠、塑料板、顺磁性颗粒等作为固相载体，在固相载体上的抗体和抗原反应后都需用缓冲液进行清洗，以去除未结合的游离抗原、抗体和标记抗体（或抗原），然后信号检测系统通过光量子阅读系统接收发光免疫反应中发出的光子，经光电倍增管转变为电信号并加以放大，然后传送至计算机数据处理系统，计算待测物含量。

一、发光免疫分析仪的分类

根据标记物的不同，化学发光免疫分为化学发光免疫分析、电化学发光免疫分析、微粒子化学发光免疫分析、化学发光酶免疫分析和生物发光免疫分析等分析方法。根据发光反应检测方式的不同，发光免疫分析又可分为液相法、固相法和均相法等测定方法。本节主要介绍目前国内临床应用较多的全自动化学发光免疫分析仪、全自动微粒子化学发光免疫分析仪和全自动电化学发光免疫分析仪。

二、发光免疫分析仪的基本结构

（一）全自动化学发光免疫分析仪

1. 主机部分　仪器运行反应的检测部分，包括原材料配备部分、液路部分、机械传动部分、光路检测部分、电路部分。其中：①原材料配备部分由反应杯、样品盘、试剂盘、纯净水、清洗液、废水在机器上的贮存和处理装置组成；②液路部分由过滤器、密封圈、真空泵、管道、样品及试剂探针等组成；③机械传动部分由传感器、运输轨道等组成；④光路检测部分由光源、分光器件、光电倍增管等组成；⑤电路部分由电源、放大处理系统及线路控制板等组成。

2. 微机处理系统　为仪器的关键部分，是指挥控制中心。其功能有程控操作、自动监测、指示判断、数据处理、故障诊断等，并配有光盘。主机还配有预留接口，可通过外部贮存器自动处理其他数据并遥控操作，用于实验室自动化延伸发展。

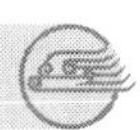

（二）全自动微粒子化学发光免疫分析仪

1. 传送舱：由标本舱、试剂舱两个独立的传送装置组成。此外，它还包括标本杯 / 管探测器，内部条码识别器。

2. 主探针系统：由探针架、主探针、精密泵、超声波传感器组成。主探针负责把标本、试剂、缓冲液加入到反应管中。

3. 分析系统：由反应管支架、反应管供给舱、恒温带和光电读取舱组成，负责传送反应管，并且在传送过程中通过恒温带把反应管加热到一定温度，当恒温过程完成后，由光电识别装置把光信号转变为电信号。

4. 流体系统：由冲洗液、废液、底物泵及阀、真空泵、贮水罐、液体箱和探针冲洗塔组成。

5. 电子系统：由打印电路板、电源、硬盘驱动器、软盘驱动器、重启动按钮和内锁开关组成。外周设备包括彩色监视器、打印机、键盘、外部条码识别笔、外部条码扫描器及连接臂。

（三）全自动电化学发光免疫分析仪

1. 控制单元：就是一台完整的计算机，并配有支架及打印系统。

2. 核心单元：主要由条形码阅读器、标本舱位、标本架转盘、模块轨道等组成。

3. 分析模块：检测系统的核心结构，主要包括预清洗区、测量区、试剂区、消耗品区。

三、发光免疫分析仪的工作原理

（一）全自动化学发光免疫分析仪

采用化学发光技术和磁性微粒子分离技术相结合，是一个全自动、随机存取、软件控制的智能分析系统。化学发光剂吖啶酯直接标记抗体（抗原），利用抗体包被磁性微粒（又称为磁珠）作为固相载体，样本中的待测抗原与抗体包被磁珠、吖啶酯标记抗体结合形成磁珠抗体 - 抗原 - 吖啶酯标记抗体复合物，通过磁性微粒分离技术，洗去未结合的抗原和标记抗体，此时吖啶酯在不需要催化剂的情况下进行分解和发光（图 14-3），由集光器和光电倍增管接收并记录 1 秒内所产生的光子能，这部分光的积分与被测抗原量成正比，经标准曲线计算出待测抗原的含量。

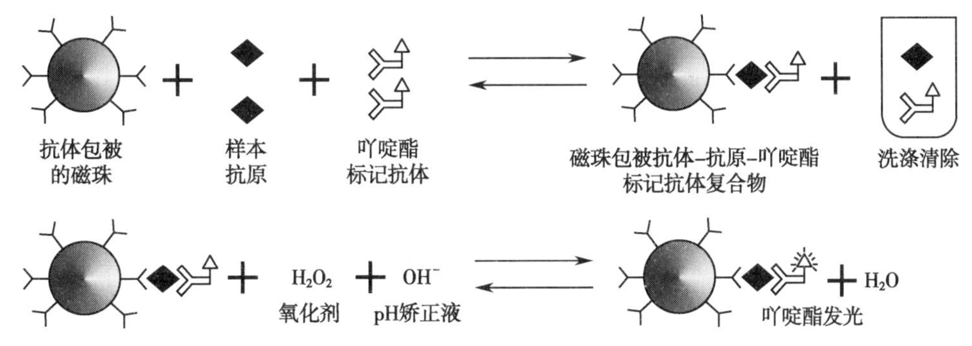

图 14-3　吖啶酯标记的化学发光免疫分析反应原理

（二）全自动微粒子化学发光免疫分析仪

采用单克隆抗体包被的磁性微粒作为固相载体，以碱性磷酸酶作为标记物，AMPPD 作为发光剂，通过光量子阅读器连续检测光子量，计算出待测抗原的含量。小分子物质采用竞争法或抗体捕获法进行测定，而大分子物质采用夹心法进行测定（图 14-4）。

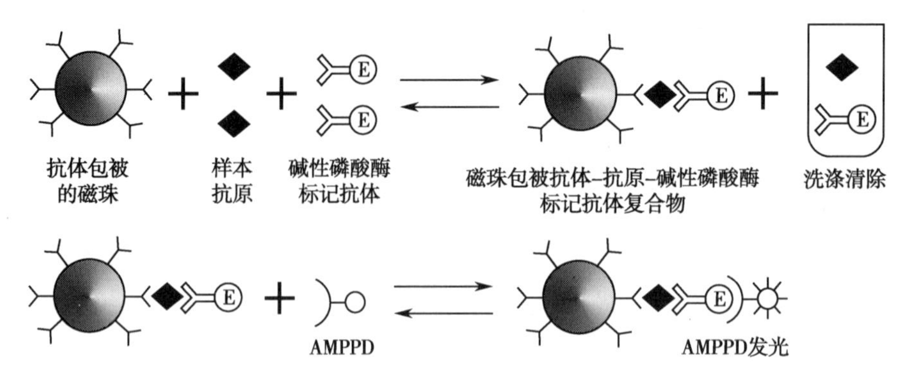

图 14-4　碱性磷酸酶标记的微粒子化学发光免疫分析反应原理

（三）全自动电化学发光免疫分析仪

电化学发光免疫分析是一种在电极表面由电化学引发的特异性化学发光反应，它包括电化学和化学发光两个过程。电化学发光免疫分析仪是采用电化学发光技术、生物素放大技术而设计的一种自动化分析仪器。仪器反应的工作原理详见第十一章。

四、发光免疫分析仪的使用

（一）全自动化学发光免疫分析仪

使用血清作为检测标本，防止纤维蛋白堵塞管路。使用固相磁粉和液相发光试剂，放置于试剂托盘的任意位置上，由仪器扫描标签条码后自动加样。其基本操作流程如图 14-5 所示。

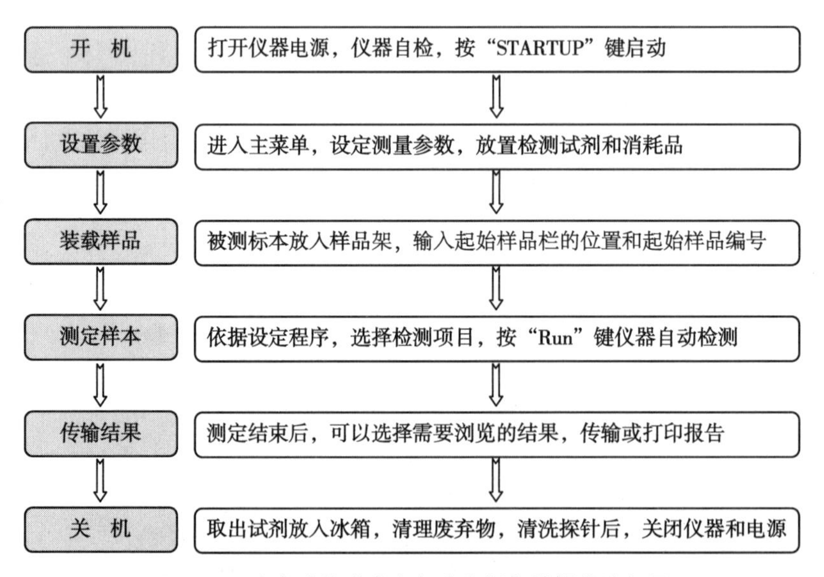

图 14-5　全自动化学发光免疫分析仪的操作流程图

（二）全自动微粒子化学发光免疫分析仪

操作简便，24 小时待机，不但节省初始化时间及成本消耗，而且还确保急诊检测。其基本操作流程如图 14-6 所示。

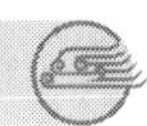

（三）全自动电化学发光免疫分析仪

为一次进样或随机进样的自动化台式分析仪，其基本操作流程如图 14-7 所示。

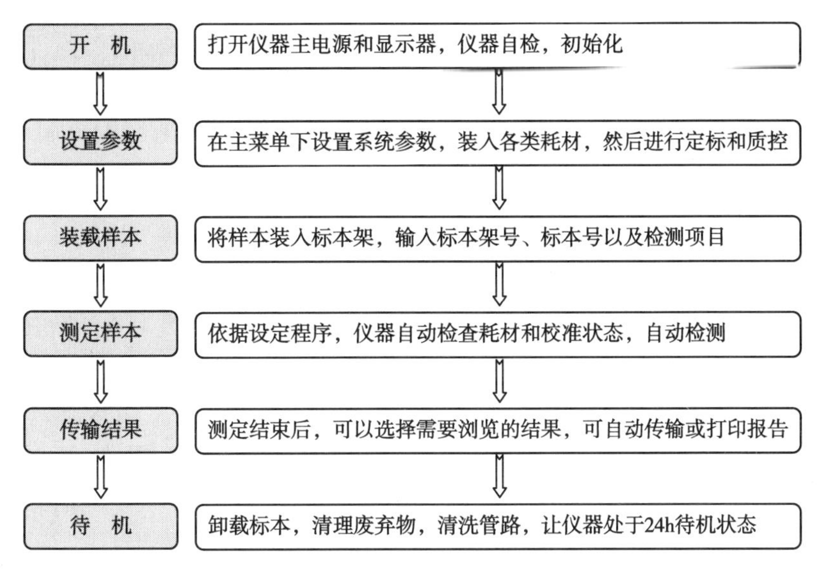

图 14-6　全自动微粒子化学发光免疫分析仪的操作流程图

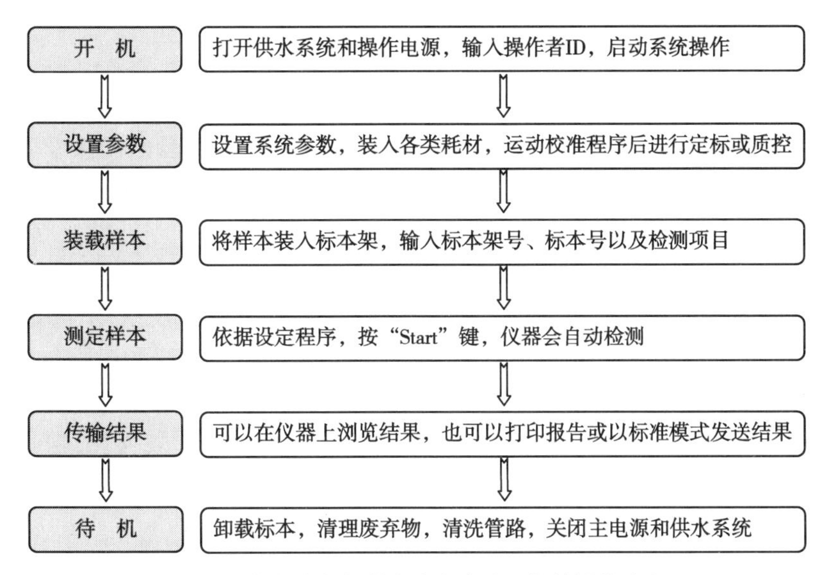

图 14-7　全自动电化学发光免疫分析仪的操作流程图

五、发光免疫分析仪的性能评价

自动化发光免疫分析是将发光技术、免疫反应和计算机技术完美结合，具有操作简便，智能化程度高，灵敏度高、特异性强，精度好、重复性高、条码识别系统、24 小时待机、发光稳定且持续时间长，易于自动化和质量控制，无放射性污染等优点。化学发光免疫分析各有其特点：①化学发光免疫分析：在反应体系中，吖啶酯可以在不需要催化剂的情况下，直接发光，干扰物质少、背景噪声低；固相载体磁性颗粒的直径仅 1.0μm，大大增加了包被表面积，使抗原或抗体的吸附量增加，反应速度加快，清洗和分离也更加简单。②化学发光酶免疫分析技术：需要分离结合相和游离相，结合相中的酶作用于化学发光剂发光，过程中可以通过加入发光增强剂增强发光强度、延长发光时间，提高了检测灵敏度和稳定性。③电化学发光免疫分析：均相免疫测定技术，不需要分离结合相和游离相；顺磁性微粒上的标记物分子量小，可以进行化学修饰，易与蛋白质、半抗原及核酸等分子结合，使检测的灵敏度更高，线性范围更宽，反应时间更短；标记物 $Ru(bpy)_3^{2+}$ 比较稳定，可以再循环利用，使发光反应的时间更长，发光强度更高。三种全自动发光免疫分析仪的一些性能指标比较见表 14-1。

表 14-1　三种全自动发光免疫分析仪的性能比较

项目	全自动化学发光免疫分析仪	全自动微粒子化学发光免疫分析仪	全自动电化学发光免疫分析仪
试剂盘	13 种试剂	24 种试剂	18 或 25 种试剂
样品盘	60 个标本	60 个标本	75 或 30 个标本
重复性	CV≤3%	CV≤3%	CV≤3%
最小检测量	10^{-15}g/ml	≥10^{-15}g/ml	≥10^{-15}g/ml
测定速度	60~180 个 /h	>100 个 /h	>80 个 /h
急诊标本	均可随到随做，无须中断运行		

六、发光免疫分析仪的临床应用

自动化发光免疫分析目前已广泛应用于免疫化学、临床实验诊断和医学研究领域中，如内分泌激素［催乳素（PRL）、促卵泡激素（FSH）、黄体生成激素（LH）、人绒毛膜促性腺激素（HCG）、孕酮、雌二醇Ⅱ、睾酮、皮质醇等］、甲状旁腺激素（FT_3、FT_4、T_3、T_4）、变态反应物质（IgE）、肿瘤标志物［甲胎蛋白（AFP）、糖链抗原（CA15-3、CA19-9、CA72-4、CA125 Ⅱ）、癌胚抗原（CEA）、细胞角质素片断抗原（CYFRA21-1）、前列腺特异性抗原（fPSA、tPSA）、神经元特异性烯醇化酶（NSE）］、糖尿病标志物（C- 肽、胰岛素）、心肌标志物［肌酸激脢（CK-MB）、肌钙蛋白（TNT）、肌红蛋白（Mb）、脑利钠肽前体］、病毒标志物（抗 -HBe、抗 -HBs、抗 -HBc IgM、抗 -HBc、HIV（人类免疫缺陷病毒）抗原等）、贫血指标（铁蛋白、叶酸、红细胞叶酸溶血、维生素 B_{12}）、骨代谢标志物（甲状旁腺素、骨钙素、Ⅰ型胶原）和治疗性药物浓度（地高辛）等的检测。

第三节　自动化荧光免疫分析

自动化荧光免疫分析是将荧光与免疫反应相结合的分析技术，通过检测荧光信号对待测样本中抗原或抗体进行定量分析。根据是否需要分离游离的和结合的荧光标记物，将荧光免疫分析分为均相荧光免疫（如荧光偏振免疫测定）和非均相荧光免疫测定（如时间分辨荧光免疫测定）。时间分辨荧光免疫分析作为一种新型的非放射性免疫标记技术，具有灵敏度高、线性范围宽、应用范围广等优点，已广泛应用于临床诊断和生物学研究的各个领域。本节重点介绍时间分辨荧光免疫分析仪及其性能评价。

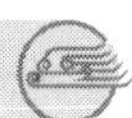

一、时间分辨荧光免疫分析仪的分类

时间分辨荧光免疫分析技术是一种利用稀土离子及其螯合物作为示踪剂的非放射性标记免疫分析技术，可以分为均相和非均相 TRFIA 两种类型。

（一）均相 TRFIA

测量前不需要分离结合标记物与游离标记物，可以直接测量液相中的荧光强度。该法省去了洗涤、分离和加增强液等烦琐步骤，具有快速、方便等优点，但不足之处是需要特殊螯合剂。目前均相 TRFIA 在灵敏度、特异性以及实用性方面都不及非均相 TRFIA。

（二）非均相 TRFIA

目前广泛应用于临床。根据测量方法的不同，非均相 TRFIA 又可分为解离增强测量法、固相荧光测量法、直接荧光测量法、协同荧光测量法等。

二、时间分辨荧光免疫分析仪的基本结构

以台式仪器 DELFIA 时间分辨荧光免疫分析仪为例，介绍其基本结构（图 14-8）。DELFIA 由样品处理系统、实验运行系统、检测系统和电脑数据处理系统四部分组成。

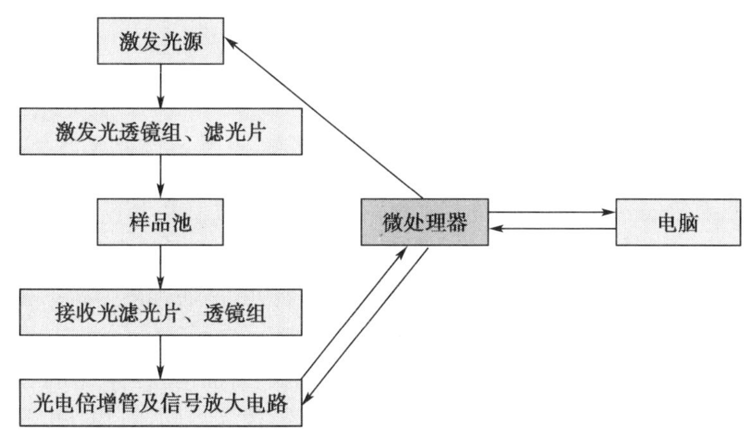

图 14-8 DELFIA 时间分辨荧光免疫分析仪的基本结构图

三、时间分辨荧光免疫分析仪的工作原理

时间分辨荧光免疫分析仪的基本原理是使用镧系三价稀土离子，如铕（Eu^{3+}）、钐（Sm^{3+}）、镝（Dy^{3+}）和铽（Tb^{3+}）等，及其螯合物作为示踪物标记抗原、抗体、核酸探针等物质，当免疫反应发生以后，将结合部分与游离部分分开，根据稀土离子螯合物的荧光光谱特异性强、斯托克斯（Stokes）位移大、荧光半衰期长等的特点，通过时间分辨荧光免疫分析仪的门控技术，待背景荧光信号降低到零以后再进行测定，以排除标本中非特异性荧光的干扰，此时所得信号为稀土元素螯合物发射的特异性荧光，根据荧光强度判断反应体系中分析物的浓度。

四、时间分辨荧光免疫分析仪的使用

DELFIA 检测系统具有非常智能的操作系统和友好的图形界面，操作便捷。其基本操作流程如图 14-9 所示。

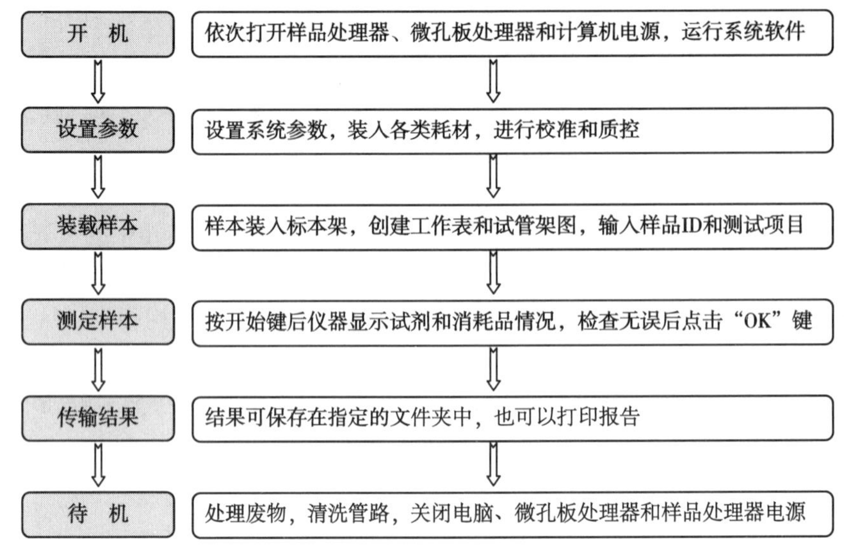

图 14-9　DELFIA 检测系统的操作流程图

五、时间分辨荧光免疫分析仪的性能评价

时间分辨荧光免疫分析仪具有灵敏度高、特异性高、线性范围宽、标准曲线稳定性好、试剂有效期长和易于自动化等优点。

（一）特异性

标记物为具有独特荧光特性的稀土金属 - 镧系元素，稀土离子的 Stokes 位移较大，激发光的散射干扰就可以用较简单的滤光片消除。另外镧系稀土元素发射荧光的光谱很窄，可采用只允许发射荧光通过的滤光片，进一步降低本底荧光，从而提高分析的特异性。

（二）灵敏度

稀土离子不仅发射高强度的荧光，而且衰变时间长，待血清、容器、样品管和其他成分的短半衰期荧光全部衰变后，再测量稀土离子发射的特异荧光。即通过时间分辨，将特异性荧光与非特异性荧光分辨开来，消除了来自样品和环境荧光的干扰，实现了高信噪比，大大提高了检测灵敏度。

（三）稳定性

三价稀土离子具有双功能的螯合作用，在水溶液中与抗原或抗体分子以共轭双键结合，形成稳定的稀土离子 - 整合剂 - 抗原 / 抗体结合物。从而使标准曲线稳定，试剂保质期长。

（四）荧光信号

荧光检测分析中加入一种酸性增强液，稀土离子从免疫复合物中解离出来，并和增强液中的一些成分形成一种稳定的微囊，当微囊被激光激发后则稀土离子发出长寿命的荧光信号，使原来微弱的荧光信号增强 100 万倍，从而使测量的线性范围更宽，重复性更好。

此外，时间分辨荧光免疫检测动态范围宽，可达 4~5 个数量级；标记蛋白时反应条件温和，免疫活性很少受损；标记物制备简单，稳定性好，有效使用时间长；测量快速，每秒钟测一个样品；易于自动化等。

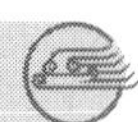

六、时间分辨荧光免疫分析仪的临床应用

时间分辨荧光免疫分析仪常用于蛋白质、激素、药物、肿瘤标志物、病原体抗原/抗体的测定，以及核酸（杂交）分析等，还可用于 NK 细胞活力的测定。

第四节　自动化酶免疫分析仪

酶免疫分析（enzyme immunoassay，EIA）是将抗原抗体反应的高度特异性与酶的高效催化作用相结合，其中酶作为示踪剂标记抗体（或抗原）并作用相应底物显色，以对样品中的抗原（或抗体）进行定位或定量分析。EIA 是目前临床最常用的免疫分析技术，具有灵敏度高、特异性强、试剂稳定、操作简单、快速且无放射性污染等优点。酶免疫分析仪以其价廉物美的优势成为目前临床免疫检验中应用最多的一类免疫分析仪器。

一、酶免疫分析仪的分类

根据抗原抗体反应后是否需要分离结合与游离的酶标记物，可分为均相酶免疫测定和非均相（或异相）酶免疫测定两种方法。其中非均相酶免疫测定是在抗原抗体结合反应达到平衡后，需采用适当的方式分离游离的和结合的酶标记物。根据试验中是否使用固相支持物作为吸附免疫试剂的载体，又可分为液相酶免疫法和固相酶免疫法两种，其中固相酶免疫法称为酶联免疫吸附试验（enzyme-linked immunosorbent assay，ELISA）。ELISA 是 EIA 中的一种最为常用酶免疫技术，目前临床常用的酶免疫分析仪都是基于 ELISA 技术，称为酶免疫分析仪。

根据固相支持物的不同，酶免疫分析仪可分为微孔板固相酶免疫分析仪、管式固相酶免疫分析仪、微粒固相酶免疫分析仪和磁微粒固相酶免疫分析仪等。

（一）微孔板固相酶免疫分析仪

微孔板固相酶免疫分析仪简称酶标仪。根据通道的多少可分为单通道和多通道 2 种类型，单通道又有自动和手动之分。根据波长是否可调分为滤光片酶标仪（波长固定的滤光片，如：405nm、450nm、490nm、630nm）和连续波长酶标仪（波长连续可调，一般递增量为 1nm）。根据功能的不同又分为带紫外功能的酶标仪和带荧光功能的酶标仪。

（二）管式固相酶免疫分析仪

目前国内使用管式固相载体的 ELISA 分析仪器不多。

（三）微粒固相酶免疫分析仪

是一种融酶免疫分析和荧光免疫测定技术为一体的多项目全自动免疫分析仪。

（四）磁微粒固相酶免疫分析仪

采用磁铁吸引与液相分离的磁微粒固相酶免疫分析系统，由分光光度分析仪、磁铁板和试剂三部分组成。

二、酶免疫分析仪的结构

全自动酶免疫分析仪包括加样系统、温育系统、洗板系统、判读系统、机械臂系统、液路动力系统、软件控制系统等结构，这些系统既相互独立又紧密联系。

（一）加样系统

由加样针、条码阅读器、样品盘、试剂架及加样台等构件组成，样品盘多为96孔微孔板，每个小孔可以盛放少量液体。

（二）温育系统

由加温器及易导热的金属材料板架构成，控制软件精确调控温度及温育时间。

（三）洗板系统

由支持板架、洗液注入针及液体进出管路等组成。

（四）判读系统

由光源、滤光片、光导纤维、镜片和光电倍增管组成，是客观判读酶促反应结果的设备。

（五）机械臂系统

由软件控制机械臂，精确地移动加样针和微孔板，通过输送轨道把酶标板送入读板器进行自动比色。

三、酶免疫分析仪的工作原理

以临床常用的酶标仪为例，介绍酶免疫分析仪的工作原理。光源射出的光线通过滤光片或单色器后，成为单色光束，再经塑料微孔板中的待测标本吸收掉一部分后到达光电检测器。光电检测器将接收到的光信号转变成电信号，再经过前置放大、对数放大、模数转换等模拟信号处理后，进入微处理器进行数据的处理和计算（图14-10）。

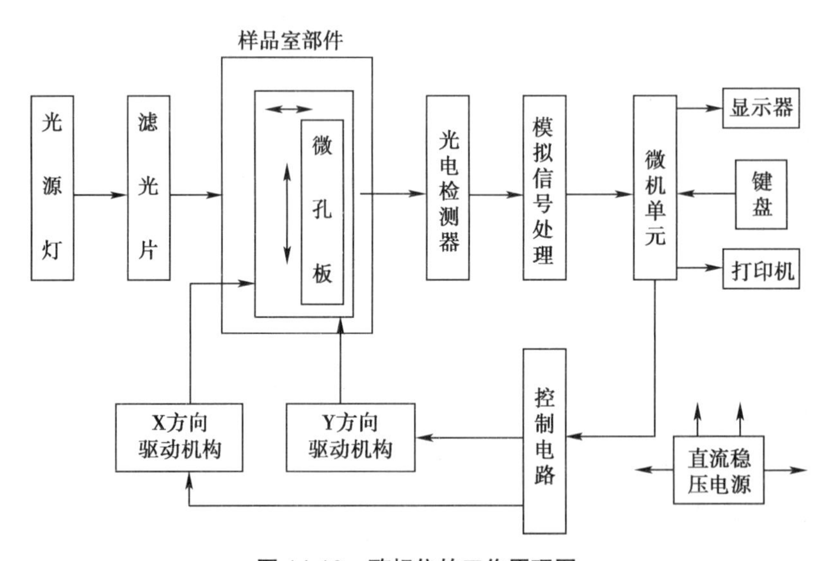

图14-10　酶标仪的工作原理图

酶免疫分析仪其实就是一台特殊的光电比色计或分光光度计，根据ELISA技术而设计，其基本工作原理为分光光度法。与普通光电比色计相比，酶免疫分析仪主要有以下特点：①比色液的容器不是比色皿而是用塑料微孔板，其对抗原或抗体具有很强的吸附力；②光束是垂直通过微孔板中的待测液；③酶标仪通常用光密度OD来表示吸光度。

四、酶免疫分析仪的使用

酶免疫分析仪的临床应用较为普遍，操作较为简单。操作流程见图14-11。

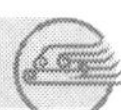

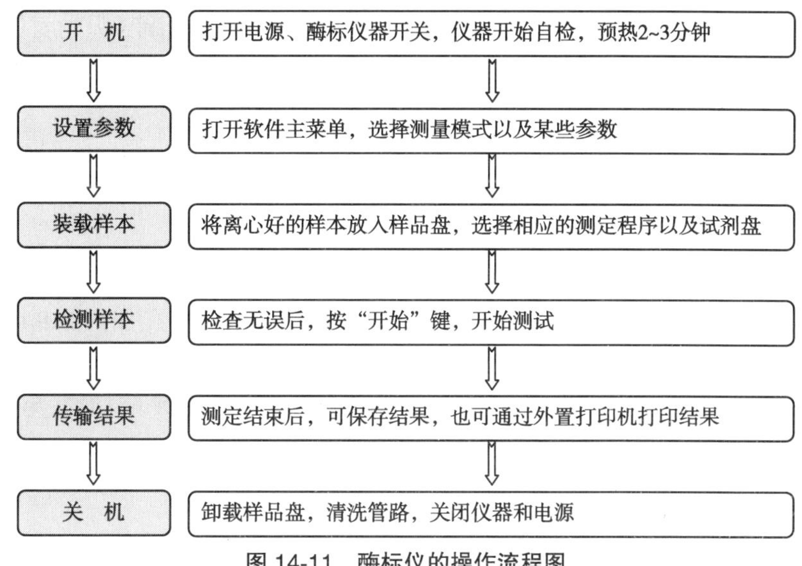

图 14-11 酶标仪的操作流程图

五、酶免疫分析仪的性能评价

全自动酶免疫分析仪将样品处理和酶联免疫分析结合起来，具有性能稳定、操作简便、特异性强、灵敏度高、检测成本低、试剂稳定、双波长设定、自动化程度高且无放射性污染等特点，可大批量处理标本和检测结果，提高了工作效率，便于临床进行质量控制。目前国内已经初步建立起一套酶免疫分析仪性能的评价体系，其评价指标和方法如下。

（一）噪声检测

①仪器吸光度值在 10 分钟内因漂移引起的变化量不应超过 ±0.005；②电源电压 220V 变动 ±10%时，仪器吸光度值变化量不应超过 ±0.005；③用 8 只微孔杯分别置于 8 个通道的相应位置，均加入 200μl 蒸馏水并调零，于波长 490nm（参比波长 650nm）处每 30 分钟测定一次，连续观察 4 小时，其吸光度与零点的差值即为零点漂移。

（二）准确度评价

取 1mmol/L 对硝基苯酚水溶液，用 10mmol/L 氢氧化钠（NaOH）溶液 25 倍稀释，取 200μl 稀释液加入到微孔杯中，以 10mmol/L NaOH 溶液调零，于波长 490nm（参比波长 650nm）处检测，其吸光度应在 0.4 左右。

（三）精密度

每个通道 3 只微孔杯，分别加入 200μl 高、中、低三种浓度的甲基橙溶液，用蒸馏水调零，于波长 490nm（参比波长 650nm）处作双份平行测定，每日 2 次，连续测定 20 天。分别计算批内精密度、日内批间精密度、日间精密度和总精密度以及相应的 CV（%）值。

（四）灵敏度

精确配制 6mg/L 重铬酸钾溶液，加入 200μl 重铬酸钾溶液于微孔杯中，以 0.05mol/L 硫酸溶液调零，于波长 490nm（参比波长 650nm）处测定其吸光度应≥0.01。

（五）通道差与孔间差检测

①通道差：取一只酶标微孔杯以酶标板架作载体，将其（内含 200μl 甲基橙溶液，吸光度 0.5 左右）先后置于 8 个通道的相应位置，用蒸馏水调零，于 490nm 处进行测定，连续测定 3 次，观察不同通道之间测量结果的一致性，通道差用极差值来表示；②孔间差：选择同一厂

家、同一批号酶标微孔板条（8条共96孔）分别加入200μl甲基橙溶液（吸光度0.065~0.070），先后置于同一通道，蒸馏水调零，于波长490nm（参比波长650nm）处检测，其误差大小用±1.96s衡量。

（六）线性范围

准确配制5个系列浓度的甲基橙溶液，用蒸馏水调零，于波长490nm（参比波长650nm）处平行检测8次，统计分析以衡量其线性范围。

（七）双波长评价

取同一厂家、同一批号酶标板条（每个通道2条共24孔），每孔加入200μl甲基橙溶液（吸光度调至0.065~0.070），先后于8个通道分别采用单波长（490nm）和双波长（测定波长490nm、参比波长650nm）进行检测，计算单波长和双波长测定结果的均值、离散度，比较各组之间是否具有统计学差异以评价双波长清除干扰因素的效果。

六、酶免疫分析仪的临床应用

全自动酶免疫分析仪已广泛用于检测多种病原体抗原或抗体、血液及其他体液中微量蛋白成分、细胞因子等。

（一）测定病原体及其抗体

病毒，如肝炎病毒、风疹病毒、疱疹病毒、轮状病毒、HIV病毒、SARS（严重急性呼吸综合征）病毒等；细菌，如链球菌、结核分枝杆菌、幽门螺杆菌和布氏杆菌等；毒素，如霍乱弧菌、大肠埃希菌、铜绿假单胞菌和破伤风杆菌毒素，葡萄球菌肠毒素及沙门菌毒素等；寄生虫，如弓形虫、阿米巴、疟原虫等。

（二）测定蛋白质

免疫球蛋白（IgG、IgM）、补体成分（C3、C4）、肿瘤标志物（如AFP、CEA、PSA等）、各种血浆蛋白质、同工酶（如CK-MB）等。

（三）非肽类激素测定

T_3、T_4、雌激素、HCG（人绒毛膜促性腺激素）、黄体酮、胰岛素、皮质醇、促甲状腺素等。

（四）药物和毒品测定

如地高辛、苯巴比妥、庆大霉素、吗啡等。

第五节 自动化血型分析

红细胞血型分析属于凝集反应，传统分析方法为手工操作，通过肉眼观察凝集现象来鉴定血型和交叉配血，费时费力，敏感性较差，操作难以规范化，检测结果不易保存。近年来，随着图像数字化技术的发展，将凝集现象通过图像处理系统转换成数字信号，由仪器自行判断检测结果，进行血型自动化分析。自动化血型分析系统主要由液体分配系统（加样系统）、离心机、孵育系统（孵育器）、Cyclop读数仪或成像系统、清洗系统及控制系统组成，血型鉴定过程的加样、加试剂、孵育及结果判读由计算机控制，仪器自动完成。根据抗原抗体反应的固相载体不同，将自动化血型分析分为微孔板法和凝胶微柱法。

（一）微孔板法

采用96孔U型微量反应板，全自动加样器处理样品和试剂，通过孵育、离心、悬浮等步骤，再联合自动酶标仪，使用血型判读软件，在620nm波长下对反应板中的反应结果进行扫

描和判读。通过检测透光度和图像数字化分析判定结果。①检测透光度：由于非凝集孔的红细胞均匀分布，透光度曲线平缓，设定此类曲线为阴性参考曲线；凝集孔的红细胞形成凝块聚集于孔中央，透光性差，中央区带周围无游离红细胞存在，透光性好，出现透光度曲线呈"U"形，设定此类曲线为阳性参考曲线。②图像数字化分析：阳性结果出现微孔中央是红细胞沉积区，周边是透明区的图案；阴性结果出现红细胞分布均匀，色彩明暗均一的图案。根据分析仪设定的程序，成像仪摄取微孔的凝集图案，与阳性和阴性参考曲线比对，并转换成数据输出，进行 ABO 血型正反定型结果判定。

（二）微柱凝胶法

在微柱中注入具有分子筛作用的葡聚糖、蛋白 G 等的凝胶物质，抗原抗体反应的红细胞形成大的凝块，经离心仍不能通过凝胶，被阻止在凝胶柱上层或中间，不能到达微柱底部，而游离的红细胞则可穿过凝胶到达底部，从而形成不同的反应图谱（图 14-12），血型分析仪的成像仪将摄取到的微柱凝集图案转换成数据输出，完成血型分析。全自动血型分析仪通过样品加载（进样）、凝胶卡铝塑膜穿孔（穿孔）、制备 0.8% 红细胞悬液及移液、37℃孵育、离心、成像、结果分析等操作程序可以进行 ABO 血型定型、交叉配血、不规则抗体筛选与鉴定等项目检查。

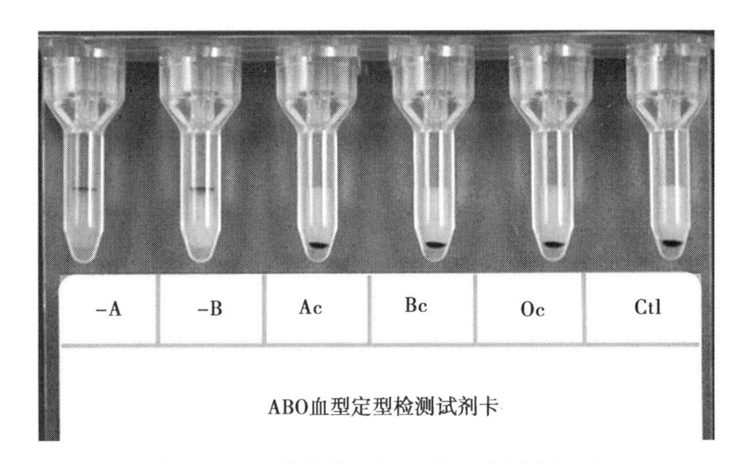

图 14-12　微柱凝胶 ABO 血型鉴定示意图

注：红细胞 ABO 血型正反定型结果判读，其中"-A"、"-B"用于红细胞 A、B 抗原鉴定（正定型），为阳性反应；"Ac"、"Bc"、"Oc"为红细胞血清抗体鉴定（反定型），为阴性反应；"Ctl"为阴性对照。标本血型：AB 型

（三）自动化血型分析仪的性能评价和临床应用

自动血型分析系统具有操作简便、快速、准确性和敏感性高、抗干扰能力强、自动化程度高等优点，通过批量处理和检测标本，提高了工作效率；经图像保存结果，便于临床质量控制和避免人为因素错判血型，但微柱凝胶法需要专用的凝胶卡试剂，且试剂较为昂贵，目前自动化血型分析仪主要应用于中心血站和临床血液中心或输血科，进行红细胞 ABO、Rh、MN、P 等血型鉴定和交叉配血，个别实验室也开展不规则抗体筛选、病毒抗原［如梅毒、HBsAg（乙肝表面抗原）、巨细胞病毒等］测定和新生儿溶血病的相关检查。

本章小结

自动化免疫分析是将免疫学检验过程中的取样、加试剂、混合、温育、固相载体分离、信号检测、数据处理、打印报告和检测后的仪器清洗等步骤由计算机控制，仪器自动化进行。临床自动化免疫分析方法包括酶免疫分析、荧光免疫分析、免疫比浊分析、发光免疫分析，以及自动化免疫血液学分析等，其中免疫比浊分析又分为透射免疫比浊和散射免疫比浊，待测物质的含量与散射光强度成正比，与透射光强度成反比。酶免疫分析、发光免疫分析和荧光免疫分析分别通过改变标记物，分别以酶、化学发光剂和荧光作为示踪剂标记抗体（或抗原），作用于底物显色或发光，对待测抗原（或抗体）进行定性或定量分析。自动化血型分析通过成像系统图像分析对阳性、阴性结果进行判断。由于自动化免疫分析仪操作的智能化程度高，简便快速，检测敏感度高、特异性强，精密、准确，检测试剂稳定并易于进行质量控制，最大限度地减少了人为因素的干扰，目前已广泛应用于免疫化学、临床实验诊断和医学研究领域中，进行内分泌激素、肿瘤标志物、心肌标志物、病毒标志物、治疗性药物浓度、骨标志物、贫血指标和血型血清学等的检测。

思考题

1. 免疫浊度分析的原理、类型是什么？影响因素有哪些？
2. 化学发光免疫分析仪原理、类型是什么？
3. 自动血型分析的原理是什么？有哪几种类型？

（张晨光）

第十五章　免疫细胞检测技术

免疫细胞是参与机体特异性及非特异性免疫的细胞，主要分为三类：第一类为淋巴细胞，包括T细胞、B细胞、NK细胞，是参与免疫反应的主要细胞；第二类为单核巨噬细胞和树突状细胞，在免疫反应中起辅助作用；第三类为参与免疫应答的细胞，如中性粒细胞、嗜酸性粒细胞、嗜碱性粒细胞和肥大细胞等，在免疫应答某一环节发挥作用。针对免疫细胞的检验技术，无论是在卫生毒理学还是流行病学调查中均有广泛的应用前景，因此通过学习免疫细胞的检测技术，了解常用免疫细胞检验方法的原理和基本步骤，可以为免疫学研究和疾病诊断等打下基础。

第一节　免疫细胞的分离与纯化

无论是体内还是体外的免疫学实验研究，均需要从人或实验动物的血液或组织中分离出免疫细胞。免疫细胞分离是免疫学检验中的基本前提之一。根据实验目的不同，对分离的免疫细胞的纯度要求不同，选用的分离提纯方法亦有所不同。本节主要介绍常用的免疫细胞的分离和纯化方法。

一、血液标本的采集

血液标本的采集主要分为人血液标本的采集和动物血液标本的采集，根据物种的目的，可采用不同的取血方法。

（一）人血液标本采集

人免疫细胞检测常采集静脉抗凝血。

采血部位：成人一般取肘静脉，婴幼儿取头皮浅静脉。

采血器械：一次性注射器或一次性采血针，血液收集到带橡胶帽的无菌玻璃或塑料管、真空负压管或带螺口盖的玻璃管。

常用抗凝剂：肝素、枸橼酸钠、乙二胺四乙酸二钠（$EDTA\text{-}Na_2$）和氟化钠等，抗凝剂种类较多，可根据不同检验目的选择。

采血操作：核对信息及采样器材准备齐全后，选择穿刺血管进行消毒，注射器或采血针刺入静脉采血，采血后止血，血样立即移入含有抗凝剂试管中混匀。

（二）动物血样采集

免疫学检验常用实验动物包括羊、兔、大鼠、小鼠和豚鼠等，动物采血方式多样，可根据检验目的、采血量、无菌要求等选择。常用的采血方式有：

1. 颈静脉采血法　常用于羊血液标本的采集。将羊侧卧并固定好羊腿，一人按住头部，在颈静脉处剪毛消毒，一手按压颈静脉使其扩张，另一手用带10号针头的注射器沿静脉向心方向斜刺入静脉，即可采血。

2. 尾部采血法　常用于大鼠或小鼠血液标本的采集。将鼠固定好，露出鼠尾，用约50℃的温水轻拭尾部使血管充血，75%酒精棉消毒皮肤，用无菌剪刀减去尾末端，将血液滴入采血管中，此过程可用手由近端向远端轻推尾部皮肤助血流出。

3. 眼眶动静脉采血法　常用于大鼠或小鼠标本的采集。左手将鼠头部固定，使鼠眼球突出，右手取一小镊子在眼球根部将眼球摘去，并将鼠头朝下使血液流出。

4. 心脏穿刺采血法　鼠也可进行心脏穿刺取血，将鼠仰卧固定在板上，剪去心前区部位的被毛，常规皮肤消毒，在左侧前胸部用手感觉心搏明显处，用注射器刺入，见有回血即可采血。较大只动物如兔或豚鼠也可用相同的方法进行心脏采血。该方法适宜要求无菌的血样采集。

5. 动脉采血法　可用于兔血样采集，选取兔耳中动脉，用酒精擦拭或弹压使血管充血，消毒皮肤后用注射器沿动脉平行向心方向进针取血。也可经股动脉采血，在股动脉处皮肤作一切口，暴露并分离动脉后，在动脉下穿线提起，用手指托住血管下部，用6号针头注射器沿动脉平行向心方向刺入动脉采血。

用于免疫细胞检测的样本，采集时应注意收集被采个体采血前的身体健康状况，如生物感染，服用免疫抑制药物、接种疫苗等，以便对检测结果做出正确判断。

二、外周血中白细胞的分离

血液中红细胞与白细胞的比例约为600∶1~1000∶1，免疫细胞检测时首先需要将红、白细胞分离，常用方法主要有自然沉降法、高分子聚合物沉降法和氯化铵分离法。沉降法是根据红、白细胞在溶液中的沉降速度不同将其分离，氯化铵分离法是直接将红细胞破坏而达到分离目的的方法。自然沉降法对白细胞活性损伤小；高分子聚合物沉降法可获得数量较多细胞，但一些聚合物可增加白细胞黏性，对实验产生一定影响；氯化铵分离法的分离纯度不高。上述方法获得的细胞悬液中，含有较多的粒细胞、单核细胞和血小板，淋巴细胞的含量为60%~70%。

（一）自然沉降法

该方法是利用红细胞沉降速度快，使之与白细胞进行分离的方法。分离时取抗凝血于试管中放置一段时间后，红细胞自然沉降，上层为淡黄色血浆，底层为红细胞，在紧贴红细胞层的上面有一层薄的白细胞和血小板层。将试管略倾斜，用毛细吸管吸取白细胞层，加Hank溶液（或磷酸盐缓冲液，PBS）反复洗涤离心后，沉淀细胞用适量含灭活小牛血清的RPMI-1640培养液稀释悬浮，经细胞计数，按需要配成适当浓度的细胞悬液。

（二）高分子聚合物沉降法

高分子聚合物如3%明胶或6%右旋糖酐能使红细胞凝聚成串状，促使红细胞沉降，而白细胞留在上层溶液中，实现与红细胞的分离。操作时抗凝血与等量的3%明胶或6%右旋糖酐混匀，37℃垂直静置，使红细胞沉降，乳白色上层即为白细胞聚集层，用毛细吸管移入另一试管中，经过反复洗涤、离心，稀释成所需浓度的细胞悬液备用。

（三）氯化铵分离法

0.83%的氯化铵能够使红细胞破裂，达到去除红细胞，分离出粒细胞、淋巴细胞的目的。操作时将人外周抗凝血离心，吸出上层血浆，下层红细胞与白细胞混合后，加入3倍体积0.83%氯化铵，4℃作用20分钟后离心弃上清，再次加入0.83%氯化铵重复上述步骤，离心

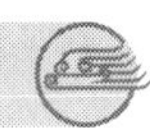

弃上清,彻底清除红细胞,沉淀细胞用 PBS 洗 3 次后加入培养液配成适当浓度细胞悬液。

三、外周血单个核细胞分离

外周血的单个核细胞由于取材简便、细胞数量大且容易分离,是免疫学检验中常用的获取细胞的途径。外周血单个核细胞(peripheral blood mononuclear cell,PBMC)包括淋巴细胞和单核细胞。将单个核细胞与其他血细胞分离是进行 T、B 淋巴细胞分离纯化的第一步,因此获取高纯度和高活性的 PBMC 是开展免疫细胞检验的重要前提条件。

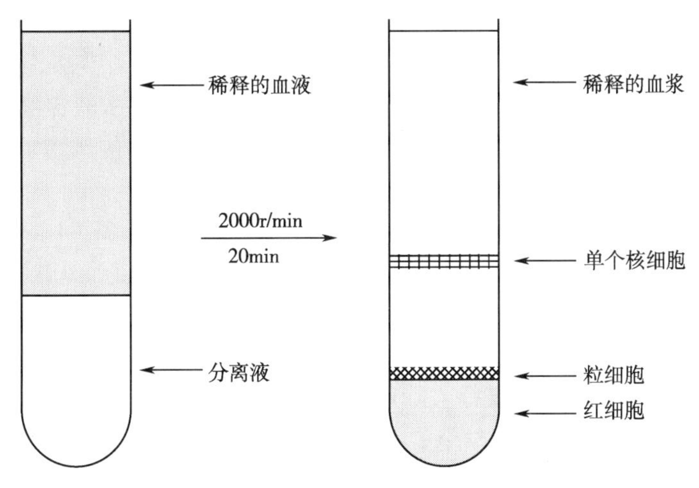

图 15-1 密度梯度离心分离 PBMC 示意图

密度梯度离心法(图 15-1)。

原理:利用 PBMC 在密度上与外周血中其他细胞的差异,在密度为 1.007g/ml ± 0.001g/ml 的等渗溶液中进行密度梯度离心。各种细胞依据不同的密度梯度重新分布聚集,细胞体积越大,在离心场中的离心速度也越高,由于粒细胞和红细胞的比重大于单个核细胞,同时红细胞在高分子聚蔗糖(ficoll)的作用下发生凝集而体积增大,因此在离心时的沉降速度要大于 PBMC,使 PBMC 与其他细胞在液相中分层而达到分离的目的。常用分离液主要有聚蔗糖-泛影葡胺(ficoll-hypaque)和 percoll(聚乙烯吡咯烷酮处理的硅胶颗粒悬液),Ficoll 密度梯度离心法因分离单个核细胞纯度及细胞获得率高而最为常用。该方法分离时温度在 25℃以下为宜,超过 25℃会影响细胞获得率。根据目的配制不同种类和浓度的细胞分离液可获取不同种类的免疫细胞。

技术要点:用 Hank 液将抗凝血对半稀释,取与拟分离血样一半体积的分离液置于灭菌离心管中,用毛细吸管吸取稀释血液,在距分离液上约 10mm 处沿管壁缓慢加入,使稀释血液悬浮于分离液上,2000r/min 水平离心 20 分钟,大多数 PBMC 悬浮于血浆与分离液之间的界面,呈灰白色薄层。毛细吸管或注射器小心插至薄层缓慢吸出该层细胞,移入另一离心管中用 Hank 液或含 1% 牛血清白蛋白的 PBS 液重复洗涤数次,最后将细胞重悬于培养液中,并对细胞进行计数和活性鉴定。

四、淋巴细胞及其亚群的分离纯化

在单个核细胞中,除了含有淋巴细胞、单核细胞外,还含有一些多核白细胞、红细胞及血小板等。通常淋巴细胞占 80%~90%,单核细胞占 10%~20%,要进行淋巴细胞的检验或细胞免疫功能的测试，需要纯化淋巴细胞或单核细胞，将淋巴细胞从单个核细胞中分离出来。因此，淋巴细胞的进一步分离纯化是免疫学检验与研究的重要基础技术。

（一）淋巴细胞纯化

PBMC 中含有红细胞、血小板和单核及多核白细胞，需要将这些细胞去除才能得到纯的淋巴细胞。

1. 红细胞的去除　低渗裂解法：即在沉淀的 PBMC 中加入蒸馏水，轻摇片刻使红细胞由于低渗而裂解，随后加入等量 1.8% 氯化钠溶液恢复等渗。氯化铵裂解法：在 PBMC 中加入 0.83% 氯化铵，使红细胞破裂后离心，收集沉淀的细胞。

2. 血小板的去除　离心洗涤和胎牛血清梯度离心法：通过离心洗涤，基本可去除 PBMC 中绝大多数的血小板。若外周血中血小板异常增多，可采用胎牛血清梯度离心法去除血小板，原理是利用 PBMC 与血小板比重的差异，在胎牛血清中离心力的作用下 PBMC 沉淀而与悬浮血小板分离，从而达到纯化目的。

3. 单核细胞的去除

（1）玻璃器皿黏附分离法：利用单核细胞具有黏附贴壁的能力，而淋巴细胞无此功能，通过吸取未贴壁的细胞悬浮液可去除单核细胞。用培养液将 PBMC 细胞调整至合适浓度，置于细胞培养瓶中（或大玻璃瓶或塑料平皿中），5% CO_2 37℃孵育，待单核细胞黏附与器皿表面后，用吸管轻吸取细胞悬液，获得去除单核细胞的淋巴细胞悬液。

（2）吸附过滤法：原理同黏附贴壁法。将 PBMC 悬液注入装有玻璃纤维（Sephadex G-10）的柱中，具有黏附能力的单核细胞和粒细胞黏附在玻璃纤维上，洗脱下来的主要为淋巴细胞，该方法对细胞损伤较少且操作简单。

（3）铁粉黏附分离法：单核细胞具有吞噬和黏附羰基铁粉的能力，用磁铁吸引可将其与淋巴细胞分离。羰基铁粉先用生理盐水洗涤，去除杂质经高压灭菌后备用，抗凝血用 Hank 液稀释后，再加入右旋糖酐生理盐水，与玻璃珠、羰基铁粉混匀后 37℃孵育。用磁铁将铁屑吸至管底，并将试管斜放于 37℃作用后，吸取上清液，即为去除单核细胞的淋巴细胞悬液。

（4）苯丙氨酸甲酯（或 *L*- 亮氨酸甲酯）溶解法：单核细胞中含有溶酶体酶，B 细胞和大部分的 T 细胞缺乏溶酶体酶，利用苯丙氨酸甲酯或 *L*- 亮氨酸甲酯的亲溶酶体特性，使其渗入单核细胞溶酶体内水解，溶酶体因渗透压改变而破裂，释放出的酶使单核细胞溶解而被去除。

（二）淋巴细胞亚群的分离纯化

T 细胞、B 细胞以及 T 细胞亚群的分离纯化技术，大多是利用这些细胞表面标志或结构的差异来实现的。

1. E 玫瑰花结分离法　利用成熟 T 细胞表面具有能与绵羊红细胞相结合的受体这一特性，将 T 淋巴细胞与其他细胞分离。该方法因分离效率低，且易受多种因素影响，一般被其他方法取代。

2. 尼龙毛纤维分离法　利用尼龙毛（聚酰胺纤维）的吸附能力，T 细胞表面绒毛短少，B 细胞绒毛多而长，B 细胞在 37℃时易黏附在尼龙纤维上，T 细胞则不易，利用这一特性将 T 细胞与 B 细胞分离。该方法常作为对细胞悬液初步纯化的一种手段，在分离 T 细胞前用尼龙毛去除 B 细胞。

3. 磁化细胞分离器分离法（magnetic activated cell sorting，MACS）　免疫磁珠分离法是近年应用较广泛的一种新的免疫细胞分离技术。

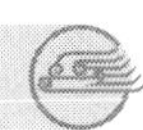

原理：针对细胞表面的某种抗原如T淋巴细胞表面抗原（CD4、CD8等）的特异性抗体交联在磁性微珠上，当交联上抗体的磁珠与细胞反应时，细胞表面抗原与抗细胞表面抗原的抗体-磁珠复合物结合，细胞悬液在通过有强磁性的柱子时，与磁珠结合的阳性细胞被磁力吸引而滞留在柱内，其他细胞则被洗脱分离。磁珠分离又分为阳性分离和阴性分离：阳性分离是直接从混合液中分离出目的细胞，阴性分离则是利用磁珠去除无关细胞达到分离细胞的目的。

利用免疫磁珠分离法分离的纯度、回收率、细胞存活率均可达90%以上，该方法分离效果好、费用低、操作简单方便，且有商品化的成套试剂盒，而被广泛使用。

4. 流式细胞仪分离法　能够进行淋巴细胞亚群的分离，流式细胞仪分离T细胞纯度高达99%，收获率达90%。该方法具有快速准确、适用于大样本的检测、可多参数同时分析等优点，但也存在费用高、操作费时、损伤细胞、细胞污染的缺点（详见第十三章）。

5. 其他分离方法

（1）亲和板分离法　亲和板分离法是利用各种淋巴细胞亚群具有不同的抗原性（$CD4^+$、$CD8^+$、B细胞），将相应抗体（抗CD4、CD8单克隆抗体、抗Ig抗体）结合到塑料板上，使平板对这些细胞具有特殊的亲和性。当待分离细胞悬液加到亲和板上时，抗原阳性的细胞与板上的相应抗体结合，抗原阴性的细胞不被吸附而留在细胞悬液中。

由于吸附于亲和板上，细胞在分离时会受到轻微损伤，且淋巴细胞与抗体接触使细胞活化，从而限制了该方法的广泛使用，该方法多用于去除细胞悬液内某些细胞亚群。

（2）补体介导的细胞毒分离法：免疫细胞表面某种抗原与相应抗体结合，加入补体，借助补体介导的细胞毒作用，将拟去除的抗原阳性细胞破坏，收集未被破坏的抗原阴性细胞而达到免疫细胞分离的目的。因此，该方法作为阴性分选法，用于去除非目的细胞。

五、其他免疫细胞的分离

（一）单核巨噬细胞的分离

单核巨噬细胞系统包括外周血中的单核细胞和组织液中的巨噬细胞。单核细胞的分离方法主要有玻璃器皿黏附分离法、铁粉吸附分离法、Percoll密度梯度离心沉降法、免疫磁珠分离法、流式细胞仪分离法等。

组织液中的巨噬细胞可以通过斑蝥敷贴法获取，操作时使用滤纸蘸取10%中药斑蝥酒精，敷贴在臂内侧皮肤表面，一段时间后皮肤局部充血，48小时后形成水疱，吸取疱内组织液，内含较纯的巨噬细胞。本法对皮肤有一定损伤，或可引起感染。

动物巨噬细胞的分离可从腹腔渗出液中获取，往实验动物腹腔内注射少量石蜡油，3~4天后冲洗腹腔渗出液，所得悬液中含有大量巨噬细胞。

（二）中性粒细胞的分离

中性粒细胞的分离方法主要有Ficoll密度梯度离心法、Percoll非连续密度梯度离心法、免疫磁珠分离法和流式细胞仪分离法等。

（三）自然杀伤细胞的分离

自然杀伤细胞的分离方法主要有免疫磁珠法和流式细胞仪分离法等。

六、免疫细胞的保存和活力测定

（一）细胞计数

免疫细胞制备后，要计算细胞悬液中的细胞数量，常以细胞数/毫升表示，最常用的是血细胞计数板计数。

将分离得到的免疫细胞悬液轻轻混匀后，取一定体积细胞悬液加等量细胞稀释液，混匀吸取一滴滴入血球计数板，按白细胞计数方法计算4个大方格中的细胞数，按式15-1计算细胞浓度：

$$细胞数=\frac{4个大方格的细胞数}{4}\times 10^4\times 稀释倍数 \qquad 式15\text{-}1$$

（二）免疫细胞的保存

当分离的细胞不是立即用于试验，或分离后需送其他实验室检验时，细胞要加以保存，这时可用液氮（–196℃）保存。液氮深低温环境可中断细胞的代谢，但在降温过程由于冰晶的形成和渗透压的改变会损伤细胞，故一般要在冻存液中加冷冻保护剂，常用的有二甲亚砜（DMSO）、甘油等。冻存细胞经复苏，恢复37℃培养，其形态和代谢活动均可恢复正常。采用低温冷冻保存淋巴细胞时应注意：细胞浓度保持在5×10^6~1×10^7/ml；合适的冻存液，20%DMSO用含20%胎牛血清RPMI-1640完全培养液配制；冷冻和复苏按一定程序进行，减少冻存步骤对细胞的损伤。

细胞的冻存：将分离纯化的细胞悬浮于培养液中，调整至合适浓度，与等体积20%DMSO缓慢混匀，置于冰浴中，尽快移入冻存管内，先降温至4℃，10分钟后转入–80℃放置过夜，然后移入液氮中长期保存。

细胞复苏：将冻存管自液氮中取出，立即放入37~40℃温水中快速融化，标本成液态时，用培养液稀释10倍，离心后弃上清，用Hank液洗一次，尽量洗去保护剂，将细胞重悬于培养液中，制成所需浓度，用台盼蓝染色测定细胞存活率。

（三）细胞活力测定

细胞活力是指细胞存活的数量，一般用百分比表示，活力的大小对试验结果有很大影响。细胞活力的测定有许多方法，常用台盼蓝染色法。

台盼蓝是一种阴离子型染料，活细胞由于细胞膜完整染料不能透过，故活细胞不着色。死亡细胞的细胞膜通透性增加，染料可通过细胞膜进入细胞内而着色呈蓝色。操作时吸取2滴细胞悬液与1滴台盼蓝染液混匀，37℃孵育后取1滴加入血细胞计数板内显微镜观察，正常细胞不着色，死细胞呈蓝染，计数200个细胞，计算活细胞百分率，通常细胞存活率应在95%以上。

第二节　T淋巴细胞的检测

淋巴细胞表面具有可供鉴别的表面标志，是淋巴细胞与其他免疫细胞相互作用、接受信号刺激的基本部位，也与淋巴细胞识别抗原、活化、辅助、抑制、杀伤等生物学作用有关。在淋巴细胞的不同分化阶段，各种表面标志的表达也各不相同。淋巴细胞的检测能够反应机体的免疫功能状态，可用于对淋巴细胞分化过程和功能的研究，同时有助于在临床上研究某些疾病的发病机制和诊断。

一、T淋巴细胞表面标志

T淋巴细胞表面标志，是T细胞识别抗原、接受信号刺激及与其他免疫细胞相互作用的基本部位。主要分为表面抗原和表面受体两种类型。

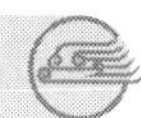

（一）表面抗原

T淋巴细胞表面抗原主要包括白细胞分化抗原（CD）和组织相容性抗原。

1. 白细胞分化抗原　也称簇分化抗原（cluster of differentiation，CD），现已鉴定的CD分子达100多种，大多数CD分子分布于各种类型的白细胞表面，T淋巴细胞在分化过程及个体发育的不同阶段，表达的CD抗原也不完全相同，T细胞表面CD抗原如：①CD2表达于全部的T细胞和NK细胞表面，CD2可与绵羊红细胞（SRBC）结合，故又称绵羊红细胞受体（E受体），作为黏附分子，在抗原提呈中起辅助作用。②CD3表达于全部T细胞表面，是鉴定T细胞的标志。CD3能够与T细胞受体（TCR）非共价结合为TCR-CD3复合体，CD3可将TCR与抗原结合所产生的活化信号传递入T细胞内，使之活化、增殖。③CD4/CD8是T细胞亚群的表面标志，$CD4^+$T细胞为辅助性T细胞（T_H），具有辅助和诱导免疫应答的功能，$CD8^+$T细胞为细胞毒性T细胞（Tc），具有杀伤靶细胞和抑制免疫应答的功能。

2. 主要组织相容性复合物（major histocompatibility complex，MHC）　活化的T细胞表达MHCⅡ类抗原，静止状态的T细胞可表达MHCⅠ类抗原。

（二）表面受体

T细胞表面受体主要有T细胞受体（T cell receptor，TCR）、病毒受体、有丝分裂原受体、细胞因子受体，此外还有多种内分泌激素、神经递质和神经肽受体在神经、免疫和内分泌系统的调控中起重要作用。

1. TCR　表达于所有成熟T细胞表面，是T细胞识别外来抗原并与之结合的特异性受体。主要有TCR1和TCR2两种类型，其中TCR1占大多数。

2. 病毒受体　通过这类受体，病毒可以选择性的感染某个T细胞亚群。如HIV可选择性感染辅助性T细胞（$CD4^+$T细胞），导致获得性免疫缺陷综合征。

3. 有丝分裂原受体（mitogen receptor）　是淋巴细胞接受有丝分裂原刺激的部位，刺激静止期淋巴细胞转化为淋巴母细胞，发生有丝分裂而增殖。

4. 细胞因子受体　T淋巴细胞表面表达多种细胞因子受体，如白细胞介素-1受体（IL-1R）、IL-2R等，在细胞间的信号转导中起重要作用。

二、T淋巴细胞表面抗原的检测

常用T细胞分化抗原相应的单克隆抗体（McAb）来鉴定和检测计数T细胞及亚群的表面标志。T细胞表面抗原的检测方法主要有间接免疫荧光法、免疫酶染色技术、微量细胞毒试验和流式细胞仪分析法等。

（一）免疫荧光法

淋巴细胞表面抗原能够与相应的CD单克隆抗体发生特异性结合，用荧光素标记二抗，由McAb介导与淋巴细胞结合，在荧光显微镜下，与荧光标记抗体结合的细胞在暗背景下发出特异荧光，即为相应表面抗原阳性细胞，计算阳性细胞在总T细胞中的百分率。（详见第七章）

（二）免疫酶染色法

利用酶（如辣根过氧化物酶、碱性磷酸酶等）标记的已知特异性抗体与检测细胞表面抗原结合，形成抗原抗体复合物，在底物存在的情况下，抗原抗体复合物中的酶能催化底物发生颜色反应，在光学显微镜下观察到的着色细胞为抗原阳性细胞，计数阳性细胞的百分率（详见第九章）。

（三）免疫细胞化学染色法

利用已知的抗体与细胞抗原特异性结合，通过化学反应使标记在抗体上的显示剂显色，达到对细胞结构中特定抗原成分的定量、定位。该方法主要有亲和素与酶标生物素复合物法（ABC）、碱性磷酸酶-抗碱性磷酸酶（APAAP）法和过氧化物酶-抗过氧化物酶（PAP）法等。

1. 亲和素与酶标生物素复合物法（ABC）　利用亲和素作为“桥”将生物素化二抗与生物素结合的酶连接起来，使抗原抗体反应信号放大，增加反应的敏感性。反应时亲和素与酶标生物素形成复合物，再与生物素结合的二抗反应，形成对T细胞表面某一抗原特异的复合体，加入底物二氨基联苯胺发生颜色反应使T细胞着色，在显微镜下观察蓝染的阳性细胞，分别计算阳性细胞在200个淋巴细胞中的百分率。

2. 碱性磷酸酶-抗碱性磷酸酶（APAAP）染色法　用鼠单克隆抗体制备碱性磷酸酶-抗碱性磷酸酶抗体复合物（APAAP），抗原与特异性抗体、二抗及APAAP形成复合体，经过底物显色，阳性抗原产物呈紫红色沉淀在显微镜下观察计算阳性细胞百分数。

（四）微量细胞毒试验

淋巴细胞CD分子的单克隆抗体与相应的CD分子结合，在补体的参与下，产生细胞毒作用，致细胞损伤而死亡。伊红染料可透过受损细胞的细胞膜，细胞被染上红色，而无相应CD分子的细胞因细胞无损伤而不被着色，操作时将调好浓度的细胞悬液加入塑料软板中，再加入表面抗原特异性单克隆抗体，混匀37℃孵育，加入补体37℃作用一段时间后，各孔加入伊红染料，再加丙二醛固定，用血球计数板计数着色细胞，按公式15-2计算被测亚群细胞占T细胞百分数。

$$\text{淋巴细胞亚群数}\%=\frac{\text{实验组着色细胞数}-\text{阴性对照组自然着色细胞数}}{\text{4个大方格内淋巴细胞总数}}\times 100\% \quad \text{式 15-2}$$

三、T淋巴细胞受体的检测

（一）可溶性抗原肽-MHC四聚体复合物法

TCR能够识别抗原提呈细胞表面的MHC抗原肽复合物，进而被活化、增殖分化成效应细胞，因此可通过MHC抗原肽复合物检测T细胞表面的特异性TCR。通过将表达MHC的分子与短肽共同孵育，使其折叠成一定的构象，形成MHC-抗原肽复合物，经过纯化后用生物素标记，再将1个标记荧光的亲和素与4个标记生物素的MHC-抗原肽复合物结合形成四聚体。MHC-多肽四聚体与T淋巴细胞在4℃共同孵育一段时间，MHC-多肽四聚体能够与T细胞上的TCR特异性结合，离心洗涤后，用高灵敏度的流式细胞仪检测。该方法敏感性高，可用于各种特异性T细胞表型分析，也可用于检测特异性T细胞数量和功能变化。

（二）细胞因子受体检测

T细胞表面细胞因子受体包括膜结合受体和可溶性受体两种。细胞因子受体的检测多采用免疫学分析法，细胞因子受体与相应的特异性抗体结合，通过同位素、荧光或酶等标记技术加以放大和显示，从而定性或定量检测细胞因子受体水平。（见第十六章）

四、T淋巴细胞功能的检测

反映淋巴细胞功能的指标包括：淋巴细胞及其亚群的数量、淋巴细胞的转化功能、淋巴细胞活化后对下游细胞的调节等。T淋巴细胞功能的检测可通过体外试验和体内试验来实

 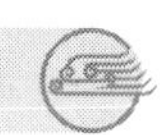

现。体外试验包括淋巴细胞对抗原或有丝分裂原的增殖、细胞毒试验、T 细胞分泌功能试验等；体内试验主要是了解淋巴细胞对抗原、半抗原或有丝分裂原的应答反应。T 淋巴细胞功能的测定可以了解有害因素暴露对机体细胞免疫功能的影响，亦可用于健康相关产品的安全性评价及保健功能的测试，以及应用在流行病学的有害因素暴露效应研究等，因此是预防卫生工作中常用的医学生物监测指标。

（一）T 淋巴细胞增殖试验

测定 T 淋巴细胞体外增殖反应是检测细胞免疫功能的常用方法。T 淋巴细胞增殖试验是利用特异或非特异的刺激因子刺激 T 淋巴细胞使其分化，发生增殖反应，细胞代谢和形态发生变化，主要表现为胞内蛋白质和核酸合成增加，细胞变大、胞质增多、出现空泡、核质疏松、核仁明显，细胞转化成淋巴母细胞，因此该反应又称淋巴细胞转化实验。观察细胞增殖的程度，能够反映 T 淋巴细胞群的免疫应答功能。刺激淋巴细胞增殖的物质分为：①非特异性有丝分裂原：如植物血凝素（phytohemagglutinin，PHA）、刀豆蛋白 A（concanavalinA，ConA）、美洲商陆（pokeweed mitogen，PWM）等；②特异性分裂原：如抗原性物质。

1. 形态学法　外周血 T 淋巴细胞悬液中加入有丝分裂原刺激物，混匀 37℃培养 72 小时后，取培养液涂片染色镜检，分别计算转化细胞（淋巴母细胞、过渡型母细胞和核有丝分裂相细胞）和成熟的淋巴细胞，计数 200 个细胞并计算转化率。正常人转化率为 60%~80%，当 < 50% 时视为降低。该方法易受主观因素影响，重复性和准确性较差。

2. ^{3}H-TdR 掺入法　原理是 T 淋巴细胞受特异性抗原或有丝分裂原刺激，转化为淋巴母细胞时 DNA 合成量明显增加，转化程度与 DNA 合成量成正比。在培养基中加入 DNA 合成的前体物质，即放射性同位素氚标记的胸腺嘧啶核苷（^{3}H-TdR），转化的淋巴细胞摄取 TdR 而使 ^{3}H 掺入到 DNA 分子中，测定淋巴细胞内掺入的 ^{3}H-TdR 的放射性强度，用分裂原刺激管的脉冲数（cpm）/ 对照管的脉冲数（cpm）计算出刺激指数（SI）。正常 SI>2。

3. MTT 比色法　原理是活细胞内线粒体脱氢酶能将四氮唑化合物（MTT）由黄色还原为蓝黑色的甲臜。T 淋巴细胞活化过程中线粒体脱氢酶活性明显增高，因而甲臜的生成量与细胞的增殖程度呈正相关。在 560nm 波长下测量其 A 值，刺激指数用试验孔 A 均值 / 对照孔 A 均值的比值表示。

4. CFSE 标记染色法　该方法利用活细胞荧光染料：羧基荧光素二醋酸盐酸琥珀酰亚胺酯（CFSE）与流式细胞术结合起来对淋巴细胞增殖功能进行检测。荧光染料 CFSE 能够穿透细胞膜在活细胞内与蛋白共价结合，不影响细胞正常生理活性，并且能够随细胞分裂进入到子代细胞中，外周血淋巴细胞经过 CFSE 标记并加入有丝分裂原培养后，用流式细胞仪检测淋巴细胞增殖和分裂情况。

（二）T 淋巴细胞介导的细胞毒试验

T 细胞介导的细胞毒性是指细胞毒性 T 细胞（cytotoxic lymphocyte，CTL）被抗原致敏后，可使靶细胞发生破裂溶解的反应，这是机体抗病毒、抗肿瘤和对异体组织排斥等的保护性反应。细胞毒性 T 细胞功能试验是反映机体细胞免疫水平的一种常用指标，特别是针对肿瘤患者，常作为判断预后和观察疗效的指标之一。

1. 形态学检查法　以贴壁生长的细胞为靶细胞，利用被致敏的 T 淋巴细胞与其作用后，被杀伤的细胞失去贴壁能力，观察贴壁细胞数量的减少反映 T 淋巴细胞的细胞毒性。对于非贴壁生长的靶细胞可与淋巴细胞混合共培养后，经瑞氏染色，显微镜下计数未被破坏的靶细胞数，判断 T 细胞对靶细胞的杀伤能力。形态学法观察细胞杀伤能力的敏感性较差。

2. ^{51}Cr释放法 T淋巴细胞经针对细胞表面的特异性抗原的诱导，形成效应细胞(CTL)，将对^{51}Cr的摄入量较大的细胞，如淋巴母细胞、组织培养细胞、肿瘤细胞作为靶细胞。检测时将已摄入同位素标记铬酸钠($Na_2{}^{51}CrO_4$)的靶细胞与CTL同时作用一定时间后，靶细胞受损发生细胞裂解，标记的^{51}Cr经损伤的细胞膜释放出来，通过测定培养液上清中的放射性强度判断CTL的细胞毒活性。

3. CTL介导的细胞凋亡检测法 CTL介导的靶细胞死亡与细胞凋亡相似。但CTL介导的为细胞的程序性死亡，靶细胞DNA迅速裂解并且可同时表现出凋亡与坏死。这些特性与CTL在免疫过程中对机体的保护，即有效的清除靶细胞而发挥杀伤细胞的功能有关。T淋巴细胞经诱导形成CTL后与靶细胞混合，靶细胞在CTL的作用下出现凋亡，用检测细胞凋亡的方法，可判断CTL对靶细胞的杀伤能力。

（1）ELISA分析法 细胞凋亡时，细胞染色体双链DNA裂解而产生的核小体DNA可与核心组蛋白H2A、H2B、H3和H4结合形成复合物。针对这一特性在细胞凋亡早期，用抗组蛋白和抗DNA的单克隆抗体酶联免疫分析法测定凋亡细胞。该方法灵敏度高且试验所需细胞数量少。

（2）TUNEL法 脱氧核糖核苷酸末端转移酶介导的缺口末端标记法。在细胞凋亡中，染色体DNA双链或单链断裂产生3′-OH末端，在脱氧核糖核苷酸末端转移酶(TdT)的作用下，脱氧核糖核苷酸与荧光素、标记酶或生物素衍生物标记到DNA的3′-OH末端，在底物存在下产生显色反应，通过检测颜色的强弱对细胞凋亡进行定量分析。该方法的灵敏度较高。

（3）DNA凝胶电泳法 细胞发生凋亡或坏死时，细胞DNA发生断裂，细胞内小分子量DNA片段增加，高分子量DNA减少，胞质内出现DNA片段，但凋亡细胞的DNA断裂点均有规律的发生在核小体之间，出现180~200bpDNA片段，而坏死细胞的DNA断裂为无规律的杂乱片段，因此能够通过DNA凝胶电泳法检测，据此判断CTL对靶细胞的杀伤致使细胞发生凋亡的能力。

（4）流式细胞仪分析法 细胞发生凋亡时，细胞膜通透性增加，程度介于正常细胞与坏死细胞之间，利用这一特点，被检测细胞悬液用荧光素染色，利用流式细胞仪测量细胞悬液中细胞荧光强度，区分正常细胞、坏死细胞和凋亡细胞，进而评价T淋巴细胞介导的细胞毒作用。

（三）抑制性T淋巴细胞功能的检测

抑制性T淋巴细胞(Ts)具有抑制细胞免疫和体液免疫的功能。T淋巴细胞在Con A作用下培养，诱导Ts细胞形成，同时以未诱导的T淋巴细胞为对照。检测时在B淋巴细胞中分别加入不同数量的Ts细胞和对照细胞，再加入能刺激B细胞产生抗体的PWM培养后通过测定Ig的含量，与对照细胞比较计算抑制率。该方法结果不稳定，通常仅作为定性分析评价Ts细胞功能。

（四）T淋巴细胞功能的体内试验

T细胞功能检测大多采用体外实验方法，而体内试验能更实际地反映机体的综合反应能力，尤其在机制研究中整体动物实验是不可或缺的。T淋巴细胞的体内试验主要是通过检测T淋巴细胞被抗原或有丝分裂原刺激后，产生淋巴因子在局部引起皮肤迟发型变态反应与否及程度，借此反映T细胞功能。

1. 特应性抗原皮肤试验 用适当浓度的结核菌素皮内注射，观察局部皮肤的炎症反应程度，判断T细胞介导免疫反应能力。

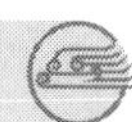

2. 植物血凝素(PHA)皮肤试验　PHA是有丝分裂原,在体内可刺激T淋巴细胞,使之活化并释放淋巴因子,产生局部炎症。通常采取PHA皮内注射,48小时后观察皮肤炎症反应情况。

3. 二硝基氯苯皮肤试验(接触性超敏反应)　用抗原或半抗原与实验动物皮肤接触,通过抗原提呈细胞对抗原分子的加工,在局部淋巴结诱发的原发反应。再次接触相同抗原时,抗原被提呈给皮肤抗原特异性T细胞,活化的$CD4^{+}$T细胞产生多种炎症(细胞)因子,在局部引起迟发型超敏反应。根据皮肤炎症反应(耳郭或足部皮肤厚度变化)的程度判断T细胞的反应能力。

(五)T细胞分泌功能测定

体外培养的T细胞经各种有丝分裂原或抗原刺激后,能够分泌多种细胞因子,通过检测细胞因子的含量、生物学特性或相关基因表达水平,能够反映T细胞的分泌功能。(详见第十六章)

第三节　B淋巴细胞的检测

B淋巴细胞表面有多种膜表面分子,可以识别抗原、参与免疫细胞间的相互作用。依据膜表面分子建立了相应的检测方法,借此可分离和鉴别B细胞,研究B细胞各分化发育阶段的特性,也可分析B细胞在人外周血和淋巴组织的分布以及疾病时的动态变化。

一、B淋巴细胞表面抗原的检测

B细胞表面特有的分化抗原有CD19、CD20、CD21、CD22和CD29等,这些表面抗原在B细胞分化的不同时期表达有所不同。B细胞表面还有组织相容性抗原(MHC),B细胞表达MHC Ⅰ类和MHC Ⅱ类抗原,而高度分化的浆细胞不表达。B细胞表面的MHC Ⅱ类抗原对B细胞和T细胞的信号转导起重要作用,还参与B细胞作为辅佐细胞的抗原提呈作用。

B细胞表面抗原的检测方法与T细胞的检测方法相类似,以B细胞表面抗原相应的单克隆抗体为基础,借助荧光免疫法、酶免疫法、ABC细胞化学法以及流式细胞仪技术等可完成对B细胞表面抗原的检测以及亚群的分类。

二、B淋巴细胞表面受体的检测

B细胞表面有多种类型的受体,如膜表面免疫球蛋白受体(SmIg)、Fc受体、补体受体、EB病毒受体、细胞因子受体、有丝分裂原受体和小鼠红细胞受体等。其中SmIg为B细胞所特有,能够特异性识别抗原,是鉴定B细胞的可靠指标;补体受体(CR1,即CD35)能够与补体C3b和C4b结合,促进B细胞活化;EB病毒受体(CD21)能够与EB病毒结合,选择性感染B细胞;细胞因子受体参与调节B细胞活化、增殖和分化。

(一)SmIg标志的检测

1. 免疫微球法　用羊抗或兔抗人IgG抗血清提纯IgG,通过碳二亚胺使球蛋白共价交联于羧化聚苯乙烯微球上,制成有抗体活性的羧化免疫微球,淋巴细胞悬液与活性微球混合后,免疫微球与B细胞表面的SmIg特异性结合,滴片显微镜检,结合三个或以上免疫微球的淋巴细胞为SmIg阳性细胞。

2. 免疫荧光法　适当浓度的淋巴细胞悬液与荧光抗体混合,40℃孵育一定时间,B细胞表面SmIg抗体与荧光标记的抗Ig抗体特异性结合,30分钟内荧光显微镜下观察,着色的细胞为SmIg抗体阳性细胞。

(二)Fc受体和补体受体检测

B细胞表面Fc受体能与Ig Fc段结合,补体受体能与相应补体特异性结合,使用抗体致敏的红细胞(EA)作指示物,在一定条件下,EA与B细胞Fc受体结合形成EA花环。而B细胞表面的补体受体,能够与红细胞-抗红细胞抗体-补体复合物(EAC)中的补体结合形成EAC花环。由于单核细胞、巨噬细胞、NK以及部分T细胞表面也有Fc或补体受体,因此EA和EAC花环实验并非B细胞所特有。

三、B淋巴细胞功能检测

B细胞在抗原或促有丝分裂原刺激后,分裂增殖并分化为浆细胞,产生抗体。因此,采用检测多克隆抗体的产生来测定B细胞产生和分泌抗体的能力。测定抗体产生的方法主要有胞浆内Ig的检测和细胞外分泌抗体的检测,包括反向溶血空斑实验(RHPA)、酶联免疫斑点实验(ELISPOT)及ELISA等。ELISA法作为一种简便、特异、敏感的方法,广泛应用于血清及细胞培养上清液中Ig含量的检测。

(一)B淋巴细胞功能的体内检测

B细胞功能降低或缺陷时,表现为体内Ig和血型抗体含量下降或缺失,患者对外源性抗原的应答能力减弱,不能产生或产生特异性抗体不足,临床定量测定受检者血清中各种Ig和相应血型抗体含量,可判断B细胞功能,同时也是诊断体液免疫功能缺陷的指标。

1. 血清中免疫球蛋白含量测定(见第四章)

2. 血清中血型抗体测定　正常人血清中存在抗A抗体和抗B抗体。血型抗体效价的检测有盐水试管凝集法(见第五章)、抗人球蛋白法、木瓜酶法、凝聚胺法等。

抗球蛋白试验:红细胞表面包被IgG分子,但不产生凝集。用人球蛋白免疫动物获得抗IgG分子Fc段的抗人球蛋白抗体,包被IgG的红细胞与抗人球蛋白抗体共同孵育,红细胞上的IgG与抗人球蛋白抗体特异性结合,使红细胞发生凝集,被检血清倍比稀释后观察红细胞凝集的稀释度即为该血型抗体效价。

3. 特异性抗体产生能力测定　预防医学实践中调查或研究某些可能损伤机体体液免疫的因素时,可通过接种某种对机体无害又已知的抗原(如伤寒三联菌苗或白喉类毒素等)测定并评价受试者或实验动物产生抗体的能力。也可以通过观察接触抗原后体内产生的抗体对局部抗原的中和反应,衡量机体产生抗体的能力。

(1)接种疫苗后抗体产生的测定:正常人接种疫苗约1周后,体内即产生相应抗体。取被接种者血清倍比稀释后,与相应抗原做试管凝集试验,根据凝集效价判断抗体的产生量。体液免疫功能低下时血清中的抗体量低于正常值。

(2)锡克试验:正常人注射白喉类毒素一段时间后能产生相应的抗毒素,当再次经皮内注入少量白喉类毒素,类毒素作为抗原能被血清中的抗毒素中和而局部不出现红肿反应。体液免疫功能低下者,由于血清中抗体(抗毒素)量少,抗原未被中和或仅部分中和而在局部引起不同程度的炎症反应。注意当机体注射过免疫球蛋白或婴幼儿体内有来自母体的抗体时,试验结果会受影响。

(二)B淋巴细胞功能的体外检测

1. 反向溶血空斑实验(reversed hemolytic plaque assay,RHPA)　是体外检测B淋巴细胞

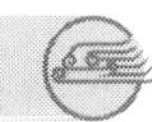

分泌抗体功能的方法，可用于测定药物或手术等因素对体液免疫功能的影响，也可用于评价免疫治疗或免疫重建后机体产生抗体的能力。

检测时将淋巴细胞、葡萄球菌A蛋白致敏的羊红细胞（SPA-SRBC）、抗人Ig抗体与补体4种成分混合，以琼脂为支持物，制成反应小室，37℃孵育，抗人Ig抗体的Fc段与SPA-SRBC结合，B细胞分泌的Ig与抗人Ig抗体结合后激活补体，介导SPA-SRBC溶解形成溶血空斑。一个空斑代表一个抗体形成细胞，空斑大小表示抗体产生量的多少。可用于检测人外周血中IgG产生细胞，用抗IgA、IgG或IgM抗体分别进行实验，可测定各类免疫球蛋白产生细胞的功能。

2. 酶联免疫斑点实验（enzyme-linked immunospot assay，ELISPOT assay）是一种在单细胞水平体外检测特异性抗体分泌细胞功能的方法，具有较高的敏感性和特异性。

ELISPOT原理类似于ELISA，将抗原或特异性单克隆抗体包被在贴有聚偏氟乙烯（PVDF）膜的96孔微孔板上，经抗原刺激后的免疫细胞分泌的抗体，并与包被抗原或单克隆抗体结合，再加入酶标二抗与待测抗体结合，加入底物显色，在有相应抗体的位置产生色斑点，每个斑点代表一个抗体分泌细胞。

（三）B细胞早期活性指标的测定

1. B细胞体积的变化　B细胞经不同抗原或分裂原激发后可活化增殖，活化早期的特征之一是体积增大，可用多种观察形态的方法进行检测。

2. B细胞内钙离子变化　B细胞接触抗原或有丝分裂原后，诱导B细胞活化，细胞内的游离钙离子较静止状态明显增高，测定细胞内钙离子变化可反映B细胞的活化。

细胞内Ca^{2+}的变化可用荧光标记法检测：B细胞与能透过细胞膜的乙酰甲基酯化Ca^{2+}荧光指示剂共同孵育，荧光指示剂进入细胞后被胞浆酯酶水解成游离酸形式的Ca^{2+}荧光指示剂，并与细胞内游离钙结合形成复合物，荧光强度随胞内游离钙浓度而变化，据此测定细胞内Ca^{2+}。

3. MHC Ⅱ类抗原的表达　B细胞表面MHC Ⅱ抗原阳性表达的细胞代表活化的B细胞，针对MHC Ⅱ的检测可用相应的单克隆抗体通过荧光免疫或ABC法检测。

（四）B细胞增殖能力的试验

1. 不同刺激物诱发增殖试验　方法同T细胞增殖试验，选取B细胞的促有丝分裂原如IgM或脂多糖，经与B细胞共同培养刺激B细胞增殖，加入^{3}H-TdR，观察B细胞增殖过程DNA合成时TdR变化，检测细胞内放射性强度，计算出促有丝分裂原对B淋巴细胞的刺激指数。同理也可用MTT法进行检测。

2. 葡萄球菌诱导试验　金黄色葡萄球菌Cowan Ⅰ株（SAC）对人B细胞有促有丝分裂作用，可使B细胞活化。该试验不依赖T细胞的参与，操作时将SAC与淋巴细胞按一定比例混合，按细胞增殖试验法通过加入^{3}H -TdR，以脉冲数计算刺激指数，反应B细胞在金黄色葡萄球菌诱导下的增殖能力。

第四节　自然杀伤细胞的检测

一、概述

自然杀伤（NK）细胞是一群多功能，参与机体抗肿瘤、抗病毒感染及免疫调节的重要免疫细胞。在外周血中占PMBC的5%~10%。NK细胞对体内多种免疫细胞特别是T、B淋巴细胞有调节作用,所介导的裂解细胞作用不受MHC的限制。自然杀伤细胞不仅对癌细胞、病毒、胞内寄生菌,对老化变异细胞也具有强的清除作用。NK细胞起杀伤作用不需要预先免疫或致敏,杀伤作用早于其他效应细胞。

NK细胞作为机体免疫细胞之一,在特异和非特异免疫功能中均起到重要作用。当机体受到外在因素的影响,NK细胞数量和活性发生变化,活性升高常见于病毒感染的早期、Down综合征、接受器官移植、骨髓移植及免疫增强剂治疗的患者;活性降低常见于恶性肿瘤、重症联合免疫缺陷病、AIDS(获得性免疫缺陷综合征)和免疫抑制剂治疗者等。

二、NK细胞活性检测

通过检测NK细胞活性来判断机体在有害因素作用下对NK细胞杀伤能力的影响。体外NK细胞活性检测的方法主要有形态学法、酶释放法、同位素释放法、荧光法、化学发光法以及流式细胞仪法等。NK细胞活性检测试验中常用的靶细胞为K562细胞株。

(一) 形态学法

当NK细胞与靶细胞接触,NK细胞对靶细胞的杀伤作用使细胞膜通透性发生变化,台盼蓝透过受损细胞膜使细胞蓝染,在光学显微镜下观察受损靶细胞百分率,来反映NK细胞的活性。

(二) 乳酸脱氢酶释放法

乳酸脱氢酶(LDH)存在于细胞内,在正常情况下不能透过细胞膜,当靶细胞受到损伤时,胞膜通透性改变,LDH从细胞内释放至培养液中,LDH在催化乳酸生成丙酮酸的过程中,使氧化型辅酶Ⅰ变成还原型辅酶Ⅰ,还原型辅酶Ⅰ再将硝基氯化四氮唑蓝(NBT)还原成有色的甲臜,测定吸光度的变化来反映NK细胞致靶细胞损伤的能力。

(三) 同位素 ^{51}Cr 释放法

$Na_2{}^{51}CrO_4$ 可掺入增殖的靶细胞内,与胞浆蛋白质紧密结合,当标记了 ^{51}Cr 的靶细胞在NK细胞作用下受到损伤或死亡后,细胞内的放射性 ^{51}Cr 向细胞外释放,测定培养上清液中的放射性强度,并计算释放率来反映NK细胞活性。

(四) 流式细胞仪分析法

NK细胞表面特异性抗原 $CD56^+$ 的表达是NK细胞活化的标志,分析时在单个核细胞中加入抗CD56单克隆抗体,使之与NK细胞结合,加入异硫氰酸荧光素(FITC)标记的抗小鼠IgG抗体,洗涤后通过流式细胞仪检测CD56阳性表达细胞。

第五节　吞噬细胞功能的检测

体内具有吞噬功能的细胞按其形态的大小分两类:一类为小吞噬细胞,即外周血中的中性粒细胞;另一类为大吞噬细胞,即外周血中的单核细胞和器官组织中的巨噬细胞,两者构成单核吞噬细胞系统。吞噬细胞的吞噬活动分为趋化、吞噬和胞内杀灭三阶段。

吞噬细胞功能下降是机体接触免疫毒性物质、恶性肿瘤、免疫调节紊乱等状态的表现。流行病学调查或动物暴露实验中进行巨噬细胞功能检测,可用于评价暴露环境对机体非特异免疫功能的影响,也可用于对保健食品或健康相关产品功能的评价。

一、中性粒细胞功能的检测

（一）中性粒细胞运动功能的检测

中性粒细胞的运动分为随机运动和定向运动两种。随机运动类似于布朗运动，中性粒细胞的定向运动具有趋向性，测定方法主要有以下两种。

1. 滤膜小室法（Boyden 小室法） 用一特殊的小盒装置，盒中以一片 3~5μm 孔径的微孔滤膜将盒分上下两室。上室加受检细胞悬液，下室加趋化因子在 37℃孵育后，上室中的受检粒细胞在下室趋化因子的作用下，经滤膜微孔进入滤膜内，滤膜通过固定、干燥、染色、脱色等步骤，油镜下观察细胞在膜内通过的距离，分析其运动功能。

2. 琼脂糖凝胶平板法 将含小牛血清的 1% 琼脂糖倾倒在玻片或平皿中制成凝胶平板并打孔，每三孔为一组，中央孔加受检细胞悬液，左右两孔分别加入趋化因子和对照培养液，经过温育和甲醛固定后对琼脂板用姬姆萨染色，显微镜下测量细胞向左移动的距离 A 和向右移动的距离 B，趋化距离 $=A-B$，趋化指数 $=A/B$，作为评价粒细胞运动功能的指标。

（二）中性粒细胞吞噬和杀菌功能的检测

1. 吞噬功能的检测 将待检粒细胞悬液与灭活的白色葡萄球菌液混合，滴于玻片上平放在湿盒内，温育后用毛细管取作用后的混合液推片，经固定，姬姆萨染色。油镜下计数 200 个中性粒细胞，记录吞噬有细菌的中性粒细胞数及每个中性粒细胞吞入的细菌数。计算：细胞吞噬率（%）= 吞噬细菌的细胞数 /200 × 100%；吞噬指数 =200 个中性粒细胞吞噬细菌总数 /200。

2. 细胞内杀菌功能 将中性粒细胞悬液、调理素（20% 新鲜血清）及细菌（大肠埃希菌、葡萄球菌）按一定比例混合后，分别于 0 分钟、30 分钟、60 分钟、90 分钟取样加入营养琼脂中并倒入培养皿中培养，计数菌落数并将不同时点的菌落数代入式 15-3 计算中性粒细胞的杀菌率。正常对大肠埃希菌的杀菌率应大于 90%。

$$\text{杀菌率}\% = \left(1-\frac{\text{不同时点的菌落数}}{\text{0min 菌落数}}\right)\times 100\% \qquad \text{式 15-3}$$

3. 硝基四氮唑蓝（NBT）还原法 本法用以检测中性粒细胞的胞内杀菌能力。中性粒细胞在杀菌过程中产生氧化还原反应，可将硝基四氮唑蓝还原成棕黑色甲臜，粒细胞胞质内出现斑点状或块状甲臜颗粒时为 NBT 阳性细胞，以阳性细胞百分率表示粒细胞的杀菌能力。

4. 化学发光测定法 中性粒细胞吞噬细菌后被激活时，NADPH 氧化酶被活化，发生氧化还原反应形成过氧化离子，参与杀菌。过氧化离子在分解过程中可激活氨基苯二甲酰肼类物质，后者可发出荧光。荧光强度即反映了粒细胞胞内杀菌的能力。

二、巨噬细胞功能的检测

巨噬细胞在免疫调节中的作用包括对抗原进行加工降低其抗原性、清除抗原和抗原提呈等，并使另一些抗原滞留在其表面而长时间刺激 B 淋巴细胞产生抗体，发挥清除抗原和持续免疫的作用。巨噬细胞还能促进淋巴细胞产生针对非特异性和特异性抗原的干扰素。此外，巨噬细胞还可通过细胞膜的 Fc 受体识别和连接带抗体的靶细胞，在补体参与下使靶细胞溶解发挥免疫功能。

（一）小鼠碳粒廓清试验

该试验属于整体功能试验，方法是给小鼠静脉注射富含碳粒的印度墨汁，其中绝大部分的碳粒由肝脏巨噬细胞吞噬而被清除。每隔一段时间，采集静脉血观察血中碳粒的浓度变化，根据碳粒在血中被廓清的速度估计巨噬细胞对异物的清除能力。

（二）吞噬功能的检测

巨噬细胞的主要功能是对固体颗粒的吞食和对液滴的胞饮。巨噬细胞通过伪足活动，将吞噬对象包围，浆膜合拢形成吞噬小体，胞浆内的溶酶体接触吞噬小体并释放多种酸性蛋白水解酶，将其消化、分解。

实验室常用较大的细胞性抗原作为被吞噬颗粒，如鸡红细胞，将受检细胞与适量颗粒抗原混合孵育后，通过观察吞噬鸡红细胞能力和吞噬的鸡红细胞被破坏的能力来检测其吞噬功能，并计算巨噬细胞吞噬百分率和吞噬指数。正常人巨噬细胞吞噬率：62.7% ± 1.38%；吞噬指数：1.058 ± 0.05。

（三）巨噬细胞溶酶体酶的检测

巨噬细胞富含溶酶体酶，包括酸性磷酸酶、非特异性酯酶和溶菌酶等。在巨噬细胞的吞噬过程中，这些酶起着消化分解吞噬小体、加工抗原等作用，测定溶酶体酶的活性可反映其对异物消化、分解的能力。

1. 酸性磷酸酶的测定

（1）硝酸铅法：在适当的酶性条件下，巨噬细胞内的酸性磷酸酶能使 β 甘油磷酸钠水解成磷酸盐，后者与硝酸铅反应产生磷酸铅，而磷酸铅再与硫酸铵反应生成黑色硫化铅，在胞浆内酸性磷酸酶所在处呈棕黑色颗粒沉积。以颗粒的数量和粗细半定量酶的活性。

（2）偶氮法：反应液中 α- 萘磷酸钠被巨噬细胞中酸性磷酸酶分解后，形成萘酚和磷酸盐，而萘酚结构中的羟基（—OH）邻近的活泼碳原子，立即与偶氮染料起反应产生棕红色沉积，细胞涂片干燥后显微镜下观察着色颗粒，半定量巨噬细胞酶的活性。

2. 非特异性酯酶测定　原理类似于酸性磷酸酶测定，该酶可将 α- 萘醋酸分解成萘酚和醋酸，萘酚迅速与偶氮染料结合，形成有色反应物沉积。酯酶相对较稳定，细胞涂片干燥后，可在 24 小时内观察结果。

（四）巨噬细胞促凝血活性测定

激活的巨噬细胞可产生与膜结合的凝血活性因子，加速正常血浆的凝固。经预温的正常兔血浆与适量氯化钙混合制成反应液，将分离出的巨噬细胞在试管中贴壁，测定时反应液加入黏附有受试巨噬细胞的试管中，观察并记录血浆凝固时间，以判断巨噬细胞的促凝血活性功能。

（五）巨噬细胞表面受体的检测

成熟的巨噬细胞表面具有 Fc 受体和 C3b 受体，这些受体能识别经 IgG 和 C3b 调理的颗粒，并迅速与之结合促使细胞对颗粒的吞噬，检测这些受体可间接判断巨噬细胞的功能。采用 EA 玫瑰花结、EAC 玫瑰花结试验等可进行表面受体的检测。

（六）巨噬细胞抗原提呈能力检测

巨噬细胞通过吞噬活动、蛋白有限降解等对抗原加工后以肽片段的形式提呈给 T 细胞，这一过程是巨噬细胞的重要免疫功能之一。

用 ^{3}H-TdR 掺入法，巨噬细胞中加入结核菌素纯化蛋白衍生物（PPD），巨噬细胞对其进行摄取并加工成抗原肽。T 淋巴细胞作为效应细胞，巨噬细胞为刺激细胞，二者混合培养后

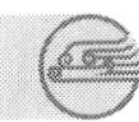

加入 ^{3}H-TdR，T 细胞在巨噬细胞提呈的抗原肽刺激下活化增殖，合成 DNA 时摄取 ^{3}H-TdR，通过测定 ^{3}H-TdR 放射性强度的变化，用刺激指数间接评价巨噬细胞抗原提呈能力。

第六节　红细胞免疫功能的检测

近年研究发现红细胞不仅具有呼吸功能，也具有一定的免疫功能。在正常情况下，红细胞和白细胞在机体内相互配合、协同识别和清除抗原类物质，共同维持机体内环境的平衡和生物功能的稳定。

一、红细胞的免疫功能

红细胞的免疫功能包括：识别携带抗原、清除免疫复合物、增强 T 细胞依赖反应、效应细胞样作用、防御感染和增强吞噬功能等。红细胞免疫功能的生理学基础是免疫黏附作用。免疫黏附作用是抗原 - 抗体复合物与补体 C3b 结合后，黏附于红细胞或血小板上。红细胞的免疫黏附作用是通过Ⅰ型补体受体（CR1）实现的，红细胞上的 CR1 占总数的 95% 以上。红细胞 CR1 与血循环中带有 C3b 的免疫复合物（IC）结合，运送至肝脾网状内皮系统再由巨噬细胞消灭清除。

二、红细胞免疫功能检测

1. 红细胞免疫黏附功能测定　红细胞膜上 CR1 可与补体致敏的酵母菌黏附形成花环（RBC-C3bR 花环）；同时红细胞膜上黏附的 IC 中 C3b 可与酵母菌中的酵母多糖黏附形成花环（ RBC-IC 花环 ）。测定 RBC-C3bR 花环率和 RBC-IC 花环率可作为红细胞天然免疫黏附功能的指标。

2. 红细胞 CR1 测定　红细胞 CR1 受体测定可应用流式细胞仪、CR1 密度相关基因多态性检测和以抗 CR1 抗体为基础的 ELISA 分析等。

本 章 小 结

对免疫细胞数量和比例的测定并评价其免疫功能，是判断机体免疫水平的主要方法之一。在疾病预防控制实践中可应用于毒理学实验、安全性评价、发病机制探讨、病情及预后判断及疗效观察等。

免疫细胞表面标志是细胞分离纯化、亚群分类以及某些功能鉴定的基础。T 淋巴细胞的主要分为辅助性 T 细胞、细胞毒性 T 细胞和调节性 T 细胞等；SmIg 为 B 细胞所特有，为鉴定 B 细胞的可靠指标，CD5 和 CD19 可将 B 细胞分为 B1 和 B2 两个亚群；目前多以 $CD3^{-}$、$CD16^{+}$、$CD56^{+}$ 作为 NK 细胞的典型标志。

免疫细胞功能的检测主要有：①淋巴细胞功能检测：T 细胞增殖试验、T 淋巴细胞介导的细胞毒试验、抑制性 T 淋巴细胞功能检测试验、T 细胞分泌功能检测和体内试验；B 细胞功能测定包括体内和体外试验、B 细胞早期活性指标检测、B 细胞增殖试验等；NK 细胞活性检测主要有形态学法、酶释放法、同位素释放法和流式细胞技术等。②吞噬细胞功能的检测主要包括对中性粒细胞和巨噬细胞趋化功能的检测以及其吞噬杀菌能力的测定等。

思考题

1. 简述免疫细胞常用分离方法及其原理。
2. T 细胞、B 细胞表面标志检测的意义及方法有哪些？
3. T 细胞增殖试验的方法有哪些？
4. 比较 T、B 细胞功能检测在原理和方法学上的异同。
5. 简述 NK 细胞活性检测的卫生学意义。
6. 简述巨噬细胞功能检测的方法及原理。

（宋宏）

第十六章　细胞因子及其受体的测定

细胞因子（cytokine）是由多种细胞产生的，介导细胞之间相互作用的多功能蛋白质或糖蛋白，参与调控机体的免疫应答、炎症反应、造血功能，以及胚胎发生、生长发育等各个方面。细胞因子及其受体的异常增多、减少，异常分布或细胞因子网络失衡常常与疾病相关，因此，检测细胞因子及其受体表达水平有助于指导疾病的诊断、治疗和预后评估。细胞因子及其受体的检测也有助于揭示其作用机制、相互之间的关系、与免疫细胞的相互作用、在生理和病理过程中的地位及其对疾病发生、发展和转归的影响等。此外，细胞因子的检测对研究和开发细胞因子在治疗和诊断疾病中的应用也有很大的帮助。

第一节　细胞因子检测的方法

细胞因子的检测方法主要包括三大类：①生物学测定法（bioassay）是利用细胞因子的生物学活性对其进行检测；②免疫学测定法（immunoassay）是用免疫标记技术检测细胞因子及其受体蛋白的存在和含量；③分子生物学测定法是用分子生物学方法检测细胞因子及其受体 DNA、RNA、mRNA 的存在和含量，以及对细胞因子及其受体基因进行修饰和体内外研究。

细胞因子在细胞内合成，然后分泌到胞外。由于某些细胞因子由特定细胞亚群合成和分泌，直接检测细胞内细胞因子的表达可以对细胞亚群精确地定性和定量，所以细胞内细胞因子的检测常用于判断具有某些特征的细胞亚群的情况。部分细胞因子可以表达在细胞膜表面，如 TNF-α（肿瘤坏死因子 -α），这些细胞因子的检测可以按照膜表面分子的检测方法来检测。

一、生物学检测法

生物学检测法是根据某些细胞因子特定的生物学效应设计的，应用相应的指示系统（如细胞）与已知活性细胞因子的标准品或待测细胞因子相互作用，通过观察指示系统的变化（如细胞增殖、死亡等）来测定细胞因子的活性。采用细胞因子标准品绘制剂量 - 反应曲线，从而计算样品中细胞因子的活性水平，一般以活性单位（U/ml）表示。

生物学检测法根据指示系统的不同大致可分为细胞增殖或增殖抑制法、靶细胞杀伤法、细胞病变抑制法、集落形成测定法、趋化作用测定法以及抗体形成法等几类。实验中所用的靶细胞可直接从组织中分离原代细胞，但由于分离细胞技术操作烦琐，细胞供体个体差异等因素，目前常用于检测细胞因子的靶细胞多选用体外培养的、细胞因子依赖性细胞株。常见用于检测细胞因子生物活性的细胞株见表 16-1。

表 16-1 细胞因子生物学检测法常用的细胞株

细胞因子	细胞株	其他敏感细胞因子
IL-1	D10S	IL-2
IL-2	CTLL-2	IL-15,TGF-β1,TGF-β2
IL-3	MO-7e	GM-CSF,SCF,IL-9,IL-15,[TNF-α,TNF-β,IFN-α, IFN-β,TGF-β1,TGF-β2]
IL-4	CT.h4S	IL-2,[TNF-α,TGF-β1,TGF-β2,IFN-α,IFN-β]
	CCL-185	IL-13,IL-1,TNF-α,TNF-β,IFN-α
IL-5	TF-1	IL-3,IL-4,IL-6,IL-13,GM-CSF,NGF,SCF,LIF,EPO,Onco M,CNTF,[TGF-β1,TGF-β2,IFN-α,IFN-β,TNF-α,TNF-β]
IL-6	B9	IL-13, IL-11
IL-7	2bx	
IL-9	MO-7e	如 IL-3
IL-10	MC-9	IL-5
IL-11	B9-11	IL-6
IL-12	KIT-225	IL-2, IL-4
IL-13	B9.1.3	IL-6, IL-11
	TF-1	如 IL-5
IL-15	CTLL-2	如 IL-2
GM-CSF	MO-7e	如 IL-3
G-CSF	GNFS-60	IL-6,TGF-β1,TGF-β2,M-CSF,LIF,IL-13,Onco M
M-CSF	MNFS-60	IL-6,TGF-β1,TGF-β2,M-CSF,LIF,IL-13,Onco M
TGF-β	MuLvl	TNF-α,TNF-β
	TF-1	如 IL-5
TNF-α/β	KYM-1D4	
	WEHI-164	
IFN-α	2D9/EMCV	IFN-β,IFN-γ
	TF-1/GM-CSF	IFN-β,IFN-γ
IFN-β	2D9/EMCV	IFN-α,IFN-γ
	TF-1/GM-CSF	IFN-α,IFN-γ
IFN-γ	2D9/EMCV	IFN-α,IFN-β

注:未加注的是细胞增殖试验,[]中的细胞因子均抑制该靶细胞增殖

(一)细胞增殖或增殖抑制检测方法

某些细胞因子(如 IL-2、IL-16)能特异地刺激或抑制某些细胞的增殖,因此应用某一不同浓度的细胞因子(标准品和待测品)与指示细胞共孵育一段时间后,检测细胞增殖情况,

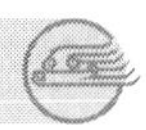

可反映待检细胞因子的活性水平。若细胞因子为促进增殖作用,则增殖细胞数与细胞因子的量成正比;若细胞因子为抑制增殖作用,则增殖细胞数与细胞因子的量成反比。在检测细胞因子调节细胞增殖和增殖抑制的实验中,既需要敏感性强、特异性高、培养方便的细胞株,又要求有简便、快速、重复性好的测定细胞数的方法。目前已建立了检测各种细胞因子的依赖细胞株(见表16-1)和标准的检测细胞数目的方法。常用的检测细胞数目的方法主要包括以下几种:

1. ^{3}H-胸腺嘧啶核苷(^{3}H thymidine,^{3}H-TdR)掺入法　其原理是^{3}H-TdR可作为细胞增殖合成DNA的原料而掺入到DNA中,其掺入量与DNA合成量以及细胞增殖数成正比;通过测定细胞中同位素放射活性可间接测定细胞增殖程度;再与细胞因子标准品比较,可推算出待测标本中细胞因子的活性。

此法为较常用的检测细胞增殖数的方法,敏感性高,可自动化测定,信号/本底比率低,但最大的缺点是具有放射性核素污染。

2. MTT法　此法主要是通过测定细胞代谢酶来检测细胞的增殖数,其原理是:MTT在活细胞脱氢酶作用下,转化为蓝黑色的产物结晶(formazan),此结晶可溶解于酸性乙醇中呈色,呈色深浅与细胞数成正比。用酶标仪测定溶液的吸光度值,用细胞因子标准品绘制标准曲线,即可计算待测标本中细胞因子的浓度。

此法可自动检测,避免了放射性核素的污染。与MTT法原理相类似的有XTT法、CCK-8法等。此外,通过测定细胞代谢产物的荧光强度也可反映细胞增殖数,如ATP法、cAMP法等。

3. 荧光染料CFSE法　CFSE是一种可对活细胞进行荧光标记的新型染料,其基本原理是CFSE能够穿透细胞膜,在活细胞内与胞内蛋白共价结合,水解后释放出绿色荧光物质。在细胞分裂增殖过程中,CFSE平均分配至两个子代细胞中,因此其荧光强度是亲代细胞的一半,根据这一特性,用流式细胞仪对其进行分析检测细胞增殖。此方法操作简单,且避免了放射性核素的污染,更快、更准确和更安全。

生物学测定法中应设立适当的阴性对照和阳性对照,以排除实验中的假阴性和假阳性;待测样品最好立即测定,如不能及时测定应分装保存于-20℃或-80℃,避免反复冻融和剧烈振摇;待测样品和标准品的剂量-反应曲线应平行,否则说明实验中有干扰物质影响了实验结果,可用提高样品稀释度的方法来减少这些干扰物的作用。

(二)靶细胞杀伤检测法

许多细胞因子(如TNF、IFN和TGF-α等)对某些肿瘤细胞、转化细胞、病毒感染细胞和有代谢损伤的细胞具有溶细胞(cytolytic)或抑制细胞生长(cytostatic)的活性。检测细胞因子溶细胞/细胞毒活性的过程是:将待测样品、梯度稀释的细胞因子标准品分别与靶细胞共同培养一段时间,然后检测反应程度,并与对照比较求得溶细胞或抑制细胞生长的百分率;或以吸光度A值和标准品稀释度作图,绘制标准品的剂量-反应曲线,从曲线上求得待测样品的细胞因子含量。细胞毒反应程度可通过检测剩余活的细胞数量间接推测细胞死亡情况也可以直接检测死亡细胞情况,前者可以采用细胞增殖法提及的^{3}H-TdR掺入法、MTT法等,后者主要有以下几种方法:

1. ^{51}Cr释放法　^{51}Cr铬酸钠($Na_2{}^{51}CrO_4$)能被细胞摄入胞质并与胞质蛋白结合,摄入后只在细胞膜损伤时才释放,释放的^{51}Cr不会被再摄入。在靶细胞死亡胞膜损伤时,^{51}Cr释放到上清液中,检测上清液中的^{51}Cr放射活性即可算出死亡细胞的百分比。

2. 乳酸脱氢酶（lactic acid dehydrogenase，LDH）释放法　LDH 存在于细胞质中，细胞死亡时释放到培养上清液中，测定上清液中的 LDH 可了解细胞死亡数目。由于 LDH 的自然释放率较低，所以此法不需先标记靶细胞，也不需接触同位素，测定方法安全简便。

3. ^{3}H-TdR 释放法　利用 ^{3}H-TdR 可被靶细胞摄入到 DNA 的特性，靶细胞被杀伤后，用胰蛋白酶和 DNA 酶消化后再测定上清液和细胞 DNA 中的 ^{3}H-TdR 的放射活性，即可计算出靶细胞的死亡率。

4. 细胞凋亡测定法　靶细胞凋亡（apoptosis）是细胞毒作用的另一种方式，多种方法可用于检测细胞凋亡，如用形态学方法（如电镜）直接观察凋亡细胞的形态学改变，琼脂糖凝胶电泳检测凋亡细胞 DNA 断裂时呈现的阶梯状区带，末端脱氧核苷酸转移酶法检测凋亡细胞 DNA 的裂解片段，或用 Annexin Ⅴ- PI 联合染色法来检测凋亡细胞等。

（三）细胞病变抑制法

该方法为检测干扰素（interferon，IFN）等抗病毒细胞因子最常用的方法，靶细胞受某些病毒感染后可发生明显病变和死亡，干扰素可保护靶细胞免受病毒的攻击，抑制细胞病变，其过程是：先用待测样品和标准品处理指示细胞，然后用适量的病毒攻击细胞，观察病毒的复制量或细胞病变程度，即可判断样品中细胞因子的抗病毒活性。常用于测定 IFN 的指示细胞株有 WISH（羊膜上皮细胞）、Hep-2（喉癌上皮细胞）和 L929（小鼠成纤维细胞）等，其中 WISH、Hep-2 常用于检测人 IFN，L929 多用于测定小鼠 IFN，Ratec 细胞用于测定大鼠 IFN，MDBK 可用于检测多种属的 IFN-α 和 IFN-β。常用的病毒是水疱性口炎病毒（vesicular stomatitis virus，VSV），具体方法有以下几种：

1. 抑制细胞病变活性检测法　分为微孔测定法和多孔测定法，以微孔测定法为例说明：靶细胞株接种于 96 孔细胞培养板，二氧化碳孵箱中培养 16~24 小时，使细胞融合成为单层；再将已稀释的待测样品和 IFN 标准品加到培养板的各孔中，继续培养 16~24 小时，使细胞建立抗病毒状态；加入病毒液，培养 24~48 小时后在显微镜下直接观察病变细胞的百分比，根据能引起 50% 细胞病变的最大样品稀释度作为待测 IFN 的效价；或通过甲基紫、中性红染色，测定相应波长的吸光度 A 值，以 A 值和标准品 IFN 稀释度作曲线，根据此曲线决定待测样品中 IFN 的活性单位。

2. 病毒蚀斑形成实验　用干扰素样品处理细胞，使细胞建立抗病毒状态；再用一定量病毒短时间攻击细胞，在细胞单层上面覆盖琼脂以固定细胞，继续培养；最后计数病毒感染细胞死亡后形成的蚀斑，并根据抑制 50% 病毒蚀斑形成的样品稀释度决定样品中干扰素的活性单位。

（四）趋化作用测定方法

具有趋化作用的细胞因子较多，这些趋化因子能分别诱导中性粒细胞、单核巨噬细胞、淋巴细胞等定向迁移。趋化因子诱导的细胞移动方式有两类，趋化性（chemotaxis）指诱导细胞向趋化因子化学浓度高的方向定向运动；化学增活（chemokinesis）是指增强细胞的随机运动。根据操作方法不同可将趋化实验分为琼脂糖小滴化学动力学试验、琼脂糖中趋化试验和微孔小室中趋化试验。琼脂糖小滴化学动力学试验是检测化学增活性的一种比较简易、快速、重复性好的方法；琼脂糖中的趋化实验和微孔小室中的趋化实验则常用于测定细胞因子趋化活性的方法。具体操作方法详见 IL-8 的测定。

（五）集落形成测定法

基本原理是应用骨髓干细胞体外半固体培养系统，根据不同造血因子能诱导干细

 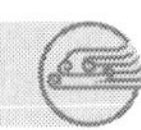

胞或定向造血祖细胞形成某一种或某些种类细胞的集落，通过对形成集落形态学、酶学鉴定，计算不同种类集落形成的数量和比例，反映待测标本中细胞因子的种类和活性水平。

（六）抗体形成法

IL-6可在体外刺激某些B淋巴细胞系产生和分泌免疫球蛋白，常用的指示细胞有分泌IgG的ARH-77、CESS和分泌IgM的SKW6.CL-4。在一定的条件下，待检样品中IL-6水平与培养细胞上清IgG或IgM水平正相关，通过IL-6的标准品可推算出待检样品中IL-6的活性。

此外，一些细胞因子还能诱导靶细胞表达一些表面分子或分泌一些蛋白质，可以采用免疫荧光标记的抗体，通过流式细胞术检测表达这些分子的细胞数，或用特定方法测定细胞所分泌的蛋白质，间接了解细胞因子的活性。

（七）生物学检测法的评价

1. 生物学检测法的优点　生物学方法测定的是细胞因子的生物学活性，能真实反映细胞因子在体内发生作用的情况；由于细胞因子生物学作用的高效性，使生物学检测方法具有较高的灵敏度；生物学检测方法不需要商品化试剂盒，成本低。

2. 生物学检测法的缺点　由于不同细胞因子间的生物学作用具有重叠性，导致生物学方法的特异性不强；生物学方法操作烦琐，需进行细胞培养，实验周期长，不利于基层实验室开展；生物学检测法影响因素较多，细胞活力、培养条件均可影响实验结果，因此重复性较差，特别是批间差异大。

二、免疫学测定法

细胞因子的化学本质是蛋白质或多肽，因此可以制备相应的细胞因子抗体，采用基于抗原抗体反应的免疫化学分析技术检测。细胞因子有多种存在形式，刚合成的细胞因子存在于细胞内；大多数细胞因子分泌到体液中或体外培养的上清液中；一些细胞因子可表达在细胞表面或通过膜受体结合在细胞表面。免疫学法可测定细胞内、细胞膜上以及可溶性的细胞因子。检测不同形式的细胞因子，其方法也不尽相同。

（一）体液中细胞因子的检测

由于体液内细胞因子含量很低，因此必须采用灵敏度高的免疫方法检测，最常采用酶联免疫吸附实验（ELISA）、放射免疫实验（RIA）、化学发光免疫分析技术（CLIA），其方法在相关章节已做介绍，在此仅对检测细胞因子时的特殊问题重点介绍。此外，一些新的检测技术也可以用于可溶性细胞因子的检测，如蛋白质芯片技术。

1. ELISA　常用于检测可溶性细胞因子的ELISA法主要有双抗体夹心法和竞争法。

（1）双抗体夹心ELISA：其原理是包被在固相载体上的抗细胞因子抗体和酶标抗体与样品中的相应细胞因子的两个不同的抗原表位结合，形成固相抗体-抗原-酶标抗体复合物，形成的复合物的量与待测细胞因子含量成正比。

（2）竞争法：将待测样品和定量的酶标细胞因子一起加入已有一定量抗体包被的固相微孔板中，样品中的细胞因子和酶标细胞因子竞争结合抗体的位点；加入酶底物显色后，若被检样品中细胞因子含量多，酶标细胞因子与固相抗体结合少，显色浅；反之则显色深，即被检细胞因子的浓度与显色程度呈负相关。

2. 蛋白质芯片技术　蛋白质芯片是一种高通量的蛋白功能分析技术，可用于蛋白质表达谱分析，研究蛋白质与蛋白质的相互作用，甚至DNA-蛋白质、RNA-蛋白质的相互作用，筛选药物作用的蛋白靶点等。用于细胞因子检测的蛋白质芯片技术主要有抗体芯片技术和液相芯片技术。

（1）抗体芯片技术：抗体芯片技术检测细胞因子基于双抗体夹心法原理，将与多种不同细胞因子特异性结合的抗体高密度有序地固定在固相载体的表面，制成芯片，通过特异性免疫反应捕获待测样品中的细胞因子，实现高通量的免疫检测，可以同时检测上千种细胞因子的表达。抗体芯片具有微型化、集成化、高通量化的特点。

（2）液相芯片技术：是将芯片技术与流式细胞术相结合的新技术。同样基于双抗体夹心法原理，即将DNA、抗体等吸附于微球表面作为探针，在液相中与待测物结合，再加入荧光标记的报告分子，借助流式细胞仪检测微球表面荧光标记物，进而测定样品中待测物的含量。

3. 酶联免疫斑点试验　酶联免疫斑点试验（ELISPOT）是从单细胞水平检测细胞因子分泌细胞的一项免疫学检测技术。原理与ELISA类似，先将抗细胞因子抗体包被固相载体，再加入不同来源的细胞；待细胞分泌细胞因子后洗去细胞，加入相应的酶标抗细胞因子抗体，即可通过底物显色反应的深浅来测定结合在固相载体上的细胞因子量，并可在光镜下观察分泌细胞因子的细胞。

4. 免疫印迹试验（Western blotting）免疫印迹试验可用于体液、细胞裂解物及组织匀浆中细胞因子含量的检测。首先用免疫沉淀法沉淀细胞裂解物中或液体样本中的细胞因子（或可溶性细胞因子受体），再将目的蛋白用变性聚丙烯酰胺凝胶电泳（SDS-PAGE）按分子量大小分开，然后将蛋白质转移到硝酸纤维膜或其他膜上，最后用酶或放射性核素标记的抗体来检测膜上的蛋白质分子。这种方法既可以分析溶液中的、细胞内的细胞因子，也可测定结合在细胞膜上的细胞因子及其受体，但只能是定性或半定量测定。

（二）细胞内或胞膜细胞因子的检测

流式细胞术（flow cytometry，FCM）常用于测定细胞内细胞因子。基本步骤如下：制备靶细胞，用适当活化剂刺激细胞产生细胞因子，同时加入莫能菌素（monensin）或布雷菲尔德菌素A（Brefeldin A），阻止合成的细胞因子运输至胞外，使产生的细胞因子在胞内聚集，从而提高检测的敏感度；再用胞膜通透剂在靶细胞膜上打孔，使荧光素（如FITC、PE等）标记的细胞因子抗体进入细胞内，与细胞内相应的细胞因子结合，用流式细胞仪测定；同时还可用其他荧光素标记的抗体对靶细胞表面抗原及表面分子进行分析，这样既能测定单个细胞产生细胞因子的量和种类，还能分析产生这种细胞因子的细胞类型。

FCM除可对细胞内细胞因子进行分析测定外，还可用于测定某些细胞表面结合的细胞因子。

细胞内和胞膜上的细胞因子还可采用免疫细胞化学技术检测，先将细胞固定在玻片上，当抗细胞因子抗体与待测细胞内和胞膜的细胞因子特异性结合后，再用生物素-抗生物素技术、碱性磷酸酶-抗碱性磷酸酶技术或免疫荧光技术显示含有细胞因子的细胞。

（三）免疫学检测法的评价

1. 免疫学检测法的优点　免疫学检测法基于抗原抗体反应其特异性高；因商品化试剂盒使用，其操作方法简单，容易标准化，重复性好，耗时也短。

2. 免疫学检测法的缺点　免疫学方法测定的是细胞因子的蛋白含量，与生物学活性不一定呈正相关，有时与临床症状不一致；不同厂家生产的试剂盒所用的抗体不同（即识别同一细胞因子的不同表位），与抗原结合的亲和力不同，导致对同一标本测定结果可能不

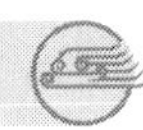

同，即实验室之间结果可比性差，难于进行质量控制；免疫学方法的敏感度不如生物学测定法。

三、分子生物学测定法

细胞因子的表达、分泌主要取决于相应基因的活化和 mRNA 的表达，细胞因子基因水平的研究主要包括：研究细胞因子 DNA、RNA 的水平，细胞因子的基因结构和表达的调控，细胞因子基因重组，以及用基因工程技术研究细胞因子在动物体内的功能等。

（一）Southern 印迹

Southern 印迹法是将经凝胶电泳分离的 DNA 片段转移到合适的固相支持物上，再通过特异性探针杂交来检测被转移的 DNA 的一种技术。其基本过程是首先从待检细胞中分离纯化 DNA，用限制性内切酶消化 DNA，通过琼脂糖凝胶电泳按 DNA 片段大小分开，经变性后从凝胶中转移至硝酸纤维素滤膜或尼龙膜上，然后再用某种细胞因子的特异性 DNA 探针与膜上 DNA 杂交，杂交结果反映了该细胞因子 DNA 的有关信息。

（二）Northern 印迹

细胞因子 RNA 的检测可用 Northern 印迹法等方法来测定。Northern 印迹法是从待检细胞中分离纯化 RNA，变性后经琼脂糖凝胶电泳将 RNA 片段按大小分开，再转印至固相支持物上，然后再与某种细胞因子的特异性探针杂交，杂交结果反映了该细胞因子 RNA 的有关信息。

与 Northern 印迹法相类似的是原位杂交法，可直接检测细胞或组织中细胞因子的 mRNA，是研究单个细胞细胞因子基因表达的较好方法。

（三）逆转录聚合酶链反应（RT-PCR）

可以测定少量细胞（甚至是单个细胞）的细胞因子 mRNA，其操作过程大致为：从细胞中提取总 RNA，用逆转录酶将其中的 mRNA 逆转录为 cDNA；再以此 cDNA 为模板，通过 PCR 扩增后检测扩增产物。此法操作简便、灵敏，但极易产生假阳性结果，只能作定性或半定量测定。实时荧光定量 PCR 技术的发明，为细胞因子 mRNA 定量测定奠定了方法学基础。

（四）基因芯片（gene chip）

近年来，为更细致深入地阐述细胞因子在各种生理病理过程中的作用，研究者应用了快速、高效、灵敏的生物芯片技术，其中的 DNA 芯片可对不同组织、不同病变及不同刺激下的细胞的 mRNA、cDNA 进行高通量的检测与分析，因而在细胞因子基因表达分析与功能研究中得到了较广泛的应用。目前在细胞因子的测定中，基因表达谱芯片应用最多，其基本原理是：将 cDNA 或寡核苷酸片段探针固化在芯片上，将待测样品与对照样品的 mRNA 以两种不同的荧光分子进行标记，同时与芯片进行杂交，通过分析两种样品与探针杂交的荧光强度的比值，来检测细胞因子基因表达水平的变化。

（五）分子生物学方法评价

分子生物学测定方法是对细胞因子的基因进行分析，即对细胞因子的基因突变、缺失、重排及染色体易位等进行检测。原位杂交和原位 PCR，可分析病理情况下何种细胞中某些细胞因子的基因发生异常，揭示细胞中细胞因子基因的特定改变和表达究竟发生在细胞增生的哪个阶段。但是，分子生物学检测法技术复杂程度较高，对实验室条件要求严格，不利于基层实验室开展。

第二节　细胞因子受体检测技术

细胞因子是通过与其相应受体结合后发挥其生物学作用的。细胞因子受体均以跨膜形式结合于细胞表面,但因各种原因某些细胞因子受体也可以可溶性形式存在于体液中,成为可溶性细胞因子受体。

一、膜结合细胞因子受体的检测

(一) 细胞吸收试验

将已知的一定量的细胞因子与细胞进行短期共培养,通过检测上清中细胞因子含量的变化间接判断细胞表面是否存在该细胞因子相应的受体,该方法使用的是常规细胞因子检测方法,操作简便,但其影响因素多,只能说明细胞表面是否有受体,不能定量检测。

(二) 免疫标记技术

免疫组织化学技术、荧光免疫技术等免疫标记技术都可用于对细胞或组织切片中细胞因子受体进行定位检测,流式细胞术和激光共聚焦显微镜技术是目前检测细胞因子受体较先进的方法,可以对细胞因子受体进行定量、定位检测,并可进行多参数相关性分析。用同位素标记配体或抗细胞因子受体的抗体进行竞争结合试验,可检测细胞因子受体的表达数量以及亲和力大小。

(三) 细胞因子受体基因水平检测

采用分子生物学方法检测细胞因子受体的 mRNA,以了解受体基因转录和表达情况。如通过核酸标记技术可将细胞因子受体 cDNA 作为基因探针检测细胞内细胞因子受体基因组 DNA 或 mRNA。

二、可溶性细胞因子受体的检测

可溶性细胞因子受体的检测多采用 ELISA、RIA 等方法,可检测血清、其他体液或细胞培养上清中可溶性细胞因子受体。目前已有多种细胞因子受体商品化试剂盒,如 IL-1R、IL-2R、IL-4R、IL-6R、IFN-γR、TNFR、VEGFR 等。

第三节　细胞因子测定的应用

细胞因子在机体免疫调控、肿瘤及炎症发生等方面发挥着重要的作用,在一定条件下也可参与多种疾病的发生。在机体发生某些疾病、接种疫苗、外来理化因素或生物因素作用等情况下,体内细胞因子可异常表达。因此,检测患者体内细胞因子水平有助于对临床某些疾病的诊断、治疗及预后的判断,也可对疫苗接种效果及外来因素导致的免疫毒性进行评估。另外,随着细胞因子基因工程产品的问世及临床应用,也需要对患者体内相应细胞因子水平进行监测。因此,细胞因子测定主要用于以下几方面:①特定疾病的辅助诊断;②评估机体的免疫状态;③疾病疗效的监测和指导用药;④疫苗接种效果评价;⑤免疫毒性评价。

一、细胞因子与特定疾病的辅助诊断

许多疾病过程均可出现细胞因子的异常表达,高表达、低表达或缺陷均可与某些特定疾

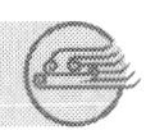

病密切相关，同时反映疾病的进程。在许多已知的细胞因子中，仅有少数体液中细胞因子（尤其是IL-6、IL-8和TNF-α）的检测对疾病的诊断有价值。

（一）细胞因子风暴

细胞因子风暴（cytokine storm）是指在机体感染微生物后或者其他情况下，免疫系统被过度激活，导致体液中多种细胞因子迅速大量产生的现象。这些细胞因子包括TNF-α、IL-1、IL-2、IL-4、IL-6、IL-10、IL-12、IFN-α、IFN-β、IFN-γ和IL-8等。因此检测这些细胞因子可以监测细胞因子风暴相关疾病的发生。细胞因子风暴是引起急性呼吸窘迫综合征（acute respiratory distress syndrome，ARDS）和多器官衰竭的重要原因，在多种疾病中是致死的重要原因之一，近来越来越引起人们的关注。

（二）变态反应性疾病

哮喘等变态反应性疾病患者，IL-4分泌增加可促进IgE合成，而产生IL-10的能力降低。

（三）自身免疫病

在类风湿性关节炎、强直性脊柱、银屑病患者体内存在高水平的TNF-α；类风湿性关节炎的滑膜液中，IL-1、IL-6、IL-8、TNF-α等水平明显高于正常人。

（四）免疫缺陷病与肿瘤

细胞因子或细胞因子受体表达异常与某些免疫缺陷病有关，如IL-2Rγ链基因缺陷引起的重症联合免疫缺陷病；骨髓瘤细胞表面高表达IL-6R并分泌大量IL-6，浆细胞瘤、子宫颈癌及膀胱癌细胞均异常高分泌IL-6。

（五）器官移植排斥反应

急性移植排斥反应时，受者血清及移植物局部TNF-α、IL-1、IL-2、IL-6、IFN-γ等水平升高；可溶性IL-2R常作为器官移植后发生排斥反应和感染的早期监测指标之一。

（六）结核菌感染

细胞免疫在机体抗结核菌感染中起至关重要作用，由T细胞产生的IFN-γ是最重要的效应细胞因子。大量研究表明，结核特异抗原诱导活化的分泌IFN-γ的T淋巴细胞可作为结核菌感染的一种可靠标志物。采用结核感染T细胞斑点试验（T SPOT TB）检测分泌IFN-γ的T淋巴细胞对结核病有较高的诊断价值。

二、评估机体的免疫状态

机体免疫状态与疾病的发生、发展和预后密切相关，机体免疫应答的强弱，可通过细胞因子的表达水平来反映。体内各种细胞因子水平处于一个平衡状态，过高或过低均是免疫调节异常的表现，也会导致一些疾病的发生。当疾病好转或恢复时，其免疫失调的状态也随之得以调整，包括细胞因子在内的各种免疫指标同时恢复正常。因此，细胞因子的检测有助于判断机体的免疫状态。

三、疾病疗效的监测和指导用药

人工重组细胞因子已在临床疾病的治疗方面发挥了重要作用，通过人为调整患者体内的细胞因子水平可达到治疗目的。在细胞因子治疗过程中，细胞因子的种类及剂量，应根据患者相关细胞因子水平或状态的检测结果选择。与之相反，依据细胞因子的检测结果，对细胞因子水平过表达所致的疾病，则使用相应的细胞因子拮抗剂或抗体，以阻断其作用。因此，细胞因子的监测对临床治疗效果评价和指导临床用药具有一定的意义。

四、细胞因子与疫苗接种

机体接种疫苗后会产生特异性免疫保护作用，对以体液免疫为主的疫苗接种常检测特异性抗体的产生作为疫苗接种效果的评价，而对于以细胞免疫为主的病原微生物的疫苗接种后常需检测特异性细胞免疫，如结核菌、布氏菌、流感病毒、HIV 等。由于抗原特异性 T 细胞的检测需要较高的实验条件，因此检测抗原特异性 T 细胞相关的细胞因子可以间接评价疫苗接种效果。

五、细胞因子与免疫毒性评价

免疫毒性指化学、物理或生物因素作用于免疫系统后造成的免疫系统功能障碍和（或）结构损害，也包括有害因素作用于机体其他系统后引起免疫系统的继发性损害。根据其效应的不同，免疫毒性可分为 4 种类型：免疫抑制、免疫刺激、超敏反应和自身免疫。免疫毒性评价是化学物和其他有害因素安全性评价的重要组成部分，通常需要使用一组体内和体外试验来完成。目前已经建立了一系列生物标志物对各种因素导致的免疫毒性进行评价，细胞因子是其中较重要的一类，主要检测的细胞因子有 IL-2、IL-4、IL-5、IL-10、IFN-γ、TNF-α 等。

六、细胞因子检测的应用原则

细胞因子来源的复杂性、功能的交叉性和多样性，决定了在进行这些分子检测时，必须对标本的选取、检测方法选择及结果判断作出综合考虑。

（一）合理收集和处理样本

各种来源的样本，包括血浆或血清，尿液，滑膜液，脑脊液，支气管肺泡液、组织匀浆、血细胞和组织细胞等已被用于细胞因子的检测。临床上应根据不同的目的要求，选择适当的标本：①用于评估全身免疫或炎症状态，常用临床标本为血浆或血清；②用于评估细胞分泌细胞因子或活化效应时，则分离外周血单个核细胞用于检测；③用于评估炎症局部细胞因子的水平，则选用局部分泌液。由于细胞因子大多以自分泌和旁分泌的方式发挥作用，因此局部体液中细胞因子的检测较血清或血浆中细胞因子的测定更具有实际意义；④用于疾病疗效观察和预后判断，则选用疾病急性期和恢复期双份标本进行动态观测；⑤用于分析细胞表面细胞因子受体时，应注意待检细胞的活性和状态，以保证结果的特异性等。

实际应用中，根据细胞因子半衰期较短，免疫细胞激活释放细胞因子等情况，应综合考虑样本的处理、储存、检测过程。一般来说，样本采集后应直接置于冰上或 4℃（分离之前），尽可能 4 小时内完成分离以防止细胞因子的吸收，释放或降解，且分离后的部分应储存在 −80℃以用于长期储存。

（二）合理选择检测方法

细胞因子检测方法多种多样，各有利弊。临床上应根据不同的检测目的，选择适宜的检测方法。生物活性通过特定的生物学方法测定；基因水平可以通过实时 PCR 等检测，细胞内的蛋白质可以对通透细胞的流式细胞分析法来检测等。因此，要全面了解某一细胞因子在疾病发生发展中的作用，需联合应用不同的检测方法，综合分析检验结果。同时，由于检测方法及结果计算不同，同一细胞因子检测结果可能相差较大。

（三）细胞因子的联合检测

细胞因子之间相互关联，是一个复杂的免疫调节或效应网络系统，故单独检测一种细胞

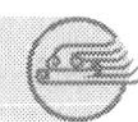

因子及其受体并不能提供足够的信息，常需多种细胞因子的联合检测。

本章小结

细胞因子及其受体的检测在临床与科研中具有重要意义。细胞因子及其受体的检测方法可分为三类，其中生物学检测法比较敏感，可直接测定生物学功能，但需要长期培养依赖性细胞株，检测耗时长，步骤繁杂，影响因素多，不容易熟练掌握；免疫学检测法比较简单、迅速，重复性好，但所测定的只代表相应细胞因子的量而不代表活性，同时敏感度也低于生物活性检测法（为生物活性检测法的1/100~1/10）；分子生物学法只能检测基因表达情况，不能直接提供有关因子的浓度及活性等资料，主要用于机制探讨。目前免疫学和分子生物学检测方法已经成为细胞因子及受体检测的主流，许多基于免疫学和分子生物学的新的检测方法不断涌现，且成套试剂盒的不断更新也为细胞因子的检测带来了极大的方便，但生物学检测法因其能直接检测细胞因子的生物学活性的优点在细胞因子检测中仍处于不可替代的地位。虽然这三种测定方法所反映的是细胞因子的不同方面，测定结果也不一定平行，但它们却是相互关联、互为补充的，在实际工作中要根据检测目的来合理选择检测方法。细胞因子检测在临床疾病的诊断、疗效观察、机体免疫状态的评价中有一定意义，在卫生检验检疫中的应用也在不断拓宽，如在疫苗接种和免疫毒性评价中的应用也日益受到重视。

思考题

1. 细胞因子检测方法有哪些？各自优缺点是什么？
2. 简述生物学方法测定细胞因子的技术类型及其应用。
3. 免疫学检测方法的原理是什么？常用的检测方法有哪些？
4. 检测细胞因子受体常用的方法有哪些？
5. 细胞因子检测在检验检疫中有哪些应用？

（徐军发）

第十七章 人类白细胞抗原分型技术与免疫相关基因的筛选

存在于脊椎动物各种有核细胞表面，能够诱导移植排斥反应的抗原称为组织相容性抗原（histocompatibility antigen），其中起决定性作用，能引起迅速而强烈排斥反应的抗原称为主要组织相容性抗原（major histocompatibility antigen，MHA）。输血可以看成是一种特殊的器官移植，因 Karl Landsteiner 在人血型抗原系统方面的发现，再次激发了研究者对器官移植方面的兴趣，不过，很快发现器官组织的移植和配型较红细胞血型复杂得多，在 19 世纪 30~40 年代，George Snell“创造”了同基因异系小鼠，鉴定出在同种移植排斥中起关键作用的基因座（H-2 复合体），20 世纪 50 年代，法国 Jean Dausset 发现输血者体内存在着抗白细胞的同种型抗体，提示人白细胞抗原系统与小鼠 H-2 复合体可能是决定组织相容性的类似系统，并提供了一种确定人白细胞抗原系统基因座的有力工具，这种方法开辟了鉴定主要和次要组织相容性抗原并对其进行基因定位的研究领域。

主要组织相容性复合物（major histocompatibility complex，MHC）是一组存在于各种脊椎动物某对染色体特定区域的，其编码的基因产物在组织排斥反应中起主要作用的基因群。除小鼠和大鼠的 MHC 分别以 H-2 和 AgBH-1 命名外，其他种属的 MHC 均称为白细胞抗原复合体（leukocyte antigen complex，LA）。人的 MHC 即人白细胞抗原复合体（human leukocyte antigen complex，HLA）。

HLA 基因复合体位于人的第 6 对染色体的短臂上，是目前已知最复杂的人类基因系统。其为一组基因，呈共显性复等位基因遗传，由 400 万碱基组成的 HLA 基因系统，传统上分为Ⅰ、Ⅱ、Ⅲ三类。Ⅰ类基因区存在有数十个基因座位，包括经典的Ⅰ类基因 HLA-A、HLA-B、HLA-C 和非经典的Ⅰ类基因 HLA-E、HLA-F、HLA-G、HLA-H、HLA-X 等。Ⅱ类基因区的基因座位也有经典和非经典之分，其经典的Ⅱ类基因有 HLA-DP、HLA-DQ、HLA-DR，非典型的Ⅱ类基因则由 HLA-DN、HLA-DO、-HLADM 等构成。位于 HLA-Ⅰ、HLA-Ⅱ类基因区之间的Ⅲ类基因，分别由一些与补体和某些炎症因子编码相关的基因组成，参见图 17-1。

一般而论，HLA 基因座位都具有高度的多态性，此为经典的 HLA 基因，对于Ⅰ类基因区也称 HLA-Ⅰa，但也有少数的 HLA 基因座位并不具有高度的多态性，此为非经典的 HLA 基因，对于Ⅰ类基因区也称 HLA-Ⅰb。

HLA 是因启动移植免疫排斥反应的强抗原系统而被发现，但同时发现 HLA 还与免疫应答特征遗传有关，即免疫应答基因（immune response gene，Ir）。由于免疫应答的复杂性，决定了 Ir 基因的复杂性，研究 Ir 基因的免疫调控机制是分子免疫的基础。随着科学技术的不断进步，HLA 分型已由单纯的以器官移植为目的的 HLA 抗原配型，扩展为以阐述某些疾病的发生机制、防控疾病为目的的分子流行病和卫生毒理学等领域。

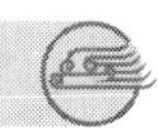

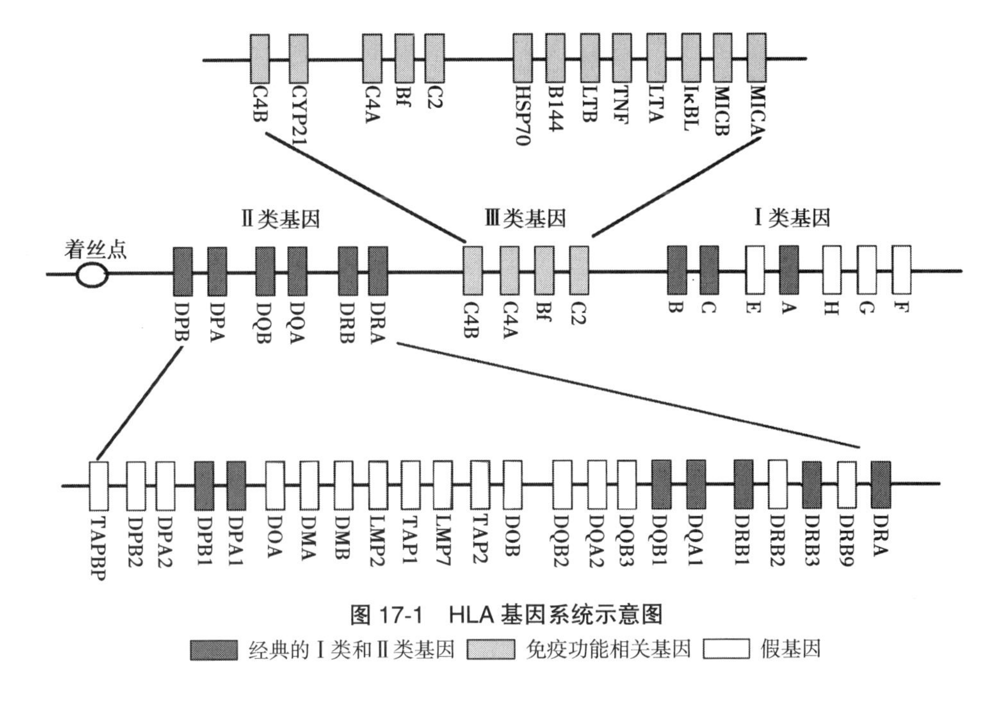

图 17-1　HLA 基因系统示意图

经典的Ⅰ类和Ⅱ类基因　免疫功能相关基因　假基因

第一节　HLA 多态性与命名

基因多态性是指某一基因座位的等位基因具有一种以上的异构体，这个异构体可以是仅有一个或几个核苷酸的差别。基因座位是基因在某一染色体上的位置的概念，而不是基因本身。如果某基因是同质的，那么可以不必特别区分基因座位和基因本身，因为多数情况下是一个基因座位对应一个基因。但如果某基因不同质，那么区分基因座位和等位基因十分重要，HLA 基因座位很多，每个基因座位的等位基因也很多，而且 HLA 基因均为显性表达，这样一条染色体的 HLA 区域将会有和复杂的基因组合变化，加上一条父本和一条母本的组合，其基因组合变化更加复杂，这是 HLA 多态性的基础。

不同座位上的 HLA 等位基因的组合并不是完全随机的，此现象又称 HLA 等位基因连锁不平衡 (linkage disequilibrium)，据此认为 HLA 基因的多态性是在长期的进化中有利于生存的基因得以保留而不利于生存的基因得以删除的结果，因此，HLA 多态性蕴含着丰富的免疫遗传和免疫进化的信息。严格地讲，HLA 多态性只存在于群体中，由此构建了群体水平的免疫优势，但就个体而言，某种免疫优势可能同时伴随免疫疾病发生的风险，以此，了解 HLA 的多态性也是探讨包括肿瘤在内的复杂疾病发生机制的重要路标。

HLA Ⅰ类基因的编码产物称为 HLA-Ⅰ类分子。HLA-Ⅰ类分子广泛分布于各种组织细胞上，以淋巴细胞、白细胞表面表达密度最高，但在神经细胞、成熟红细胞和滋养层细胞表面则不表达，血清等体液中可有少量可溶性Ⅰ类分子。HLA Ⅱ类基因区的编码产物称为 HLA-Ⅱ类分子，主要存在于 B 细胞、单核 / 巨噬细胞、树突状细胞、活化的 T 细胞和精子细胞。HLA 血清学或细胞学的分型方法就是以上述细胞为标本建立的抗原分型体系。由于 HLA 复杂的抗原性，发现抗原特异性相同的 HLA，其氨基酸序列并不完全一致。20 世纪 90 年代开始，已不进行 HLA 基因编码产物的特异性鉴定，取而代之的则是直接测定 HLA 的等位基因。

HLA 各等位基因的命名原则见图 17-2，即在基因座位和相应等位基因序号之间标以星号，例如，HLA-A*02011代表A座位02组的011号等位基因，星号后前两位为LHA的粗分辨型，多数与其血清型对应，但也有例外，星号后的全部数字为LHA的高分辨型，只有采用基因测序技术才能实现精密分型。

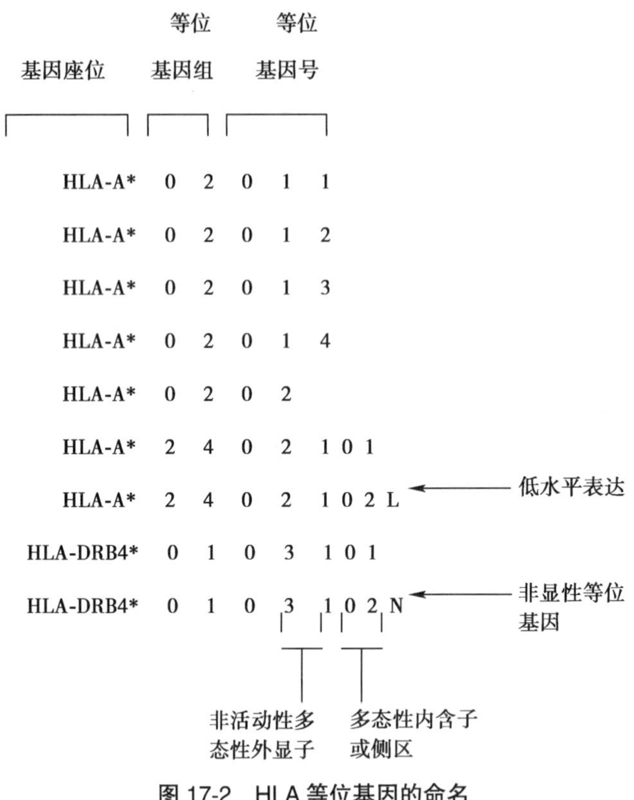

图17-2　HLA等位基因的命名

目前，传统的HLA血清学及细胞学分型方法已被淘汰，但由血清学所构建的HLA抗原体系，是以HLA抗原激发免疫系统为基础的抗原体系，这一体系不但没有被淘汰，而且还在不断发展，因此，虽然目前HLA分型均采用HLA的DNA分型方法，但一般仍要给出HLA基因型所对应的血清学型，详见表17-1。需要指出的是HLA基因均呈显性表达，这是通过基因分型判断抗原多态性的基础。

表17-1　HLA低分辨基因分型与血清分型关系

HLA基因型	血清特异性	HLA基因型	血清特异性	HLA基因型	血清特异性
A*01××	A1	B*27	B27	DRB1*04	DR4
A*02××	A2	B*35	B35	DRB1*07	DR7
A*03××	A3	B*37	B37	DRB1*08	DR8
A*11××	A11	B*38	B38	DRB1*09	DR9
A*23××	A23	B*39	B39	DRB1*10	DR10
A*24××	A24	B*40	B60	DRB1*11	DR11
A*25××	A25	B*40	B61	DRB1*12	DR12
A*26××	A26	B*4005	B4005	DRB1*13	DR13

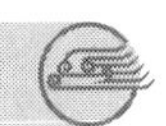

续表

HLA 基因型	血清特异性	HLA 基因型	血清特异性	HLA 基因型	血清特异性
A*29××	A29	B*41	B41	DRB1*14	DR14
A*30××	A30	B*42	B42	DRB1*15	DR15
A*31××	A31	B*44	B44	DRB1*16	DR16
A*32××	A32	B*45	B45	C*01	Cw1
A*33××	A33	B*46	B46	C*02	Cw2
A*34××	A34	B*47	B47	C*03	Cw3
A*36××	A36	B*48	B48	C*04	Cw4
A*66××	A66	B*49	B49	C*05	Cw5
A*68××	A68	B*50	B50	C*06	Cw6
A*69××	A69	B*51	B51	C*07	Cw7
A*74××	A74	B*52	B52	C*08	Cw8
B*07	B7	B*53	B53	C*12	-
B*08	B8	B*54	B54	C*14	-
B*13	B13	B*55	B55	C*15	-
B*14	B14	B*56	B56	C*16	-
B*14	B64	B*57	B57	C*17	-
B*14	B65	B*58	B58	C*18	-
B*15	B62	B*59	B59	DQB1*02	DQ2
B*15	B63	B*67	B67	DQB1*03	DQ3
B*15	B70	B*73	B73	DQB1*03	DQ7
B*15	B71	B*78	B78	DQB1*03	DQ8
B*15	B72	B*81	B81	DQB1*03	DQ9
B*15	B75	B*82	B82	DQB1*04	DQ4
B*15	B76	DRB1*01	DR1	DQB1*05	DQ5
B*15	B77	DRB1*03	DR17	DQB1*06	DQ6
B*18	B18	DRB1*03	DR18	/	/

第二节　HLA 的基因分型技术

传统的 HLA 血清学分型是研究 HLA 的基础。典型的实验是微量淋巴细胞毒试验（microlymphocytotoxicity test）或称为补体依赖的细胞毒试验（complement dependent cytotoxicity test）。该方法的原理是带有特异 HLA 抗原的淋巴细胞在体外与已知型别的一系列标准抗 HLA 血清结合后，在补体参与下，引起淋巴细胞溶解死亡。在倒置显微镜下观察可以判断细胞的死亡情况，根据淋巴细胞的死活可以判定其表面是否具有与标准分型血清中抗体相对应的抗原。

有些HLA抗原很难纯化，只能采用标准化的细胞作为刺激物，待检的淋巴细胞受到异物（与待检的淋巴细胞不相容的抗原）刺激将增殖，而不发生或仅出现轻微的增殖反应，表明受检者细胞具有与标准分型细胞相同的HLA抗原。这种分型方法称为细胞学分型法。

血清学分型方法和细胞学分型法都存在标准化抗原（细胞）来源困难，实验操作复杂并受实验者主观判定因素的影响，质量控制难以保证，由于目前有基因 分型技术，故血清学分型方法和细胞学分型法都已停止应用。但血清学分型方法和细胞学分型目前仍是基因分型的基础。

由于血清学分型是在多肽的水平上，可能出现血清学的表型相同，而DNA的核苷酸序列不完全相同的现象。以HLA-A座位为例，等位基因已达83个，而血清学特异性仅能检出32个。与HLA-Ⅰ类抗原相比，Ⅱ类抗原相应的特异性血清较难获得。HLA的个体遗传学差异本质上不是血清学方法所测得的基因产物，而是编码这些基因产物的DNA。因此，应用分子生物学技术，在DNA水平上进行HLA分型不但可以取代血清学和细胞学方法，而且可以更进一步进行精细分型，探讨组织移植和机体免疫反应的规律性。

HLA基因是共显性表达，因此所测基因可以代表蛋白。但HLA基因的多态性属于寡核苷酸多态性，而且寡核苷酸的突变型较通常的寡核苷酸多态性多，所以需要特殊的PCR技术。目前常用的DNA分型方法有限制性片段长度多态性-PCR、特异性寡核苷酸探针-PCR、序列特异性引物-PCR、单链构象特异性-PCR以及基于基因测序的HLA分型等。

一、限制性片段长度多态性-聚合酶链反应

限制性片段长度多态性-聚合酶链反应（PCR-restriction fragment length polymorphism，PCR-RFLP）是在DNA-RFLP分析方法的基础上发展建立的一种更为简便和精确的HLA分型技术。DNA-RFLP的原理是根据HLA基因多态性，造成酶识别位置和酶切位点数目的不同，酶切割DNA形成的酶解片段数量和长度不一样，通过凝胶电泳或特异性探针杂交，分析这些酶解片段长度多态性，即可确定HLA型别。PCR-RFLP则利用组间特异性引物，首先用PCR扩增目的DNA，扩增产物再用多种内切酶消化切割成不同大小片段，最后直接在凝胶电泳上分辨。引入DNA体外扩增技术的PCR-RFLP极大提高了DNA-RFLP的敏感度和特异性。

二、序列特异性引物-聚合酶链反应

序列特异性引物-聚合酶链反应（PCR-sequence specific primer，PCR-SSP）是根据HLA核苷酸碱基序列的多态性和已知的DNA序列，设计出一套等位基因型别特异的引物，对待测DNA进行PCR扩增，产生相对应的特异性扩增产物，通过电泳分析确定HLA型别。

PCR-SSP不使用探针，无须任何限制酶的消化，扩增和检测一次完成，具有快速、简便等特点；由于每对引物设计严格按各等位基因碱基互补的原则，仅对特定的顺序片段扩增，因此产物的分辨率很高；针对等位基因顺序设计的引物，从PCR反应的第一个循环开始即是特异性扩增，因此具有高度的特异性。该方法的不足之处在于，为检出所有的等位基因，必须用多个引物进行扩增，并且不能分辨出某些重要的亚型。

该法可在2~4小时做出分型结果，特别适用于实体器官移植配型，也是唯一针对临床急诊和尸体器官移植而设计的HLA基因分型技术，是一种低“分辨率”分型方法（星号后两

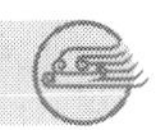

位),目前仍广泛采用。

三、单链构象特异性-聚合酶链反应

单链构象特异性-聚合酶链反应(PCR-single strand conformation polymorphism,PCR-SSCP)是在完成目的DNA扩增后,进行单链DNA多态性分析的一种新方法。其原理是根据单链DNA在不含变性剂的中性聚丙烯酰胺凝胶电泳时,可形成一定的空间结构和构象的特点,将HLA基因扩增产物变性后,因其碱基顺序不同,甚至单个碱基不同,所形成的构象不同、电泳泳动速度和迁移率也不相同,在中性聚丙烯酰胺凝胶中的电泳图谱不同,据此可分析HLA基因的多态性。

PCR-SSCP分析,从理论上讲可分辨出单个碱基置换的差异,有效地检出点突变和DNA的多态性,有较高的灵敏度,有利于探测新的等位基因。但是该方法对电泳温度、电流强度、凝胶浓度和交联度等条件要求严格。PCR-SSCP用于HLA这样高度多态的多基因系统研究,需要在单块凝胶上区分大量的等位基因,常常面临诸多困难。

四、特异性寡核苷酸探针-聚合酶链反应

特异性寡核苷酸探针-聚合酶链反应(PCR-sequence-specific oligonucleotide probe ,PCR-SSOP)是采用PCR技术,对提取的目的基因,以位点间或组间特异性引物进行体外扩增,再将扩增产物转移到硝酸纤维素膜或尼龙膜上,然后与同位素、异羟基洋地黄苷元或辣根过氧化物酶等标记的人工合成序列特异性寡核苷酸(SSO)探针杂交,若待测DNA与已知核苷酸序列的探针互补,则两者结合,即可分析出待测DNA序列,据此确定HLA型别。

PCR-SSOP技术分辨率高(星号后四位),特异性强,可区分只差一个核苷酸的序列,其检出范围宽。到目前为止,各国学者设计的探针可以检测几乎所有的目前所知的HLA等位基因,从这一角度讲,PCR-SSOP技术又是几种HLA基因分型技术中最好的一种。

五、多荧光微珠寡核苷酸探针技术

多荧光微珠寡核苷酸探针技术是建立在SSOP技术基础上,采用流式细胞技术为检测手段的新型HLA分型技术,其原理主要是将标记有生物素的序列特异性引物分别扩增HLA-A、B、DRB1等基因座位的特异性片段,扩增产物与事先包被在不同颜色的磁珠上的已知的寡核苷酸探针杂交,经冲洗将没有杂交的DNA洗脱,与探针结合的标记有生物素的DNA片段与荧光素标记的亲和素结合,多荧光微珠在Luminex100流式细胞仪上进行判读结果。Luminex100的工作原理是用两束激光,一束识别不同色谱特征的磁珠(识别载有不同探针的磁珠),一束读取结果。当扩增的DNA片段与探针结合发出荧光为阳性,再通过色谱特征读出磁珠型号(探针类型),由此得出分型结果。同其他技术相比较,其最独特的优势是可在几秒内同时检测上千个分子,对HLA多个位点进行低、中、高分辨率的分型。

该法需要专用的流式细胞仪,但该法优势明显,有取代SSOP和SSP的趋势。

六、TaqMan探针技术

TaqMan探针技术多用于特定HLA基因型,如HLA-B27的检测。TaqMan荧光探针是一种针对不同SNP(HLA基因型)的寡核苷酸探针,荧光基团连接在探针的5′末端,而在3′末端连接淬灭剂,这样探针完整时,报告基团发射的荧光信号将被淬灭基团吸收而不发荧光,

当探针不完整时（被切断），则发出荧光信号。其工作过程如下：

PCR扩增时在加入一对针对HLA基因型设计的引物，同时加入该基因型的特异性的荧光探针，对于阳性标本，特异性的荧光探针（TaqMan探针）将于基因组结合，PCR扩增时，Taq酶的5′-3′外切酶活性（高保真Taq酶兼有5′-3′外切酶的活性，对双链DNA具有特异性酶切作用），会将与模板结合的探针的发光集团切除，从而产生荧光信号。

TaqMan探针技术的优点在于省略了采用固相冲洗方法分离杂交探针和非杂交探针，实现均质检测，这在SNP研究和HLA配型中特别重要。

七、基因芯片

基因芯片（gene chip）是近年发展起来的一项新技术，它不仅可以检测正常的DNA位点，还可以不需要进行细胞培养，从基因水平检测某些遗传病、发现突变位点。基因芯片是传统反向斑点杂交技术的微型化，制备时，以固体物质如玻璃、塑料或硅等作为支持物固定特异性探针，通常每平方厘米可固定几千甚至几十万个探针，因而短时间内可检测大量的碱基序列。荧光素标记的待测DNA分子经扩增和杂交后，通过激光扫描和电子计算机自动分析，即可获得HLA的多态性。待测DNA分子的荧光素标记可在扩增阶段或者在杂交后标记。

基因芯片的优点：① PCR扩增检测模板的一级放大、荧光素发光的二级放大，使其具有较高的灵敏度；②高效性，1张芯片上可放置成千上万个不同的寡核苷酸片段，可以一次同时检测所有HLA位点；③由于实验方法的自动化和程序化，减少了人为操作误差，特异性高，客观性强；④检测成本低，自动化程度高，有利于大规模推广应用。

八、基于基因测序的HLA分型

基于基因测序的HLA分型（sequence-based HLA typing，SBT）是将扩增后的HLA基因片段直接作核苷酸序列测定，测出的DNA序列与HLA基因库的已知序列比较，从而判断待测的HLA型别。实验过程：PCR扩增所需测序的靶DNA片段（第一次PCR）；分离所需测序的DNA片段并进行序列分析DNA片段的PCR扩增（第二次PCR）；PCR产物的进一步纯化和PCR产物的序列测定；根据已知序列比较测序的结果。

基于基因测序的HLA分型结果是最为准确、可靠、直观和彻底的，是世界卫生组织推荐的标准分型技术，常用于新等位基因的确定。但操作较为复杂，检测时间长。随着DNA测序的自动化和日益普及，这一分型技术可望取代其他分型技术。

第三节 HLA与器官移植

长期以来，外科医生梦想能对缺失的或不正常的组织和器官进行替换，但是除了角膜移植等少数几个例子以外，所有的努力几乎都失败了，不过人们还是总结出以下规律：①异种之间的移植无一例外地要失败；②同一种系内不相关的个体之间的移植常常要失败；③自体移植总是能成功；④同种异体的受体对首次移植物排斥时间较长，但再次接受同一供体的移植物，则迅速被排斥；⑤受体与供体间的血缘关系愈近，移植愈可能成功。毫无疑问，根据这些规律几乎可以认定排斥反应是宿主免疫系统所做出的主动反应。图17-3是移植器官排斥反应的免疫记忆效应实验示意图。

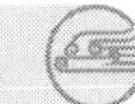

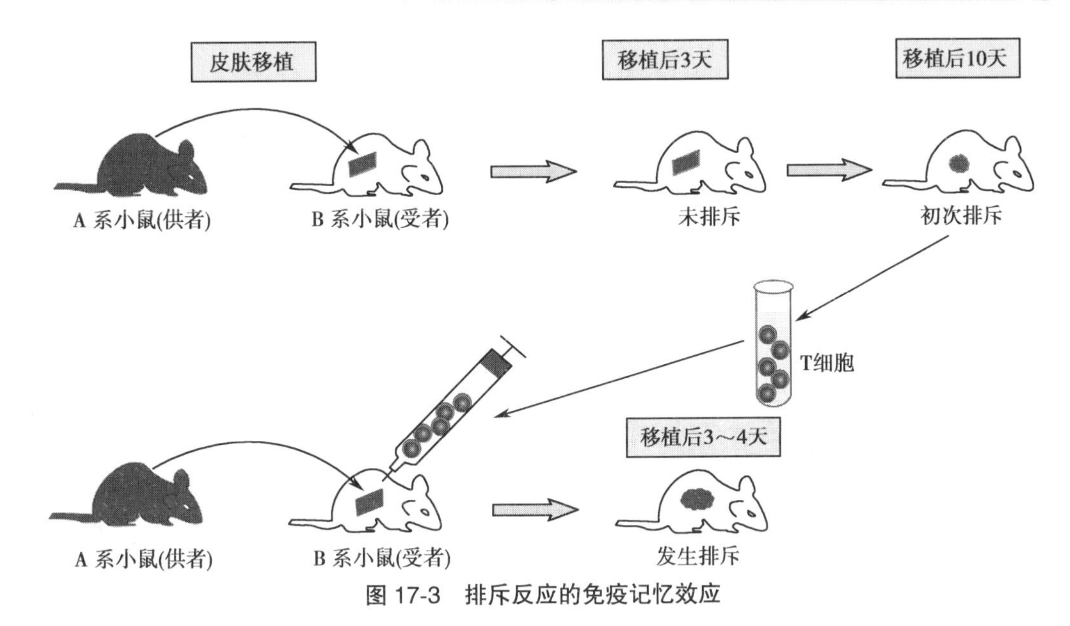

图 17-3 排斥反应的免疫记忆效应

排斥反应有两种基本类型：宿主抗移植物反应和移植物抗宿主反映。根据排斥反应发生的时间、强度及病理学改变及其机制，宿主抗移植物反应可分为超急性排斥反应、急性排斥反应、慢性排斥反应。目前看来，HLA 配型是移植成功的关键。已知移植器官长期存活与供受者 HLA 抗原密切相关，有鉴于 HLA 基因连锁不平衡，不同 HLA 等位基因呈高度关联，所以 HLA 配型可能没有理论预期那样复杂，一般认为，HLA-A 、HLA-B 和 HLA-DR 配型最为重要，这点在肾移植和骨髓移植得到认证。就某个个体而言，HLA-A 、HLA-B 和 HLA-DR 三个基因座位共有 6 个基因配型位点，6 个基因位点完全配合，与 1 错配、2 错配……存活时间依次缩短，特别在长期存活（5 年）统计中 6 位点的配合程度与存活时间相关更加显著。由此得出结论，器官的质量和免疫抑制剂等主要影响移植器官的短期成活（1 年），而组织配型在移植物长期存活中起关键作用。图 17-4 为肾移植存活与 HLA 配型的关系。

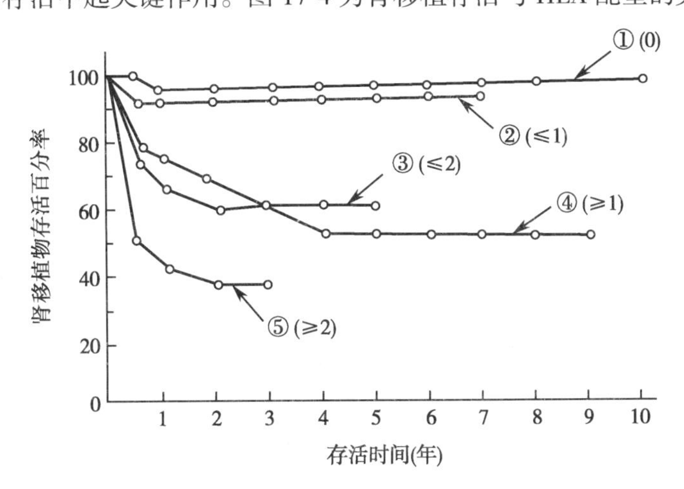

比较移植物存活期与单倍型完全相同，只有一个单倍型相同及单倍型完全不同三种情况下的关系；
括号内数字为配型时不相容数；
①同胸间；②父母→子女或同胞间；③无关者；④父母→子女或同胞间；⑤无关者

图 17-4 肾移植存活时间与 HLA 配型关系

一、器官捐献库和骨髓库的建立

建立器官捐献库和组织配型是组织器官移植的基础。中国造血干细胞捐献者资料库（俗称“骨髓库”）统一采用DNA分型，要求至少对HLA-A位点58个等位基因，B位点95个等位基因和DRB1位点59个等位基因直接检测。先抽取少量骨髓捐献者外周血，鉴定出“骨髓库”所要求的HLA的型别，如某捐献者HLA的型别为A3，11；B13，40；DR7，12；将该数据和有关个人资料输入计算机数据库。同理需要进行骨髓移植的患者也要作相应的HLA型别鉴定，将鉴定出的HLA型别数据输入计算机与数据库中的数据进行比对，可将HLA型别相同捐献者的资料调出进一步协商捐赠事宜。“骨髓库”构建原理参见图17-5。

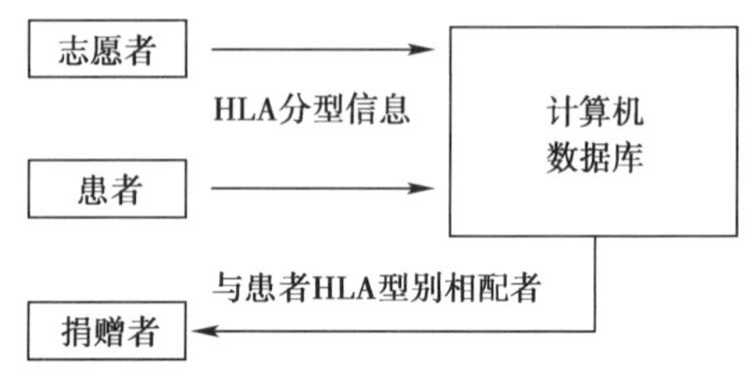

图17-5 “骨髓库”构建原理示意图

问题在于即使骨髓移植，供者和受者上述重要的HLA基因座的等位基因完全匹配，还有其他的HLA基因座的等位基因未匹配，并不能因此完全避免排斥反应。如何选择增加的配合位点有利于移植器官长期存活，或减少术后的免疫抑制剂的用量仍是研究的热点问题。不同组织器官的HLA表达水平不尽相同，不同组织器官的HLA配型要求各异，所以在其他器官移植中不必过度强调“骨髓库”的配型标准。

二、新的组织配型策略

研究发现，构成同种异体移植免疫排斥反应的靶分子的氨基酸残基配型最为关键，构成同种异体移植免疫排斥反应的靶分子的氨基酸残基由数量较少的HLA亚型决定，其有可能成为组织器官移植配型的新的生物学标志。

值得注意的是不同器官、不同部位、不同个体HLA抗原在排斥反应中所起的作用都不一样，心脏移植DR位点更为重要，而A位点配型的作用有限；肝移植HLA配型比其他因素对器官存活期的影响相对次要。更多的具体问题还需要在临床实践中观察和总结。

组织配型的前提条件是应该有足够容量的器官库，目前除“骨髓库”外，还没有类似的器官库，由此而产生的问题是经常需要根据移植器官来选择患者（受者），在这种情况很难做到组织配型的最优选择，于是什么是组织配型的次优选择也是要研究的问题。

三、移植免疫学面临的主要问题和解决方案设想

目前，移植免疫学还面临几大难题，如供体来源、排斥反应、新型免疫抑制药国产化及诱导供体免疫耐受等。

建立受者对移植物组织抗原的免疫耐受是移植学家追求的目标。诱导免疫耐受性诱导受者对移植物产生特异性免疫耐受，使受者既不发生排斥反应，又不降低对其他抗原的免疫应答能力（图17-6）。迄今，对胚胎期和新生期动物的免疫耐受已开展了较深入研究，但诱导成年期动物建立移植耐受的难度较大，甚至认为不太可能。有人设想将人类HLA抗原给胚胎注射，这样该婴儿将产生对人类所有HLA的耐受，在日后可以接受人类器官的移植，此设想已在实验动物身上得到了验证。

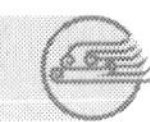

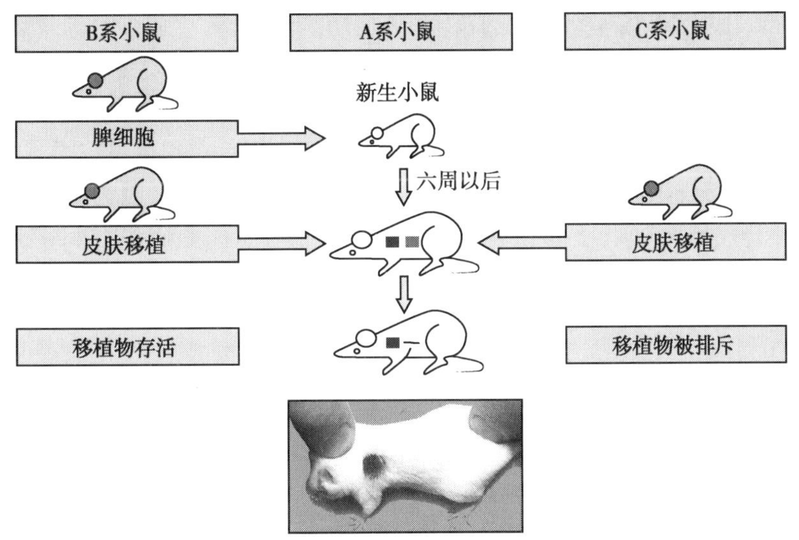

图 17-6　小鼠移植物免疫耐受诱导实验

目前,我国每年进行肾移植手术6000例左右,肾移植患者1年存活率已经超过90%,5年和10年的存活率分别可达80%和60%;我国每年可完成肝移植手术2000例左右,术后1年和5年存活率分别为80%和60%;心脏移植的1年和5年的存活率分别可达95%和80%。

器官移植物来源不足始终是困扰移植学界的困难问题,并在很大程度上制约器官移植术的发展。因此,建立科学的"脑死亡"定义和诊断标准,向公众宣传"脑死亡等于机体整体死亡"的新概念并制定相关的器官移植法,这些均是亟待开展的工作。根本解决器官移植物来源问题是在于异种器官移植,有人设想通过转基因技术将猪受精卵细胞的MHC敲除并导入受者MHC,这样受者就可能接受该转基因猪的器官,类似的理论设想还很多。

第四节　免疫相关基因的筛选

免疫相关基因泛指与免疫应答有关的所有基因,HLA、抗体、补体、细胞因子和CD分子等基因。但免疫相关基因往往专指尚未得到鉴定的,与免疫应答(一般指适应性免疫应答)有关的,效应较强的候选基因。Ir基因的研究历史大致可以诠释免疫相关基因的研究方法。

杂系小鼠对绵羊红细胞(SRBC)免疫所产生的抗体水平不同,将高应答与高应答小鼠雌雄交配或低应答与低应答小鼠雌雄交配,经过若干代(如20代)培养,可以稳定的得到产生高滴度抗体的小鼠或稳定的产生低水平的抗体的小鼠,显然,决定产生抗羊红细胞免疫应答水平的基因,是由单基因或几个紧密连锁的基因群所决定的。

纯系小鼠(一群基因背景完全相同的小鼠)的培育成功为研究Ir基因提供了有利的工具。将纯系小鼠回交可以得到同类系小鼠(除一个或几个基因不同,其他基因完全相同的两群小鼠),研究幸运的发现在某一同类系小鼠中可以观察到对羊红细胞的高应答和低应答现象,由此将决定产生抗羊红细胞免疫应答水平的基因锁定在几个紧密连锁的基因上,随后证明这个紧密连锁的基因就是MHC即Ir基因。

经研究证明上述高或低应答小鼠,至少有10个基因座和这种反应高低有关,其中主要是影响Mφ特性基因,观察Mφ从血液中清除碳颗粒或吞噬SRBC的能力来比较两品系小鼠 Mф 功能的不同,发现高应答品系小鼠的 Mф 功能活性好,有较多的细胞表面经处理过的抗原,而低应答品系小鼠的 Mф 相反。目前看来,Ir 基因主要影响抗原提呈过程。

已发现对多种简单的 TD 抗原的应答能力是由 MHC 的基因决定的。例如 H-2b 单体型小鼠对合成多肽抗原(T,G)-A-L 反应很好,而 H-2k 小鼠则反应很差,产生抗体很少。H-2b 单体型小鼠(具有特殊 H-2 基因)对(T,G)-A-L 抗原是高应答小鼠,因为它们具有适宜 Ir 基因。对另一种合成抗原(G,G)-A-L,是用组氨酸(H)代替了酪氨酸(T),反应情况则完全相反,原来对(T,G)-A-L 反应差的对(H,G)-A-L 反应很好,说明各种不同系小鼠应答能力高低不但与 Ir 基因结构有关,也与抗原构造有关(表 17-2)。

表 17-2　H-2 单倍型对合成多肽抗原的应答

合成抗原	H-2 单倍型				
	B	K	D	A	S
(T,G)-A-L	高	低	中	低	低
(H,G)-A-L	低	高	中	高	低

这种 H-2 单倍型与应答能力高低之间的关系仅仅是用结构明确、构造简单的抗原进行研究的结果。因为对这些简单抗原决定簇的应答是由 Ir 基因控制的。

一、以抗原为主导的免疫相关基因的筛选

上述 Ir 基因的研究是以抗原为主导的免疫相关基因的筛选方法。以抗原为主导的免疫相关基因的筛选理念认为,没有抗原就没有免疫,从这一观点看,肿瘤和多数自身免疫病都没有找到明确的抗原,因此,这些疾病与免疫的关系都不能确认。以抗原为主导的免疫相关基因的筛选以动物实验为基础,比如肿瘤特异抗原的鉴定,人们很早意识到机体对肿瘤可能存在免疫应答反应,早在 100 多年前,Coley 就试图应用细菌毒素诱发机体免疫应答,以达到治疗肿瘤的目的。在 20 世纪初,就设想肿瘤细胞可能存在着与正常组织细胞不同的抗原成分,科学家们在纯系小鼠移植模型上,首次用化学致癌剂甲基胆蒽诱发小鼠产生的肉瘤可表达肿瘤特异性抗原。随后在其他因素导致的肿瘤中也证实了肿瘤抗原的存在,并发现这些抗原能诱导机体产生抗肿瘤免疫应答。但即使如此,在人类肿瘤上仍然没有找到确切的肿瘤特异抗原,以致难以确认人类肿瘤与免疫的确切关系。

二、以疾病为主导的免疫相关基因的筛选

以疾病为主导的免疫相关基因的筛选,多采用病例对照研究,其典型的研究应是 HLA 与疾病关系的调查,在群体调查中比较患者与正常人 HLA 等位基因的频率分布的差异。特定疾病与某种 HLA 型别的相关性,可通过比值比(与相对危险度近似相等)来评估,其计算公式为式 17-1:

$$OR=\frac{P^{+}\times C^{-}}{P^{-}\times C^{+}} \quad \text{式 17-1}$$

式中,OR 为比值比(odds ratio);P^{+} 为具有某种等位基因的患者数;C^{-} 为不带某种等位基因的对照人数;P^{-} 为不带此某种等位基因的患者数;C^{+} 为具有此某种等位基因的对照组人数。OR 表示带某种 HLA 抗原的人与无此种抗原的人在患某种疾病的危险性的比值。

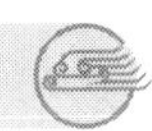

OR=1 时，两者无相关；OR 值越大，表示带此抗原的人患某种病的危险性越大。反之，若 OR<1，表示带此抗原者对某种病有抵抗性。

病例对照设计要求大样本，而大样本疾病的同质性将变差，影响研究质量；另一方面免疫相关疾病多为慢性病，而慢性病多在生命晚期才暴露发病，因此很难找到高质量的对照人群。病例对照设计混杂因素多，其结论经常遭到质疑。一般认为采用对照研究 OR>4 才有意义。尽管 HLA 与疾病的关系有较多的研究，但 HLA 导致疾病的确切免疫病理机制还不清楚，也许 HLA 特定等位基因与某种疾病的致病基因紧密连锁，HLA 并不是该病的直接致病基因。

三、现代基因筛选和鉴定技术

全基因组关联分析（genome-wide association study，GWAS）是一种对全基因组范围内的常见遗传变异（单核苷酸多态性和拷贝数）基因总体关联分析的方法，在全基因组范围内进行整体研究，能够一次性对疾病进行轮廓性概览，适用于复杂疾病的研究。在全基因组层面上，开展多中心、大样本、反复验证的基因与疾病的关联研究，全面揭示疾病发生、发展与治疗相关的遗传基因。GWAS 能够进行的前提是基因组测序工作的完成，GWAS 研究的优势在于：①高通量，一个反应监测成百上千个 SNP；②不只局限于“候选基因”，基因可以是“未知”的。

由于 GWAS 研究的各种研究设计方法以及遗传统计方法无法从根本上消除人群混杂。GWAS 同时观察比较大量基因（百千万计），多重比较造成的假阳性，一般传统的校正方法无法解决，需要新的解析方法，如增加发病年龄、发病的严重程度等对疾病描述的多维度指标与观察基因的关联进行多重互认，来保证遗传标记与疾病间的真关联，为免疫相关疾病基因的发现提供更多的线索。

基因敲除 (knockout) 是通过同源重组将外源基因定点整合入靶细胞基因组上某一确定的位点，以达到定点修饰改造染色体上某一基因的目的的一种技术。其针对从着床前胚胎分离出的内细胞团细胞，对某个感兴趣的遗传基因通过一定的基因改造过程，令特定的基因功能丧失，将它培养后重新植回小鼠胚胎，它能发育成胚胎的各种组织。比较特定的基因敲除和野生鼠，可知推测某基因的生物学功能。理论上讲，该技术可以实现对基因组的任意基因进行敲除。基因敲除技术主要应用于动物模型的建立，而最成熟的实验动物是小鼠，对于大型哺乳动物的基因敲除模型还处于探索阶段。

基因干扰（gene interference）是指采用特定方式关闭或抑制目的基因的表达，以达到研究的目的。常用的方法是反义 RNA、反义 RNA 核酸加核酶、干扰 RNA（interference RNA，RNAi）等。RNA 干扰（RNA interference，RNAi）是指在进化过程中高度保守的、由双链 RNA（double-stranded RNA，dsRNA）诱发的、同源 mRNA 高效特异性降解的现象。通过设计目的基因所表达的 mRNA 的干扰 RNA 可以有目的地封阻目的基因所表达的 mRNA，进而使目的基因的功能丧失。RNA 干扰主要用于细胞系建立特定的细胞模型，可以特异性剔除或关闭特定基因的表达，与野生细胞系比较可以求证候选基因的功能。

基因超表达技术也可以用于候选基因的鉴定。基因超表达技术有两个目的：一是为了获得更多的目的蛋白，二是对基因功能进行研究。虽然基因敲除很流行，但它不是证实基因性能的唯一方法。将目的 DNA 经过构建插入基因组中可以确保产生更多的信使 RNA，造成基因过表达 - 疾病的模型，与野生细胞系比较可以求证候选基因的功能。

现代基因筛选和鉴定已经形成公认的体系，候选基因信息一般来源于分子流行病学，其数据可以在基因信息库中检索，候选基因的指认通常需要在细胞模型和动物模型进行相关的实验，同时还要考虑其与其他基因的协同配合，好在免疫应答相关基因抗原信息传导通路比较明确，因此免疫相关基因的研究十分活跃。

本章小结

HLA是目前已知最复杂的人类基因系统。HLA是因启动移植免疫排斥反应的强抗原系统而被发现，但同时发现HLA还与免疫应答特征遗传有关，即免疫应答基因。目前，传统的HLA血清学及细胞学分型方法已被淘汰，由于HLA为共显性表达，所以HLA在DNA水平的多态性可以代表其抗原的多态性，基因分型技术可以满足HLA血清学分型的需要并且可以得到比血清学分型更为精细的型别（高分辨基因分型型别），指导临床和科研。对于HLA分型和SNP研究，目前主流的分型技术是多荧光微珠寡核苷酸探针技术和Que Man探针技术，但这两种技术都有被新一代的全基因组测序技术所取代的趋势。

HLA分型的另一个重要意义在于对疾病的诊断。但某种与免疫相关的疾病很少是由单基因所决定的，HLA、抗体、补体、细胞因子和CD分子等基因都是效应较强的候选基因。因此，HLA分型以及相关的SNP分型技术可能是基因免疫组学研究的突破口。

思考题

1. 为什么说HLA是目前已知最复杂的人类基因系统？HLA的主要作用是什么？如何利用HLA的生物学作用提高器官移植的成功率？

2. HLA的分型技术有哪些？为什么说HLA的基因分型可以取代血清分型？

3. 免疫相关基因是如何决定机体免疫功能的？免疫相关基因的研究方法有哪些？

（刘辉）

第十八章　超敏反应及其检验

超敏反应(hypersensitivity)是指机体受到同一抗原再次刺激后产生的一种以生理功能紊乱或组织细胞损伤为主要表现的异常或病理性免疫应答。超敏反应又称变态反应(allergy)。引起超敏反应的抗原称为变应原(allergen)。

Gell和Coombs根据超敏反应的发生机制和所致疾病的临床特点,将超敏反应分为四型:①Ⅰ型超敏反应,即速发型超敏反应;②Ⅱ型超敏反应,即细胞毒型或细胞溶解型超敏反应;③Ⅲ型超敏反应,即免疫复合物型或血管炎型超敏反应;④Ⅳ型超敏反应,即迟发型超敏反应。Ⅰ、Ⅱ和Ⅲ型超敏反应均由抗体介导,而Ⅳ型超敏反应则由T细胞介导。

第一节　Ⅰ型超敏反应

Ⅰ型超敏反应又称速发型超敏反应(immediate hypersensitivity)或过敏反应(anaphylaxis),主要由特异性IgE抗体介导,可发生于局部,亦可发生于全身,是临床上最常见的一种变态反应性疾病。其主要特征是:①发作快,消退亦快;②常引起生理功能紊乱,几乎不发生严重组织细胞损伤;③具有明显个体差异和遗传倾向。根据Ⅰ型超敏反应发生速度的差异,可分为速发相和迟发相,即再次接触变应原后数秒钟或数十分钟内发作,且能迅速消退的反应,称为速发相反应;再次接触变应原数小时后发作,且持续24小时后逐渐消退的反应,称为迟发相反应。

一、发生机制

Ⅰ型超敏反应的发生过程可分为致敏阶段和发敏阶段。

(一)致敏阶段

变应原进入机体,激活$CD4^+$ Th2细胞和特异性B细胞,诱导产生特异性IgE抗体。IgE抗体吸附于肥大细胞和嗜碱性粒细胞表面,使机体处于致敏状态,这个过程称为致敏阶段。

1. 变应原　变应原(allergen)是指能够选择性诱导机体产生特异性IgE抗体,引起Ⅰ型超敏反应的抗原物质。引起Ⅰ型超敏反应的变应原种类繁多,来源广泛,包括:①吸入性变应原,如植物花粉、真菌、尘螨、动物皮屑等;②食入性变应原,如牛奶、鸡蛋、海产类等;③药物变应原,如青霉素、磺胺、普鲁卡因、有机碘化合物等;④异种动物免疫血清(如破伤风抗毒素等)。

另外,疫苗接种有时也会引起过敏反应称为疫苗过敏(vaccine allergy)。常用的普通疫苗含有灭活或减毒的致病病原体,或含有可有效刺激机体产生特异性抗体的病原体组分及经过修饰的毒素和多聚糖。接种疫苗后机体可产生针对相应该病原体的抗体或记忆性淋巴细胞,从而产生保护作用。但某些个体可能会对疫苗产生一定程度的过敏反应。机体可对任何疫苗和(或)其组分产生过敏反应。疫苗中的主要成分是相应病原体和毒素或多聚糖。为维持疫苗的稳定性和增强疫苗的有效性,每种疫苗中都含有不同种类的防腐剂、稳定剂和佐剂等组分，如凝胶体、鸡蛋白、抗生素、防腐剂硫汞撒等，以及少见的酵母和瓶塞或注射器栓塞中的乳胶，疫苗过敏的发生大多与这些附加的疫苗组分有关。虽然疫苗过敏反应在临床上并不多见，但是严重的全身过敏反应可以危及生命，应引起临床医生足够的重视。尤以麻疹、风疹、腮腺炎三联疫苗为多见。

上述变应原多通过呼吸道、消化道、皮肤等途径进入机体，引起过敏反应。

2. IgE 抗体的产生　IgE 主要由鼻咽、扁桃体、气管和胃肠道等处黏膜固有层淋巴组织中的 B 细胞产生，这些部位常是变应原入侵部位，也是Ⅰ型超敏反应好发部位。正常人血清中 IgE 含量极低，而发生过敏反应患者血清中 IgE 含量则显著增高，尤其特异性 IgE 含量异常增高。这些易对变应原产生 IgE 类抗体，发生Ⅰ型超敏反应的个体常被称为特应性个体。IgE 为亲细胞抗体，可通过其 Fc 段与肥大细胞和嗜碱性粒细胞表面 IgE Fc 受体（FcεRI）结合，而使机体处于致敏状态。

3. IgE 与肥大细胞和嗜碱性粒细胞表面 IgE Fc 受体结合　肥大细胞主要分布于呼吸道、胃肠道和泌尿生殖道的黏膜下层及皮下结缔组织内小血管周围。嗜碱性粒细胞分布于外周血中，数量较少，也可被招募到变态反应发生部位发挥作用。这两种细胞表面均表达有高亲和力 IgE Fc 受体（FcεRI），可与 IgE 的 Fc 段结合，使机体处于致敏状态。表面结合 IgE 的肥大细胞和嗜碱性粒细胞称为致敏靶细胞。肥大细胞和嗜碱性粒细胞胞质中含有嗜碱性颗粒，储存有肝素、白三烯（leukotrienes，LTs）、组胺和嗜酸性粒细胞趋化因子等生物活性介质。

（二）发敏阶段

已致敏机体再次遇到相同变应原而发生超敏反应的过程，称为发敏阶段。当相同变应原再次进入致敏机体，多价变应原与致敏靶细胞表面相邻的两个或两个以上 IgE 分子交叉结合，从而使膜表面 FεcRI 聚集并发生构型改变，即发生受体交联，从而启动肥大细胞和嗜碱性粒细胞的激活。

活化的肥大细胞和嗜碱性粒细胞释放生物活性介质，主要有两类，一是预先储备于颗粒内的介质，主要包括组胺和激肽原酶；二是细胞内新合成的介质，主要有 LT、前列腺素 D_2（PGD_2）、PAF（血小板活化因子）及多种细胞因子。这些生物活性介质作用于效应器官所产生的主要生物学效应为：①刺激平滑肌收缩；②使小静脉和毛细血管扩张、通透性增强；③促进黏膜腺体分泌，并出现相应的临床表现。

Ⅰ型超敏反应发生机制见图 18-1。

二、常见的Ⅰ型超敏反应性疾病

Ⅰ型超敏反应因变应原进入机体的途径及生物活性介质作用的器官不同，可表现为全身超敏反应及局部超敏反应性疾病。

（一）过敏性休克

是一种最严重的Ⅰ型超敏反应性疾病，致敏患者通常在再次接触过敏原后数秒至数分钟内即出现症状，若抢救不及时，可导致死亡。

1. 药物过敏性休克　青霉素过敏性休克最为常见，此外链霉素、头孢菌素、普鲁卡因、有机碘等也可引起。青霉素分子量小，本身无抗原性，但其降解产物青霉噻唑醛酸或青霉烯酸与体内组织蛋白共价结合后，可刺激机体产生特异性 IgE 抗体，使肥大细胞和嗜碱性粒细胞致敏。当机体再次接触青霉素时，青霉噻唑醛酸或青霉烯酸蛋白可通过交联结合靶细胞表面特异性 IgE 分子而触发过敏反应，重者可发生过敏性休克甚至死亡。

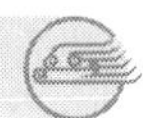

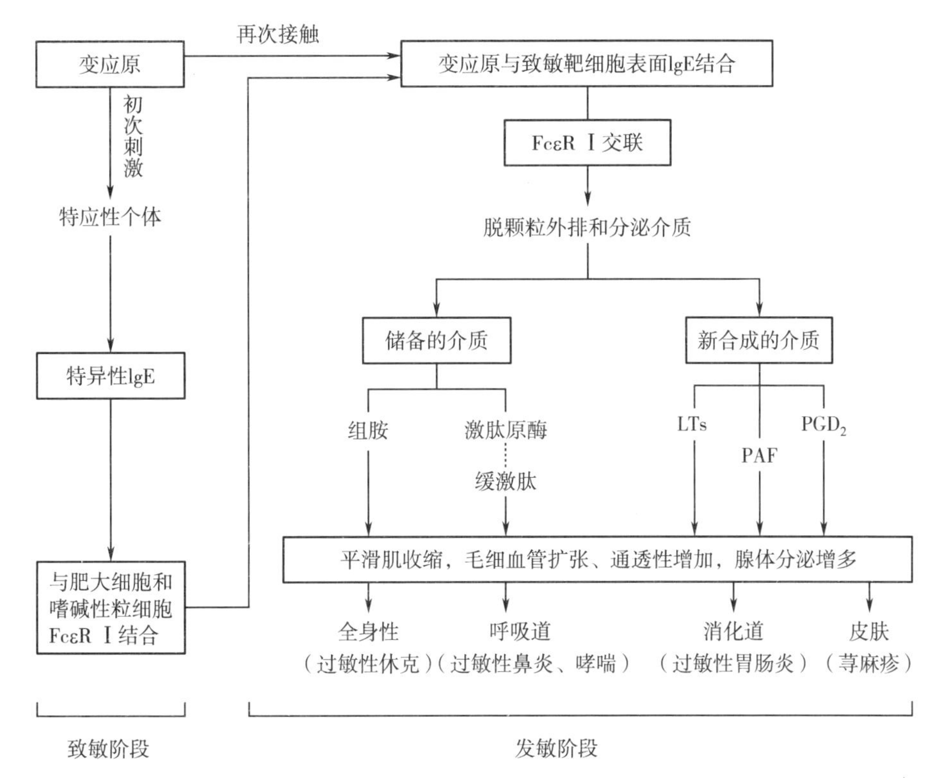

图 18-1　Ⅰ型超敏反应发生机制示意图

2. 血清过敏性休克　临床上用动物免疫血清(抗毒素)治疗或紧急预防时,可能诱发过敏性休克。其原因是动物免疫血清对人体来说是异种蛋白,能使少数具有过敏体质的人产生特异性 IgE 抗体,使机体致敏。当再次注射同种动物免疫血清时,即可出现与药物过敏性休克类似的症状。

(二)呼吸道过敏反应

过敏性鼻炎和过敏性哮喘是临床常见的呼吸道过敏反应,常因吸入花粉、尘螨、真菌孢子和动物皮屑等变应原或呼吸道病原微生物感染引起。过敏性哮喘有速发相和迟发相反应两种类型,前者发生快,消失也快;后者发生慢,持续时间长,同时局部出现以嗜酸性粒细胞和中性粒细胞浸润为主的炎症反应。

(三)消化道过敏反应

某些个体进食鱼、虾、蟹、蛋、奶等食物或服用某些药物后,可发生过敏性胃肠炎,出现恶心、呕吐、腹痛和腹泻等症状,严重者也可发生过敏性休克。研究发现,易发生消化道、呼吸道过敏的患者,其消化道、呼吸道黏膜表面分泌型 IgA 含量明显减少,并伴有蛋白水解酶缺乏,可能与遗传有关。分泌型 IgA 低,不能有效阻止变应原进入,易发生Ⅰ型过敏反应。

(四)皮肤过敏反应

皮肤过敏反应主要包括荨麻疹、特应性皮炎(湿疹)和血管神经性水肿,可由药物、食物、花粉、羽毛、肠道寄生虫及冷热刺激等引起。

三、Ⅰ型超敏反应免疫检测

Ⅰ型超敏反应的发生与变应原和特异性 IgE 有关,免疫学检测侧重在寻找变应原和测定血清特异性 IgE。

（一）皮肤试验

1. Ⅰ型超敏反应皮肤试验原理　当变应原通过皮肤挑刺、划痕、皮内注射等方法进入致敏者皮肤，与吸附在肥大细胞和嗜碱性粒细胞表面的特异 IgE 结合，导致肥大细胞或嗜碱性粒细胞脱颗粒，释放生物活性介质。在 20~30 分钟内局部皮肤出现红晕、红斑、风团及瘙痒感，数小时后消失。出现此现象者判断为皮试阳性，即对该变应原过敏；未出现红晕、红斑、风团者为阴性，即对该变应原不过敏。

2. Ⅰ型超敏反应皮肤试验方法　皮肤试验的最常用部位是前臂屈侧，此处皮肤较为光滑细腻，而且便于试验操作和结果观察。按正规作法，左右两臂一侧作试验，另一侧作对照。需要时也可选用上臂或背部皮肤。

（1）Ⅰ型超敏反应皮内试验：将试验抗原与对照液各 0.01~0.02ml 用皮试针头分别注入皮内，使局部产生直径为 2~3mm 的皮丘。当同时试验多种抗原时，相互间至少间隔 4cm，以免强烈反应时互相混淆结果。为了更准确地判断机体的致敏状态，皮肤试验时应以阳性和阴性对照液作比较。阳性对照液常用盐酸组胺，阴性对照液一般用变应原的稀释保存液或生理盐水。患者只有在阳性对照液出现阳性反应的情况下进行皮肤试验才具有意义。

皮肤试验时有时会出现假阳性或假阴性反应。出现假阳性的常见原因有：①试验溶液配制不当，过酸或过碱都会对皮肤产生非特异性刺激；②被试者皮肤反应性过强，如有皮肤划痕症；③试验抗原变质或试验抗原不纯，在提取、配制，甚至在试验过程中被其他抗原污染，引起交叉反应。假阴性的常见原因：①试验抗原浓度过低，或因各种原因失效；②患者皮肤反应较低；③患者近期内使用过大量抗组胺类药或正使用免疫抑制剂等药物。

（2）挑刺试验：也称点刺试验或刺痕试验。将试验抗原与对照液分别滴于试验部位皮肤上，用针尖透过液滴在皮肤上轻轻地挑刺一下，以刺破皮肤但以不出血为度；1 分钟后拭（吸）去抗原溶液。同时试验多种抗原时，千万注意不要将不同的抗原液交叉混合，以免出现假阳性。挑刺试验主要用于Ⅰ型变态反应，该法虽比皮内试验法敏感性稍低，但假阳性较少，与临床及其他试验的相关性较强。

划痕试验（scratch test）是挑刺试验的一个变型，用三棱针或注射器针头在皮肤上划一条或多条约 1 cm 长的创痕。因划痕的轻重与长短难于掌握一致，不常用。

3. 结果判定及分析　Ⅰ型超敏反应皮内试验结果在抗原刺激后 20~30 分钟内观察。挑刺试验的阳性反应以红晕为主，皮内试验的阳性反应以风团为主，判定标准见表 18-1。

表 18-1　Ⅰ型超敏反应皮肤试验的结果判定标准

反应程度	皮内试验	挑刺试验
–	无反应或小于阴性对照	无反应或小于阴性对照
+	风团 3~5mm，红晕 <20mm	红晕 > 对照，≤20mm
++	风团 6~9mm，伴有红晕	红晕 >20mm，无风团
+++	风团 10~15mm，伴有红晕	红晕伴有风团
++++	风团 >15mm，红晕伴有伪足	红晕伴有风团且有伪足

4. 应用与评价

(1) 寻找变应原：防治超敏反应性疾病的重要原则之一是找出相应变应原，避免再次接触。确定变应原的常用方法是各种类型的皮肤试验。例如支气管哮喘和荨麻疹等均可用皮肤试验来检测。但食物过敏与皮肤试验的相关性较差，可能是因为食物抗原提取液与肠道吸收的物质有所不同；而且引起食物过敏症的变应原容易被发现，一般不必做皮肤试验。临床上青霉素皮试和破伤风抗毒素皮试是最常用的Ⅰ型超敏反应皮内试验，采用常见变应原提取液进行皮试，有助于确定患者对何种变应原过敏。

(2) 预防药物或疫苗过敏：某些药物如青霉素、链霉素、普鲁卡因等易引起人体过敏，在首次使用前或已有较长时间未用者，在使用前均应进行皮肤过敏试验。如果患者呈阳性反应（或可疑阳性），应更换其他抗生素。注射异种抗血清（例如抗破伤风抗血清和抗狂犬病血清）前也应做皮肤试验。如果呈阳性反应就需要换为精制抗体，或进行脱敏、减敏治疗，即少量多次注射，以达到暂时耗竭肥大细胞和嗜碱性粒细胞上结合的 IgE，使机体暂时处于脱敏状态。但该疗法必须在密切观察中进行，一旦有反应，应立即终止使用。

(3) 皮内试验的敏感性比其他皮肤试验高，所用抗原应适当稀释，以免出现严重反应；当高可疑性抗原出现阴性结果时，应逐渐加大抗原浓度进行重复试验。

(二) 血清 IgE 检测

IgE 是介导Ⅰ型超敏反应的抗体，检测血清总 IgE 和特异性 IgE 对诊断Ⅰ型超敏反应性疾病及确定其变应原均具有重要意义。

1. 血清总 IgE 的测定　血清总 IgE 的水平是针对各种抗原的 IgE 的总和，正常情况下血清 IgE 含量很低，仅为 ng/ml 水平，需用敏感性较高的放射免疫测定法、酶联免疫测定法和化学发光法进行检测。

(1) 放射免疫吸附试验（radioimmunosorbent test，RIST）：是将抗 IgE 抗体吸附于固相载体上，用以检测血清 IgE，又称固相放射免疫测定（SPRIA）。临床上常用双抗体夹心法，载体多用滤纸，将抗 IgE 抗体偶联到经溴化氰活化的滤纸上，使其与待测血清中 IgE 及 IgE 参考标准进行反应，洗涤后加入 ^{125}I 标记的抗人 IgE 抗体，再经洗涤后测定滤纸片的放射活性。测定值与标本中的 IgE 含量呈正相关。

(2) 酶联免疫测定法：测定血清 IgE 也可用双抗体夹心 ELISA 法。该方法简便、实用，敏感性、特异性均较好，且无放射性核素污染，也不需特殊仪器，临床上较常应用。

(3) 化学发光法：用化学发光物质标记抗 IgE 抗体，反应后通过化学发光分析，计算出血清中 IgE 含量。此法敏感性、特异性均较好，且自动化程度较高，临床上多采用此法。

2. 特异性 IgE 测定　特异性 IgE 是指能与某种变应原特异结合的 IgE，需要用纯化的特异变应原替代抗 IgE 抗体进行检测。常用的方法仍然是放射免疫测定法、酶联免疫测定法和化学发光法。

(1) 放射变应原吸附试验（radioallergosorbent test，RAST）：将纯化的某种特异性变应原吸附于固相载体上，加入待测血清及 IgE 参考标准品，再与 ^{125}I 标记的抗 IgE 抗体反应，最后测定固相的放射活性。利用参考标准做出标准曲线，并求出待测血清中变应原特异性 IgE 的含量。待测血清放射性活性高于正常人均数加 3 *s* 时判为阳性。

(2) 酶联免疫测定法：试验原理及步骤基本与 RAST 同，只是用酶标记的抗 IgE 抗体代替 ^{125}I 标记的抗 IgE 抗体，然后再加入底物，利用酶催化底物生成有色物显色来判断结果。测定结果的表示也与 RAST 相同。

近年来又有一种新的固相荧光免疫测定法，称为CAP变应原检测系统，是根据RAST的原理设计的。在一个很小的塑料帽状物内置有多孔性、弹性和亲水性的纤维素粒。由于此粒多孔，增加了与变应原的接触，可吸附更多的变应原。检测时在吸附有特异性抗原的纤维素粒上，先加入待测血清和不同浓度的IgE标准品，经一定时间温育和冲洗，加入β-半乳糖苷酶标记的抗人IgE抗体，使之与固定在纤维素粒上的IgE结合。此酶作用于后加入的底物4-甲基伞桂-β-半乳糖苷（4-mehylumbelliferyl-β-o-galactoside）使之产生荧光。用荧光分光光度计读取吸光度值。荧光强度与特异性IgE抗体呈线性关系。据此可绘出标准曲线，并查出待测血清中IgE的量。该法由计算机全自动控制整个检测步骤。

3. 应用与评价

（1）血清总IgE测定：正常人血清总IgE水平为0.1~0.9mg/L。血清总IgE水平受年龄、种族、地域、环境、遗传及检测方法等多种因素的影响。Ⅰ型超敏反应性疾病，如变应性鼻炎、哮喘、特发性皮炎、湿疹、药物性间质性肺炎、支气管肺曲菌病、寄生虫感染、急慢性肝炎和IgE型多发性骨髓瘤等均可使血清IgE水平升高。因此在分析血清IgE水平与Ⅰ型超敏反应疾病时，必须注意当地人群IgE的水平。

（2）特异性IgE测定：特异性IgE的增高对Ⅰ型超敏反应疾病的诊断具有重要价值，同时也可确定变应原。RAST检测血清特异性IgE水平与变应原皮试和支气管激发试验之间符合率高达80%左右，但并不能完全代替后两种试验，因后两种试验更能反映机体的整体情况。

RAST检测特异性IgE具有特异性强、敏感性高、影响因素少等优点。但缺点是：费用较高，花费时间长，放射性核素易过期且污染环境，不同来源试剂盒的参比血清不同而不易相互比较，待检血清含有相同特异性IgG时可干扰正常结果。因此一般只在下列情况下才做RAST：①皮试结果难以肯定、但需提供进一步的诊断证据者；②不适宜做皮试或激发试验者，例如老年、幼儿、妊娠妇女、患有皮肤病、对变应原有严重过敏史或正服用抗过敏药物以及重病者；③观察脱敏治疗效果或研究变态反应机制。

ELISA法与RAST有相似的优点，而且还有独特的长处，如没有同位素污染，酶标抗体可长期保存，因此在国内应用较多。用ELISA测试屋尘和一些花粉的结果与RAST符合率较高，且与临床也较符合，但与皮肤试验的符合率不够理想。

第二节 Ⅱ型超敏反应

Ⅱ型超敏反应又称为细胞溶解型或细胞毒型超敏反应，是由IgG、IgM类抗体与靶细胞表面相应抗原结合后，在补体、吞噬细胞和NK细胞参与下，引起的以细胞溶解或组织损伤为主的病理性免疫反应。

一、发生机制

（一）抗原

引起Ⅱ型超敏反应的抗原根据其来源不同，可分为两类：

1. 组织细胞表面固有的抗原成分 ①血细胞表面的同种异型抗原，如ABO血型抗原、Rh抗原和HLA抗原；②正常组织细胞上的同外源性抗原相同的共同抗原，如A族溶血性链球菌胞壁多糖抗原与心脏瓣膜、关节组织糖蛋白之间的共同抗原；③由于感染、理化因素等

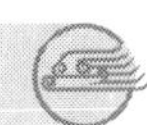

所致的自身抗原物质的改变。

2. 吸附于组织细胞表面的外来抗原、半抗原或抗原抗体复合物。

（二）抗体和免疫损伤机制

参与Ⅱ型超敏反应的抗体主要是IgG（IgG1、IgG2、IgG3）和IgM。抗体与靶细胞表面抗原或半抗原特异性结合后，可通过三条途径杀伤靶细胞。

1. 激活补体经典途径，导致补体系统级联反应，形成攻膜复合体，损伤和裂解靶细胞（多为血细胞）。

2. IgG抗体与靶细胞表面抗原特异性结合后，通过其Fc段与吞噬细胞（单核/巨噬细胞）表面Fc受体（FcγR）结合，通过调理作用促进对靶细胞的吞噬杀伤作用，溶解破坏靶细胞。

3. IgG抗体与靶细胞表面抗原特异性结合后，其Fc段可与NK细胞表面FcγR结合，使NK细胞通过ADCC作用破坏靶细胞。

二、常见的Ⅱ型超敏反应性疾病

（一）输血反应

一般多发生于ABO血型不符的输血。如将A型血误输给B型受血者，A型红细胞表面有A抗原，受血者血清中有天然抗A抗体（IgM），两者结合后激活补体，可使红细胞溶解破坏，引起溶血反应。输血反应也可发生在Rh血型不合的输血中。

（二）新生儿溶血症

多由母子间Rh血型不符引起。母亲血型为Rh^-，由于输血、流产或分娩等原因接受了Rh^+红细胞表面Rh抗原刺激后，可产生抗Rh抗体。此类血型抗体为IgG类，可通过胎盘。当体内产生有抗Rh抗体的母亲再次妊娠时，母体内的抗Rh抗体便可通过胎盘进入胎儿体内，如胎儿血型仍为Rh^+，则抗Rh抗体与其红细胞结合，激活补体，导致胎儿红细胞溶解，引起流产或发生新生儿溶血症。母子间ABO血型不合引起的新生儿溶血症也不少见，但症状较轻。对Rh^-的产妇，可于产后72小时内注射抗Rh（或抗RhD）免疫球蛋白，及时清除进入母体内的Rh^+红细胞，可有效预防再次妊娠时发生新生儿溶血症。

（三）自身免疫性溶血性贫血

某些病毒（如流感病毒、EB病毒）感染后或服用甲基多巴类药物后，能使红细胞膜表面成分发生改变，从而刺激机体产生抗红细胞自身抗体。这种抗体与自身改变的红细胞特异性结合，可引起自身免疫性溶血性贫血。

（四）药物过敏性血细胞减少症

青霉素、磺胺、安替比林、奎尼丁和非那西汀等药物抗原表位，能与血细胞膜蛋白或血浆蛋白结合获得抗原性，从而刺激机体产生药物抗原表位特异性抗体。这种抗体与结合于红细胞、粒细胞或血小板表面的药物半抗原结合，或先与药物结合形成抗原抗体复合物后，再与具有FcγR的血细胞结合，通过补体、吞噬细胞和NK细胞的损伤作用，引起药物过敏性溶血性贫血、粒细胞减少症或血小板减少性紫癜等。

（五）肺出血-肾炎综合征

又称Goodpasture综合征，临床以肺出血和进行性肾衰竭为特征。本病病因尚不清楚，可能是由于吸入有机溶剂，或因病毒感染而造成肺组织损伤所致。肺组织（尤其是肺泡基底膜）与肾小球基底膜之间具有共同抗原表位。损伤的肺组织可诱导机体产生IgG类自身抗体，如抗Ⅳ型胶原的抗体，此种抗体对肺泡和肾小球基底膜均可引起损伤，导致肺出血和肾炎。

（六）甲状腺功能亢进

又称 Graves 病。该病患者体内产生一种针对甲状腺细胞表面甲状腺刺激素（thyroid stimulating hormone，TSH）受体的刺激性自身抗体（属于 IgG 类），称为长效甲状腺刺激素（long acting thyroid stimulator，LATS）。该种抗体与甲状腺细胞表面 TSH 受体结合，可刺激甲状腺细胞分泌过多的甲状腺素，引起甲状腺功能亢进。通常将此类超敏反应视为特殊的Ⅱ型超敏反应，即抗体刺激型。

三、Ⅱ型超敏反应免疫检测

机体产生的抗血细胞抗体是Ⅱ型超敏反应的主要介质，检测抗血细胞抗体对Ⅱ型超敏反应的诊断有重要的意义。抗血细胞抗体大多属于不完全抗体，与相应抗原结合后不会出现凝集现象。现将 Rh 抗体和抗球蛋白的检测做简要介绍。

1. Rh 抗体的检测　为防止 Rh 血型不合所致死胎及新生儿溶血症的发生，可对孕妇血清或胎儿羊水检测 Rh 抗体。检测方法常有酶介质法、盐水凝集试验和聚凝胺法等。这里简要介绍酶介质法。

酶介质法检测 Rh 血型抗体的原理：Rh 血型抗体分子量小，在结合了具有相应抗原的红细胞后，并不能将相邻的红细胞彼此连接起来，使红细胞发生凝集。酶（木瓜酶、菠萝蛋白酶等）可破坏红细胞表面带负电荷的唾液酸，降低细胞表面负电荷，使红细胞之间排斥力减小，缩小红细胞间距，使红细胞在不完全抗体的作用下发生凝集。最常用的酶是 1% 的木瓜酶或菠萝蛋白酶。

2. 抗球蛋白检测　抗球蛋白的检测通常用抗球蛋白试验（antiglobulin test，AGT），又称为 Coombs 试验。Coombs 试验分直接法和间接法。

（1）直接 Coombs 试验：可直接检测红细胞表面有无不完全抗体。患者体内若有抗红细胞抗原的不完全抗体存在，可与红细胞结合形成抗原抗体复合物。但由于不完全抗体分子较小，不能有效地使红细胞发生凝集。如加入抗球蛋白血清（含有完全抗体），可与红细胞膜上的不完全抗体结合，出现肉眼可见的凝集现象。

（2）间接 Coombs 试验：用已知的不完全抗体检测受检红细胞上相应的抗原，或用已知抗原的红细胞检测受检血清中相应的不完全抗体。若有对应的抗原和抗体，两者结合，红细胞被致敏，再加入抗球蛋白试剂，与红细胞上不完全抗体结合，即可出现红细胞凝集。

3. 应用与评价　Rh 血型系统很少存在天然抗体，Rh 血型不一致的妊娠或反复输血，接触含有相应抗原的红细胞刺激后，可产生免疫性 Rh 抗体。Rh 血型抗体往往在产前、新生儿溶血病、抗体筛选及疑难配血等试验中发现。

直接 Coombs 试验用于检测红细胞表面是否结合有不完全抗体。阳性结果可见于新生儿溶血症、自体免疫溶血性贫血、输血反应、某些药物或疾病引起的免疫溶血性贫血等。间接 Coombs 试验主要用于检测血清中的不完全抗体，常见于输血、器官移植、妊娠所致的免疫性血型抗体及自身免疫性血型抗体，也可用于交叉配血。

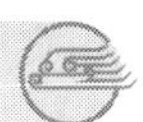

第三节　Ⅲ型超敏反应

Ⅲ型超敏反应又称免疫复合物型或血管炎型，是抗原、抗体（主要是IgG、IgM，也可以是IgA）结合形成中等大小可溶性免疫复合物（immune complex，IC），沉积于局部或全身多处毛细血管基底膜上，通过激活补体，并在血小板、中性粒细胞、嗜碱性粒细胞参与下，引起的以充血水肿、局部坏死和中性粒细胞浸润为主要特征的炎症反应和组织损伤。由循环免疫复合物引起的疾病又称为免疫复合物病（immune complex disease，ICD）。

一、发生机制

（一）抗原

引起Ⅲ型超敏反应的抗原种类很多，根据其来源可分为内源性和外源性抗原两类：①内源性抗原包括变性DNA、核抗原和肿瘤抗原等；②外源性抗原包括各种病原微生物抗原、药物、异种血清等。这些抗原主要诱导机体产生IgG、IgM或IgA类抗体。

（二）可溶性免疫复合物的形成

存在于血液循环中可溶性抗原与相应抗体结合，可形成可溶性抗原-抗体复合物（即免疫复合物）。可溶性抗原与相应抗体比例不同，所形成的IC的大小亦不相同。当抗原抗体比例适合时，形成大分子不溶性IC，易被吞噬细胞吞噬消除；当抗体（或抗原）高度过剩时，形成小分子可溶性IC，可通过肾小球滤出，被排出体外。这两种免疫复合物对机体均无致病作用。当抗原略多于抗体时，可形成中等大小（19S）可溶性IC，可长期存在于血循环中，又称为循环免疫复合物（circulating immune complex，CIC）。若血管壁通透性增加，CIC容易沉积于毛细血管壁或肾小球基底膜，引起炎症反应和组织损伤。

（三）免疫复合物的沉积

中等大小可溶性IC沉积于局部是引起Ⅲ型超敏反应的关键环节，促使IC沉积的因素主要有：

1. 毛细血管通透性增加　免疫复合物可激活补体产生过敏毒素（C3a和C5a）和C3b，使肥大细胞、嗜碱性粒细胞和血小板活化，也可直接与血小板表面FcγR结合使之活化，释放组胺等血管活性物质。高浓度血管活性物质可使血管内皮细胞间隙增大，血管通透性增加，有助于免疫复合物向组织内沉积。

2. 局部血流动力学因素的作用　肾小球基底膜和关节滑膜等处毛细血管迂回曲折，血流缓慢，易产生涡流，而且该处毛细血管内血压较一般毛细血管内血压高。血管高压与涡流有助于ICI沉积和嵌入到血管内皮细胞间隙和基底膜，引起组织损伤。

（四）免疫复合物引起炎症损伤的机制

1. 激活补体　沉积的IC通过经典途径激活补体，产生过敏毒素和趋化因子（C3a和C5a）。C3a和C5a与肥大细胞或嗜碱性粒细胞上的C3a和C5a受体结合，使其释放组胺等炎性介质，使局部毛细血管通透性增加，引起渗出和局部水肿。C3a和C5a同时又可趋化中性粒细胞至IC沉积部位。

2. 中性粒细胞聚集和浸润　聚集到局部的中性粒细胞，在吞噬IC时释放溶酶体酶，包括蛋白水解酶、胶原酶和弹性纤维酶等，可水解和损伤血管及周围组织。局部出现以中性粒细胞浸润为主的炎症，这是Ⅲ型超敏反应的特征之一。

3. 活化血小板　沉积的IC可使血小板聚集、活化,肥大细胞或嗜碱性粒细胞活化后释放的PAF,也可使血小板聚集、活化。活化的血小板产生5-羟色胺,导致血管扩张,通透性增加,加重充血水肿。另外,血小板凝聚使局部形成微血栓,造成局部组织缺血、出血、坏死。

Ⅲ型超敏反应的发生机制见图18-2。

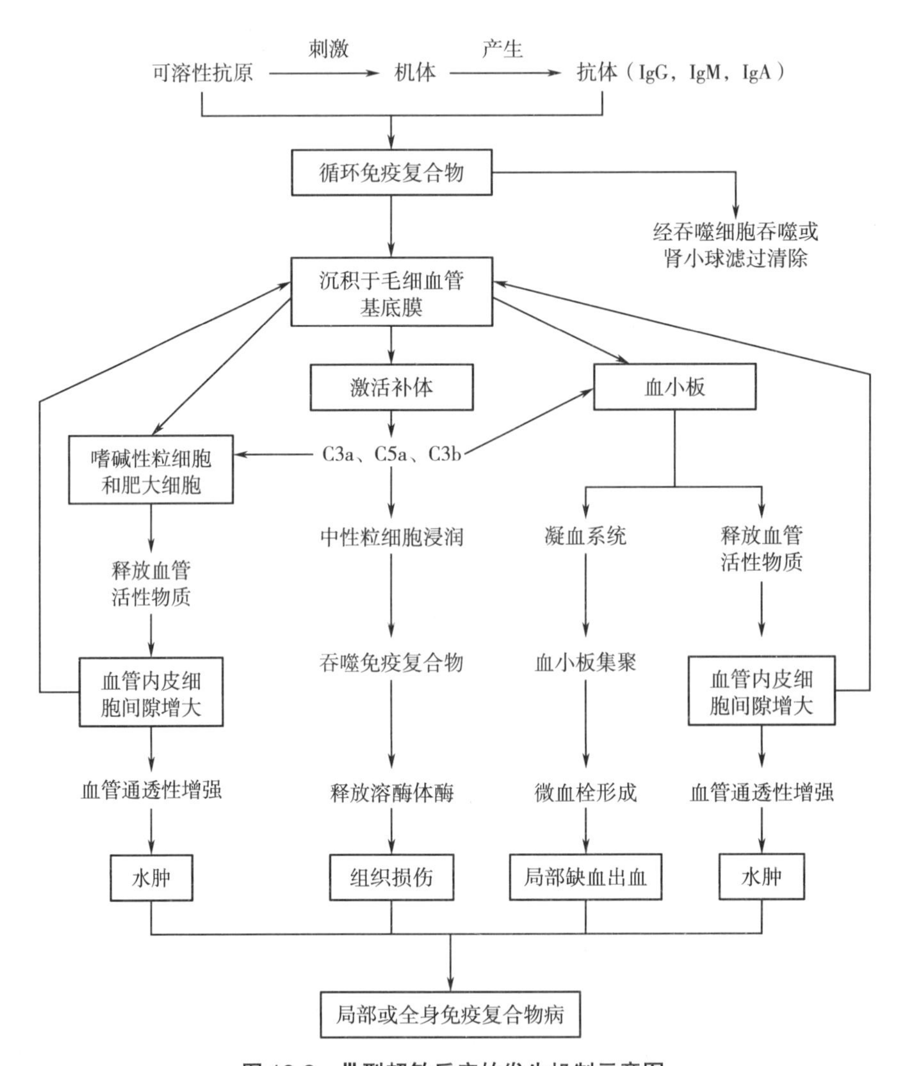

图18-2　Ⅲ型超敏反应的发生机制示意图

二、常见的Ⅲ型超敏反应性疾病

(一)局部免疫复合物病

1. 实验性局部过敏反应　又称Arthus反应。1903年,Arthus发现用马血清经皮下反复免疫家兔数周后,当再次注射马血清时,注射局部可出现红肿、出血和坏死等剧烈炎症反应。此种现象被称为Arthus反应。其原因是,反复注射异种血清刺激机体产生大量抗体,当再次注射同种抗原时,在局部形成IC,沉积于血管基底膜,从而引起局部水肿、出血、坏死等剧烈炎症反应。

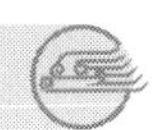

2. 人类局部ICD　胰岛素依赖型糖尿病患者需要反复注射胰岛素，从而刺激机体产生过量抗胰岛素抗体（IgG类抗体）。若此时再次注射胰岛素，注射局部即可出现红肿、出血和坏死等与Arthus反应类似的局部炎症反应。长期大量吸入植物性或动物性蛋白质以及真菌孢子，可引起变态反应性肺泡炎或间质性肺泡炎，也属此类反应。

（二）全身性免疫复合物病

1. 血清病　初次注射大量异种抗毒素血清后1~2周后，可出现发热、皮疹、淋巴结肿大、关节肿痛和一过性蛋白尿等症状。发生机制是：一次大量注入异种抗毒素血清后，机体产生抗异种血清抗体，由于注入的异种血清尚未完全清除，两者在抗原量多于抗体量的条件下结合，形成中等大小可溶性IC，随血流运行至全身，沉积于肾小球基底膜、关节滑膜及皮下组织毛细血管壁中，引起一系列症状。血清病具有自限性，停止注射抗毒素后症状可自行消退。有时应用大剂量青霉素、磺胺等药物也可引起类似血清病样的反应。

2. 急性免疫复合物型肾小球肾炎　一般发生于A族溶血性链球菌感染后2~3周，此时体内产生抗链球菌抗体与链球菌可溶性抗原结合形成CIC，沉积于肾小球基底膜上，可使肾损伤引起免疫复合物型肾炎。80%以上的急性肾小球肾炎属Ⅲ型超敏反应。此型肾小球肾炎也可发生于其他病原微生物如葡萄球菌、肺炎双球菌、乙型肝炎或疟原虫感染后。

3. 系统性红斑狼疮（SLE）　SLE患者体内出现多种自身抗体（如抗核抗体），其与相应抗原形成IC，沉积于肾小球、关节或其他部位血管基底膜，引起肾小球肾炎，关节炎等全身多器官病变。

4. 类风湿性关节炎（RA）　此病病因尚未完全查明，可能是病毒或支原体的持续感染，使体内IgG分子发生变性，从而刺激机体产生抗变性IgG自身抗体，其中以IgM为主，称为类风湿因子（rheumatoid factor，RF）。反复产生的自身抗体与自身变性IgG结合成IC，沉积于小关节滑膜，引起类风湿性关节炎。

三、免疫复合物的检测

中等大小的可溶性IC在体内沉积是Ⅲ型超敏反应（免疫复合物病）的始动因素和关键环节。因此，检测体内IC，对免疫复合物病的诊断、发病机制研究、病情活动性的观察、疗效判断和预后估计等具有重要意义。

（一）抗原非特异性CIC检测方法

IC在体内的存在方式不同，检测方法也不同。沉积于组织内的IC常用免疫组织化学技术进行检测，如采用免疫荧光技术、免疫酶技术观察相应部位染色情况，以确定IC在局部组织中的沉积。CIC的检测通常按抗原是否已知，分为抗原特异性方法和抗原非特异性方法两类。在已知某种抗原引起免疫复合物病时可采用抗原特异性方法；在大多数情况下，IC中抗原的性质往往不清，所以临床检验中常采用抗原非特异性方法。该方法无需考虑IC中抗原的特异性，而是根据免疫球蛋白分子在形成IC后，发生的物理学、免疫学和生物学特性的改变而进行检测。抗原非特异性方法种类较多，大致可分为物理法、补体法、抗球蛋白法和细胞法等（表18-2）。

1. 物理学测定法　IC的相对分子量一般在600kD以上，沉降系数常大于19S，与其相应的游离抗原、抗体相比，IC的分子量、分子构型、溶解度、电荷及表面特性均发生改变，可根据IC的物理特性加以检测。

表 18-2　循环免疫复合物的常用检测方法

类别	原理	方法	敏感性(mg/L)	备注
物理法	分子大小	1. 超速离心	—	适于研究
		2. 分子超滤	—	适于研究
		3. 凝胶过滤	30	适于研究
	溶解度	1.PEG 沉淀	20	简单，粗定量
		2.PEG 比浊	20	易推广
补体法	固定补体，	抗补体试验	0.1	常用，特异性差
	结合 Clq	1.Clq 固相法	0.1	C1q 不易精制
		2.Clq 液相法	10	不易普及
		3.C1q 偏离试验	1~5	不易普及
	胶固素	胶固素结合试验	1	敏感，稳定
抗球蛋白法	结合 RF	1.mRF 凝胶扩散试验	100	定性，不敏感
		2.mRF 固相抑制试验	1~20	不易普及
	结合 Ig	抗抗体法	2~3	不易普及
细胞法	Fc 受体	血小板凝集试验	1~4	需新鲜制备
	补体受体	1.Raji 细胞法	6	需维持细胞株
		2. 花环抑制试验	10	影响因素多

（1）分子大小特性：根据分子大小不同，可用超速离心、分子超滤和凝胶过滤等方法检测。这类方法因特异性和敏感性较差，且操作麻烦，应用较少，主要用于研究。

（2）聚乙二醇沉淀试验　①原理：聚乙二醇（PEG）是一种不带电荷的直链大分子多糖，有较强的脱水性。用 3% ~4% 浓度的 PEG（相对分子量 6000）可选择性地沉淀大分子 CIC。待检血清的浊度与 CIC 含量成正比。②方法：将待检血清做适当稀释，加入终浓度为 3.5% 的 PEG 溶液混合，置 37℃水浴 60 分钟或 4℃冰箱过夜，血清中的 CIC 被 PEG 沉淀；将沉淀物用 PEG 溶液充分洗涤后，重新溶解于 0.01mol/L 的 NaOH 中，用分光光度计测定其 A_{280nm} 值。以不同浓度的热聚合 IgG（heat agglutination human IgG，HAHG）作为参考标准品，绘制标准曲线，即可测得待检血清中 CIC 的含量。也可利用散射比浊法直接测定 PEG 沉淀的免疫复合物。

聚乙二醇沉淀法简单易行，容易普及，敏感度达 20mg/L HAHG。但易受多种大分子蛋白和温度的干扰，特异性差。PEG 沉淀法还可用于沉淀 IC，再进行解离，以分析特 IC 中的抗原或抗体。

2. 补体相关测定法　IgG 和 IgM 类抗体与抗原结合后，其重链 CH2 区的补体结合位点暴露，可固定补体 Clq，并引起补体活化的级联反应，据此建立了补体参与的多种 IC 检测方法。

（1）Clq 结合试验　将待检血清先行加热 56℃ 30 分钟，以灭活其中的补体和破坏已与 CIC 结合的 Clq，空出补体结合点。再将放射性核素或酶标记的 C1q 与待检血清混合，测定 C1C 与标记 Clq 形成的复合物的放射活性或酶活性，可计算出 CIC 的含量。常用的方法有以下 3 种：

1）液相法：先将放射性核素标记的 Clq 与灭活的待检血清混合，再加入浓度为 2.5% 的 PEG，将结合有 Clq 的 CIC 沉淀，检测沉淀物中的放射活性计算 CIC 的含量。

2）固相法：先将 Clq 吸附包被于固相载体表面（微量反应板），加入待检血清，使 CIC

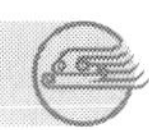

与 Clq 结合，再加入酶标记的抗人 IgG 抗体，最后加酶底物显色，用酶标仪检测吸光度值（A_{492nm}），即可测得 CIC 的含量。

3）Clq 偏离试验：先将放射性核素标记的 Clq 与灭活的待检血清混合，再加抗体致敏的绵羊红细胞，温育后离心，检测红细胞上的放射活性。红细胞的放射活性与免疫复合物的量呈负相关。

（2）抗补体试验：原理类似补体结合试验。将一定量的补体（多为数只豚鼠混合血清）与灭活的待检血清混合温育，反应后加入致敏绵羊红细胞（指示系统）。若待检血清中存在 CIC，则能与补体结合，后加入的致敏绵羊红细胞即不出现溶血；若待检血清中不存在 CIC，则不能与补体结合，后加入的致敏绵羊红细胞就会结合补体，而导致溶血。将待检血清做不同稀释，并与已知的热聚合 IgG 作对照，可计算 CIC 的含量。本方法的灵敏度较高，且易于在一般实验室开展，但特异性较差。

（3）胶固素结合试验：胶固素（conglutinin）是牛血清中的一种正常蛋白，能与 C3d 特异性结合；体内与补体结合的 CIC 都带有 C3d，因此胶固素可与 CIC 结合。用一定量的胶固素包被塑料管，将稀释的血清标本加入管中，温育后再加入放射性核素或酶标记的抗人 IgG 抗体，检测各管的放射活性或酶活性，即可计算 CIC 的含量。胶固素性质稳定、容易保存、来源方便、价格便宜，方法简便，易于推广。

3. 抗球蛋白测定法　类风湿因子（RF）为抗变性 IgG 的自身抗体，能与变性 IgG、热聚合 IgG 和 CIC 中的 IgG 结合，但不与游离 IgG 结合。单克隆 RF（mRF）与 CIC 的亲和力较强，利用 mRF 的这一特点，可以检测患者血清中的 CIC，而不受 IgG 的影响。

（1）mRF 固相抑制试验　从特发性冷球蛋白血症患者血清中提取 mRF。试验时，先将 mRF 吸附于固相载体上，加入待检血清，再加入放射性核素标记的可溶性热聚合 IgG。若待检血清中含有 CIC，固相 mRF 与 CIC 结合，热聚合 IgG 与 mRF 的结合便被抑制，其放射活性与 CIC 的含量呈负相关。此法灵敏度高，但 mRF 来源有限。

（2）mRF 凝胶扩散试验　该法是将 mRF 与待检血清在琼脂凝胶中扩散，若待检血清中含有 CIC，则与 mRF 结合形成沉淀线。借助标准参考品（HAHG），可定性或定量检测 CIC。该法灵敏度较低（100mg/L），且操作费时。

4. 细胞技术测定法——Raji 细胞试验　Raji 细胞是从 Burkitt 淋巴瘤患者分离建株的 B 细胞系，可在体外培养传代。Raji 细胞表面无膜免疫球蛋白，但具有高密度的 Clq、C3b 和 C3d 等补体受体，而且不易脱落，能吸附已结合补体的免疫复合物。将待检血清做适当稀释，加入一定量的 Raji 细胞，混合，孵育，使血清中 CIC 与 Raji 细胞充分结合；离心洗涤后加入荧光素标记的抗人 IgG 抗体；洗涤后用荧光显微镜观察，可作为定性检测。或加入放射性核素标记的抗人 IgG 抗体，洗涤后检测沉淀细胞的放射活性；以热聚合 IgG 作为参考标准，绘制标准曲线，从而求得待测标本中 CIC 的含量。

Raji 细胞法敏感性高（6mg/L，HAHG）、特异性强、实用性强；但维持 Raii 细胞的培养较困难，培养条件的变化可改变 Raji 细胞表面受体的数目及亲和性，影响检测敏感性；Raji 细胞表面尚有 Fc 受体，有时需封闭，操作烦琐。

（二）CIC 检测方法评价及应用

1. 检测方法的评价　CIC 的检测方法种类繁多，其原理、敏感性、特异性等各不相同。理想的 CIC 检测方法应具备敏感性高，特异性强，可重复性好，操作简便，适用面广等特点，但目前尚无一种方法具备上述所有的特点。相比之下，Clq 结合试验、胶固素结合试验、Raji

细胞试验和 mRF 固相抑制试验等方法在临床上应用相对较多。如果方法得当、试剂合格、标本新鲜、操作小心、分析谨慎，CIC 测定仍具有较大的参考价值。另外，用一种方法测定为阳性，另一种方法检测可能为阴性；因此，临床上检测 CIC 时，建议最好采用几种方法同时进行。或结合免疫组织化学技术检测组织中固定的 IC，进行综合判断，将更具有临床参考价值。

对于 CIC 的定量检测，尚缺乏理想的标准品，导致试验结果的可靠性较差。目前大多数实验室均以 HAHG 作为标准品进行 CIC 定量测定，但 HAHG 本身并不是 IC，其代表性有限，会出现试验偏差。值得注意的是，CIC 总量的变化，并不是诊断疾病的敏感指标，常作为某些自身免疫病的辅助诊断和病情的连续动态观察。

2. 临床应用　IC 的检测虽不是疾病诊断的主要指标，但在某些自身免疫性疾病的研究、病情观察、疗效判断和预后估计等方面仍具有重要意义。CIC 的检测主要用于下列疾病：

（1）自身免疫性疾病：系统性红斑狼疮、类风湿性关节炎、硬皮病、自身免疫性溶血性贫血等。

（2）肾脏疾病：急、慢性肾小球肾炎、IgA 肾病、肾移植等。

（3）肝脏疾病：慢性活动性肝炎、原发性胆汁性肝硬化。

（4）皮肤疾病：天疱疮、荨麻疹、皮疹性皮炎等。

（5）其他：肿瘤、肝癌、白血病、神经肌萎缩性侧索硬化症等。

第四节　Ⅳ型超敏反应

Ⅳ型超敏反应是由致敏 T 细胞与相应抗原作用后，引起的以单个核细胞（淋巴细胞、单核细胞）浸润和组织变性、坏死为主要特征的局部炎症反应。此型超敏反应发生较慢，通常于再次接触抗原后 18~24 小时发生，48~72 小时达高峰，又称迟发型超敏反应（delayed hypersensitivity）。Ⅳ型超敏反应属细胞免疫应答，细胞免疫缺陷患者不会发生Ⅳ型超敏反应。

一、发生机制

（一）抗原与效应性 T 细胞

引起Ⅳ型超敏反应的抗原主要有胞内寄生菌、某些微生物、寄生虫、组织抗原和某些化学物质等。这些抗原性物质经抗原提呈细胞（antigen-presenting cell，APC）摄取、加工处理后，以抗原肽-MHC-Ⅱ/Ⅰ类分子复合物的形式表达于 APC 表面，供具有相应抗原受体的 T 细胞识别，并使之活化、分化为效应性 T 细胞，即 $CD4^+$Th1 细胞和 $CD8^+$CTL，有些成为静止的记忆 T 细胞。

（二）效应 T 细胞引起的炎症反应和组织损伤

1. $CD4^+$Th1 细胞介导的炎症反应和组织损伤　致敏 $CD4^+$Th1 细胞受相应抗原再次刺激后，可大量释放多种细胞因子（如 IFN-γ、TNF、LT-α、IL-3、GM-GSF、MCP-1 等），其中 IL-3 和 GM-GSF 可刺激骨髓生成单核细胞，使巨噬细胞数量明显增加；MCP-1 可趋化单个核细胞在抗原部位聚集；TNF 和 LT-α 可使局部血管内皮细胞黏附分子的表达增加，促进巨噬细胞和淋巴细胞至抗原存在部位聚集，并可直接对靶细胞及其周围组织细胞产生细胞毒作用，引起组织损伤；IFN-γ 和 TNF 可活化巨噬细胞，活化的巨噬细胞进一步释放前炎症细胞因子 IL-1、IL-6、IL-8 和 TNF-α 等，加重炎症反应。

2. $CD8^+$CTL 细胞介导的细胞毒作用　效应 $CD8^+$CTL 细胞识别并结合靶细胞表面的特异性抗原而被活化，通过释放穿孔素和颗粒酶等介质，使靶细胞溶解或凋亡；或通过其表面表达的 FasL 与靶细胞表面表达的 Fas 结合，导致靶细胞发生凋亡。

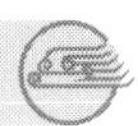

二、常见的Ⅳ型超敏反应性疾病

（一）传染性迟发型超敏反应

多发生于胞内寄生病原体感染，如结核杆菌、病毒、某些原虫或真菌感染等。机体对胞内病原体主要产生细胞免疫应答，以达到抗感染作用。但在清除病原体或阻止病原体扩散的同时，可因产生迟发型超敏反应而致组织损伤。例如，肺部再次感染结核杆菌时出现的病灶范围往往比初次感染更局限，这是特异性细胞免疫的作用，而肺局部出现干酪样坏死、液化或空洞等严重肺部损伤，则是传染性迟发型超敏反应所致。因此，发生传染性迟发型超敏反应往往代表机体已获得对特定病原体的细胞免疫功能。临床上常借助结核菌素试验以判定机体是否对结核杆菌具有免疫保护力。该试验是将结核杆菌纯蛋白衍生物（PPD）或旧结核菌素（OT）注入受试者皮内，若局部出现红肿、硬结等阳性反应，表明该个体对结核杆菌具有细胞免疫力，也表明该个体曾感染过结核杆菌（或接种过卡介苗）；若为阴性反应则反之。

（二）接触性皮炎

是经皮肤接受抗原刺激后，当再次接触相同抗原时发生的以皮肤损伤为主要特征的Ⅳ型超敏反应。致敏原是小分子化学物质，常有油漆、染料、农药、化妆品，药物如磺胺、青霉素和某些化学物质如二硝基氯 / 氟苯等。这些小分子抗原表位能与表皮细胞角蛋白结合形成完全抗原，从而刺激机体产生小分子抗原表位特异性的效应 T 细胞。此时机体再次接触相应抗原，一般 24 小时后即可发生接触性皮炎，48~96 小时达高峰。局部皮肤出现红肿、皮疹、水疱，严重者可出现剥脱性皮炎。

三、Ⅳ型超敏反应免疫检测

（一）Ⅳ型超敏反应皮肤试验原理

Ⅳ型超敏反应皮肤试验是用皮内注射、皮肤斑贴等方法使变应原进入已致敏机体，体内致敏 T 细胞再次接触相同变应原后，释放多种细胞因子，造成局部以单核细胞和淋巴细胞浸润为主的炎症反应。48~72 小时内局部出现红肿、硬结或水疱，以此可判断变应原是否引起机体Ⅳ型超敏反应或机体的细胞免疫功能状态。

（二）Ⅳ型超敏反应皮肤试验方法

1. 斑贴试验　将试验抗原直接贴敷于皮肤表面的方法。试验抗原为软膏时可直接涂抹在皮肤上；如为固体物可用蒸馏水混合或浸湿后涂敷于皮肤上；如为水溶液则浸湿纱布后敷贴于皮肤上。所用抗原浓度以不刺激皮肤为原则，涂敷范围以 0.5~1cm 为宜。涂敷后盖以油纸或玻璃纸，用纱布或绷带固定；如有明显不适感可随时打开查看，并进行适当处理。在接触抗原后 24~72 小时内观察结果，斑贴试验的阳性结果以红肿和水疱为主。判定标准见表 17-2。

2. 结核菌素皮试　结核菌素皮试是检测Ⅳ型超敏反应典型的例子。结核菌素有旧结核菌素（old tuberculin，OT）和纯蛋白衍生物（purified protein derivative，PPD）。目前多用后者，取 0.1ml PPD（含 0.1mg 结核蛋白），前臂内侧皮内注射，47~72 小时后观察局部有无红肿硬结，以硬结的纵横直径均值判断结果（表 18-3）。

3. 应用与评价　Ⅳ型超敏反应皮肤试验既可反映机体对试验抗原的致敏状态，同时也反映机体的细胞免疫功能状况。因此，可用Ⅳ型超敏反应皮肤试验判断免疫缺陷病、肿瘤或器官移植患者的细胞免疫状态，对疾病的诊断、治疗和预后判断具有一定的参考价值。常用旧结核菌素（OT）、PPD 或双链酶（SD-SK）进行皮试，也可用人工合成的二硝基氯苯（DNCB）

或二硝基氟苯(DNFB)。后者使用前应先对待试者作致敏，再做皮试，这样可消除因抗原接触史不同而产生的误差。

表 18-3　Ⅳ型超敏反应皮肤试验的结果判定标准

反应程度	皮内试验	斑贴试验
-	无反应或小于对照	无反应或小于对照
+	仅有红肿	轻度红肿，瘙痒
++	红肿伴硬结	明显红肿，时有红斑
+++	红肿，硬结，水疱	红肿伴豆疹，水疱
++++	大疱和(或)溃疡	红肿，水疱伴有溃疡

(1) 斑贴试验主要检测Ⅳ型变态反应，敏感度虽然不太高，但假阳性较少，结果的可信度大

(2) 结核菌素试验的应用：①卡介苗(BCG)免疫接种效果的检测和选择 BCG 接种对象，结核菌素试验阴性者应接种 BCG；②用于结核病的流行病学调查，尤其是在未接种过 BCG 的人群；③作为婴幼儿结核病诊断的参考，年龄越小，诊断价值越大；④了解机体细胞细胞免疫功能状况。

本章小结

根据发生机制和临床特点可将超敏反应分为四种类型。Ⅰ型、Ⅱ型和Ⅲ型超敏反应主要由抗体介导。其中Ⅰ型超敏反应主要由 IgE 介导；Ⅱ型超敏反应主要由 IgG 或 IgM 介导；Ⅲ型超敏反应主要由 IgG 介导；Ⅳ型超敏反应属细胞免疫，主要由 T 细胞介导。值得注意的是同一种抗原物质在不同条件下可引起不同类型的超敏反应，如青霉素可引起Ⅰ、Ⅱ、Ⅲ和Ⅳ型超敏反应；而有些超敏反应性疾病可由多种免疫损伤机制引起，如链球菌感染后肾小球肾炎和系统性红斑狼疮(systemic lupus erythematosus，SLE)均可通过Ⅱ型或Ⅲ型超敏反应引起。对超敏反应的免疫学检测，应按照准确、特异、灵敏、快速、简便、经济的原则，选择一种或多种项目联合检测。Ⅰ型超敏反应的免疫检验侧重于寻找变应原和检测血清中的特异性 IgE 抗体；Ⅱ型超敏反应主要检测相应的抗血细胞抗体；检测体内 IC，对Ⅲ型超敏反应的诊断、发病机制研究、病情活动性的观察、疗效判断和预后估计等具有重要意义；Ⅳ型超敏反应可通过皮肤试验反映机体是否对试验抗原的致敏状态，同时也反映了机体的细胞免疫功能状况。

思考题

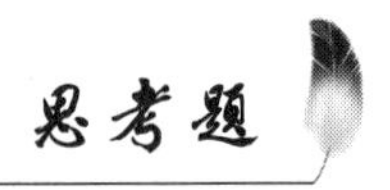

1. 青霉素引起的过敏性休克属于哪一型超敏反应？试述其免疫检测方法的基本原理并对其临床应用进行评价。

2. 简述新生儿溶血症的发病机制及其免疫学检测。

3. 常用的循环免疫复合物检测方法有哪些？

4. 简述结核菌素试验的原理并对其临床应用进行评价。

(司传平)

第十九章　免疫预防与免疫规划

人类在与传染病的长期斗争中取得了巨大成就，实践证明，有效而可行的免疫预防和免疫规划是预防和控制传染病的主要手段和措施，肆虐人类几千年的天花在全球范围内被消灭即是成功典范。WHO推广扩大免疫规划（Expanded Program on Immunization，EPI）以来，多数急性传染病的发病率和死亡率明显下降。但是，从全球卫生状况看，传染病仍然是许多国家和地区的主要卫生问题，人类面临着某些传染病发病率居高不下，已控制的传染病死灰复燃，并不断有新发现的传染病威胁人类健康的严峻现实，控制和消灭传染病任重而道远。因此，加强传染病的免疫预防工作，不断开发和研制新型疫苗，实施科学有效的免疫规划是控制乃至消灭传染病的关键。通过本章的学习，希望在深入了解人类抗感染免疫的机制，熟悉各种病原体感染机体后抗感染特征的基础上，掌握免疫预防的基础理论，疫苗的基本特征、种类和免疫学效果，正确理解免疫规划程序的制定，以及如何对免疫规划工作实施科学、规范的监测与评价，从而达到控制和消灭传染病，促进人类健康的目的。

第一节　抗感染免疫

抗感染免疫（anti-infection immunity）是机体对入侵病原体的防御性免疫，是机体抵御和清除病原微生物及其有害物质的一种生理功能。抗感染免疫包括抗细菌免疫、抗病毒免疫、抗真菌免疫、抗寄生虫免疫等。当病原微生物作为抗原入侵机体，在导致机体发生感染的同时，亦可诱导机体建立对微生物感染的免疫，以维持机体生理功能的平衡与稳定，因此，抗感染能力与机体的免疫功能、遗传因素、年龄、体质等因素密切相关。追述医学免疫学的发展历史，人类对抗感染免疫的认识奠定了免疫学的基础，同时，抗感染免疫的理论与实践也推动了人工免疫的发展，并在传染性疾病和非传染性疾病的防治中得到广泛应用。

一、抗感染免疫机制

（一）非特异性免疫

非特异性免疫（nonspecific immunity）是机体在种系发育和进化过程中逐渐建立和形成的一系列天然防御功能，经遗传而获得，作用广泛，无特异性，又称先天性免疫、固有免疫或天然免疫等。非特异性抗感染免疫主要由机体内正常组织结构、细胞及免疫分子承担。

1. 屏障结构　机体抵御微生物感染的屏障结构包括外部屏障和内部屏障。

（1）外部屏障：健康完整的皮肤、黏膜及其附属纤毛、腺体以及寄居的正常菌群等，构成了机体对抗病原体（细菌、病毒、真菌、寄生虫等）的外部屏障。覆盖在体表的皮肤以及与外界相通腔道内的黏膜形成了机体防御病原体的第一道防线，主要起机械阻挡作用；皮肤、黏膜附属的腺体可分泌多种抑菌和杀菌物质，如黏膜分泌的黏液、汗腺分泌的乳酸、皮脂腺分泌的脂肪酸，唾液、泪液及气管分泌物中的溶菌酶、胃液中的胃酸，肠道分泌液中的多种蛋白酶等，均具有不同程度的杀菌或抑菌作用；寄生在人体皮肤、口腔、肠道、阴道等部位的正常菌群可通过营养竞争及其代谢产物，拮抗病原菌的生长。

（2）内部屏障：人体内部屏障主要有血脑屏障和血胎屏障。血脑屏障由软脑膜、脉络丛的脑毛细血管壁和包在壁外的星状胶质细胞形成的胶质膜构成，其结构致密，能阻挡血液中病原菌及其他大分子物质进入脑组织及脑室，从而保护中枢神经系统。血脑屏障随个体发育而逐渐成熟，婴幼儿血脑屏障尚未发育完善，故易发生中枢神经系统感染，如脑炎或脑膜炎。血胎屏障由母体子宫内膜的基蜕膜和胎儿的绒毛膜滋养层细胞共同构成，此屏障可阻止母体内病原体及其有害产物进入胎儿体内。妊娠早期该屏障尚未发育完善，孕妇在此期间若发生病毒感染，极易造成胎儿感染，导致畸形、流产或胎儿死亡，也是造成宫内病原体传播的主要原因。

2. 吞噬细胞　当病原体突破皮肤黏膜屏障进入体内时，首先被由血管内游出的中性粒细胞吞噬杀灭，少数未被吞噬者可经淋巴管到达局部淋巴结，由淋巴结中的巨噬细胞吞噬杀灭，极少数毒力强的病原体可经淋巴结入侵血液及其他脏器，再被该处的巨噬细胞吞噬清除。巨噬细胞在吞噬过程中具有处理抗原的能力，同时，可将有效抗原多肽提呈给T、B细胞，诱发特异性免疫。

3. 自然杀伤（NK）细胞　NK细胞不依赖抗体，具有自然杀伤活性，作用于靶细胞后杀伤作用出现较早，在特异性免疫应答产生作用之前即可发挥杀伤效应。NK细胞的靶细胞主要有某些肿瘤细胞、病毒感染细胞、某些自身组织细胞等，活化的NK细胞可合成和分泌多种细胞因子，发挥调节免疫和造血作用以及直接杀伤靶细胞的作用，在机体抗肿瘤、抗感染、免疫监视中起重要作用，也参与Ⅱ型超敏反应和移植物抗宿主反应。NK细胞杀伤作用广泛，对某些胞内寄生菌（如伤寒沙门菌）也有杀伤作用。

4. 体液和组织液中的免疫分子　机体正常体液中，含有许多抗病原体的物质，在抗感染免疫中具有重要作用的有补体、溶菌酶、乙型溶素、干扰素等。在感染早期特异性抗体产生之前，许多微生物的表面成分（如脂多糖）便通过旁路途径和甘露聚糖结合凝集素途径激活补体系统，在杀菌、溶菌、溶解病毒等过程中发挥重要作用。

非特异性免疫是特异性免疫的基础，特异性免疫所产生的免疫物质又能增强非特异性免疫的作用。因此，增强机体的非特异性免疫对提高机体的整个免疫功能具有重要意义。

（二）特异性免疫

特异性免疫（specific immunity）为获得性免疫，是个体在生命活动过程中，受病原生物感染或人工预防接种而使机体获得抵抗感染的能力。一般是在微生物等抗原物质刺激后才形成，并能与该抗原起特异性反应。特异性免疫具有特异性，能抵抗同一种微生物的重复感染，但不能遗传。特异性免疫包括体液免疫和细胞免疫。

1. 体液免疫（humoral immunity）　是B淋巴细胞在抗原刺激下产生相应的抗体引起的特异性免疫。特异性体液免疫的主要效应分子是抗体，在抗感染免疫中发挥重要作用。抗原进入机体后，刺激B淋巴细胞并使其致敏，发生增殖与分化，产生与相应抗原结合的抗体，即免疫球蛋白。这些免疫球蛋白能中和相应的病原体抗原及其毒性物质。不同抗原刺激产生不同类型的抗体，包括抗毒素、抗菌性抗体、中和（病毒）抗体和调理素等，抗体主要作用于细胞外微生物，以及具有促进吞噬、抑制黏附、提高杀伤细胞功能等作用。免疫球蛋白可分为IgA、IgD、IgE、IgG及IgM 5种，在感染过程中IgM出现最早，持续时间短，是近期感染的

标志，可用于早期诊断；IgG 则出现晚且持续时相长，故多用于回顾性诊断或流行病学调查；IgA 主要是呼吸道和消化道黏膜上的局部抗体；IgE 主要作用于原虫和蠕虫。

2. 细胞免疫（cellular immunity） T 细胞受到抗原刺激后，分化、增殖、转化为致敏 T 细胞，当相同抗原再次进入机体，致敏 T 细胞对抗原的直接杀伤作用及致敏 T 细胞所释放的淋巴因子的协同杀伤作用，统称为细胞免疫。体液免疫中的抗体在感染早期对限制病原体的扩散十分重要，但病原体一旦进入宿主细胞内，抗体便难以发挥作用，控制和清除感染则主要依赖细胞免疫。参与特异性细胞免疫的 T 细胞主要为 Th1 细胞和 Tc。Th1 细胞激活后，释放多种细胞因子，使巨噬细胞被吸引、聚集、激活，最终成为清除细胞内病原体的效应细胞；Tc 则能直接杀伤被病原体寄生的靶细胞。由于各种病原体在结构、生物学特性、致病因素等方面不同，因此机体针对不同病原体产生的免疫反应亦各异。

在抗感染免疫中，体液免疫主要通过效应 B 细胞分泌抗体，并与抗原发生特异性结合，清除游离在宿主细胞外的抗原及其产生的有毒物质；细胞免疫则是通过效应 T 细胞分泌穿孔素使靶细胞溶解、死亡，摧毁侵入宿主细胞内的病毒、胞内寄生菌或外来的组织团块、癌变的细胞等。细胞免疫主要参与对胞内寄生的病原微生物的免疫应答及对肿瘤细胞的免疫应答，参与迟发型变态反应和自身免疫病的形成，参与移植排斥反应及对体液免疫的调节等。

二、抗细菌感染的免疫特征

抗细菌免疫是指机体对入侵致病菌的防御能力。细菌感染的物质基础主要与细菌的表面结构、毒素和毒性产物有关。不同病原菌在结构、生理等方面存在差异，进入机体后引起免疫应答的方式亦不尽相同。

（一）抗胞外菌感染免疫

致病菌侵入机体寄生于细胞外的组织间隙、血液、淋巴液或组织液等体液中，故称为胞外菌（extracellular bacteria）。人类的多数病原菌是胞外菌，主要有葡萄球菌、链球菌、脑膜炎奈瑟球菌、淋病奈瑟球菌、志贺菌、霍乱弧菌、白喉棒杆菌、破伤风梭菌等，其抗原存在于细菌的荚膜、外膜、细胞壁、鞭毛、菌毛以及毒素中，当机体感染这类细菌时，均可产生相应抗体。机体抗胞外菌感染免疫作用的特点是以中性粒细胞的吞噬、补体的调理和溶菌酶以及特异性抗体引起的体液免疫为主，细胞免疫只在某些情况下发挥作用。

1. 体液免疫 胞外菌感染机体后，以激发机体产生特异性体液免疫为主。抗体是体液免疫的产物，具有多种功能。分泌型 IgA 类抗体存在于肠道、呼吸道等黏膜表面，黏膜表面的 SIgA 对一些病原菌的黏附和入侵起着主要的作用；IgG 类抗体有调理病菌减小其毒力，促进和加强中性粒细胞对病原菌的吞噬、杀灭作用；IgM、IgG 类抗体与病原菌结合后，病原菌表面的抗原可与 IgM、IgG 类抗菌抗体特异结合，形成的复合物可以激活补体系统，通过调理作用促进吞噬细胞的吞噬作用；抗毒素是针对细菌外毒素的抗体，这种抗体的功能在于阻止外毒素与易感细胞受体的结合，或封闭外毒素的生物活性部位，使其不能表现毒性作用，具有中和外毒素的作用。

2. 细胞免疫 参与胞外菌特异性细胞免疫的 T 细胞主要是 CD4-Th2 细胞。除了协同 B 细胞产生抗体外，CD4-Th2 细胞还可产生一些细胞因子，引起局部炎症，活化中性粒细胞，促进巨噬细胞的吞噬和杀伤作用。

胞外菌侵入人体后，受到先天的和后天获得的两种免疫系统的防御，大多数不形成感染。但有些胞外菌可以通过不同机制逃避机体的防御功能，如肺炎链球菌在胞壁外形成抗吞噬的荚膜,流感嗜血杆菌等产生 IgA 蛋白酶,降解宿主黏膜表面的分泌型 IgA 抗体,免疫逃逸直接影响到免疫预防的有效建立。

(二)抗胞内菌感染免疫

胞内菌(intracellular bacteria)是指侵入机体后,可进入体内并在宿主细胞内繁殖的细菌。主要包括结核分枝杆菌、麻风分枝杆菌、布鲁菌、李斯特菌、伤寒沙门菌、百日咳博德特菌、军团菌等。由于胞内菌寄生在细胞内,体液中的免疫分子难以发挥作用,即使吞噬细胞可以对其进行吞噬,但胞内菌仍能抵抗吞噬细胞的杀灭、消化作用。因此,这些病原菌或是以少量细菌在巨噬细胞中长期持续存在,或进一步繁殖使巨噬细胞破坏。由于抗体难以对胞内菌产生作用,所以抗胞内菌感染主要由特异性细胞免疫发挥作用。发挥细胞免疫作用的效应 T 细胞主要有 $CD8^+$ Tc 细胞和 $CD4^+$ Th1(TDTH)细胞。Tc 细胞的杀伤对象是胞内菌感染的细胞,对细胞囊泡中的病原体,如结核分枝杆菌、麻风分枝杆菌、沙门菌、布鲁菌等,主要由 TDTH 细胞释放淋巴因子,并通过激活吞噬细胞等发挥作用。NK 细胞可直接杀伤感染细胞,中性粒细胞在感染早期也有一定的杀菌作用。

三、抗病毒感染的免疫特征

机体的抗病毒感染免疫特点与病毒的特性密切相关,病毒严格的活细胞内寄生性、病毒抗原在宿主细胞表面的表达情况、病毒在宿主细胞间特有的播散方式等均与抗病毒感染免疫的发生、发展和免疫机制有关。由于病毒具有在细胞内复制的特点,限制了体液免疫在抗病毒感染中的作用,机体抗病毒感染免疫以细胞免疫为主。

(一)非特异性免疫

1. 巨噬细胞单核 / 巨噬细胞　是清除和灭活大多数病毒的重要细胞因素,同时又是许多形成持续性病毒感染的主要靶细胞和储存细胞。巨噬细胞限制病毒感染的效果取决于其制止病毒在细胞内复制的能力,巨噬细胞既可对吞入病毒起抑制和杀灭作用,也可通过分泌一些可溶性物质或介质,使邻近感染细胞中的病毒受到抑制。

2. NK 细胞　病毒感染细胞后,细胞膜发生改变,成为 NK 细胞的靶细胞。NK 细胞对病毒的杀伤是非特异性的,其杀伤作用不依赖抗体,也不受主要组织相容性复合物(major histocompatibility complex,MHC)抗原的限制。NK 细胞的活性峰值较 Tc 细胞早,并迅速降低,可能 NK 细胞代表了在特异性 Tc 细胞应答出现前的一种快速、非特异性及自限性的抗病毒免疫应答。在病毒感染早期,干扰素和 NK 细胞协同作用,共同组成机体抗病毒感染的重要防线。

3. 干扰素　干扰素(interferon, IFN)是机体受病毒或其他干扰素诱生剂刺激,由单核 / 巨噬细胞、淋巴细胞以及体细胞等产生的一组糖蛋白,具有广谱抗病毒、抗肿瘤和免疫调节作用,是后天获得的非特异性免疫因素。病毒是干扰素最有效的诱生剂,双链 RNA 和人工合成的聚肌胞(poly I:C)以及细菌的内毒素、原虫等也能诱导机体产生干扰素。干扰素抗病毒作用具有相对的种属特异性,一般在同种细胞中的活性最高。干扰素只能抑制病毒而不能杀灭病毒,主要通过作用于细胞的干扰素受体,经信号传导,启动细胞内合成一系列抗病毒蛋白参与抗病毒作用。

4. 补体　补体可以不依赖抗体直接灭活病毒,如某些逆转录病毒的蛋白质可作为补体成分 C1q 的受体,而激活补体的经典途径,最终溶解病毒。然而补体成分及其受体也可成为病毒的受体,如 EB 病毒可与 B 细胞膜上的 CR2 结合,从而感染 B 细胞。

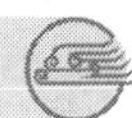

（二）特异性免疫

1. 体液免疫 病毒感染后，能刺激机体产生特异性的体液免疫和细胞免疫应答。无包膜病毒感染后以体液免疫为主，有包膜病毒感染后则以细胞免疫为主。特异性抗体的免疫防御作用在病毒感染早期十分明显，尤其是肠道病毒和虫媒病毒的感染。

（1）中和抗体：针对病毒表面与吸附有关的蛋白质抗原产生的抗体，在抗病毒免疫中具有保护作用，称为中和抗体（neutralizing antibody）。中和抗体对杀灭细胞外的游离病毒起主要作用。抗体阳性能保护机体抗感染，可维持较长久的免疫力，在预防病毒感染和再感染中起重要作用。中和抗体的类型主要有 IgM、IgG 和 SIgA。特异性 SIgA 可防止黏膜感染和促进病毒排除，血液和体液中的 IgM 和 IgG 能阻止病毒在细胞外扩散，抑制病毒血症及病毒从原发病灶散布至靶器官，在预防病毒感染和病毒性疾病的康复上均有重要作用。由于中和抗体在病毒进入细胞之前即可破坏病毒，所以，如果在接触某种病毒之前使体内获得抗体，将预防该病毒的感染。现有的疫苗，如麻疹疫苗、脊髓灰质炎疫苗、乙肝疫苗、甲肝疫苗，都是使接种者产生中和抗体以抵御相应病毒的感染，基于此，研究者希望研制出更多使人产生中和抗体的疫苗，如 HIV 疫苗，以控制相应传染病的发生和流行。

（2）补体：补体可增强抗体对病毒的中和作用。补体可以直接溶解与抗体结合的胞膜病毒，也可通过覆盖在已经与抗体结合的病毒表面阻止病毒与细胞受体结合，还可通过与病毒-抗体复合物上形成的 C3b 结合，使病毒易于被表达 C3b 受体的吞噬细胞结合、摄入和降解。在感染早期，因抗体的量有限，亲和力较低，补体的作用显得更为重要。

2. 细胞免疫 细胞免疫在抗病毒感染中起着极为重要的作用，机体要彻底清除病毒感染，主要依赖细胞免疫。Tc 细胞在控制和清除病毒感染中发挥极其重要的作用，致敏的 Tc 细胞可以在无补体存在时，破坏病毒感染靶细胞。TDTH 细胞在同一抗原的再次刺激下能释放多种细胞因子，如各种趋化因子和巨噬细胞活化因子等，调动和活化具有抗病毒作用的细胞至感染部位，以非杀伤方式清除病毒。

四、抗真菌感染的免疫特征

（一）非特异性免疫

1. 屏障作用　体表的物理屏障、化学屏障和微生物屏障均有防御真菌侵袭的作用。皮肤黏膜屏障构成机体对真菌感染最重要的防线，皮脂肪酸具有杀灭真菌的作用。寄生于机体的正常菌群可拮抗真菌的大量生长和繁殖，但长期使用广谱抗生素可破坏菌群间的正常比例，长期服用免疫抑制剂将降低机体免疫力，均可引起条件性真菌感染。

2. 吞噬细胞　在抗真菌感染中，中性粒细胞和巨噬细胞作用明显，其被真菌激活后产生的 H_2O_2、次氯酸和防御素（defensin）能杀灭假丝酵母、烟曲霉等真菌。

3. 抗真菌物质　除补体等免疫分子外，体液中还存在一些抗真菌物质，如血浆中的转铁蛋白可限制多种真菌的生长。

（二）特异性免疫

1. 细胞免疫 机体主要靠细胞免疫消除真菌感染。特异性细胞免疫的抗真菌机制，可能与活化的 $CD8^+$ 细胞毒 T 细胞对真菌的直接杀伤作用以及 T 淋巴细胞所释放的 IFNγ、IL-2 等细胞因子参与的抗真菌感染等有关。

2. 体液免疫 真菌细胞含有蛋白质、多糖等多种抗原。绝大多数深部真菌感染机体都能产生特异性抗体。一般认为真菌胞壁厚，对免疫作用的抵抗力较强，即使抗体和补体协同作用亦不能杀灭真菌，但特异性抗体可阻止真菌转为菌丝相以提高被吞噬率，阻止真菌吸附于体表，并且具有一定的根除真菌作用。浅部真菌感染产生的抗体水平较低，易出现交叉反应。真菌感染后通常不能获得持久免疫力。

五、抗寄生虫感染的免疫特征

寄生虫与宿主之间在长期的共进化过程中建立了一种具有免疫学特性的平衡关系。在寄生虫感染过程中，宿主的免疫应答在初期多处于增强状态，如能清除寄生虫，则免疫应答终止；若应答的效应不显著或无效，则感染转为慢性，免疫应答下降。

（一）非特异性免疫

针对寄生虫感染的非特异性免疫反应一般不强烈。人体对寄生虫的非特异性免疫因素主要包括皮肤、黏膜的屏障作用，吞噬细胞的吞噬作用，炎症反应，以及一些体液因素。

（二）特异性免疫

宿主感染寄生虫后大都可以产生获得性免疫，包括消除性免疫（sterilizing immunity）和非消除性免疫（non-sterilizing immunity）。消除性免疫是指获得性免疫力能完全杀伤或清除入侵的寄生虫，并对再感染具有特异性的抵抗力；非消除性免疫则是指获得性免疫力只能部分杀伤或清除入侵的寄生虫，且对再感染不能产生完全的抵抗力。人体对寄生虫感染的免疫应答大多属于非消除性免疫，常常导致寄生虫病呈慢性过程。特异性免疫对宿主有不同程度的保护作用，但宿主对寄生虫发生免疫应答时产生的超敏反应常导致宿主的组织损伤和免疫病理变化。

第二节　免 疫 预 防

免疫预防（immunoprophylaxis）是根据特异性免疫产生的原理，利用人工制备的抗原或抗体，通过适宜的途径对机体进行接种，使机体获得对某种疾病的特异免疫力，以提高个体或群体的免疫水平，达到预防和控制疾病的目的。特异性免疫的获得方式有自然免疫和人工免疫两种。自然免疫（natural immunity）主要指机体感染某种病原体后建立的特异性免疫，或通过特定途径获得免疫效应物质建立的免疫保护，如胎儿或新生儿经胎盘或乳汁从母体获得特异性抗体。人工免疫（artificial immunity）是根据自然免疫的原理，用人工的方法使机体获得的特异性免疫，包括人工主动免疫和人工被动免疫两种，是免疫预防的重要手段。人类应用免疫方法预防和控制传染病有着悠久的历史并取得了巨大成就，实践证明，免疫预防是预防和控制传染病最经济、最简便、最有效的手段。目前，免疫预防已扩大到传染病以外的其他领域，未来疫苗的内涵及应用将进一步拓展。

一、疫苗的种类与特点

疫苗（vaccine）是针对疾病的致病原或其蛋白（多肽、肽）、多糖或核酸，以单一实体或通过载体经免疫接种进入机体后，以诱导机体产生特异的体液和细胞免疫，从而使机体获得预防该病免疫力的一种生物制剂。疫苗属于人工免疫制剂，随着生物工程技术的发展，已从预防用疫苗发展到治疗用疫苗。

疫苗的分类方法较多，按性质可分为灭活疫苗、减毒活疫苗、组分疫苗、重组基因工程疫苗等；按剂型可分为液体疫苗、冻干疫苗；按品种可分为单价疫苗、多价疫苗；按所含吸附剂

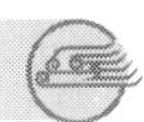

可分为吸附疫苗、非吸附疫苗;按使用方法可分为注射用、划痕用、口服用、喷雾用等;按功效可分为预防性疫苗和治疗性疫苗。在此,综合疫苗的免疫特点、性质和发展,从以下几方面介绍不同疫苗的免疫学特征及应用。

(一)人工主动免疫疫苗

人工主动免疫(artificial active immunization)是用抗原物质接种机体,使之产生特异性免疫,从而预防感染的措施。通常将此类疫苗按性质分为灭活疫苗、减毒活疫苗和类毒素。

1. 灭活疫苗(inactivated vaccine)　也称死疫苗,是选用抗原性强的病原体,经人工大量培养,用理化方法灭活制成。死疫苗主要诱导特异性抗体的产生,为维持血清抗体水平,常需多次接种,注射局部和全身的反应较重。由于灭活的病原体不能进入宿主细胞内增殖,难以通过内源性途径加工、提呈抗原,故不能诱导 $CD8^{+}T$ 细胞成为效应性 Tc 细胞,免疫效果有一定的局限性。

2. 减毒活疫苗(live-attenuated vaccine)　是由减毒或无毒力的活病原微生物制成的生物制品。一般的制备方法是将病原体在培养基或动物细胞中反复传代,使其失去毒力,但保留其抗原性。例如,用牛型结核分枝杆菌在人工培养基上多次传代后制成卡介苗,用脊髓灰质炎病毒在猴肾细胞中反复传代后制成活疫苗。减毒活疫苗接种类似隐性感染或轻症感染,病原体在体内有一定的生长、繁殖能力,一般只需接种一次。多数活疫苗的免疫效果良好、持久,除可诱导机体产生体液免疫外,还可产生细胞免疫,经自然感染途径接种还可形成黏膜局部免疫,其不足之处是疫苗有体内回复突变的危险,但在实践中十分罕见。免疫缺陷者和孕妇一般不宜接种减毒活疫苗。

灭活疫苗和减毒活疫苗是主要的人工免疫制剂,其不同的免疫学特点见表 19-1。

表 19-1　灭活疫苗和减毒活疫苗特征比较

特征	减毒活疫苗	灭活疫苗
免疫力维持时间	长	短(数月)
保护效果	好	较好
产生抗体类别	IgG,IgA(经黏膜途径)	IgG
诱导细胞免疫产生	强	弱或无
阻断病毒的传播途径	有效	弱或无效
毒力回复	可能发生	无
室温保存稳定性	差(需冷藏)	好
排出的疫苗病毒再传播	可能发生	无

3. 类毒素(toxoid)　是用细菌的外毒素经 0.3%~0.4% 甲醛处理制成。因其已失去外毒素的毒性,但保留抗原性,接种后能诱导机体产生抗毒素。

(二)人工被动免疫疫苗

人工被动免疫(artificial passive immunization)是采用人工方法向机体输入由他人或动物产生的免疫效应物,如免疫血清、淋巴因子等,使机体立即获得免疫力,达到治疗疾病或紧急预防感染的目的。人工被动免疫的特点是产生作用快,输入后立即发生作用。但由于该免疫力非自身免疫系统产生,缺乏主动补充的来源,易被清除,免疫作用维持时间短暂,一般只有2~3周。主要用于治疗和应急预防。

1. 抗毒素　是用细菌外毒素或类毒素免疫动物后从其血清中获得的一种免疫球蛋白，具有中和外毒素毒性的作用。一般选择健康马匹免疫，待马体内产生高效价抗毒素后，采血分离血清，提取免疫球蛋白制成。该制剂对人体而言是异种蛋白质，使用时应注意Ⅰ型或Ⅲ型超敏反应的发生。常用的有破伤风、白喉抗毒素等。

2. 人免疫球蛋白制剂　是从大量混合血浆或胎盘血中分离制成的免疫球蛋白浓缩制剂。该制剂中所含的抗体为人群抗体。受不同地区和人群免疫状况不同的影响，所含抗体亦不完全一样，不同批号制剂所含抗体的种类和效价也不尽相同。特异性免疫球蛋白是由对某种病原微生物具有高效价抗体的血浆制备，用于特定病原微生物感染的预防，如乙型肝炎免疫球蛋白。

3. 细胞因子制剂　是近年来研制的新型免疫治疗剂，主要有INF-γ、INF-α、G-CSF、GM-CSF和IL-2等，可望成为肿瘤、艾滋病等的有效治疗手段。

4. 单克隆抗体制剂　用基因工程及现代生物技术生产的人源单克隆抗体，为免疫治疗开辟了广阔前景。例如，类毒素、放射性核素、抗癌药物等连接单克隆抗体的肿瘤导向治疗正在研究之中。

（三）新型疫苗

1. 亚单位疫苗（subunit vaccine）　是去除病原体中与激发保护性免疫无关的甚至有害的成分，保留有效抗原成分制作的疫苗。例如，从HBsAg阳性者血浆中提取表面抗原制成乙型肝炎疫苗；无细胞百日咳疫苗则是通过提取百日咳博德特菌的丝状凝集素（FHA）等保护性抗原成分制成，其内毒素含量仅为全菌体疫苗的1/2000，副作用明显减少而保护效果相同；提取细菌的多糖成分制成脑膜炎链球菌、肺炎链球菌、b型流感嗜血菌的多糖疫苗。

2. 联合疫苗（conjugate vaccine）　联合疫苗是指能够预防多种疾病的联合制品，或能预防同一病原体的不同株，或不同血清型引起的同一疾病的多价疫苗。联合疫苗具有预防多种疾病、减少接种次数、简化免疫程序、提高接种率，降低交叉感染机会等优点。最早使用的联合疫苗是伤寒-副伤寒甲乙-霍乱四价疫苗，1948年，联合疫苗DTP(百日咳-白喉-破伤风)问世，成功用于儿童接种，如今以DTP为基础，结合流脑、乙肝等疫苗的研制已成为联合疫苗研制的重要方向之一。近年来开发成功的MMR(麻疹、风疹、腮腺炎)疫苗、甲肝-乙肝联合疫苗应用的效果也非常好，为联合疫苗的研究带来了良好前景。

3. 合成肽疫苗（synthetic peptide vaccine）　是根据有效抗原的氨基酸序列，设计和合成的抗原性多肽，试图以最小的抗原性肽激发有效的特异性免疫应答。同一种蛋白质抗原的不同位置上有不同免疫细胞识别的抗原决定基，如果合成的多肽上既有B细胞识别的抗原决定基，又有Th细胞、Tc细胞识别的抗原决定基，便有可能较好地被宿主HLA分子所识别。由于HLA分子具有高度多态性，制作单一抗原决定基的疫苗很难对群体中的每一个体奏效。因此，了解人群HLA限制的T细胞识别抗原决定基的概况，合成含有这些抗原决定基的多肽，才有群体保护作用。目前，在了解人群HLA单体型抗原决定基的基础上，利用计算机演绎法可预测T细胞识别的抗原决定基，为合成肽疫苗的研制提供了重要手段。合成肽分子小，抗原性弱，常需交联载体才能诱导免疫应答。常用载体为脂质体，它可将合成肽分子运送至抗原提呈细胞的胞浆中，使其与MHCⅠ类分子结合，诱导特异性Tc细胞应答。

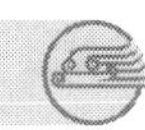

4. 基因工程疫苗（genetically engineering vaccine）　随着现代医学和分子生物学、基因组学、蛋白质组学等技术的进步，人们已经开发出多种基于基因工程技术的疫苗，如乙肝疫苗、福氏 2a 双价活疫苗、HPV 疫苗等。

（1）重组抗原疫苗（recombinant antigen vaccine）：是利用 DNA 重组技术制备的只含保护性抗原的纯化疫苗。首先需选定病原体编码有效抗原的基因片段，将该基因片段引入细菌、酵母或能连续传代的哺乳动物细胞基因组中，通过大量繁殖这些细菌或细胞，使目的基因的产物增多。最后从细菌或细胞培养物中收集、提取、纯化所需的抗原。重组抗原疫苗不含活的病原体和病毒核酸，安全有效，成本低廉。目前获准使用的有乙型肝炎疫苗（重组乙型肝炎病毒表面抗原）、口蹄疫疫苗和莱姆病疫苗等。

（2）重组载体疫苗（recombinant vector vaccine）：是将编码病原体有效抗原的基因插入载体（减毒的病毒或细菌疫苗株）基因组中，接种机体后，随疫苗株在体内的增殖大量表达所需的抗原。如果将多种病原体的有关基因插入载体，则成为可表达多种保护性抗原的多价疫苗。目前使用最广的载体是痘苗病毒，用其表达的外源性基因很多，已用于甲型和乙型肝炎、麻疹、单纯疱疹等疫苗的研究。利用脊髓灰质炎病毒、伤寒 Ty2la 疫苗株为载体的口服霍乱疫苗和痢疾疫苗也在研制中。

（3）DNA（RNA）疫苗（DNA/RNA vaccine）：是用编码病原体有效抗原的基因与细菌质粒构建的重组体直接免疫机体，转染宿主细胞，使其表达保护性抗原，从而诱导机体产生特异性免疫的疫苗。1992 年以来，应用该技术已成功在小鼠、黑猩猩等动物中诱导抗流感病毒、HIV 等多种病原体的特异性免疫，已有 HIV、HPV 疫苗、疟疾 DNA 疫苗有效的报道。用有效的基因片段或裸露的 DNA 或 RNA 进行免疫接种已成为疫苗研究史上的第三次革命，这种疫苗不仅能抵抗侵入有机体的病原微生物，还可能抵抗有机体外生活史的细胞外寄生虫。DNA 疫苗在体内可持续表达，免疫效果好，维持时间长。

（4）转基因植物疫苗（transgenic plant vaccine）：用转基因方法，将编码有效抗原的基因导入可食用植物细胞的基因组中，抗原即可在植物的可食部分稳定地表达和积累，人类和动物通过摄食达到免疫接种的目的。常用的植物有番茄、马铃薯、香蕉等，如用马铃薯表达 HBsAg 并在动物试验中获得成功，这类疫苗尚在初期研制阶段。它具有口服、易于接受、价廉等优点。

5. 治疗性疫苗（therapeutic vaccine）　是一类用于治疗疾病而非用于预防疾病的疫苗，是指在已感染病原微生物或已患有某种疾病的机体中，通过诱导特异性的免疫应答，达到治疗或防止疾病恶化的天然、人工合成或用基因重组技术表达的产品或制品。通过打破慢性感染者体内免疫耐受，重建或增强免疫应答的新型疫苗，主要用于病毒感染、肿瘤等慢性疾病的治疗。目前全世界已有 17 种肿瘤治疗性疫苗正在进行Ⅰ期临床观察，35 种进入Ⅱ期临床观察，11 种进入Ⅲ期临床观察。我国研发的抗原致敏的人树突状细胞 (APDC) 是我国第一个进入Ⅲ期临床研究的肿瘤治疗性疫苗。该治疗性疫苗主要是针对转移性大肠癌患者，通过肿瘤抗原致敏患者树突状细胞，进而诱导机体特异性抗肿瘤免疫应答，从而抑制肿瘤的生长和转移，提高转移性大肠癌的治疗效率，同时避免了放化疗的毒副作用，为晚期大肠癌患者提供了一种新的治疗模式。借助多种技术手段，研究者们将开发出更多的疫苗用于疾病的治疗。

不同疫苗的免疫应答和免疫特性见表 19-2。

表 19-2　几种主要疫苗的免疫特点比较

疫苗	免疫应答	免疫持续时间	其他特点
病毒活疫苗	细胞免疫 体液免疫	持久	未充分减毒，易产生临床型感染； 减毒过量，易致无应答
灭活疫苗、亚单位疫苗	体液免疫	较短	减毒过程中可能丢失抗原，免疫不完全
重组疫苗	细胞免疫 体液免疫	持久	产生对载体免疫应答，免疫损伤者可能发病，毒力回升
核酸疫苗	细胞免疫 体液免疫	持久	可能产生抗 -DNA 抗体，持续表达外源性抗原和转化可能产生一些不良后果

二、疫苗的基本特征及评价

（一）疫苗的基本特征

当代疫苗的发展趋势是增强免疫效果、简化接种程序、提高预防接种效益，因此应用于人类的任何疫苗均应具备以下基本特征。

1. 安全性（safety）　疫苗是用于健康人群，特别是儿童的免疫制剂，质量的优劣直接关系到千百万人的健康和生命安全，在制作中应特别注意质量管理。灭活疫苗菌种为致病性强的微生物，应予彻底灭活；活疫苗的菌种要求遗传性状稳定，无返祖，无致癌性；血液制品需对献血员进行严格检查，确保血液不含病原体；尽可能减少各种疫苗接种后的副作用，推崇口服接种或尽量减少注射次数。

2. 有效性（effectiveness）　疫苗接种后能在大多数人中引起保护性免疫，增强群体的抗感染能力。理想的疫苗接种后应既能引起体液免疫，又能激发细胞免疫，而且维持时间长。如脊髓灰质炎病毒侵入血流后，只有中和抗体才能阻止病毒侵入神经细胞，要求疫苗除含有 B 细胞特异抗原决定基外，还应含正确的 T 细胞识别的抗原决定基，否则难以产生有保护作用的中和抗体。模拟自然感染途径接种，除引起体液免疫和细胞免疫外，还可引起黏膜免疫，抵抗经黏膜入侵的病原体，如气雾吸入流感疫苗、麻疹疫苗、口服脊髓灰质炎疫苗、伤寒疫苗、痢疾疫苗等。细胞因子可能成为新型佐剂，与疫苗共同使用，可以调节免疫应答的类型，增强免疫效果。动物实验表明，IL-12 可刺激 T 细胞、NK 细胞释放 IFN-γ，促进细胞免疫应答，而 IL-4 则促进体液免疫应答。

3. 可行性（feasibility）　疫苗的可接受性十分重要，否则难以达到高的接种覆盖率，因此应尽可能简化接种程序，如使用口服疫苗、多价疫苗等，同时应无不适反应，易于保存、运输，价格低廉。

（二）疫苗的评价程序

任何一种新疫苗面世，都需要经过多阶段的评价。疫苗的评价，具有严格科学的评价程序，关键是评价疫苗的安全性和有效性。在开展人体评价前，所有有关新疫苗制剂、制备、稳定性和纯正性、动物试验结果都必须上报有关审批机构。只有在动物实验有充分证据证明该疫苗的效力、安全性和有效性后，才有可能开展人群试验。人群试验通常包括三期：Ⅰ期：剂量设定和安全性评价；Ⅱ期：安全性和免疫性试验；Ⅲ期：疫苗效果比较试验。三期试验的目标和基本要求详见表 19-3。

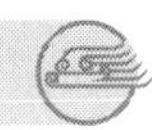

表 19-3 疫苗临床试验程序

内容	Ⅰ期 剂量设定和安全性	Ⅱ期 安全性和免疫性	Ⅲ期 疫苗效果比较试验
目的	确定能够达到有效的免疫反应而又不产生严重副作用的有益剂量(beneficial dose,BD)	测量和(或)比较副作用发生比例;评价疫苗有效性。免疫反应的评价可测量抗体滴度的上升倍数(如2~4倍)	比较接种组和对照组的感染率;进一步评价疫苗的副作用发生情况;研究将新疫苗纳入免疫规划项目的可行性
人群	健康成年人,无禁忌证	健康成人,儿童或婴儿,无禁忌证	有可能发生所研究疾病的成人、儿童或婴儿,无禁忌证
研究设计	单个或系列样本,可识别的开放性试验	可识别的开放性前瞻性队列研究或小型随机对照试验	随机、对照、双盲试验。对照组可以是标准疫苗或安慰剂
样本大小	几项小规模试验。 5~10人	根据预期的有效比例和副作用水平计算。 20~200人	根据所比较组可能的干预效果差别来计算。 100~10 000人
研究终点	BD剂量已识别;可获得发生预期和非预期的局部和全身副作用的比例;生物效应:可测量保护性免疫反应者比例	安全性:可计算发生预期和非预期的局部和全身副作用的比例;免疫性:可测量获得保护性免疫者比例	效果:不同组和不同亚组的新感染率;临床或生物学效果:各组达到保护性免疫水平者的比例;可行性:如随访率、接受率、完成率和所遇到的各种障碍
结果测量	构成比等	构成比、均数及不同组构成比均数的差别	不同比较组相应指标的差别;疫苗效果指标

值得注意的是,在进行疫苗人群评价前,必须获得伦理委员会的许可,研究对象必须知情同意;在评价过程中,必须全程监测,尤其是安全性问题,要事先建立监测指标和应对措施,以防任何意外的出现;在疫苗获得生产许可后,还可以对疫苗在不同年龄、性别、不同暴露程度和医疗卫生服务可及性的人群中进行进一步的流行病学观察性研究。

三、影响疫苗免疫应答的因素

(一)机体状况

机体免疫系统是产生免疫的基础,由免疫器官(骨髓、脾脏、淋巴结、扁桃体、胸腺等)、免疫细胞(淋巴细胞、NK细胞、单核吞噬细胞、中性粒细胞等)、免疫分子(补体、免疫球蛋白、干扰素、白细胞介素、肿瘤坏死因子等细胞因子等)组成,行使重要的三大免疫功能:①防御作用,消灭病原微生物,中和体内毒素;②稳定作用,清除体内衰老的和被破坏的细胞;③监视作用,监视和清除体内突变细胞。当机体免疫器官受损、免疫细胞活性缺损、免疫分子表达异常等情况出现时,均可影响疫苗的免疫应答,形成无应答或弱应答。此外,机体对接种抗原的免疫反应还与遗传、机体营养状况、生长发育等有关。一般来说,婴儿免疫系统尚未发育成熟,出生后3个月IgM抗体只有成人的50%,IgG抗体更低,分泌型抗体(SIgA)到1岁时只有约3%,至12岁时才能达到成人水平。婴儿主要靠母传抗体维持自身免疫力,能通过胎盘的母体抗体只有IgG,在出生后6~8个月已消失殆尽。1~3岁幼儿的屏障能力最差,淋巴结发育尚未成熟,血清补体含量较低,免疫功能不足,此时最易发生感染和感染后扩散。因此,严格按照儿童免疫程序及时给予预防接种尤为重要。

(二)疫苗的质量

疫苗质量是免疫成败的关键。减毒疫苗的病原活力、灭活疫苗的抗原量均是直接影响机体产生免疫效果的主要因素。疫苗保存与运输不当将使疫苗质量下降甚至失效。在疫苗的使用过程中，很多因素也将影响免疫效果，如疫苗的稀释方法、水质、雾粒大小、接种途径、免疫程序等都是影响免疫效果的重要因素。

（三）病原的血清型与变异

有些疾病的病原体含有多个血清型，给免疫预防造成困难，如果疫苗毒株（或菌株）的血清型与引起疾病病原的血清型不同，则难以取得良好的预防效果，因而针对血清型多的病原体应考虑使用多价疫苗。针对一些易变异的病原体，疫苗免疫往往不能取得良好的免疫效果，如流感病毒变异性较大，是影响预防接种效果的重要原因。

（四）疫苗的使用

1. 接种部位和途径 采用何种接种部位和途径是根据疫苗的性质、免疫效果和可能发生的接种反应来决定的，如皮上划痕用疫苗的含菌浓度比注射用疫苗要大几十甚至上百倍，误用注射方法会引起严重不良反应。

2. 接种剂量 在相同接种途径下接种剂量与产生免疫力成正比，随意减少剂量或接种剂量不准确将影响免疫力的产生，剂量不足将影响免疫效果，剂量过大也会引起不良反应。

3. 接种次数 活疫苗类，如麻疹活疫苗、布鲁菌活疫苗、卡介苗等，一次接种即能产生充分免疫力；而灭活疫苗类，如乙型肝炎疫苗、伤寒三联疫苗、百白破混合制剂等需多次接种，以保证机体产生充分的免疫力。

4. 接种间隔时间 根据疫苗的性质不同，不同针次间需要有一定间隔。一般灭活疫苗类第1针注射后7~10天开始产生免疫力，2~3周后逐渐下降。一般间隔2周。若含吸附剂疫苗因吸收较慢，至少应间隔4~6周为宜。

四、疫苗的应用

疫苗的发展和应用不仅仅限于传染病领域，已扩展到许多非传染病领域。目前，它不再是单纯的预防制剂，通过调整机体整体的免疫功能，已成为有前途的治疗性制剂。

（一）疾病预防与控制

扩大免疫规划在全球实施成效显著，特别是在近年来应对新发突发重大传染病的防控中，提供并储备SARS疫苗和甲流疫苗，研制了流感疫苗、手足口病疫苗、H7N9禽流感病毒疫苗，在抗击“非典”、应对“甲流”、麻疹强化、防控脊髓灰质炎等重大传染病的应急防控中发挥了不可替代的作用。但是传染病仍然对人类健康构成严重威胁，疾病预防和控制仍是未来疫苗的首要任务。目前，不少传染病仍缺乏有效疫苗，如疟疾、结核病、呼吸道感染、腹泻等，发病率和死亡率居高不下，新发现的传染病又不断增多，如艾滋病、丙型肝炎、埃博拉出血热、严重性急性呼吸道综合征（SARS）、人高致病性禽流感等。由此可见，传染病的控制依然任重而道远，而最根本的措施是疫苗的成功研制和使用。

（二）免疫治疗

尽管疫苗是有效预防传染病的工具，但某些病原体感染后，体内产生的免疫应答不能彻底清除病原体，可导致持续性感染，例如，乙型肝炎病毒、丙型肝炎病毒、疱疹病毒等。使用治疗性疫苗或细胞因子，有可能通过调整免疫系统的功能彻底清除感染。

（三）抗肿瘤

一些病毒的感染与肿瘤的发生密切相关，这些病毒疫苗也可称为肿瘤疫苗。例如，EB病毒疫苗可预防鼻咽癌，人乳头瘤病毒（HPV）疫苗可预防宫颈癌。非病毒病因的肿瘤疫苗

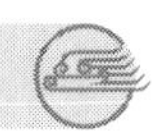

属治疗性疫苗，目前仍在进行临床试验。这些疫苗的研制主要是根据肿瘤免疫的理论，利用基因工程手段，用某些免疫增强基因体外修饰自体肿瘤或树突状细胞，再回输至患者体内，以增强肿瘤的抗原性和机体的抗肿瘤免疫应答，达到治疗肿瘤的目的。

（四）计划生育

避孕疫苗是近年来活跃的研究领域之一。目前正在研制中的几种疫苗均有一定的抗生育效果，例如，人绒毛膜促性腺激素（HCG）是维持早期妊娠的激素，用 HCG 免疫人体，产生的抗 -HCG 可切断黄体营养而终止妊娠，常用 HCGβ 亚单位与破伤风类毒素连接制成结合疫苗；卵子透明带的 ZP3 是卵子表面的一种糖蛋白，是精卵结合的位点，抗 -ZP3 抗体能阻止精卵结合，达到避孕的目的。此外，还有用精子表面的酶或膜抗原制成精子表面抗原疫苗等。

（五）防止免疫病理损伤

某些慢性感染导致的免疫病理损伤与免疫应答的类型有关，通过调整免疫功能，有可能防止或减轻病理损伤。动物实验观察到，血吸虫感染以 Th2 细胞应答为主，常伴有肝的纤维化和结节形成，联合使用虫卵和 IL-2，诱导 Th1 细胞应答，虽不能保护动物免受感染，但减轻了肝损伤。此结果提示，联合抗原与 IL-2 的免疫接种有减轻免疫损伤的可能性。再如，使用人工合成的变应原肽段可特异性封闭 IgE，阻止肥大细胞脱颗粒，或通过诱导 T 细胞的无应答状态从而防止 Ⅰ 型超敏反应的发生。

第三节　免 疫 规 划

一、计划免疫与免疫规划

（一）发展概况

1. 全球发展概况　1974 年 WHO 在总结消灭天花以及预防与控制麻疹、脊髓灰质炎等经验的基础上，提出了扩大免疫计划（Expanded Program on Immunization，EPI），以预防和控制天花、白喉、百日咳、破伤风、麻疹、脊髓灰质炎、结核病等传染性疾病。1978 年在第 31 届世界卫生大会上提出“在 1990 年前对全世界儿童提供有关疾病的免疫预防”，并决定成立 EPI 顾问小组，强调推行 EPI 是实施初级卫生保健的主要内容之一，儿童免疫接种率被视为 WHO 全球战略成功的标志之一。1988 年联合国儿童基金会（UNICEF）用“普及儿童免疫”表示 EPI 的目的。实施 EPI 之前，全球不足 5% 的婴儿被适当免疫，致使每年死于麻疹、脊髓灰质炎、肺结核、百日咳、白喉和破伤风等儿童人数达 500 万之多，且另有约 500 万人留有后遗症。经 WHO 和各成员国的努力，1991 年 10 月 WHO 和 UNICEF 在纽约举行的庆祝大会上宣布：1990 年至 2000 年全球消灭脊髓灰质炎，至 1995 年使麻疹病死率下降 95%，并消灭新生儿破伤风。

2006 年，WHO 和 UNICEF 提出了全球免疫前景与战略（Global Immunization Vision and Strategy，GIVS）。GIVS 是 WHO 千年目标的重要内容，提出 2010 年和 2015 年的免疫目标：①到 2010 年或早期，提高接种率：国家免疫接种率达到 90%，每个行政区或同等行政管理单位免疫接种率至少达到 80%；降低麻疹病死率：全球麻疹病死率在 2000 年水平上降低 90%。②到 2015 年或早期，保持接种率：维持 2010 年全球免疫取得的成果；降低发病率和死亡率：与 2000 年相比，全球儿童疫苗可预防传染病发病率和死亡率降低 2/3；保证疫苗的质量：国家免疫规划覆盖适龄人群按照免疫程序要求应用符合质量要求的疫苗；引进新疫苗：国家免疫规划引入新疫苗，在新疫苗纳入免疫规划 5 年内能向所有适龄人群提供；保证监督监测能力：所有国家将在各级开发疫苗针对传染病以病例为基础的监测能力，必要时以实验室确诊为支持，以保证免疫接种率资料准确并能得到合理应用；加强系统：所有国家免疫计划将纳入部门计划内容保证人力资源、财政和后勤保障；保证持续性。

2. 中国发展概况　我国计划免疫工作取得了长足发展和明显成就。新中国成立后，在全国范围内开展了大规模的牛痘、鼠疫、霍乱等疫苗的接种运动。我国从 1978 年开始实施儿童计划免疫，1980 年正式参与了 WHO 的 EPI 活动，1985 年制定了儿童免疫程序，规定对 7 周岁及以下儿童进行卡介苗、百日咳 - 白喉 - 破伤风混合制剂、三价脊髓灰质炎活疫苗和麻疹疫苗的基础免疫以及及时加强免疫接种，使儿童获得对结核、脊髓灰质炎、百日咳、白喉、破伤风和麻疹的免疫，以控制 6 种传染病的流行。2002 年卫生部又正式将乙型肝炎疫苗纳入计划免疫。1985 年我国政府宣布分两步实现普及儿童计划免疫的目标，即 1988 年各省实现 12 月龄和 18 月龄接种率达 85%，1990 年实现各县适龄儿童接种率达 85%。我国于 1990 年已达 90% 的目标，使得绝大多数疫苗针对的传染病得到了有效控制。

为适应我国预防接种工作发展的需求，并与国际接轨，引入了免疫规划的概念。2007 年，我国政府在十届全国人大五次会议上明确提出“扩大国家免疫规划范围，将甲肝、流脑等 15 种可以通过接种疫苗有效预防的传染病纳入国家免疫规划”的精神。为了落实扩大国家免疫规划的目标和任务，规范和指导各地科学实施扩大国家免疫规划工作，有效预防和控制相关传染病，在原来“五苗防七病”的基础上，新增了甲型肝炎疫苗、乙脑疫苗、流脑多糖疫苗、风疹疫苗、腮腺炎疫苗、钩体病疫苗、流行性出血热疫苗和炭疽疫苗，扩大了计划免疫免费提供的疫苗种类和人群范围，把预防 15 种传染病的疫苗接种纳入国家免疫规划的范畴。

（二）基本概念

1. 计划免疫（planed immunization）　是根据某些特定传染病的疫情监测和人群免疫状况分析，按照规定的免疫程序有计划地进行人群预防接种，以提高人群免疫水平，达到控制以至最终消灭相应传染病的目的而采取的重要措施。计划免疫使预防接种更具科学性、规范性、计划性和合理性。

2. 免疫规划（immunization program）　是根据国家传染病防治规划，使用有效疫苗对易感人群进行预防接种所制定的规划、计划和策略。国家免疫规划是指按照国家或者省、自治区、直辖市确定的疫苗品种、免疫程序或者接种方案，在人群中有计划地进行预防接种，以预防和控制疫苗针对传染病的发生和流行。

（三）计划免疫与免疫规划的关系

免疫规划是对计划免疫的完善与发展，是在预防接种工作规范化、科学化、法制化管理的基础上，进一步巩固计划免疫业已取得的成果，提高和维持接种率的计划和策略。免疫规划的内涵和外延比计划免疫更宽泛，一方面要不断将安全有效的疫苗纳入国家免疫规划，积极推广应用新疫苗；另一方面要扩大预防接种的受益人群。因此，免疫规划有利于有效控制疫苗可预防的传染病，有利于我国预防接种工作和国际接轨。

二、扩大免疫规划的目标与内容

（一）扩大免疫规划的原则与目标

在《扩大国家免疫规划实施方案》中制定了扩大国家免疫规划的实施原则和总目标。

1. 原则　突出重点、分类指导，注重实效、分步实施。以此为基准，确定了以分类规划、分类指导为原则，依法管理；以农村为重点，积极采取措施，确保免疫规划工作可持续性发展

 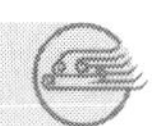

的实施扩大国家免疫规划的指导思想。

2. 目标　全面实施扩大国家免疫规划，继续保持无脊髓灰质炎状态，消除麻疹，控制乙肝，进一步降低疫苗可预防传染病的发病率。在此基础上提出了具体的工作指标：①到2010年，乙肝疫苗、卡介苗、脊灰疫苗、百白破疫苗（包括白破疫苗）、麻疹疫苗（包括含麻疹疫苗成分的麻风疫苗、麻腮风疫苗、麻腮疫苗）适龄儿童的接种率以乡为单位达到90%以上；②到2010年，流脑疫苗、乙脑疫苗、甲肝疫苗力争在全国范围对适龄儿童普及接种；③出血热疫苗目标人群的接种率达到70%以上；④炭疽疫苗、钩体疫苗应急接种目标人群的接种率达到70%以上。

（二）扩大免疫规划的内容

1. 常规接种　在现行全国范围内使用的乙肝疫苗、卡介苗、脊灰疫苗、百白破疫苗、麻疹疫苗、白破疫苗等6种国家免疫规划疫苗基础上，以无细胞百白破疫苗替代百白破疫苗，将甲肝疫苗、流脑疫苗、乙脑疫苗、麻腮风疫苗纳入国家免疫规划，对适龄儿童进行常规接种。

2. 应急接种　在重点地区对重点人群进行出血热疫苗接种；发生炭疽、钩端螺旋体病疫情或发生洪涝灾害可能导致钩端螺旋体病暴发流行时，对重点人群进行炭疽疫苗和钩体疫苗应急接种。

扩大国家免疫规划，新增了甲型肝炎疫苗、乙脑疫苗、流脑多糖疫苗、风疹疫苗、腮腺炎疫苗、钩体病疫苗、流行性出血热疫苗和炭疽疫苗。将国家统一实施免疫规划所预防疾病的种类，由原来的7种（结核病、脊髓灰质炎、百日咳、白喉、破伤风、麻疹、乙型病毒性肝炎）增加到15种（表19-4）。所增加的8种疾病种类包括①通过儿童常规免疫预防的5种疾病：流行性乙型脑炎、流行性脑脊髓膜炎、风疹、流行性腮腺炎、甲型肝炎；②针对重点地区重点人群接种预防的3种疾病：流行性出血热、炭疽、钩端螺旋体病。

表19-4　扩大国家免疫规划疫苗与预防疾病的种类

疫苗种类	预防传染病种类	备注
乙肝疫苗	乙型病毒性肝炎	原免疫规划疫苗
卡介苗	结核病	原免疫规划疫苗
脊灰疫苗	脊髓灰质炎	原免疫规划疫苗
无细胞百白破疫苗	百日咳	替换疫苗
白破疫苗	白喉	
	破伤风	
麻疹疫苗	麻疹	原免疫规划疫苗
麻疹风疹腮腺炎联合疫苗、麻-风疫苗、麻-腮疫苗	风疹	新加入疫苗
	流行性腮腺炎	
乙脑疫苗	流行性乙型脑炎	扩大覆盖范围
A群流脑疫苗	流行性脑脊髓膜炎	扩大覆盖范围
A+C群流脑疫苗		新加入疫苗
甲肝疫苗	甲型肝炎	新加入疫苗
出血热双价纯化疫苗	出血热	新加入疫苗
炭疽减毒活疫苗	炭疽	新加入疫情控制储备疫苗
钩体灭活疫苗	钩端螺旋体病	新加入疫情控制储备疫苗

三、扩大免疫规划的免疫程序

（一）接种对象

《扩大国家免疫规划实施方案》中根据疾病在不同地区的流行特征、疫苗的特点，提出不同疫苗免疫接种的主要人群：

1. 新纳入国家免疫规划的疫苗，其接种对象为规定实施时间起达到免疫程序规定各剂次月（年）龄的儿童。

2. 强化免疫的接种对象按照强化免疫实施方案确定。

3. 出血热疫苗接种为重点地区16~60岁的目标人群。

4. 钩体疫苗接种对象为流行地区可能接触疫水的7~60岁高危人群。

5. 炭疽疫苗接种对象为与炭疽病例或病畜的间接接触者及疫点周边高危人群。

（二）免疫程序

免疫程序（immune programme）是根据疫苗的特性、免疫学原理、传染病的流行特征和对人群健康的危害程度、接种后的利弊和效益，以及国家或地方疾病控制规划等因素，由国家对不同年（月）龄儿童接种何种疫苗所作的统一规定。只有制定合理的免疫程序并严格实施，才能充分发挥疫苗的效果。免疫程序的内容包括：初种（初服）起始月龄、接种间隔时间、加强免疫时间和年龄范围、联合免疫和几种疫苗同时接种的有关问题等。2012年，中国疾病预防控制中心免疫规划中心制定了我国扩大国家免疫规划疫苗免疫程序，见表19-5。

表19-5　扩大国家免疫规划疫苗免疫程序

疫苗	接种对象月（年）龄	接种剂次	接种部位	接种途径	接种剂量/剂次	备注
乙肝疫苗	0、1、6月龄	3	上臂三角肌	肌内注射	酵母苗5μg/0.5ml，CHO苗10μg/1ml、20μg/1ml	出生后24小时内接种第1剂次，第1、2剂次间隔≥28天
卡介苗	出生时	1	上臂三角肌中部略下处	皮内注射	0.1ml	
脊灰疫苗	2、3、4月龄，4周岁	4		口服	1粒	第1、2剂次，第2、3剂次间隔均≥28天
百白破疫苗	3、4、5月龄，18~24月龄	4	上臂外侧三角肌	肌内注射	0.5ml	第1、2剂次，第2、3剂次间隔均≥28天
白破疫苗	6周岁	1	上臂三角肌	肌内注射	0.5ml	
麻风疫苗（麻疹疫苗）	8月龄	1	上臂外侧三角肌下缘附着处	皮下注射	0.5ml	
麻腮风疫苗（麻腮疫苗、麻疹疫苗）	18~24月龄	1	上臂外侧三角肌下缘附着处	皮下注射	0.5ml	
乙脑减毒活疫苗	8月龄，2周岁	2	上臂外侧三角肌下缘附着处	皮下注射	0.5ml	

续表

疫苗	接种对象月(年)龄	接种剂次	接种部位	接种途径	接种剂量/剂次	备注
A 群流脑疫苗	6~18 月龄	2	上臂外侧三角肌附着处	皮下注射	30μg/0.5ml	第 1、2 剂次间隔 3 个月
A+C 流脑疫苗	3周岁,6周岁	2	上臂外侧三角肌附着处	皮下注射	100μg/0.5ml	2剂次间隔≥3年;第 1 剂次与 A 群流脑疫苗第 2 剂次间隔≥ 12 个月
甲肝减毒活疫苗	18 月龄	1	上臂外侧三角肌附着处	皮下注射	1ml	

(中国疾病预防控制中心免疫规划中心,2012)

四、免疫规划工作的监测与评价

实施系统的免疫规划监测,并对规划实施及疫苗效果进行及时、科学的评价,是保证免疫规划工作有序、有效进行的有力措施,对于有效预防并最终消灭疫苗可预防疾病具有重要意义。

(一) 免疫规划工作的监测

1. 疫苗质量监测　疫苗质量是保证免疫成功的关键之一。通过疫苗质量的监测,了解疫苗在贮存、运输和使用各环节的质量(效价)变化情况,以评价疫苗管理工作和改进冷链系统,同时可为疫苗的生产、技术研发与改进提供依据。

疫苗质量常规监测的主要内容包括:①定点监测:省级疾病预防控制机构定期对本单位冷库贮存的疫苗和从生产企业到货的疫苗抽样监测;②跟踪监测:对同一批号的疫苗从省级到基层接种点,在贮存、运输和使用的各个环节和层次抽样监测;③特殊目的监测:为配合流行病学调查或处理接种副反应或事故,对有效期内使用疫苗的质量有疑问时,对疫苗质量进行监测。

2. 疫苗免疫效果的监测　疫苗接种后其免疫效果的产生是保证免疫成功的又一关键,是预测疫苗免疫保护效果的重要指标。免疫效果监测的对象是接种疫苗后的人群,因此,应遵循知情同意的伦理学原则。

(1) 监测对象:疫苗免疫效果的监测对象主要包括:①乙肝疫苗、脊髓灰质炎疫苗、百白破疫苗分别完成 3 剂次后 1 个月的受种者;②流脑疫苗完成 2 剂次后 1 个月的受种者;③含麻疹成分疫苗(麻风疫苗、麻腮疫苗、麻疹疫苗)、乙脑疫苗和甲肝疫苗分别完成 1 剂次后 1 个月的受种者;④卡介苗完成接种后 12 周的儿童。其他疫苗免疫效果监测对象根据具体疫苗免疫程序确定。每种疫苗的监测人数为 30~50 人。

(2) 检测方法及判定标准:疫苗免疫效果的检测方法可以根据不同疫苗的特性或不同的目的,选择不同的方法。表 19-6 提供了目前用于免疫规划中常规接种疫苗免疫效果的检测方法及判定标准。

表 19-6 常规接种疫苗免疫效果检测方法及判定标准

疫苗	检验方法	阳性判定标准
甲肝疫苗	ELISA	IgG≥20m IU/ml
乙肝疫苗	ELISA 双抗原夹心法 放射免疫法(RIA)	抗 -HBs≥10m IU/ml
卡介苗	PPD 试验	72 小时判定结果，局部反应直径≥5mm
乙脑疫苗	细胞中和试验(微孔塑料板法)	IgG≥0.1mIU/ml
脊髓灰质炎疫苗	细胞中和试验(微孔塑料板法)	中和抗体≥1∶4,或有 4 倍及以上增长
全细胞百日咳疫苗	试管凝集试验(半定量法)	凝集抗体≥1∶20 为阳性,≥1∶320 计算保护水平
白喉类毒素	间接血球凝集试验 锡克氏试验 ELISA	抗毒素≥0.01IU/m1 96 小时判定，局部反应直径≤10mm 为阴性 IgG ≥ 0.1IU/ml
破伤风类毒素	间接血球凝集试验 ELISA	抗毒素≥0.01IU/m1 IgG≥0.1IU/ml
麻疹疫苗	微量血球凝集抑制试验 半定量 ELISA 定量 ELISA	血凝抑制抗体≥1∶2，或有 4 倍及以上增长 ≥1∶200，或 4 倍及以上增高 >200m IU/ml，或 4 倍及以上增高
风疹疫苗	微量血球凝集抑制试验 半定量 ELISA 定量 ELISA	血凝抑制抗体≥1∶8，或有 4 倍及以上增长 ≥1∶20，或 4 倍及以上增高 >10IU/ml，或 4 倍及以上增高
腮腺炎疫苗	微量血球凝集抑制试验 定量 ELISA	血凝抑制抗体≥1∶2,或有 4 倍及以上增长 >100U/ml，或 4 倍及以上增高
流脑疫苗	功能抗体杀菌力试验	功能杀菌抗体≥1∶8,或有 4 倍及以上增长(使用兔血清)

3. 冷链系统监测 冷链(cold chain)是为保证疫苗从疫苗生产企业到接种单位在贮存、运输和接种的全过程中,都能保持在规定的温度条件下装备的一系列设备的总称。由于疫苗对温度敏感,从疫苗制造部门到疫苗使用现场之间的每一个环节,都可能因温度过高而失效。冷链系统(cold chain system)是在冷链设备的基础上加入管理因素,即人员、管理措施和保障的工作体系,冷链系统是保障疫苗质量的重要环节。为了保证疫苗从生产、贮存、运输、分发到使用的整个过程有妥善的冷藏设备,规范冷链设施、设备维护和运转工作程序,保证疫苗的效价和质量,为改进和完善冷链系统提供依据,应做好冷链系统的监测。

(1) 冷链设备:冷链的配套设备包括贮存疫苗的低温冷库、冰徘速冻器、普通冷库、运送疫苗专用冷藏车、疫苗运输车、冰箱、冷藏箱、冷藏背包以及计算机和零配件等。我国与联合国儿童基金会建立了冷链合作项目,全国 30 个省、市、自治区所有的县(区)已基本完成了冷链装备。冷链设备监测是指对冷链设备的装备、运转情况的监测,是冷链监测中的一项重要内容,包括冷链设备的名称、型号、产地、装备时间、容积、来源、是否正常运转、维修情况等内容。

(2) 运输过程:在疫苗冷链运输过程中,应配备疫苗运输专用车和温度监控系统,并保

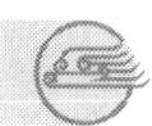

证其正常运行。运输过程的监测主要包括疫苗从省至县级疾病预防控制机构的运输过程中，疫苗名称、生产厂家、疫苗数量、批号及失效期、启运时间、启运时疫苗贮存温度、启运时环境温度、到达时间、到达时疫苗贮存温度、到达时环境温度、途中累计时间、运输工具名称的记录和接送疫苗管理人员签名。

（3）贮存过程：疫苗在省、地、县级疾病预防控制机构贮存时，对疫苗名称、生产厂家、疫苗数量、批号及失效期、到苗时间、发苗时间、贮存时间、贮存疫苗设备名称、疫苗贮存温度、环境温度和收、发疫苗时间应做好记录，并由管理人员签名。

（4）冷链运转：每次冷链运转时，从县→乡→基层接种点运输路线上疫苗运输、贮存情况应有完整记录。同时应监测基层接种点对疫苗名称、生产厂家、疫苗数量、批号及失效期、接种者姓名和开始接种时间、完成接种时间及疫苗贮存温度的记录。

4. 接种率监测　为了了解不同行政层次免疫接种率的水平及影响接种率的主要原因，以制订有针对性的改进措施，维持该地区的高接种率水平，达到免疫预防的目的。主要通过流行病学调查，计算以下指标进行接种率的监测。

（1）接种率（vaccination rate）：

$$\text{接种率}=\frac{\text{本次接种某疫苗某针（次）实种人数}}{\text{本次接种该疫苗某针（次）应种人数}}\times 100\% \qquad \text{式 19-1}$$

式中，应种人数指在接种单位的辖区范围内，常住户口和流动人口中按免疫程序应接种各种疫苗的适龄儿童人数；实种人数指本次接种该疫苗某针（次）应种人数中的实际接种人数。

（2）累计接种率（cumulative vaccination rate）：

$$\text{累计接种率}=\frac{\text{某疫苗某针（次）累计实种人数}}{\text{该疫苗某针（次）累计应种人数}}\times 100\% \qquad \text{式 19-2}$$

式中，累计应种人数指该年度某疫苗某针（次）上次接种后累计实种人数，加上本次接种该疫苗该针（次）的应种人数；累计实种人数指某疫苗某针（次）累计应种人数中的实际接种人数，即实种人数的累加。

（3）校正接种率（adjusted vaccination rate）：校正接种率计算时，首先应计算县级和县级以上疾病预防控制机构或医疗单位每年应开展本辖区儿童的建卡率，然后根据报告接种率计算校正接种率。其中，报告接种率是根据县级和县级以上疾病预防控制机构或医疗单位每年按照《计划免疫技术管理规程》中所规定的报表所做的接种率统计。

$$\text{建卡率}(D)=\frac{\text{调查适龄儿童中建卡儿童数}}{\text{调查适龄儿童数}}\times 100\% \qquad \text{式 19-3}$$

$$\text{校正接种率}(\%)=D\times \text{报告接种率} \qquad \text{式 19-4}$$

5. 免疫成功率　监测免疫成功率是指接种某种疫苗获得保护性抗体水平的人数占接种该疫苗总人数的比例。评价指标主要有抗体阳转率、抗体4倍增长率和抗体几何平均滴度（GMT）。免疫成功率监测旨在了解疫苗免疫后个体或群体是否获得预期的免疫效果，考核和评价疫苗的质量和效果，以及接种的质量和效果，从而找出影响免疫接种质量的有关因素，为改进疫苗质量和调整免疫规划策略提供科学依据。由于疫苗种类和特点的不同，接种后产生免疫反应的时间也不同，抗体在体内产生滴度、持续时间、保护率等也有较大差异。在对疫苗的免疫学效果进行评价时应充分考虑疫苗的这些特点，选择合适的采样时间、检测方法和评价指标。

6. 人群抗体水平监测　人群免疫水平监测是计划免疫工作的一项重要内容，对于了解人群免疫状况，制定免疫对策、免疫程序、相应疾病控制策略、评价免疫效果和预防工作等均具有重要意义。根据监测目的和要求可采取不同的监测方法，主要包括对完成基础免疫年龄组人群的定期监测，对不同地区、不同年龄人群的监测，以及各级疾病预防控制机构，根据当地免疫预防工作开展情况和相应疾病的发生情况所开展的人群免疫状况的调查或监测。

（二）免疫规划工作的考核与评价

为了全面了解免疫规划工作状况，评价规划目标完成情况，应对免疫规划工作做出综合评价。

1. 综合评价的主要内容与基本程序

（1）确定审评的主要内容：①儿童常规疫苗接种及重点人群应急接种完成情况以及未完成的原因；②免疫规划工作的组织领导及社会动员、资源投入；③免疫规划的机构建设及专业人员培训；④冷链管理及其运转情况和疫苗供应、管理及后勤保障；⑤免疫规划的实施和免疫规划工作的科学管理；⑥免疫针对疾病的疫情监测及其控制；⑦免疫监测和对免疫规划工作的考核；⑧开展免疫规划工作的经验和问题；⑨根据工作需要制订相应的考评指标。

（2）制订审评方案：包括审评目的、内容、对象、抽样方法、组织领导、参加人员、工作程序、时间安排、经费预算等。主要包括：①制订调查表格及填写说明：调查表的具体内容、项目和要求应根据审评内容工作计划、有关规程、工作规范的要求提出，表格应具体、细致、全面、实用；②培训审评人员：培训应结合现场进行，使审评人员明确目的、掌握审评方法和要求，熟悉工作程序；③实施审评：审评人员在工作中要坚持实事求是，采取听介绍、核实材料、实地查看、访问座谈等形式了解真实情况，认真记录、填写表格；④质量控制：对接种率调查的县随机抽取3~5个村进行复查；⑤资料汇总：各审评组将现场调查资料核实后统一汇总；⑥统计分析：根据审评情况和结果，对免疫规划工作进行评价。

2. 预防效果评价从以下四个方面进行

（1）疫苗的安全性评价。

（2）免疫学效果评价：通过测定接种后人群抗体转化率（阳转率或阴转率）、抗体几何平均滴度（M）和抗体持续时间等加以评价。具体检测方法及结果判定见“疫苗免疫效果的监测”。

（3）流行病学效果评价：可用随机对照双盲的现场试验结果计算疫苗的保护率和效果指数。

1）保护率（protective rate，PR）：

$$\text{保护率}(PR)=\frac{\text{对照组发病（或死亡）率}-\text{实验组发病（或死亡）率}}{\text{对照组发病（或死亡）率}}\times 100\% \qquad \text{式 19-5}$$

可计算保护率的95%可信限估计其抽样误差：

$$PR\,95\%\text{可信限}=PR\pm 1.96\sqrt{\frac{1}{P_1^{\,2}}\times\frac{P_2Q_2}{n^2}+\frac{P_2^2}{P_1^{\,4}}\times\frac{P_1Q_1}{n_1}}\times 100\% \qquad \text{式 19-6}$$

式中，P_1、P_2分别为对照组、实验组发病率；Q_1、Q_2分别为对照组、实验组未发病率；Q_1=1−P_1，Q_2=1−P_2；n_1、n_2分别为对照组、实验组人数。

2）效果指数 (index of effectiveness，IE)

$$\text{效果指数}=\frac{\text{对照组发病（或死亡）率}}{\text{实验组发病（或死亡）率}} \qquad \text{式 19-7}$$

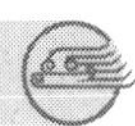

（4）计划免疫工作考核主要考核内容包括：组织设备和人员配备，免疫规划的组织和实施，冷链装备和运转情况等。

五、免疫规划工作展望

（一）现状与存在的问题

新中国成立以来，我国的免疫预防工作在党和政府的领导下，经广大卫生工作者几十年的艰辛努力，取得了卓越成绩。从2001年开展免疫规划以来，使计划免疫工作进入巩固成绩、扩大内容、提高质量及保证免疫规划工作可持续发展的时期。随着时代的变革和发展以及新的政策和法规的出台，制约我国免疫规划工作实施的诸多因素也充分显现出来，主要表现在：免疫规划队伍人力资源不足，业务水平有待提高，冷链系统容积不够，经费投入依然不足，所预防疾病的种类还相对较少，免疫规划覆盖人群相对局限，疫苗生产工艺还不够先进，不良反应成为焦点问题，法律、法规、规范有待完善，流动人口的免疫预防管理困难等。

（二）未来发展

1. 切实落实扩大免疫规划战略　进一步巩固2007年以来国家提出的扩大免疫规划成果，提高重点地区的接种率。建立人口输入城市与输出地的帮扶模式，一方面解决输出地免疫规划资金和技术力量不足的问题，同时也可以解决大城市流动人口传染病发病率居高不下的问题。有条件的地区继续进行扩大免疫规划，包括疫苗的种类和服务的人群范围，全面推进国家扩大免疫规划，使中国免疫规划工作再上一个新台阶，为国家免疫规划工作的进一步扩大奠定基础。

2. 加速疫苗的研发　疫苗是开展免疫规划工作所必需的先决条件，随着政府的重视和人们需求的增加，越来越多的疫苗纳入了国家免疫规划。我国虽然是疫苗生产大国，但不是疫苗发展强国，在新疫苗品种的研究、部分疫苗产业化的关键技术，比如佐剂、高效表达系统、规模化纯化工艺等方面还比较落后，某些疫苗品种大规模生产能力、关键生产工艺、部分疫苗质量以及新病原体的监测工作与发达国家相比还有一定差距。因此，迫切需要建立疫苗基础研究和应用研究的有机整合体制，集中发挥优势力量，推动和加快我国疫苗的产、学、研、用的发展进程，真正提升疫苗服务社会的水平及参与国际竞争的能力。

3. 加强各级疾病预防控制体系的人力资源建设　人力资源是21世纪最重要的战略资源。疾病预防控制能力是一定资源有效配置的结果，而在各项资源中，人力资源是决定性因素。要做到疾病预防控制机构卫生人力资源优化配置，激活人力资源的开发和利用，必须重视加大政府对公共卫生的投入，加强公共卫生管理，完善人员的合理配置，完善用人机制，特别应把有限的资源重点放在承担基层疾病预防控制体系的人力资源建设上。国家应加强对公共卫生人才和管理人才的培养，并制定相应的政策，完善用人制度，鼓励医学人才积极参与并改善基层疾病预防控制体系现状。

4. 建立免疫规划服务新模式　目前中国大多数地区的免疫规划工作仅针对6岁以下儿童，随着人民生活水平的不断提高，成年人免疫的需求也在不断加大，但是我国目前的预防接种体系还难以满足成年人免疫接种的需求。因此，在未来工作中改变与扭转“治重于防”的局面，提高公众和免疫预防服务人员对成年人疫苗适应证和禁忌证的知晓度，改进疫苗管理，加大对成年人疫苗可预防疾病的研究，提高成年人预防接种服务的可及性。

5. 确保各级财政对免疫规划工作经费的投入　为保证各级免疫规划工作的持续发展，省、地、县应建立财政长效保障机制，逐渐增加免疫规划工作的投入，改善县、乡、村级预防接种的条件及免疫规划工作经费。

6. 加强免疫规划工作的监督与管理 各级卫生行政部门要经常组织对辖区内落实扩大国家免疫规划情况进行督导评估，制订科学的督导评估方案，省、市、县逐级定期开展督导和评估活动，及时发现问题并予以解决，并逐步使免疫规划工作管理走向法制化、科学化。

本章小结

免疫预防和免疫规划的实施是预防和控制传染性疾病的主要手段和措施。人类机体具有非特异免疫和特异免疫的生理功能，针对细菌、病毒、真菌等不同的病原体结构和功能特点，建立了不同的抗感染免疫机制和体系。免疫预防即是根据特异性免疫产生的原理，将人工制备疫苗接种于机体，使机体获得对某种疾病的特异免疫力，以提高个体或群体的免疫水平，达到预防和控制疾病的目的。不同种类的疫苗具有不同的免疫特征和免疫效果，根据疫苗的不同特性、免疫学原理、机体对疫苗的免疫应答等，制定科学、合理的免疫程序，实施群体免疫规划，是提高人群整体免疫水平、预防和控制传染病的根本措施。为了实现国家免疫规划的目标，对免疫规划工作进行规范监测和科学评价，对于全面推进扩大免疫规划，控制和消灭传染病，促进人类健康具有重要意义。本章在系统回顾人类抗感染免疫机制及机体对不同病原体抗感染特征的基础上，介绍了免疫预防和免疫规划的基础理论、疫苗的种类、基本特征和免疫学效果，进而重点阐述了扩大免疫规划的免疫程序、监测与评价，以期全面了解和掌握免疫预防和免疫规划建立的理论基础和核心要点，以及在控制和消灭传染病中的重要作用。

思考题

1. 简述抗感染免疫的机制。
2. 试述疫苗具备的基本特征。
3. 什么是免疫规划？简述我国扩大免疫规划的主要目标和内容。
4. 简述免疫规划工作的监测内容。

（王金桃）

第二十章 动植物病原体的免疫学检验

动植物病原体(包括菌种、毒种等)是能够引起人和动植物传染病的微生物和寄生虫的统称,如细菌、病毒、真菌、寄生虫、沙眼衣原体、立克次体、支原体和螺旋体等。动植物病原体的传播不仅会造成重大经济损失,也会严重危及人类的健康和生命安全。因此,建立特异、快速、便捷、安全、集成化、微量化、定量化、低成本的检测技术对于实现动植物疫病的早期诊断和控制传播十分重要。

现代免疫检测技术的发展和更新,为动植物检验检疫技术的发展发挥着巨大作用。本章介绍免疫学技术在动植物病原体检测中的应用。

第一节 动物性传染病的免疫学检验

近年来疯牛病、口蹄疫、SARS、高致病性禽流感等已经引起世界及国内人民的高度重视,提高动物及动物性食品检验检疫的水平,一方面可有效防止病害生物进入我国,保障我国动物产品的养殖安全与生态环境的稳定;另一方面还能控制动物性人兽共患病从疫区向非疫区的传播,减少动物性疫病的发生和传播,提高动物性食品的质量,维护我国动物性食品的国际信誉,促进我国动物性食品的生产和流通,保障食用者的食用安全。

动物性传染病包括 17 种一类动物疫病:口蹄疫、猪水泡病、猪瘟、非洲猪瘟、高致病性猪蓝耳病、非洲马瘟、牛瘟、牛传染性胸膜肺炎、牛海绵状脑病、痒病、蓝舌病、小反刍兽疫、绵羊痘和山羊痘、高致病性禽流感、新城疫、鲤春病毒血症、白斑综合征;77 种二类动物疫病如狂犬病、布鲁菌病、炭疽、伪狂犬病等;以及大肠埃希菌病、李氏杆菌病等 63 种三类动物疫病。

动物疫病的实验室检测技术包括组织病原学检测技术、免疫学检测技术、病理学检测技术、分子生物学检测技术等。免疫学检测技术是建立在抗原抗体特异性反应基础上的检测技术,按其反应性质的不同可分为凝集试验、沉淀试验、标记抗体技术(包括荧光技术、酶标抗体、放射性标记抗体等)、补体参与的反应(补体结合试验)、免疫黏附(血凝试验等)、中和试验(病毒中和试验和毒素中和试验)、免疫病理学检测技术、免疫印迹技术等。

一、凝集试验

凝集试验方法简易、快速、特异、直观,是当前抗体检测的最为实用的方法。直接凝集反应的平板凝集和试管凝集反应用于检测布鲁菌病和猪传染性萎缩性鼻炎;全血平板凝集反应检测鸡白痢、鸡支原体病。正向间接凝集反应用于猪细小病毒病、猪伪狂犬病、牛日本血吸虫病、猪喘气病等的检测。反向间接凝集试验用于猪传染性水泡病与猪口蹄疫检测。

某些病毒(正黏病毒、副黏病毒)能选择性凝集某些动物的红细胞,这种凝集红细胞的现象称为血凝(HA)。在病毒悬液中加入特异性抗体作用一定时间,再加入红细胞时,红细胞的凝集被抑制（不出现凝集现象），称血凝抑制试验（HI）。HA 和 HI 广泛应用在鸡新城疫、禽流感、鸡减蛋综合征等疫病的诊断检测中。

二、沉淀试验

沉淀试验用得最多的是免疫双向扩散。马传染性贫血病、鸡马立克病、鸡传染性支气管炎、鸡传染性喉气管炎及鸡传染性法氏囊病常用双向扩散法进行检测。

另外环状沉淀试验用于炭疽病的诊断和皮张炭疽检疫。絮状沉淀反应可使反应液体出现浊度，利用现代光学测量仪器对浊度进行测定从而检测抗原含量，因此也广泛应用。

三、免疫标记技术

（一）酶联免疫吸附试验

酶联免疫吸附试验广泛应用于细菌、病毒、真菌毒素、寄生虫、农药、兽药、有机污染物等的检测。可用 ELISA 法检测的禽类疫病有：禽流感（检测抗原或抗体）、新城疫（检测抗体）、禽白血病（检测抗原）、禽滑液囊支原体（检测抗体）、禽败血支原体（检测抗体）、禽肠炎沙门杆菌（检测抗体）、禽霍乱（检测抗体）、禽脑脊髓炎（检测抗体）、禽肺病毒（检测抗体）、禽呼肠孤病毒（检测抗体）等。

（二）免疫胶体金技术

胶体金免疫标记技术在动物疫病诊断方面的应用虽然起步较晚，但发展迅速。其中，胶体金免疫层析技术由于具有简便、快速、特异、灵敏等优点，已成为当前动物疫病检测中最简单、快速、敏感的免疫学检测技术之一，特别适合于广大基层兽医人员以及大批量检测和大面积普查等，有巨大的发展潜力和广阔的应用前景。

如：猪传染性胃肠炎抗原速测卡、猪流行性腹泻抗原速测卡、猪轮状病毒抗原速测卡、禽流感抗原（通用型）速测卡、H5 亚型禽流感抗原速测卡、H7 亚型禽流感抗原速测卡、H9 亚型禽流感抗原速测卡、新城疫抗原速测卡等等。

采用高质量的单克隆抗体，快速诊断分析检测下限可以达到 10pg。利用金颗粒可催化银离子还原成金属银这一原理，采用银显影剂增强金颗粒的可见性，大大提高了测定的灵敏度，可以超过 ELISA 的灵敏度水平。而且胶体金标记蛋白质是一物理结合过程，结合牢固，很少引起蛋白质活性改变，所以试剂非常稳定，不受温度等外界因素影响，可随身携带，随时检测，检测结果也可长期保存。一般只要 5~10 分钟就会出检测结果。相比其他方法，如 ELISA 需 1~2 小时、PCR 需 3~4 小时，大大缩短了检测时间，这是目前其他快速检测方法所无法达到的。

（三）免疫荧光法

免疫荧光技术特别适用于含菌浓度较高的标本和具有免疫学及形态学特征的微生物的检测，如从临床病人的病变部位采取的标本、组织活检及尸检标本、蜱等媒介昆虫的血淋巴标本。如检测狂犬病病毒、衣原体、立克次体、恙虫病东方体、贝氏柯克斯体、横赛巴尔通体 / 五日热巴尔通体及人粒细胞无形体等病原体。

四、免疫磁珠分离技术

免疫磁珠分离技术（immunomagnetic beads separation techniques，IMBS）是免疫学和磁载体技术结合而发展起来的一项新技术，具有分离样品速度快、特异性强、操作简单、不需

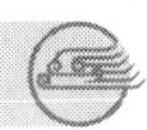

要昂贵的仪器设备等特点。近年来该技术被广泛应用于生化产品的分离纯化、细胞的分离提纯及微生物检测领域等，尤其在病原微生物分离检测方面的应用日益广泛，已出现了针对不同病原菌的商品化免疫磁珠检测试剂盒，该技术已逐步应用到相关实验室的日常检测工作中。

猪传染性胸膜肺炎是世界性规模化养猪的重疫病，从临床样品中分离、鉴定胸膜肺炎放线杆菌是最可靠的诊断方法之一。急性病例一般比较容易分离到细菌，但一些亚临床感染的猪，由于病原菌的数量较少且存在其他共生菌，因此分离工作就很困难。将磁珠的表面连接上抗胸膜肺炎放线杆菌的特异性抗体，就能够在混合物中特异性捕获细菌进行分离培养。与直接分离培养相比，提高了分离率和灵敏度，只要含 10cfu/ml 的细菌就可以成功分离，还可以省去多次反复纯化的步骤。因此免疫磁珠具有很大的应用潜力。

五、免疫病理学检测技术

免疫病理学检测技术（免疫组织化学技术）用标记的抗体（或抗原）对细胞、组织内的相应抗原（或抗体）进行定性、定位或定量检测，经过组织化学的呈色反应之后，用显微镜、荧光显微镜或电子显微镜观察结果。不仅可在脏器组织中特异地检出病原，又可发挥病理学检测所具有直观、抗原定位准确的特点，还可在脏器组织原位检测出病原的同时观察到组织病变与该病原的关系，确认受染细胞类型，从而有助于了解疫病的发生机制和病理过程。

六、免疫 PCR 技术

免疫 PCR（immuno-PCR）结合了抗原抗体反应的特异性和 PCR 的高度敏感性，通过运用 PCR 的高度敏感性来放大抗原抗体反应的特异性，理论上可检测到 1 至数个抗原分子。

如：肠出血性大肠埃希菌 O157：H7 是重要的食源性致病菌，目前常用的细菌培养法耗时较长、灵敏度较低，而 PCR 方法费用较高，试验条件要求严格，而且容易出现假阳性。将 ELISA 和 PCR 技术结合在一起，通过链霉亲和素将生物素化的 DNA 连接在生物素化抗体分子上，根据 PCR 扩增固相化的 DNA 报告分子来检测大肠埃希菌 O157：H7，能够检测到 10CFU/ml 的大肠埃希菌 O157：H7，比 ELISA 法的灵敏度提高了 1000 倍，而且具有很高的特异性。

七、免疫传感技术

以固定化的生物敏感材料（如动植物组织、微生物、细胞器、细胞受体、酶、抗体、核酸等）作为分子识别元件，与物理化学换能器（如电化学电极、压电晶体、离子敏场效应晶体管、热敏电阻）及信号放大装置一起构成的分析工具或系统称为生物传感器（biosensor）。生物传感技术是近年发展起来的一种高新生物学检测技术，具有灵敏度高、选择性好、分析快捷和仪器可集成化、微型化等优点，被列为迈向 21 世纪五大医学检验技术之一。

如：在光纤生物传感器 FOB-3 上应用双抗体夹心法检测鼠疫耶尔森菌，20 分钟内可分别检测到 50~1000ng/ml 的鼠疫 F1 抗原和 $60 \sim 6 \times 10^7$CFU/ml 的鼠疫耶尔森菌。对感染了耶尔森菌的鼠组织样品进行检测阳性检出率可达 92.6%。

H5N1 血凝素蛋白抗体通过 SPA 固载于金微电极表面，当电极上抗体与样品中 H5N1 病毒结合时传感器的阻抗响应值会改变，改变的大小与 H5N1 病毒滴度呈线性关系，线性范

围为 10^3~10^7EID50/ml，用于高致病性禽流感 H5N1 病毒的快速检测。

第二节　植物病害的免疫学检验

植物病害主要由昆虫、真菌、细菌、线虫、病毒及类病毒等病原体引起。我国进境植物检疫性有害生物中昆虫 146 种、真菌 125 种、细菌 58 种、线虫 20 种、病毒及类病毒 39 种。

真菌是主要的植物病原微生物，如由致病疫霉引起的马铃薯晚疫病，由白粉菌引起的大麦、苹果和葡萄的白粉病，由锈菌引起的许多禾谷类作物的锈病，及黑粉菌引起的小麦腥黑穗病、散黑穗病和玉米黑粉病等已成为世界性的严重作物病害。

能侵染植物并引起病害的细菌主要来自假单胞菌属、黄单胞菌属、土壤杆菌属、棒状杆菌属、欧文菌属和支原体属等。例如引起果树火疫病的解淀粉欧文菌、引起水稻白叶枯病的水稻黄单胞菌、引起蚕豆萎蔫病的栖菜豆假单胞菌、引起棉花角斑病的锦葵黄单胞菌等。

植物病毒种类多，危害面广，一旦发生较难防治，造成较大经济损失，有科学家称植物病毒病为植物癌症。马铃薯迟化病早在 18 世纪末即在欧洲发现，迄今仍是农业生产中的重大难题之一。烟草花叶病毒是最早被发现的病毒，流行时常可使产区烤烟减产 25%。

植物检疫能有效地防止新的病原物传入、阻止危险性病害扩散，是最重要的病害防治措施之一。借助于病原物形态学及病害症状而进行的常规检测方法，有时会存在时间长、难以作出准确的判断。免疫学检测技术能弥补上述的不足，具有快速、灵敏、特异以及操作方便等优点，因此近年来越来越被人们所重视。用于植物病害检疫的免疫学检测方法常用的有 ELISA 检测、斑点免疫法、免疫荧光技术、免疫电镜技术、免疫金 / 银染色技术、免疫印迹分析等。

一、ELISA 检测

ELISA 是植物病毒病诊断上最广泛使用的一种免疫学方法。ELISA 反应快速便利，很适合于大规模田间样本的常规病毒检测也广泛用于脱毒植物、无性繁殖的苗木以及种子上的病毒检测。如对多种花叶病毒、烟草环斑病毒、马铃薯卷叶病毒、小麦丛矮病毒、柑橘矮缩病毒、李坏死环斑病毒等的诊断和检测。不仅具有反应灵敏、特异性强的优点，而且克服了常规血清学方法受病毒浓度、病毒粒形态和抗血清用量等限制的缺点。用它检测菜豆黄斑花叶病毒，所使用提纯的病毒抗原浓度仅需 5ng/ml。

真菌方面，疫霉、腐霉、黑盘菌等真菌的 ELISA 试剂盒已被商业化生产，并已广泛应用。利用 ELISA 试剂盒检测大豆根茎组织和土壤悬浮液中的大豆疫霉菌、土壤中大豆疫霉的孢子和菌丝、病组织中隐地疫霉、灌溉水中的疫霉游动孢子等，效果都很好。

细菌方面，用 ELISA 检测水稻条斑性病细菌时，检测的灵敏度达 10^2~10^3 个菌 /ml。

二、斑点免疫分析法

目前斑点免疫分析法（dot immunobinding assay，DIA）已被应用于植物病毒、类菌原体（mycoplasma like organism，MLO）的检测之中。通常将组织材料（如切割开的种子）直接与硝酸纤维素膜接触，抗原从组织中释放并结合于膜上，通过直接法检验或使用辣根过氧化物酶（或碱性磷酸酶）标记间接检测结合于膜上的抗原。

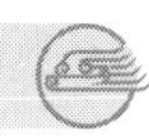

如在对马铃薯卷叶病毒、马铃薯 X 病毒、烟草花叶病毒、烟草环斑病毒、烟草脉斑驳病毒、番茄花叶病毒、番茄环斑病毒、柑橘速衰病毒、花生条纹病毒、水稻草状矮化等植物组织、种子中的病毒以及花生丛枝病、葡萄黄化病等众多 MLO 病害的检测中也取得了较好的效果。

斑点免疫检测技术操作容易、简便、快速、能够长期保存,且可重复利用,一次性检测的样品量大,不需要大型仪器设备,是一种适合检疫需要的快速诊断检测方法。

三、免疫荧光技术

免疫荧光技术已成功应用于植物组织、种子及土壤中细菌及真菌的检测。如检测根组织的疫霉菌丝、芸苔根肿菌的休眠孢子;叶组织中灰葡萄孢;土壤中樟疫霉、瓜果疫霉的游动孢子等,均取得了 ELISA 无法达到的效果。

但在实际使用中存在一定的缺陷,如需要昂贵的仪器,操作费时,并且有时受植物和土壤的自身荧光干扰,特别是在抗原量低时,自发荧光强于特异性荧光,致使观察困难,干扰了这项技术的广泛应用。

四、免疫电镜技术

电镜技术是免疫化学技术与电镜技术结合,在超微结构水平研究和观察抗原、抗体结合定位的一种方法。免疫电镜技术具有与 ELISA 相同的灵敏度,但比 ELISA 更为直观、准确、快速,对于某些难于鉴定的木本植物病毒也可检测,此外,免疫电镜技术克服了以往检测 MLO 只能用超薄切片进行电镜观察的缺点,现已能用诱捕法诱捕 MLO。免疫电镜技术可直接检测感染病毒的组织抽提液(包括显症、未显症、脱毒苗)中的病毒粒的存在,除了病毒定性外,免疫电镜技术还可以用在植物粗汁液中病毒粒体的定量分析,是病毒细胞化学研究中的一种有效手段。

该技术已广泛应用于植物病原真菌、病毒、MLO 以及类病毒的检测中。如真菌方面,利用免疫电镜技术观察芸苔根、叶组织中的灰葡萄孢和烟草霜霉菌以及山慈菇黑粉菌均达到了理想效果;病毒方面,对带毒种子、叶片和昆虫介体中的马铃薯 Y 病毒、马铃薯 X 病毒、莴苣花叶病毒、豌豆种传花叶病毒、烟草花叶病毒、黄瓜花叶病毒、大麦条纹花叶病毒、烟草环斑病毒、马铃薯卷叶病等病毒成功地进行了检测,并用该技术检测出感染马铃薯纺锤类病毒番茄植株中的环类病毒。

但需要昂贵的仪器,操作步骤复杂,费时。

五、免疫金 / 银染色技术

免疫金 / 银染色技术在植物病毒、细菌等的检测上得到了广泛的应用。该技术克服了免疫胶体金技术不能在光学显微镜下观察的缺点,成功地应用于细菌的检测和组织免疫定位,具有省时、灵敏、稳定、价廉的优点,有望成为一种非常有用的植物检疫检测工具。如利用 A 蛋白 - 胶体金复合物标记齿兰环斑病毒、大豆花叶病毒、黄瓜花叶病,用免疫金 / 银染色法检测烟草环斑病毒,均取得了很好的效果。

缺点是胶体金标记不易与小分子物质形成稳定复合物,并对盐类极其敏感;此外微细结构对比度不是太好,细胞膜也不能清晰可辨,对于球型病毒,如果分散在细胞中就不易辨认,灵敏度有待进一步提高。

六、免疫印迹分析

免疫印迹分析方法首先用SDS-PAGE分离病毒蛋白，把蛋白带转移到膜上，再进行抗原抗体反应，根据分子量和吸附特异性抗血清的特殊带来判断该病毒的存在与否。和ELISA、斑点免疫法相比具有明显的优点，通过电泳将植物病毒蛋白和植物组织中的其他蛋白分离开来，排除了杂蛋白的干扰，可检测低浓度的植物病毒。

本章小结

动植物病原体的传播不仅会造成重大经济损失，也会严重危及人类的健康和生命安全。免疫学检测技术具有特异、快速、便捷、低成本等优点，广泛用于动植物病原体的检测。动物疫病的免疫学检测方法常用的有凝集试验、沉淀试验、ELISA、免疫胶体金技术、免疫荧光技术等。植物病害检疫的免疫学检测方法常用的有ELISA检测、斑点免疫法、免疫荧光技术、免疫电镜技术、免疫金/银染色技术、免疫印迹分析等。

思考题

1. 禽沙门氏菌病是由沙门氏菌引起的禽类的急性或慢性疾病的总称。在世界各地普遍存在，对养禽业的危害性很大。试述，如何用免疫学技术检测禽沙门氏菌病？

2. 李属坏死环斑病毒(prunus necrotic ringspot virus, PNRSV)是樱桃等李属作物的重要病害之一，被我国列为入境和全国检疫性有害生物。如何采用免疫学实验技术对PNRSV进行监测？

（程东庆）

第二十一章 健康相关产品的免疫学检验

健康相关产品是指保健食品、化妆品、涉及饮用水卫生安全产品、消毒产品等与人体健康密切相关的产品。这些产品均受到国家相关法律、法规的管理、监督和约束，经过严格的卫生许可程序，方可进入市场。在这个程序中，应用物理、化学、分子生物学、免疫学等检测手段对其进行评价、监督。

对健康相关产品的卫生检测，许多项目都是针对原料中污染物的测定，如保健食品、化妆品中的残留农药、残留抗生素、激素、毒素、毒品等，这些产品常因环境的污染而含有毒有害物质，可对人体健康造成危害。对这些污染物的常规分析方法，国家相应的标准中大多采用化学法、色谱法等，虽然精确度高，但操作复杂，耗时长、价格高，限制了常规的检测，而免疫学技术可以弥补上述方法的不足，具有更明显的优越性，得到越来越广泛的应用。

第一节 有毒有害物质的免疫学检验

健康相关产品中的有毒有害物质主要有两种，一是无机毒物质，如重金属离子及化合物，由于治理较好，已不再是主要污染物；而有机污染物，特别是人工合成的各类有机化学毒物正在通过各种途径污染环境，污染健康相关产品，危害人们健康，因此，对这类有机物毒物的检测成了重中之重。有机毒物主要指残留农药、抗生素、激素、真菌毒素、藻毒素、毒品、违禁药物、人工合成多环、杂环类氯化合物等。

一、有毒有害物质免疫学检验的技术要点

应用免疫学技术检测健康相关产品中有毒有害物质的技术关键是制备特异性强、亲和力高的多克隆或单克隆抗体。用以检测样品中微量的有机毒物。尤其应用放射性核素、酶、胶体金、荧光素等标记技术，更需要制备具有良好免疫原性的抗原。通常具有抗原性的物质分子量应大于 10kDa，而大部分有毒有害物质的分子量小于 1kDa，属于半抗原物质，必须将大分子载体与半抗原分子偶联后才具有抗原性，而且半抗原分子上必须具备能共价结合到载体上的一个活性基因，如氨基、羧基、羟基和硫基等。许多不具备活性基因的抗原可通过人工合成的方法引入这些活性基团，也可用其降解产物作为半抗原与大分子载体偶联。在抗原的人工合成中必须考虑其免疫的特异性。

（一）有机毒物人工抗原的制备

有机毒物半抗原与大分子载体蛋白偶联时，受到多种因素的影响，如两者的浓度比例；偶联剂的浓度、剂量，以及反应时的温度、pH、离子强度等理化条件。半抗原与载体蛋白偶联的常用方法有：

1. 有羧基（—COOH）的半抗原与蛋白载体的偶联方法　碳二亚胺法及混合酸酐法。

2. 有氨基（$—NH_2$）的半抗原与蛋白载体的偶联方法　戊二醛法及重氮化法。

3. 有羟基（—OH）的半抗原与蛋白载体的偶联方法　琥珀酸酐法。

（二）特异性抗体的制备

半抗原农药分子与大分子蛋白载体偶联后，形成具有抗原性物质，免疫动物后使其产生相应特异性抗体，经分离、纯化、鉴定后可作为待标记抗体或标准抗体，还可通过杂交瘤技术获得单克隆抗体，如用单克隆抗体作为标记抗体，则特异性更高，交叉反应少，便于规模化生产，应用更广泛。

（三）免疫学技术在环境中有毒有害物质检测中的应用

免疫学检验主要用于检测奶、肉、蛋、肝、蔬菜水果等食品中残留的农药（杀虫剂、除草剂）、残留的抗生素，水和土壤中残留的农药，水中藻毒素、谷物及其制品中的真菌毒素、保健功能食品中的激素、毒品、兴奋剂等。国外已有多种检测试剂盒应用，抗体多为单克隆抗体，而且把免疫学技术与自动化分析仪器相结合，如免疫亲和柱-高效液相色谱法、免疫亲和柱-荧光分光光度法，使样品的分析更可靠，灵敏度、准确度更高，仪器设备便携化、自动化程度高，操作简单、更快捷。

二、有毒有害物质免疫学检测方法

20世纪80年代以来，免疫学技术在预防医学的检测中应用越来越深入。除RIA技术外，ELISA技术发展得更快。主要以食品、环境中的农药、动物饲料中的兽药为主要检测对象。发达国家如美国、德国已开发出商品检测试剂盒应用，并通过政府相关部门的认证和批准，目前国内已开发出具有自主知识产权的相关产品，并进行了更广泛的研究及应用。

（一）RIA法

早在20世纪80年代，对环境样品中的杀虫剂、除草剂、激素的测定，国外都采用RIA技术，并用商品试剂盒出售。但RIA法具有放射元素的污染及需特殊的分析仪器等缺点，已逐渐被其他免疫技术所代替。

（二）ELISA法

有毒有害物质的免疫学检测中应用最广泛的技术是ELISA。试剂盒的种类也最多。尤其是医学检验方面。应用于环境中半抗原检测的试剂盒大多是发达国家的产品。

ELISA在有毒有害半抗原物质的检测中，应用最多的技术类型是竞争抑制法。首先将特异性抗体包被于固相载体表面，测定管加待测抗原和定量的酶标抗原，参考管只加酶标抗原。经孵育洗涤后加酶底物显色，两组底物降解量之差，即为所要测定的未知抗原量。ELISA主要用于食品中残留农药、抗生素、激素的检测。谷物中真菌毒素和水中藻毒素的检测。

（三）酶增强免疫测定技术（enzyme-multiplied immunoassay technique，EMIT）

EMIT法属于均相酶免疫测定中的酶增强免疫测定技术。主要用于半抗原或小分子抗原的检测，原理是将这类抗原接合在酶分子活性点附近，如与相应抗体结合则封闭该活性点位，使酶失活，测定时将待测样品、酶标抗原（半抗原）与特异性抗体一起混合，加酶底物，测定反应体系中酶的活性。样品中待测抗原与酶标记抗原竞争结合反应体系中限量的抗体，从而使游离酶标抗原量增多，最终测得的酶活性随着反应体系中未标记待测抗原的浓度升高而增强。

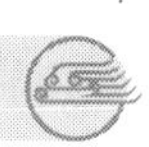

（四）斑点金免疫层析试验（dot immunogold chromatographic assay，DICA）

是胶体金标记技术和蛋白质层析技术相结合的以微孔滤膜为载体的快速定性或半定量筛查试验。胶体金标记的多为单克隆抗体，商品化的试剂盒种类很多。由于操作简便、快捷，操作人员不需特殊培训，又不需要特殊仪器，肉眼观察即为判定结果。因此得到广泛应用。如对毒品、真菌毒素的检测等。

（五）免疫磁珠

免疫磁珠是由载体微珠和免疫配基组成，根据不同用途可制成不同大小的载体微珠。微珠因制备的材料和方法不同，使其表现出不同物理特性，珠体内还可添加染料、荧光物质、放射性元素、磁性氧化铁，用于各种检测目的。免疫配基包括抗原、抗体、凝集素等，配基具有生物特异性，两者结合在不影响配基生物活性的前提下，以微珠识别功能检测抗原或抗体。

国外已有检测有机氯农药残留的免疫磁珠和检测莠去津及三嗪类农药残留的免疫磁珠，均在加有磁性氧化铁的磁珠上包被特异性抗体，用于定量、半定量检测环境中残留的农药。

三、有毒有害物质免疫学检测的应用

（一）残留农药的检测

1. ELISA法　采用ELISA检测健康相关产品中有毒有害物质，国外取得许多成功经验，主要以食品环境中的农药和动物饲料中农药、兽药作为主要检测对象。德国、美国农药残留检测试剂盒种类很多，如检测食品、土壤、水中残留的有机氯、有机磷、甲苯胺、涕灭威、多菌灵、百草枯、拟除虫菊酯，三嗪类等杀虫剂、除草剂等。

（1）ELISA法检测除草剂氯黄隆：首先合成邻氯苯磺酰胺半抗原，并与蛋白质载体偶联成完全抗原，免疫动物，获得对氯黄隆高亲和力的抗血清，纯化后用辣根过氧化物酶标记，测定的线性浓度范围为10^0~10^3ng/ml，检测限为0.06 ng/ml。与氯黄隆结构相似的磺酰脲类除草剂不干扰氯黄隆的分析。

（2）ELISA法检测农药对硫磷：用重氮化法使甲基对硫磷与BSA及中国鲎血蓝蛋白（TTH）偶联合成人工抗原M1605-BSA，M1605-TTH。免疫新西兰兔，获得高效价抗体，建立ELISA间接检测对硫磷的方法。

用ELISA法检测水果、粮食、牛奶等食品中的残留农药的试剂成本仅为气相色谱或高效液相色谱方法的十分之一，ELISA法的样品处理方法也比较简单，且两者的最低检出限及回收率相当。

2. 金免疫层析法　金免疫层析法检测食品、水、土壤中残留的农药，是国内外应用较多的技术。国外有多种检测试纸条，国内已有对有机磷（甲基对硫磷、乙基对硫磷）、杀螟硫磷、毒死蜱、呋喃丹等农药检测的胶体金商品试剂盒。

（二）真菌毒素的检测

1. 黄曲霉毒素的检测　1993年黄曲霉毒素被WHO认定为Ⅰ类致癌物质，人类健康受其危害主要是由于食用被黄曲霉毒素污染的食物。黄曲霉毒素在食品原料中的存在很普遍。各国均制定了各种食品中黄曲霉毒素B1的最高允许含量。常规的分析方法有薄层色谱法（TLC）、高效液相色谱法（HPLC），但不适宜大批量样品的快速检测。国外对免疫学检测方法研究较多，并有检测黄曲霉毒素B1、B2、G1、G2、M1和总黄曲霉毒素的各种试剂盒及自动、半自动化的检测仪器。

（1）ELISA 法：主要适用于大批量样品的定性、定量分析，与常规标准方法符合率较高。缺点是一种试剂盒只能检测一种毒素。ELISA 法检测粮食和食品中的黄曲霉毒素，技术关键是合成黄曲霉毒素与蛋白质的偶联物，并获得相应的抗体或单克隆抗体，用于检测样品中的相应毒素，常用 ELISA 间接竞争抑制法。食品中黄曲霉毒素 B1 的 ELISA 测定已纳入国家标准方法。

（2）金标记试纸法：金标记试纸法检测黄曲霉毒素，是将胶体金标记的黄曲霉毒素单克隆抗体固定于试纸条上，通过免疫层析检测样品中的相应抗原。在 5~15 分钟完成对样品中黄曲霉毒素的定性分析。借助黄曲霉毒素标准品，能估算样品中黄曲霉毒素的含量，非常适于现场检测和大量样品初筛。

（3）免疫亲和柱的应用：由于人工合成的真菌毒素抗原技术的不断提高，可以获得越来越多的真菌毒素特异性抗体。利用这些抗体制成的免疫亲和柱正成为一种新的前处理技术。黄曲霉毒素 B1、B2、G1、G2、M1 单克隆抗体免疫亲和柱已商品化，用于各种食品、饲料和体液样品纯化、浓缩，为进一步的仪器定量检测奠定了基础。降低了检出限，检出时间缩短。如用黄曲霉毒素亲和柱 Afla Test P 柱与荧光计组成试剂盒，快速检测谷物中的黄曲霉毒素总量，用免疫亲和柱与液相色谱系统相连接的自动化分析设备，黄曲霉毒素 B1、G1 的检出限为 0.1ng/g。黄曲霉毒素 B2、G2 的检出限为 0.03ng/g。

2. 玉米赤霉烯酮（ZEN） ELISA 检测小麦中玉米赤霉烯酮已纳入国家标准方法（GT/T14933-94）。有 ELISA 商品试剂盒提供。已有商品玉米赤霉烯酮免疫亲和柱，与荧光计相连接可检测饲料中的玉米赤霉烯酮检测范围为 10~200ng/g。检出限为 4ng/g，总收回率为 94%，检测结果与 HPLC 法吻合。

3. 脱氧雪腐镰刀菌烯醇（DON） 脱氧雪腐镰刀菌烯醇是镰刀菌属的一些菌种产生的有毒代谢产物，这些毒素具有高细胞毒性及免疫抑制性，对人及动物造成威胁。以前对这些毒素的检测均主要应用薄层色谱法。现已制成抗脱氧雪腐镰刀菌烯醇 (DON) 的单克隆抗体。并用于 ELISA 法检测相应的毒素。

我国已将小麦、面粉、玉米粉中 DON 的 ELISA 检测纳入限量标准制定的检测方法。现有高灵敏度的 ELISA 检测 DON 试剂盒商品。DON test 免疫亲和柱已有商品供应，可与色谱法结合应用。与气相色谱 - 电子捕获法检测结果统计学无显著差异。

（三）人工合成有毒污染物的检测

随着工业的高速发展，环境中又出现许多难以降解的化合物。它们是商品制造中合成的，或是一些副产品，或是自然产生的。主要以苯环为基本骨架的各种多环、杂环类物质。日本学者 1977 年提出“环境激素”这一概念，认为它们并不直接毒害生命，但以“激素”面貌对生物体发生作用。即使含量极少，也会使生物体内的内分泌失调，生殖系统畸形。已列入环境“激素”的化学物质有 27 种，其中包括不正确焚烧垃圾产生的剧毒物二噁英，电器产品中的多氯联苯。在健康相关产品方面，我国尚无相应的法规标准。对其检测的方法也只应用色谱学方法，复杂又昂贵。现在已有许多免疫学检测方法的应用，满足大批量检测样品的需要。

1. 二噁英的检测 二噁英（dioxins）是一种含氯有机化合物，是目前世界上已知的剧毒化合物之一，对人类危害极大。二噁英是一类含氯二氧杂环有机物及其异构体的通称，共有为 210 种不同的化合物，包括 75 种多氯二联苯二噁英（polychlorinated dibenzo-pdioxins，

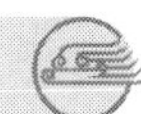

PCDDs)及135种多氯二联苯呋喃(polychlori-nated dib-enzofurans, PCDFs)。二噁英毒性极强，是氰化钾的130倍，是砒霜的900倍，是世界公认的Ⅰ类致癌物质。二噁英化学性质稳定，脂溶性好，极易损害人的肝脏、生殖系统，男性尤为敏感。二噁英是垃圾焚烧、纸浆漂白、含氯除草剂及杀虫剂生产过程中连锁产生的副产品，也可由火山爆发和森林火灾自然因素产生。汽车尾气和香烟燃烧也可产生二噁英。受污染较普遍是空气、土壤、水和食物(尤其是奶制品、肉类、鱼和水生甲壳动物)。比利时“毒鸡”事件、荷兰“毒奶粉”事件以及2011年德国多家农场动物饲料污染事件说明了其对食物污染的严重性。

从20世纪70年代人们开始探索免疫学方法在二噁英检测中的应用。1978年Philp等采用双抗体放射免疫分析检测环境样品和生物样品中多氯代二苯并二噁英。EIA酶免疫方法是根据鼠单克隆抗体DD3与二噁英结合的特点而建立的竞争抑制酶免疫方法。使用酶竞争配合物(HRP)和样品中二噁英共同竞争有限的DD3抗体的特异性结合位点，以一系列不同浓度的2,3,7,8-TCDD为标准物质，做出2,3,7,8-TCDD标样与对应样品的剂量-效应曲线，样品中二噁英毒性强度以计算出的TCDD毒性等价浓度间接表示。通过测定DD3与HRP螯合物的荧光强度来获取二噁英的TEQ。螯合物的荧光强度与二噁英的TEQ成反比。目前，对二噁英的免疫学检测已有商品试剂盒出售。主要用于快速筛选样品。ELISA法定量检测土壤、水、组织、食品中的2,3,7,8-TCDD(二噁英的一个异构体)。虽然不能检测所有的同系物，但因其简便、快速，仍是大量样本筛选的好方法，美国环保局已批准一种ELISA方法为二噁英检测的推荐方法(US EPA Method 4025)。

1998年WHO-ECEH/IPCS提议2,3,7,8-TCDD的TDI(tolerable daily intake, TDI)设定为1~4pgTEQ/kg。一些国家根据最新的研究进展，相继制定或修订了2,3,7,8-TCDD或二噁英的TDI。美国EPA对2,3,7,8-TCDD设定的TDI值为0.006pgTEQ/kg，荷兰、德国对二噁英设定的TDI值为1pgTEQ/kg，日本对二噁英设定的TDI值为4pgTEQ/kg，加拿大对二噁英设定的TDI值为10pgTEQ/kg。2010年国家环保部、外交部等九部委联合发布《关于加强二噁英污染防治的指导意见》，提出二噁英污染防治的路线图和时间表。到2015年，我国将建立比较完善的二噁英污染防治体系和长效监管机制，重点行业二噁英排放强度降低10%，基本控制二噁英排放增长趋势。

2. 多氯联苯的检测　多氯联苯(PCB_s)对环境的污染主要来自PCB_s生产过程、燃烧含PCB_s的固体废物，含PCB_s电器设备包括20世纪70年代生产的电容器、变压器的溢出等。因其特殊的苯环结构和稳定的化学性质，在自然界极难降解，一旦进入生物圈生物链，就会产生生物浓缩效应，造成各种生物体内的累积毒性。已被证实对生物体的生殖系统、免疫系统的损害及致癌、致畸作用。PCB_s有20多种多氯联苯同源物。

免疫学方法主要是检测多氯代二苯。已有ELISA试剂盒，在最适条件下，ELISA检测多氯代二苯并二噁英，检测限为0.5ng/ml。另外，用PCB_s多克隆抗体包被磁珠，可定性、半定量、定量检测土壤、水、沉淀物、鱼浆中的PCB_s。

第二节　化妆品的免疫学检验

《化妆品卫生规范》2002年版中对化妆品定义为：化妆品是以涂抹、喷洒或其他类方法，施于人体表面任何部位(皮肤、毛发、指甲、口唇、口腔黏膜等)，以达到清洁、消除不良气味、护肤、美容和修饰目的的产品。

《化妆品卫生规范》中规定了421种类物质为化妆品组分中禁用物质：如六氯化苯、汞与汞化合物、乌头碱及其盐类、抗生素类、肾上腺糖皮质激素、雌激素类、孕激素类等，还规定了67种限用物质。化妆品中使用禁用物质或超量使用限用物质，将对人体健康造成多种急性或慢性损害。化妆品中的激素问题更是令人关注，化妆品中添加雌激素能促进毛发生长、防止皮肤老化、除皱、增加皮肤弹性、丰胸。一些不法制造商往往在化妆品中添加雌激素成分，以达到这样的目的。但长久使用含雌激素的化妆品可增加患子宫内膜癌、乳腺癌和卵巢癌的危险性。另外，环境污染的日益严重，生物性原料激素含量的增高也将影响到化妆品的卫生状况。

（一）化妆品中禁用、限用原料的卫生检验

对于化妆品中禁用或限用原料的卫生检验，《化妆品卫生规范》中采用的主要是化学法，如性激素的高效液相色谱-二极管阵列检测器法，或高效液相色谱-紫外线测器/荧光检测器法。这些方法除耗时长、需要较纯的标准品、昂贵的仪器外，对实验室人员专业素质也有较高要求，而标记免疫分析技术因其独特的超灵敏度和高特异性优点，已广泛应用于基础医学、临床医学、预防医学等领域。1977年美国的Rsyalow因建立肽类激素的放射免疫法而获得诺贝尔生理学或医学奖。随后，对体液中雌激素的免疫学检测方法日臻成熟。如检测尿中、血清中雌二醇、雌三醇、雌酮、肾上腺皮质激素的RIA法检测试剂盒。检测尿、血清中雌二醇、雌三醇、雌酮、肾上腺皮质激素的ELISA检测试剂盒。生物素-亲和素体系检测尿中雌酮等方法。对于化妆品这种特殊的样品，如何应用这些免疫学技术，尚在研究之中。

（二）化妆品安全性评价的免疫学检验

化妆品安全性评价的免疫学检验主要目的是检测受试物引起人体不良反应的可能性。常用人体斑贴试验，实际是对化妆品所致的皮肤Ⅳ型超敏反应的检验。受试物可直接涂抹于皮肤，分别于24小时、48小时、72小时观察皮肤反应，按皮肤不良反应分级标准判定结果（表21-1）。

表21-1　斑贴试验皮肤不良反应分级标准

皮肤不良反应	分级
无反应	0
淡红斑	1
红斑、浸润、丘疹	2
红斑、水肿、丘疹、水疱	3
红斑、水肿、大疱	4

第三节　保健食品免疫学检验和评价

随着我国经济的飞速发展，人们生活水平的明显提高，对各种功能的保健食品需求量也越来越大，近20年，保健食品产业得到空前的发展，但其间也出现许多问题，为规定评价保健食品功能的统一程序和试验规程，卫生部于2003年2月颁发了保健食品检验与评价技术规范，生产者必须向国家食品药品监督管理总局（China Food and Drug Administration）确定的检验机构提供功能研发报告（包括功能学评价方法等），在确定的检验机构对其功能学评价方法和试验结果进行验证后，方能向SFDA申报，批准后才可进入市场，这就使保健食品

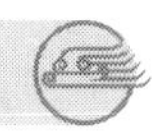

进入市场的门槛更高，检验程序也更严格，各种名不副实的虚假宣传、欺骗百姓的保健食品将得到遏制。2009年，卫生部对免疫调节等5项功能进行了修订。

至今我国已获批准的保健食品有4000多种，对其功能的试验和评价的项目从原来的22项增加到27项，主要有增强免疫功能，辅助降血脂功能，辅助降血糖功能，抗氧化功能，辅助改善记忆功能，缓解疲劳功能，促进排铅功能等等，许多保健食品具有增强免疫力功能，保健食品的免疫学检验，主要用于对增强免疫力功能的验证与评价。

一、免疫学检验项目

对保健食品增强免疫功能的评价，主要包括动物试验和人体试食试验。要求选择一组能够全面反映免疫系统各方面功能的试验，其中体重、脏器/体重比值、细胞免疫、体液免疫和单核-巨噬细胞功能为必测指标。在确保安全的前提下尽可能进行人体试食试验。动物试验免疫学检验项目主要有以下四个方面：

（一）细胞免疫功能的检测

细胞免疫功能的检测主要是对淋巴细胞免疫功能的检测。分为体外试验和体内试验。体外试验检测T细胞在有丝分裂原的刺激下增殖反应的程度；体内试验是借动物对抗原的迟发型超敏反应，间接了解淋巴细胞对抗原等物质的应答情况。

（二）体液免疫功能的检测

体液免疫功能的检测主要检测实验动物抗体形成细胞的功能，还可用绵羊红细胞（SRBC）免疫动物后检测其产生抗SRBC抗体（溶血素）的水平，评价其体液免疫功能。

（三）单核巨噬细胞功能的检测

单核巨噬细胞功能的检测主要检测巨噬细胞对炭粒的吞噬清除能力和吞噬消化鸡红细胞的能力。

（四）NK细胞功能的检测

NK细胞功能的检测主要检测NK细胞杀伤靶细胞之后释放于细胞外的物质，评价NK细胞的杀伤活性。

二、动物试验免疫学检验方法

实验动物：推荐用近交系小鼠，18~22g，单一性别，每组10~15只。实验设三个剂量组和一个阴性对照组，以人体推荐量的10倍为其中一个剂量组，另设两个剂量组，必要时设阳性对照组。以载体和功效成分组成的受试样品，当载体本身可能具有相同功能时，应将该载体作为对照。

受试样品给予时间30天，必要时可延长至45天。免疫模型动物实验时间可适当延长。必须经口给予受试样品，首选灌胃。受试样品推荐量较大，超过灌胃量，可以适当减少样品中非功效成分的含量，或浓缩。如：60~70℃减压浓缩。

（一）脏器/体重 比值测定

1. 胸腺/体重　比值

2. 脾脏/体重　比值

（二）ConA诱导的小鼠脾淋巴细胞转化试验（MTT法）

1. 原理　当T淋巴细胞受ConA刺激后发生母细胞转化，活细胞特别是增殖细胞通过线粒体水解酶将MTT（淡黄色的唑氮盐）分解为蓝紫色结晶而显色，其光密度值能反映细胞的增殖情况。

2. 技术要点

（1）脾细胞悬液制备：无菌取脾，置于盛有适量无菌 Hank 液平皿中。经 200 目筛网过滤或用 4 层纱布将脾磨碎，制成单个细胞悬液。用 Hank 液洗 2 次，每次 1000r/min 离心 10 分钟。将细胞悬浮于 1ml 的完全培养液中。用台盼蓝染色计数活细胞数（应在 95% 以上），调整细胞浓度为 3×10^6 个 / 毫升。

（2）淋巴细胞增殖反应：将脾细胞悬液分两孔加入 24 孔培养板中，每孔 1ml。一孔加 7.5μg/ml ConA 液 75μl（相当于 7.5μg/ml），另一孔作为对照，置 5% CO_2，37℃ CO_2 孵箱中培养 72 小时。培养结束前 4 小时，加入 MTT（5mg/ml）50μl/ 孔，继续培养 4 小时。培养结束后，每孔加入 1ml 酸性异丙醇，吹打混匀，使紫色结晶完全溶解。然后分装到 96 孔培养板中，每个孔分装 3~6 孔作为平行样，用酶联免疫检测仪，以 570nm 波长测定光密度值。

（3）实验中 ConA 的浓度的确定：选择有丝分裂原时 ConA 的浓度很重要，ConA 的浓度过高将产生抑制作用，不同批号的 ConA 在实验前要预试，以找到最佳刺激分裂浓度。

3. 结果判定 用加 ConA 孔的 *A* 值减去不加 ConA 孔的 *A* 值代表淋巴细胞的增殖能力，受试样品组的吸光度差值显著高于对照组的吸光度差值，可判定该项实验结果阳性。

（三）二硝基氟苯诱导的小鼠迟发型变态反应（耳肿胀法）

1. 原理 二硝基氟苯（DNFB）是一种半抗原，将其稀释液涂抹小鼠腹壁皮肤后，与皮肤蛋白结合成完全抗原，刺激 T 淋巴细胞增殖成致敏淋巴细胞。4~7 天后再将其涂抹于耳部，使局部产生迟发型变态反应。一般在抗原攻击后 24~48 小时达高峰，测定其肿胀程度。

2. 技术要点

（1）致敏：小鼠腹部皮肤用硫化钡脱毛，范围约 3cm × 3cm、用 DNFB 溶液 50μl 均匀涂抹致敏。

（2）迟发型变态反应的产生与测定：5 天后，用 DNFB 溶液 10μl 均匀涂抹于小鼠右耳两面进行攻击，24 小时 颈椎脱臼处死小鼠，剪下左右耳壳。用打孔器取直径 8mm 的耳片，称重。

（3）操作时应避免 DNFB 与皮肤接触。

3. 结果判定 用左右耳重量之差表示迟发型变态反应的程度。受试样品组的重量差值显著高于与对照组的重量差值，可判定该项实验结果阳性。

（四）抗体生成细胞检测（Jerne 改良法）

1. 原理 用绵羊红细胞（SRBC）免疫的小鼠脾细胞悬液与一定量的 SRBC 混合，在补体参与下，使分泌抗体的脾细胞周围的 SRBC 溶解，形成肉眼可见的空斑。溶血空斑数大体可反映抗体分泌细胞数。

2. 技术要点

（1）绵羊红细胞（SRBC）的制备：绵羊颈静脉取血，将羊血放入有玻璃珠的灭菌锥形瓶中，朝一个方向摇动，以脱纤维，放入 4℃冰箱保存备用。

（2）制备补体：采集至少 5 只豚鼠血，分离出血清，将压积 SRBC1 ∶ 5 加入豚鼠血清中，4℃冰箱放置 30 分钟，经常振荡，离心取上清分装，-70℃保存。用时以 SA 缓冲液按 1 ∶ 8~1 ∶ 15 稀释。

（3）免疫动物：取脱纤维羊血，用生理盐水洗涤 3 次，2000 转 / 分钟离心 10 分钟，计数细胞。将压积 SRBC 用生理盐水配成 2%（*V*/*V*）的细胞悬液，每只鼠腹腔注射 0.2ml。

（4）脾细胞悬液制备：将 SRBC 免疫 4~5 天后的小鼠颈椎脱臼处死，取出脾脏，研磨、

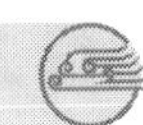

洗涤、离心、用 RPMI1640 培养液 5ml 制成细胞悬液，计数细胞，细胞浓度调整为 5×10^6 个 / 毫升。

（5）空斑的测定：将表层培养基（1% 琼脂糖）加热溶解后，放 45℃水浴保温，与等量 pH7.2~7.4、2 倍浓度的 Hank 液混合，分装小试管，每管 0.5ml。再向管内加 50μl 10% SRBC(*V/V*，用 SA 液配制)，20μl 脾细胞悬液（5×10^6 个 / 毫升），迅速混匀，倾倒于已刷琼脂糖薄层的玻片上，做平行片。待琼脂凝固后，将玻片水平扣放在片架上，放入 CO_2 培养箱中孵育 1~1.5 小时后，用 SA 缓冲液 1∶8 稀释的补体加入到玻片架凹槽内，继续孵育 1~1.5 小时后，计数溶血空斑数。

3. 结果判定　用空斑数 /10^6 脾细胞，或空斑数 / 全脾细胞表示结果，受试样品组的空斑数显著高于对照组的空斑数，可判定该项实验结果阳性。

（五）血清溶血素的测定〔半数溶血值（HC_{50}）的测定〕

1. 原理　用 SRBC 免疫动物后，血清中出现 SRBC 抗体（溶血素），在补体参与下，与 SRBC 一起孵育，可发生溶血反应，释放血红蛋白，通过测定血红蛋白含量反映动物血清中溶血素的含量。

2. 技术要点

（1）SRBC 的制备：绵羊颈静脉取血、脱纤维，放入 4℃冰箱保存备用。

（2）制备补体：采集豚鼠血，分离出血清（至少 5 只豚鼠的混合血清），将压积 SRBC 加入到豚鼠血清中（1∶5），4℃冰箱放置 30 分钟，经常振荡，离心取上清，分装，–70℃保存。用时以 SA 缓冲液按 1∶8 稀释。

（3）免疫动物及血清分离：将压积 SRBC 用生理盐水配成 2%（*V/V*）的细胞悬液，每只鼠腹腔注射 0.2ml。4~5 天后，摘除眼球取血于离心管内，放置约 1 小时，将凝固血与管壁剥离，使血清充分析出，2000r/min 离心 10 分钟，收集血清。

（4）溶血反应：取血清用 SA 缓冲液稀释（一般为 200~500 倍）。将稀释后的血清 1ml 置试管内，依次加入 10%(*V/V*)SRBC 0.5ml，补体 1ml（用 SA 液按 1∶8 稀释），另设不加血清的对照管（以 SA 缓冲液代替）。置 37℃恒温水浴中保温 15~30 分钟后，冰浴终止反应。2000r/min 离心 10 分钟。取上清液 1ml，加都氏试剂 3ml，同时取 10%（v/v）SRBC 0.25ml 加都氏试剂至 4ml，充分混匀，放置 10 分钟后，于 540nm 处以对照管作空白，分别测定各管光密度值。

3. 结果判定　溶血素的量以半数溶血值（HC_{50}）表示，按式 21-1 计算。

$$HC_{50}=\frac{\text{样品光密度值}}{\text{SRBC 半数溶血时的光密度值}}\times \text{稀释倍数} \qquad \text{式 21-1}$$

受试样品组的 HC_{50} 显著高于对照组的 HC_{50}，可判定该项实验结果阳性。

（六）小鼠碳廓清实验

1. 原理　在一定范围内，体内碳颗粒的清除速率与其剂量呈指函数关系，即吞噬速度与血碳浓度成正比，而与已吞噬的碳粒量成反比。以血碳浓度对数值为纵坐标，时间为横坐标，两者成直线关系。此直线斜率（K）可表示吞噬速率。动物肝、脾重量影响吞噬速率，一般以校正吞噬指数 a 表示。

2. 技术要点

（1）配制注射用墨汁：将新华墨汁原液用生理盐水稀释 3~4 倍。

（2）注射墨汁：称小鼠体重，小鼠尾静脉注入稀释的墨汁，按每 10g 体重 0.1ml 注射。待墨汁注入，立即计时。

(3) 测定：注入墨汁后2、10分钟，分别从内眦静脉丛取血20μl，立即加入2ml 0.1%Na_2CO_3溶液中。以Na_2CO_3溶液作空白对照，用721分光光度计在600nm波长测A_1、A_2。

(4) 肝脾称重：将小鼠处死，取肝脏和脾脏，用滤纸吸干脏器表面血污，称重。

3. 结果判定　以吞噬指数表示小鼠碳廓清的能力。按下式计算吞噬指数α。受试样品组的吞噬指数显著高于对照组的吞噬指数，可判定该项实验结果阳性。

$$K=\frac{\lg A\text{值}_1-\lg A\text{值}_2}{t_2-t_1}$$

$$\text{吞噬指数}\ \alpha=\frac{\text{体重}}{\text{肝重}+\text{脾重}}\times\sqrt[3]{K}$$

(七) 小鼠腹腔巨噬细胞吞噬鸡红细胞实验(滴片法)

1. 原理　是利用巨噬细胞对光滑表面如玻璃表面具有黏附的特性，将含有巨噬细胞的腹腔液滴于载玻片上，加入鸡红细胞，孵育一定时间后，冲洗掉无黏附力或黏附力差的细胞，固定染色，获得以巨噬细胞为主的标本，显微镜计数吞噬鸡红细胞的巨噬细胞的百分比和吞噬指数，据此判定巨噬细胞的吞噬能力。

2. 技术要点

(1) 配制1%鸡红细胞悬液：取鸡颈静脉或动脉血，置于盛有玻璃珠(20个左右)的三角瓶内，连续顺一个方向充分摇动5~10分钟，除去纤维蛋白，4℃冰箱保存。实验前用生理盐水洗涤3次，每次1500r/min，离心10分钟，弃去上清。用时按血球压积用Hank液配制成1%的红细胞悬液。

(2) 小鼠巨噬细胞的激活：实验前4天给每只小鼠腹腔注射2%压积SRBC0.2ml，用颈椎脱臼法处死小鼠，腹腔注射加小牛血清的Hank液4毫升/只，轻轻按揉腹部数次，以充分洗出腹腔巨噬细胞，将腹壁剪开一个小口，吸取腹腔液加入盛有1%鸡血红细胞悬液的试管内，混匀。用注射器吸取混合液0.5ml，加入玻片的琼脂圈内。37℃孵育15~20分钟。孵育结束后迅速用生理盐水将未贴壁细胞冲掉，于甲醇液中固定，Giemsa液染色15分钟。用蒸馏水冲洗干净，晾干。

(3) 实验操作过程中应严格掌握时间。

(4) 计数：用40×显微镜计算吞噬率和吞噬指数，每张片计数100个巨噬细胞，按式21-2、21-3计算吞噬百分率和吞噬指数。

$$\text{吞噬百分率}(\%)=\frac{\text{吞噬鸡红细胞的巨噬细胞数}}{\text{计数的巨噬细胞数}}\times100 \qquad \text{式 21-2}$$

$$\text{吞噬指数}=\frac{\text{被吞噬的鸡红细胞总数}}{\text{计数的巨噬细胞数}} \qquad \text{式 21-3}$$

3. 结果判定　以吞噬百分率或吞噬指数表示小鼠巨噬细胞的吞噬能力。受试样品组的吞噬百分率、吞噬指数与对照组吞噬百分率、吞噬指数比较，差异均有显著性，方可判定该项实验结果阳性。

(八) NK细胞活性测定——乳酸脱氢酶(LDH)测定法

1. 原理　活细胞的细胞质内含有LDH。正常情况下，LDH不能透过细胞膜，当细胞受到NK细胞的杀伤后，LDH释放到细胞外。LDH可使乳酸脱氢，进而使氧化性辅酶Ⅰ(NAD)还原成还原型辅酶Ⅰ(NADH)，后者再经递氢体吩嗪二甲酯硫酸盐(PMS)还原碘硝基氯化四氮唑(INT)，INT接受H^+被还原成紫红色甲臜类化合物。在酶标仪上用490nm测定吸光度。

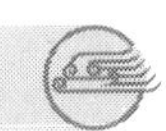

2. 技术要点

(1) 靶细胞的传代：实验前24小时传代培养靶细胞（YAC-1细胞）。用前以Hank液洗3次，靶细胞应新鲜，存活率大于95%，用RPMI1640完全培养液调整细胞浓度为4×10^5个/毫升。

(2) 脾细胞悬液的制备（效应细胞）：颈椎脱臼法处死小鼠，无菌取脾，置于盛有适量无菌Hank液的小平皿中，用镊子轻轻将脾磨碎，制成单细胞悬液。用Hank液洗2次，每次1000r/min离心10分钟。弃上清，将细胞重悬，加0.5ml灭菌水20秒，立即加入0.5ml 2倍Hank液及8ml Hank液。1000r/min离心10分钟，用1ml含10%小牛血清的RPMI1640完全培养液重悬。用1%冰醋酸稀释后计数，用台盼蓝染色计数活细胞数（应在95%以上），最后用RPMI1640完全培养液调整细胞浓度为2×10^7个/毫升。

(3) NK细胞活性测定：取靶细胞和效应细胞各100μl（效靶比50∶1），加入U型96孔培养板中；靶细胞自然释放孔加靶细胞和培养液各100μl，靶细胞最大释放孔加靶细胞和1% NP40或2.5% Triton各100μl，设3个复孔，37℃、5% CO_2培养箱培养4小时，然后将96孔培养板以1500r/min离心5分钟，每孔吸取定量上清液100μl置平底96孔培养板中，同时加入LDH基质液100μl，反应3分钟。每孔加入1mol/L的HCl 30μl，在酶标仪490nm处测定各孔光密度值（OD）。

(4) 计算：按式21-4计算NK细胞活性

$$\text{NK细胞活性\%} = \frac{\text{反应孔}A\text{值} - \text{自然释放孔}A\text{值}}{\text{最大释放孔}A\text{值} - \text{自然释放孔}A\text{值}} \times 100\% \qquad \text{式21-4}$$

3. 结果判定　受试样品组的NK细胞活性显著高于对照组的NK细胞活性，即可判定该项实验结果阳性。

三、人体试食试验免疫学检验方法

（一）细胞免疫功能测定——外周血淋巴细胞转化试验

（二）体液免疫功能试验——单向免疫扩散法测定IgG、IgA、IgM

（三）非特异性免疫功能测定——吞噬与杀菌试验

（四）NK细胞活性测定

四、增强免疫力功能结果判定与评价

增强免疫力功能判定：在细胞免疫功能、体液免疫功能、单核-巨噬细胞功能及NK细胞功能检测中，有两个以上（含两个）功能检测结果阳性，可以判定具有免疫调节作用。

细胞免疫功能结果判定：在细胞免疫功能测定项目中选择该方面的两个试验，且结果均为阳性，可以判定具有细胞免疫调节作用。

体液免疫功能结果判定：①选择两个试验且结果均为阳性；②选择抗体生成细胞试验，但要求至少两个剂量组阳性，可以判定具有体液免疫调节作用。

单核-巨噬细胞功能结果判定：在单核-巨噬细胞功能测定项目中选择该方面的两个试验，且结果均为阳性，可以判定具有非特异性免疫调节作用。

NK细胞活性结果判定：NK细胞活性测定实验的两个剂量组结果阳性，可判定具有NK细胞免疫调节作用。

对任何一项免疫试验具有抑制作用可判定该受试物具有免疫抑制效应。

本章小结

健康相关产品受到国家相关法律、法规的管理、监督和约束，经过严格的卫生许可程序，方可进入市场。免疫学检验技术主要对原料中污染物的测定和对其增强免疫力功能的验证与评价有广泛的应用。本章重点掌握对保健食品增强免疫功能的评价。免疫学检验项目主要包括四个方面：细胞免疫功能的检测、体液免疫功能的检测、单核巨噬细胞功能的检测和NK细胞功能的检测。理解免疫学检验技术在有毒有害物质检测中的常用检测方法。了解免疫学检验技术在有毒有害物质检测中的应用。近年来，免疫学检验技术发展迅速，应不断关注国家标准中检测方法的变更。

思考题

1. 简述抗体生成细胞检测（Jerne改良法）的原理。
2. 简述小鼠腹腔巨噬细胞吞噬鸡红细胞实验（滴片法）的原理。
3. 简述ConA诱导的小鼠脾淋巴细胞转化试验（MTT法）的原理。
4. 保健食品增强免疫力功能检验项目有哪些？每个项目又包括哪些试验？怎样进行结果判定和评价？

（俞琼）

第二十二章 免疫诊断试剂盒的研发

卫生检验的内涵就是利用实验为手段获取人体或人体所处环境的信息，对疾病做出诊断，对环境做出评估。与临床检验比较，卫生检验所出具的数据往往是采取公共卫生干预的主要依据，因此，实验的快速、准确和高通量监测是对卫生检验相关实验的基本要求。

近年生物技术公司不断壮大，复杂的检验技术趋向于标准化和自动化，免疫学检验技术的发展已由生物技术公司为主导，而有关实验操作已很少对操作者的经验和技术水平的依赖。如果以卫生检验为中心，可以将与卫生检验有关的学科划分为：卫生检验上游学科，主要包括生物技术以及检验试剂和自动化仪器研发等；卫生检验下游学科，主要包括对检验信息解释和环境危害风险评估，卫生检验与检疫专业的学生不但要掌握有关实验的操作，还要掌握卫生检验的上游和下游技术和知识。

第一节 试剂盒研发的选题和前期基础研究

多数免疫试剂盒用于疾病诊断，由于疾病发生的复杂性，要求诊断指标有较好的研究基础。

一、刚性诊断指标和非刚性诊断指标

刚性诊断指标是指与疾病发生有明确因果关系的诊断指标，病原体的检测、抗体检测等；非刚性诊断指标是指某项指标与疾病发生的因果关系虽未确定，但其与疾病的发生有明确的相关伴随现象，大多数肿瘤免疫学标志物属于此类指标。试剂盒研发应尽量选择研究基础好的刚性诊断指标，对非刚性诊断指标要先做应用基础研究，慎重选择。实际上很多试剂盒是在基础研究中找到某些适合疾病诊断的指标。

二、试剂盒研发的选题

试剂盒的研发应有明确的目的，如对疾病的早期发现、对疾病的快速诊断、对人群特定免疫压力的评价和对样本的安全性评估等。

对疾病的早期发现是指疾病在出现临床症状之前对疾病做出诊断，这时实验指标可能是唯一的信息，所以要选择刚性诊断指标。对疾病的快速诊断要求用简易的方法取代复杂的方法。简易的方法主要是指适用于非专业人员或是患者自行操作的试验方法，为患者自行检查提供帮助。这要求反应结果可靠、易观察，试剂保存简便，时间长，而且无毒、无腐蚀作用，免疫学技术在这方面显示了较大的优势。

对人群特定免疫压力的评价主要是对易感人群特异性抗体的检测，要求实验准确可靠。

对样本的安全性评估（如输血安全检查）要求实验有足够的灵敏性，通常采用灵敏性高

的方法代替经典的方法。但应注意，提高灵敏性不能以降低特异性为代价，否则没有意义。

需要注意的是在基础研究中，某项指标发现其在某疾病与对照人群的分布有统计学显著差异，并不意味着该项指标就一定会成为实验诊断指标，通常要进行 ROC 分析确定该项指标的诊断性能。ROC 分析也称受试者工作特征曲线（receiver operating characteristic curve，ROC）分析，接受者操作特性曲线就是以虚报概率（假阳性率）为横轴，击中概率（真阳性率）为纵轴所组成的坐标图（图 22-1）。通常以发病和健康作为二分类结局变量作图，曲线下面积为 0.5 认为某指标对某疾病与健康人没有区分力，曲线下面积越大（最大为 1），某指标对某疾病与健康人的区分力越强，实验指标无论上述何种目的，其 ROC 曲线下面积应不小于 0.75 才有意义。

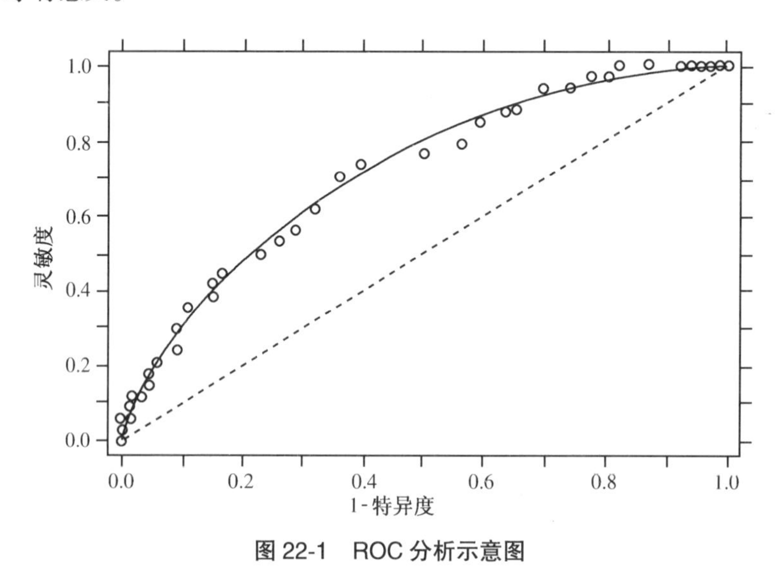

图 22-1　ROC 分析示意图

第二节　试剂盒的组配

研制免疫诊断试剂是一个比较复杂的过程。首先，需要根据待测物质免疫学性质和应用情况选择合适的分析模式和分析技术；其次，按照确定的技术路线筛选所需关键原料，建立相应检测方法并优化抗原抗体反应条件；最后，对所建立的检测方法的分析性能进行客观评价。

一、免疫分析模式的选择

广泛应用的固相免疫标记分析的分析模式主要包括夹心法、间接法、竞争法和捕获法。

大分子蛋白往往具有较多抗原表位，能够制备多种针对不同抗原表位的单克隆抗体，通常情况下可选用双抗体夹心法测定模式，为确保检测特异性和敏感度，需选用单克隆抗体作为检测抗体（标记抗体），选择多克隆抗体作为捕获抗体（包被抗体）。

小分子抗原往往具有较少或单一抗原表位，不能同时结合两个抗体分子，此时只能选择双抗原竞争法测定模式。可以标记抗原同时将特异性抗体包被固相载体，让待测抗原和标记抗原竞争限量的固相抗体；也可以标记特异性抗体，同时将已知抗原包被固相载体，让待测抗原和固相抗原竞争限量的标记抗体。

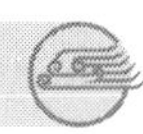

抗体的检测一般采用间接测定法，先用已知抗原包被固相材料，与待检抗体结合后再通过标记抗体进行检测。但检测 IgM 类抗体，不能采用间接测定模式，需选择捕获法测定模式。此外，为提高检测方法的特异性，也可采用双抗原夹心法检测抗体，此时测得的是总特体抗体。

免疫分析模式还包括生物素 - 亲和素增敏、微粒子捕获和免疫层析等，应根据需要选择。抗原抗体反应情况复杂，具体何种免疫分析模式最适用于某一抗原抗体需要反复试验确定。

二、原料的质量控制

组成试剂盒的材料，包括抗体、试剂、反应板、标准品等，一般采用集成采购。各种材料的质量一定有可控的指标，比如，抗体要有效价、识别位点和亲和力等质量指标；标记抗体要有抗体活性和标记物活性的指标，反应板要有蛋白吸附量的指标，这样才能确保试剂盒的组配质量。

标准品是试剂盒组配质量好坏的关键，标准品应有可溯源性和稳定性，对于自行研发的标准品应特别注意稳定性的考核，免疫标准品应来源丰富、耐冻融、耐冷冻干燥、耐氧化、耐防腐剂。

三、实验条件的建立和优化

根据预先选择的实验方案，需进一步细化检测方法和条件，以间接法测定抗体为例，建立检测方法包括以下几个步骤：

（一）抗原包被的酶标板的制备

①以碳酸盐缓冲液将抗原稀释成适当浓度（参考：5μg/ml），加入酶标板（50μl/ 孔），以胶带封口，4℃过夜；②弃抗原液，以双蒸水冲洗 3 次，自然干燥后以胶带封口。此为已知抗原包被的酶标板，备用。

（二）底物浓度的摸索

在底物缓冲液中加入不同量的底物（参考：5mg/10ml），加入酶标板中（50μl/ 孔），以胶带封口，37℃避光保存 2 小时，在没有明显变色的条件下选择尽可能大的底物浓度。

（三）酶标抗体浓度的摸索

用稀释液稀释酶标抗体至适当倍数（参考：40~4000 倍），加入已包被抗原的酶标板中（50ml/ 孔），封口后 37℃作用 30 分钟。以洗液连续冲洗 5 次，然后在吸水纸上拍干，加入已摸索好的底物封口后 37℃作用 2 小时，在没有变色的条件下选择尽可能大的酶标抗体浓度。

（四）待测标本浓度的摸索

选择明确为阴性的标本，以稀释液做适当稀释（至少 5 倍以上，参考：100 倍），封口后 37℃作用 1 小时，按上述条件洗板（连续冲洗 5 次），加入已确定浓度的酶标抗体，再洗板，再加入已确定的底物，选择吸光度值在 0.05 附近的最大浓度的标本。

以上可以建立初步的实验条件，优化的实验条件可以以此为基础进行，实验条件优化的目标是使某一临界阳性标本与上述阴性标本的吸光度值的比值最大化（阴性标本的吸光度值 <0.05 时按 0.05 计）。诸如体系的酸碱度、离子强度、温度、反应时间、冲洗缓冲液、冲洗次数、反应板封闭液蛋白浓度都要综合考虑，必要时采用正交试验设计，提高优化效率。

四、实验标准操作规程的撰写

标准操作程序（standard operation procedure，SOP）是指一种标准的作业程序，实验标准操作规程是将实验操作以文字的形式固化下来，其基本的理念是只要按照标准操作程序做实验，一定会得到有效的结果。所谓标准，有最优化的概念，不是随便写出来的操作程序都可以称作SOP，一定是经过不断实践总结出来的在当前条件下可以实现的最优化的操作程序。SOP就是尽可能地将相关操作步骤进行细化，量化和优化。实验标准操作规程的撰写要求在正常的条件下，受过一般培训的操作者都能理解，不会产生歧义，对于一些实验标准操作规程，除了文字描述外，还可以添加图片或其他图例。

标准操作程序文件还应包括：检验目的；检验程序的原理；性能参数（如线性、精密度、以不确定度表示的准确性、检出限、测量区间、测量真实性、分析灵敏度、分析特异性）；标本采集要求（如：容器添加物类型、血浆、血清或其他体液）；所需的仪器及试剂；校准程序（计量学溯源性）；检验操作步骤；质量控制程序；干扰因素（如：乳糜、溶血、胆红素血）；生物参考区间及警告/危机值（适用时）；实验室解释或临床意义；安全防护措施等内容。

第三节 试剂盒的性能描述

试剂盒的性能包括实验本身的检测性能和实验指标对疾病或环境的评价效果，与手工操作相比，由标准化组成的成套试剂就是要提高这两方面的性能，试剂盒本身的检测性能是保证实验指标对疾病诊断性能的基础，实验指标对疾病诊断性能除实验外，还取决于对实验指标的选择和认识。

一、实验方法的检测性能考核

对实验方法的检测性能考核，包括精确度（重复性）、准确度（与理论真值的符合程度）、灵敏度（最低检测限）和特异度（抗非检测物质的干扰能力）。对新研发的试剂盒可以先用“Three 1”实验对实验方法的检测性能进行初步考核。“Three 1”实验将阳性待检血清按20%进行等差稀释成5份样本，其理论值分别为1、0.8、0.6、0.4、0.2，用试剂盒进行检测可得检测值，用最大值为分母与检测值相除可得5个实测值，理论上也应是1、0.8、0.6、0.4、0.2，用这两组数据做回归分析，可得决定系数（R^2），斜率（b）和截距（c），R^2反映精密度、b和c反映准确度和特异度，理想状态R^2和b应该为1，c应该为0，将三者相乘为“Three 1 index”（式22-1）。

$$\text{Three 1 index}=R^2\times b\times|1-c| \qquad \text{式 22-1}$$

理论值Three 1 index=1，实际Three 1 index应控制在0.95以上。

通过“Three 1”实验后，还需用类似方法对考核试剂盒的健全性。健全性是指样品中的被测物与标准品是否一致，一般通过平行实验考查。将混合高值血清用标准品稀释液，仿照“Three 1”实验做连续稀释，由此得出的剂量反应曲线应与标准曲线一致，若两者平行，说明样品中的被测物质与标准品对同一抗体有一致的免疫活性。如果两条曲线交叉，说明抗体对标准品和样品中待测物质的识别能力不同，此种检测体系应慎重使用。

系统地进行精确度、准确度、灵敏度和特异度的考核，具体参见第二十三章。精密度包括批内精密度和批间精密度；特异度至少要有溶血干扰和乳糜血干扰实验数据，灵敏度要给出保持良好线性条件下的最低检测限（实际灵敏度）和能与零点分辨的最低检测限（功能灵敏度）。

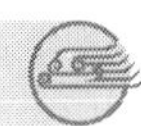

二、试剂盒诊断性能考核

建立新的免疫学方法的主要目的是提高诊断效果，无论评价新方法还是经典方法都应以临床实验诊断效果为基点进行评价和比较，临床诊断效果的评价方法主要包括以下几点：

（一）有效性

诊断试验应该能够指示出哪些人确实有病（真阳性）和哪些人确实无病（真阴性），这是试验的有效性。评价有效性有两个指标，即诊断灵敏度（sensitivity）及诊断特异度（specifity）。在考核一种试验有效性时，通常用某一试验方法分别对一组已知有病（真阳性）和另一组无病（真阴性）的人群进行检查，然后比较两者的结果而确定这两个指标。

灵敏度是指试验给出有病（阳性）的人占患者总数的比例，即真阳性率；特异度是指试验给出无病（阴性）的人占无病者总数的比例，即真阴性率（表 22-1）。

表 22-1 评价试验真实性的资料归纳表

试验	有病（真阳性）	无病（真阴性）	合计
阳性	A	B	$A+B$
阴性	C	D	$C+D$
总数	$A+C$	$B+D$	$A+B+C+D$

用式 22-2 表示：

$$灵敏度（真阳性率）= \frac{A}{A+c} \times 100\%$$

$$特异度 =（真阴性率）= \frac{D}{B+D} \times 100\%$$

$$\frac{A}{A+C} + \frac{D}{B+D} - 1 = Y \qquad 式 22\text{-}2$$

式中，Y 为约登指数（Youden's index），理想的约登指数为 1，约登指数越大诊断效能越高。表 22-1 中数据（四格表）作 x^2 检验有统计学显著差异说明实验有意义。在此基础上，$Y>0.5$ 认为有一定意义，$Y>0.7$ 才有实用价值；$Y>0.8$ 为中效实验；$Y>0.9$ 为高效实验。

（二）区分度

将目标疾病与相似疾病放在一起进行分析，相似疾病是指需要与目标疾病进行鉴别的疾病。将检测结果按表列出，表中数据（四格表）作 x^2 检验有统计学显著差异说明实验有意义，在此基础上可计算预示值。

$$阳性预示值 = \frac{A}{A+B} \times 100\%$$

$$阴性预示值 = \frac{D}{C+D} \times 100\%$$

阳性预示值 >0.9 有确诊意义；阴性预示值 >0.9 有排除诊断意义，预示值 <0.7 无实际意义。

（三）量化诊断效果

主要观察新型实验指标是否对疾病消长响应敏感。

（四）早期诊断效果

观察新型实验诊断指标是否可以在疾病出现临床症状前做出响应。可采用血清盘实验，血清盘是指在流行地区搜集的从感染初期（潜伏期）到发病期的系列血清，血清盘实验可以确认该试剂盒可以在发病前多长时间得到阳性结果。

第四节 试剂盒说明书撰写

试剂盒说明书是试剂盒的重要组成部分，说明书的内容也是试剂盒研发的重要内容。国家食品药品监督管理总局《医疗器械说明书和标签管理规定》对体外诊断试剂产品说明书编写的格式及各项内容的撰写有详细的说明。

一、试剂盒标签、包装标识

试剂盒标签、包装标识一般应当包括以下内容：①产品名称、型号、规格；②生产企业名称、注册地址、生产地址、联系方式；③医疗器械注册证书编号；④产品标准编号；⑤产品生产日期或者批（编）号；⑥限期使用的产品，应当标明有效期限；⑦依据产品特性应当标注的图形、符号以及其他相关内容。

二、试剂盒使用说明书

试剂盒使用说明书一般应包含如下内容：

（一）产品名称

第一部分应指出被测物质的名称；第二部分应说明用途，如诊断血清、测定试剂盒、质控品等；第三部分写出方法或者原理，如酶联免疫吸附法、胶体金法等，应当在括号中列出。产品的通用名一般不应当出现样本类型、定性 / 定量等内容。

如果被测物组分较多或者有其他特殊情况，可以采用与产品相关的适应证名称或者其他替代名称。第一类产品和校准品、质控品，依据其预期用途进行命名。产品名称一般不使用缩写名，同时应给出英文名。

（二）包装规格

注明可测试的样本数，如 ×× 测试 / 盒、×× 人份 / 盒、××ml。

（三）预期用途

第一段内容详细说明产品的预期用途，如定性或定量检测、自测、确认等，具体表述形式根据产品特点做适当调整，若样本来源于特殊受试人群，如孕妇、新生儿等，应当予以注明。第二段内容说明与预期用途相关的临床适应证及背景情况，说明相关的临床或实验室诊断方法等。

（四）基础研究简介

检测物质或指标的名称、性质和疾病发生中的作用或在环境中对机体可能造成的潜在的危害等，需附主要参考文献。

（五）检验原理

详细说明试验原理、方法，必要时可采用图示方法描述。

（六）试剂盒主要组成成分

对于产品中包含的试剂组分：①说明名称、数量、每个组成成分在反应体系中的比例或

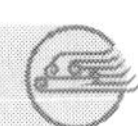

浓度，如果对于正确的操作很重要，应提供其生物学来源、活性及其他特性；②明确说明不同批号试剂盒中各组分是否可以互换。

对于产品中不包含，但对该试验必需的试剂组分，生产企业应列出此类试剂的名称、纯度，提供稀释或混合方法及其他相关信息。

（七）标准品（校准品）和质控品

需说明主要组成成分及其生物学来源，注明标准品（校准品）的定值及其溯源性，注明质控品的允许范围。

（八）储存条件及有效期

说明产品的储存条件及其他影响稳定性的条件，如光线、湿度等也必须说明。如果打开包装后产品或工作液的稳定性不同于原包装产品，则打开包装后产品或工作液的储存条件也必须注明。

有效期为说明在储存条件下的有效期。如果打开包装后产品或工作液的稳定性不同于原包装产品，打开包装后产品或工作液的有效期也必须注明。

（九）适用仪器

说明可适用的仪器，并提供与仪器有关的所有信息以便用户能够作出最好的选择。

（十）样本要求

应在以下几方面进行说明：①适用的样本类型；②在样本收集过程中的特别注意事项；③为保证样本各组分稳定所必需的抗凝剂或保护剂；④已知的干扰物。

（十一）样本的保存时间

应说明样本在通常的条件下（不加稳定剂）在 4℃、室温和冷冻的保存时间，必要时给出相应的数据。应说明能够保证样本稳定的储存、处理和运输方法。

（十二）检验方法

为保证试验的正确进行，应在以下几方面对试验的每一步进行详细说明：①试剂配制：各试剂组分的稀释、混合及其他必要的程序；②必须满足的试验条件：如 pH、温度、每一步试验所需的时间、波长、最终反应产物的稳定性等。试验过程中必须注意的事项；③校准程序（如果需要）：标准品（校准品）的准备和使用，标准曲线的绘制方法；④质量控制程序：质控品的使用、质量控制方法；⑤试验结果的计算，包括对每个系数及对每个计算步骤的解释。如果可能，应举例说明。

（十三）参考范围

应说明参考范围的确定方法，说明参考人群的选择条件。

参考人群可以是随机人群，也可以是健康人群，若采用健康人群应说明是否排除心理疾病、女性是否排除妊娠、女性是否排除月经来潮期、眼单纯屈光不正是否排除、过度肥胖或消瘦是否排除和排除标准、长期吸烟或饮酒是否排除和排除标准、近期剧烈运动或从事重体力劳动是否排除和排除标准、体检正常至少要包括临床检查正常、影像学和电生理检查正常以及实验室检查正常。

参考范围的确定方法还要说明数据处理方法，是否去奇异极值、男女、不同年龄组的合并条件等。必要时应分别给出男性和女性的参考值以及不同年龄组的参考值。

（十四）检验结果的解释

说明可能对试验结果产生影响的因素；说明在何种情况下需要进行确认试验。

（十五）注意事项

注明必要的注意事项，如本品仅用于体外诊断等。如该产品含有人源或动物源性物质，应给出具有潜在感染性的警告。

试剂盒使用说明书还应包括：①检验方法的局限性；②产品性能指标；③参考文献；④生产企业；⑤医疗器械生产企业许可证编号；⑥医疗器械注册证书编号；⑦说明书批准日期及修改日期等。

第五节　试剂盒报批

根据国家食品药品监督管理总局发布的《体外诊断试剂注册管理办法》要求，生产免疫诊断试剂的企业，要按照一定的程序进行注册，取得《医疗器械生产许可证》和《医疗器械产品注册证》，才可以生产。产品的注册实行分类注册管理。按照诊断试剂使用结果可能产生的医疗风险，体外诊断试剂分为三类，其中第三类风险等级最高。

一、体外诊断试剂分类及审批

第三类诊断试剂产品包括：①与致病性病原体抗原、抗体以及核酸等检测相关的试剂；②与血型、组织配型相关的试剂；③与人类基因检测相关的试剂；④与遗传性疾病相关的试剂；⑤与麻醉药品、精神药品、医疗用毒性药品检测相关的试剂；⑥与治疗药物作用靶点检测相关的试剂；⑦与肿瘤标志物检测相关的试剂；⑧与变态反应（过敏原）相关的试剂。

第三类产品由国家食品药品监督管理总局审查，批准后发给医疗器械注册证书。

第二类诊断试剂产品包括：①用于蛋白检测的试剂；②用于糖类检测的试剂；③用于激素检测的试剂；④用于酶类检测的试剂；⑤用于酯类检测的试剂；⑥用于维生素检测的试剂；⑦用于无机离子检测的试剂；⑧用于药物及药物代谢物检测的试剂；⑨用于自身抗体检测的试剂；⑩用于微生物鉴别和药敏试验的试剂；另包括用于其他生理、生化或免疫功能指标检测的试剂。

第二类产品由国家食品药品监督管理总局将申报资料转申请人所在地省、自治区、直辖市食品药品监督管理部门审评审批，批准后发给医疗器械注册证书。第二类产品中的某些产品，例如蛋白质、糖类、激素类、酶类等的检测，如用于肿瘤的诊断、辅助诊断、治疗过程的监测，或用于遗传性疾病的诊断、辅助诊断等，则按第三类产品注册管理。在药物及药物代谢物检测的试剂中，如该药物属于麻醉药品、精神药品或医疗用毒性药品范围，则按第三类产品注册管理。

第一类诊断试剂产品包括：①微生物培养（不用于微生物鉴别和药敏试验）；②样本处理用品，如溶血剂、稀释液、染色液等。

体外诊断试剂确定为第一类的，国家食品药品监督管理总局将申报资料转申请人所在地设区的市级食品药品监督管理部门备案。

注意：国家法定用于血源筛查的体外诊断试剂需按照药品管理，不在诊断试剂范畴。原因是血源筛查的检品是要作为治疗品进入体内的，风险较大。

对新研制的尚未列入体外诊断试剂分类目录的体外诊断试剂，申请人可以直接申请第三类体外诊断试剂产品注册。

体外诊断器械与体外诊断试剂密切相关，管理分类相似，表22-2列出了主要的体外诊

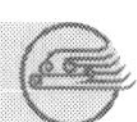

断器械和配套试剂。

表 22-2　主要的体外诊断器械分类

名称	产品举例	管理分类
血液分析系统	血型分析仪、血型卡	Ⅲ类
血液分析系统	全自动血细胞分析仪、全自动涂片机、半自动血细胞分析仪、半自动血栓、血凝分析仪、自动血库系统、血红蛋白测定仪、血小板聚集仪、血糖分析仪、血流变仪、血液黏度计、红细胞变形仪、血液流变参数测试仪、血栓弹力仪、流式细胞分析仪、全自动血栓止血分析系统、全自动凝血纤溶分析仪	Ⅱ类
生化分析系统	全自动生化分析仪、全自动快速（干式）生化分析仪、全自动多项电解质分析仪、半自动生化分析仪、半自动单 / 多项电解质分析仪	Ⅱ类
免疫分析系统	全自动免疫分析仪	Ⅲ类
免疫分析系统	酶免仪、半自动酶标仪、荧光显微检测系统、特定蛋白分析仪、化学发光测定仪、荧光免疫分析仪	Ⅱ类
细菌分析系统	结核杆菌分析仪、药敏分析仪	Ⅲ类
细菌分析系统	细菌测定系统、快速细菌培养仪、幽门螺杆菌测定仪	Ⅱ类
尿液分析系统	自动尿液分析仪及试纸	Ⅱ类
生物分离系统	全自动电泳仪、毛细管电泳仪、等电聚焦电泳仪、核酸提纯分析仪、低、中高压电泳仪、细胞电泳仪	Ⅰ类
血气分析系统	全自动血气分析仪、组织氧含量测定仪、血气采血器、血氧饱和度测试仪、CO_2 红外分析仪、经皮血氧分压监测仪、血气酸碱分析仪、电化学测氧仪	Ⅱ类
基因和生命科学仪器	全自动医用 PCR 分析系统	Ⅲ类
基因和生命科学仪器	精子分析仪、生物芯片阅读仪、PCR 扩增仪	Ⅱ类
临床医学检验辅助设备	超净装置、血球记数板、自动加样系统、自动进样系统、洗板机	Ⅱ类

二、注册前的产品研制

产品研制工作应当包括：主要原料的选择、制备；产品工艺的确定；注册产品的拟定；产品稳定性的研究、参考范围确定、产品性能评估等工作。

三、临床研究

体外诊断试剂临床研究是指在相应的临床环境中，对体外诊断试剂的临床性能进行的系统性研究。临床研究报告是对临床研究过程、结果的总结，是评价拟上市产品有效性和安全性的重要依据，是产品注册的必要文件之一。申请人参照《体外诊断试剂临床研究技术指导原则》在提出注册申请前完成临床研究。关于临床研究一般应在至少两家（含两家）具备临床研究的医疗卫生单位完成，与试剂盒研发单位没有利益冲突，能独立地对临床研究报告负责。

（一）临床试验方案

开展体外诊断试剂临床试验，申请人应当按照试验用体外诊断试剂的类别、风险、预期用途等特性，组织制订科学、合理的临床试验方案。一般应当包括以下内容：①一般信息；②临床试验的背景资料；③试验目的；④试验设计；⑤评价方法；⑥统计方法；⑦对临床试验方案修正的规定；⑧临床试验涉及的伦理问题和说明、《知情同意书》文本等；⑨数据处理与记录保存。有关试验方法要求如下：

1. 新研制体外诊断试剂的临床试验　对于新研制体外诊断试剂而言，选择适当的受试者，采用试验用体外诊断试剂与诊断该疾病的金标准进行盲法同步比较。对用于早期诊断、疗效监测、预后判断等的体外诊断试剂，在进行与金标准的比较研究的同时，还必须对受试者进行跟踪研究。研究者应明确受试者的入选标准、随访标准和随访时间。

（1）金标准：是指在现有条件下，公认的、可靠的、权威的诊断方法。临床上常用的金标准有组织病理学检查、影像学检查、病原体分离培养鉴定以及长期随访所得的结论等。

（2）受试者的选择：受试者应包括两组：一组是用金标准确定为有某病的病例组，另一组是有证据证实无该病的患者或正常人群，作为对照组。病例组应包括该病种的不同病例，如症状典型和非典型的，病程早、中、晚期的，病情轻、中、重型的，不同性别，不同年龄层次的等，以便能反映该病的全部特征。对照组应包括确定无该病的患者，且易与本病相混淆疾病的病例。

（3）同步盲法测试：经金标准确定的病例组与对照组中的受试者样本同步接受试验用体外诊断试剂的检测，将检测结果与金标准判定的结果进行比较，计算试验用体外诊断试剂检测结果与金标准判断结果符合或差异程度的统计学指标，再根据这些指标对试验用体外诊断试剂进行评价。在试验操作的全过程和判定试验结果时，采用盲法（尽可能用双盲法）是保证临床试验结果真实可靠的关键。

2. “已有同品种批准上市”产品的临床试验　选择已上市产品，采用试验用体外诊断试剂与已上市产品针对临床样本进行比较研究试验，证明试验用体外诊断试剂与已上市产品等效。在采用已上市产品作为对比试剂的前提下，选择目前临床普遍认为质量较好的产品。同时应充分了解所选择产品的技术信息，包括方法学、临床预期用途、主要性能指标、校准品的溯源情况、推荐的阳性判断值或参考区间等，以便对试验结果进行科学的分析。

对于比较研究试验中测定结果不符的样本，应采用金标准或其他合理的方法进行复核，以便对临床试验结果进行分析。如无需复核，应详细说明理由。

3. 关于变更申请中产品临床试验方法　根据变更情况可能对产品性能带来的影响，采用变更后产品与变更前产品或者已上市同类产品进行对比试验，证明变更后产品与对比试验产品等效。

4. 关于进口注册产品临床试验方法　对于进口注册产品，由于目标人群种属和地域的改变，可能影响产品的某些主要技术指标和有效性。申请人或临床研究者应考虑不同国家或者地区的流行病学背景、不同病种的特性、不同种属人群所适用的阳性判断值或者参考区间等诸多因素，在中国境内进行具有针对性的临床试验。

（二）临床试验样本量

申请人或临床研究者应根据产品临床预期用途以及与该产品相关疾病的临床发生率确定临床试验的样本量，在符合指导原则有关最低样本量要求的前提下，还应符合统计学要求。各临床试验机构样本量和阳性样本比例应基本一致。

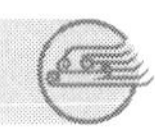

罕见病及用于突发公共卫生事件的体外诊断试剂可酌减样本量，但应说明理由，并满足评价的需要。

对于第三类产品一般要求临床试验的总样本数至少为1000例。对于第二类产品一般要求临床试验的总样本数至少为200例。

采用核酸扩增方法用于病原体检测的体外诊断试剂，临床试验总样本数至少为500例。与麻醉药品、精神药品、医疗用毒性药品检测相关的体外诊断试剂，临床试验总样本数至少为500例。

流式细胞仪配套用体外诊断试剂，临床试验总样本数至少为500例。免疫组织化学抗体试剂及检测试剂盒：与临床治疗、用药密切相关的标志物及其他具有新的临床意义的全新标志物，临床试验总样本数至少为1000例；临床使用多个指标综合诊治的标志物之一，与辅助诊断、鉴别诊断、病情监测、预后相关标志物，临床试验总样本数至少为500例。

用于血型检测相关的体外诊断试剂，临床试验总样本数至少为3000例。

新研制体外诊断试剂产品的临床试验样本量要求同第三类产品。变更事项相关的临床试验，涉及产品检测条件优化、增加与原样本类型具有可比性的样本类型等变更事项，第三类产品临床试验总样本数至少为200例，第二类产品临床试验总样本数至少为100例，并在至少2家（含2家）临床试验机构开展临床试验；变更抗原、抗体等主要原材料的供应商、阳性判断值或参考区间的变化及增加临床适应证等变更事项，应根据产品具体变更情况，酌情增加临床试验总样本数。

四、质量管理体系审查

体外诊断试剂生产企业必须建立相应的质量管理体系，质量管理体系应当符合《体外诊断试剂生产实施细则》的要求。申请第二类、第三类体外诊断试剂首次注册、重新注册时，药品监督管理部门应当对其质量管理体系进行考核。第一类体外诊断试剂的质量管理体系由申请人按照《实施细则》的要求自行核查并保持记录。质量体系考核程序包括提交材料、资料审查、现场考核等环节。申请质量管理体系考核（包括仅申请体外诊断试剂研制情况现场核查的），应提交：①《体外诊断试剂生产企业质量管理体系考核申请书》；②生产企业总平面布置图、工艺流程图，并标明主要控制点；③拟注册产品的“综述资料”、“主要生产工艺及反应体系的研究资料”、“产品说明书”、“申请注册产品的标准”。现场考核依据《实施细则》和《体外诊断试剂生产企业质量管理体系考核评定标准（试行）》的要求进行逐项考核，填写《体外诊断试剂生产企业质量体系现场考核记录表》。对考核中发现的不合格项目，应当具体描述发现的问题并填写《体外诊断试剂生产企业质量体系现场考核意见表》。同时，考核组在现场考核后，应当进行现场产品抽样。

五、注册申请与审批

注册申请是指申请人对其生产的未在中国境内上市销售的体外诊断试剂所提出的注册申请，即首次注册申请。申请第三类和第二类产品注册，在完成产品研制、临床试验、注册检测并通过质量管理体系考核后，即可向相应的药品监督管理部门提出申请。申请第一类产品注册，只要完成产品研制，即可向相应的药品监督管理部门提出申请。体外诊断试剂的注册单元是单一试剂或单一试剂盒，一个注册单元可以包括不同包装规格，即以品种为单元进行注册。

首次注册时提供申报资料要求如表 22-3 所示。

表 22-3　首次注册时提供申报资料一览表

序号	文件名称	第三类产品	第二类产品	第一类产品
1	申请表	√	√	√
2	证明性文件	√	√	√
3	综述资料	√	√	√
4	产品说明书	√	√	√
5	拟定产品标准及编制说明	√	√	√
6	注册检测报告	√	√	×
7	主要原料研究资料	√	△	△
8	工艺及反应体系研究资料	√	△	△
9	分析性能评估资料	√	√	△
10	参考值（范围）确定资料	√	√	△
11	稳定性研究资料	√	√	△
12	临床试验资料	√	√	×
13	生产及自检记录	√	√	√
14	包装、标签样稿	√	√	√
15	质量管理体系考核报告	√	√	△

注：√：必须提供；× 不需提供；△申请时不需提供，由申报单位保存，如技术审评需要时再提供

申请人应当按照《体外诊断试剂注册管理办法》要求向国家食品药品监督管理总局提交注册申报资料，药品监督管理部门技术评审机构对技术申报资料进行全面的技术评审，经审查符合规定批准注册的产品，由相应的药品监督管理部门在规定的时限内核发《医疗器械产品注册证》，有效期为 5 年。

注册批件有效期届满，需要继续销售体外诊断试剂的，申请人应当在注册批件有效期届满前 6 个月内，提出再注册申请。

第六节　试剂盒的应用推广

试剂盒使用的推广是试剂盒研发的一个重要环节，大多生物技术公司都将试剂盒使用前、使用中和使用后质量保证和技术支持作为试剂盒研发的一部分。尽管如此，试剂盒的应用推广大多还是由专业的营销公司承担，卫生检验的医学生也可能从事试剂盒的应用推广，因此有必要从推广应用的角度掌握免疫试剂盒的有关知识。

一、试剂盒一般质量的考核

试剂盒的应用推广人员应该代表试剂盒的使用者对产品质量进行审查，免疫诊断试剂盒选择基本条件：

（一）符合国家规定

须具备生产许可证、经营许可证、产品注册证、医疗产品（设备或药品）使用许可证，某

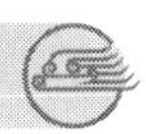

些试剂盒，如“乙肝”、“梅毒”等需要批检合格批文，输血筛查项目，必须符合国家“批批检”要求。

（二）试剂盒的外在质量

试剂盒必须有生产批号、效期、储存要求、生产厂家地址。

（三）说明书

说明书书写规范、内容全面。进口试剂应配备中文使用说明书。

二、试剂盒生产质量和质量保证能力的考核

试剂盒的应用推广人员还应该代表试剂盒的使用者对产品的生产过程进行监控，深入生产车间进行考察，了解生产厂家的技术水平和管理水平。

（一）生产管理系统

生产企业应根据产品生产特点制定质量管理体系文件，明确企业质量方针、质量目标。程序文件是进行产品生产基本依据，生产企业应当至少建立、实施、保持文件控制程序、记录控制程序、管理职责等程序文件。同时，要求生产企业应当至少建立、实施保持工艺流程图、工艺标准操作规程，各级物料检验标准操作规程，批生产、批包装、批检验记录等基本规程和记录，并根据产品的具体要求进行补充。此外，生产企业还应当建立和保存产品的全部技术规范和应用技术文件，包括文件清单、引用的技术标准、设计控制和验证文件、工艺文件和检验文件等。应当围绕产品的安全有效要求，对产品主要性能、生产环境、设施设备、主要原辅材料、采购、工艺、检验及质量控制方法进行验证，应当提供相应的验证资料。

（二）规定执行情况

在生产过程中，应当按照国家批准的工艺进行生产，应制定生产所需的工序流程、工艺文件和标准操作规程，明确关键工序或特殊工序，确定质量控制点，并规定应当形成的生产记录。应当制定各级生产控制文件的编制、验证、审批、更改等管理制度达到注册管理办法所规定的要求。生产工艺变更足以影响产品安全性、稳定性时，应重新申报变更生产工艺，并按程序修订工艺。同时，企业应当明确生产、检验设备的适用范围和技术要求，建立维修、保养、验证管理制度，需要计量的器具应当定期校验并有明显的合格标识。

（三）技术支持

生产厂应有足够数量的技术研发人员，研发团队中应有高水平的学术带头人，学术带头人应有足够的能力和水平对研发产品进行深度的和令人信服的学术分析和解释。生产厂应该经常举办以学术为主导的业务学习和学术讲座。

三、使用者的培训和现场技术指导

目前检验的核心技术不是掌握在使用者的手中，而是掌握在生物技术公司中，因此对使用者的培训是试剂盒推广应用的重要任务。免疫检验试剂推广人员应熟悉免疫检验的知识，掌握岗位全部检测项目的操作程序，正确判断和解释检验结果，具有为试剂盒使用者，包括临床实验室人员、临床医师和患者的服务意识。

临床免疫室常规的检验岗位有自身抗体检测岗位，病毒血清学标志物检测岗位，HIV 检测岗位、过敏原及杂项岗、特种蛋白分析岗等。下面举例说明主要岗位的技能要求。

（一）自身抗体检测岗位

检测项目主要针对常见自身免疫病的辅助诊断，如：系统性红斑狼疮、类风湿性关节炎、

血管炎、结缔组织病、干燥综合征、皮肌炎、进行性系统硬化症、自身免疫性肝炎、胆汁性肝硬化等。间接免疫荧光法检测的抗核抗体、抗中性粒细胞胞质抗体、抗肾小球基底膜抗体、抗角蛋白抗体等;ELISA 法检测的抗双链 DNA 抗体、抗环瓜氨酸肽抗体、抗心磷脂抗体等;免疫印迹法的可提取性核抗原抗体、抗线粒体抗体等。

(二)病毒血清学标志物检测岗位

肝炎病毒学标志物包括甲肝抗体、丙肝抗体、戊肝抗体和乙肝两对半的检测。了解这几种肝炎病毒的生物学特征、传播途径。掌握这些标志物的检测原理、检测步骤及临床意义。熟悉乙肝两对半的常见模式及意义。艾滋病抗体检测岗位:按照《全国艾滋病检测技术规范》要求,HIV 初筛实验室必须通过市疾病控制中心验收,上岗人员必须经过市级以上的疾病控制中心组织的培训,并获得《上岗证》。由于艾滋病的特殊性,必须严格按艾滋病的检测和报告程序来进行。初筛阳性的标本按要求上报市疾控中心的实验室确认后,方能出具最终报告。

当前以成套试剂盒和大型设备为载体新型免疫检验方法和技术不断出现,但我国的免疫诊断试剂盒的研发水平还较低,这也为我们的发展提供了巨大的空间和机遇,中国的卫生检验医学生更应该胸怀大志,着眼发展,结束国外技术主导检验的时代,为我国免疫学检验的发展做出自己的贡献。

本章小结

多数免疫试剂盒用于疾病诊断,由于疾病发生的复杂性,要求对诊断指标有坚实的研究基础和应用基础研究。试剂盒的组配过程实际上是对检验方法的优化过程并对所建立的检测方法的分析性能进行客观评价,包括实验本身的稳定性和诊断效果评价,这些评价都应形成规范化的书面材料。国家食品药品监督管理总局对体外诊断试剂和相应的诊断设备按《医疗器械监督管理条例》进行分类审批和管理。作为诊断试剂的使用者也应该了解有关管理规定,按有关要求对体外诊断试剂和相应的诊断设备的质量进行监控,确保实验结果的可靠性。同时,中国的卫生检验医学生更应该胸怀大志,研发出我国自己的高质量的诊断试剂盒设备。

思考题

1. 体外诊断试剂的研发过程有哪些?
2. 查阅有关资料说明中国有哪些有关体外诊断试剂的法规和文件?
3. 体外诊断试剂的说明书有什么要求?试撰写一份合格的试剂盒说明书。

(刘辉)

第二十三章　免疫学检验的质量控制

随着医学免疫学研究的深入，以及分子生物学技术的发展，免疫学检验技术的应用范围不断扩大，成为微生物、寄生虫以及有毒有害物质检测的重要手段，在疾病预防与控制中，特别是在应对突发公共卫生事件中起着至关重要的作用。因而，对免疫学检验进行质量控制，以保证检验结果的准确，是非常重要的，也是必需的。

第一节　概　　论

一、质量控制的相关理论

（一）质量控制

质量控制（quality control，QC）是为达到质量要求采取的作业技术和活动，是质量管理的一部分。质量控制贯穿于质量形成的全过程，其目的在于监视活动过程，并排除质量环所有阶段中导致不满意的因素，以达到保证质量要求的目的。

（二）质量保证

质量保证（quality assurance，QA）是为了提供足够的信任表明实体能满足质量要求，在质量体系中实施并根据需要进行证实的全部计划和有系统的活动，也是质量管理的一部分。在免疫学检验中，就是为免疫学检验报告满足准确及时的质量要求提供充分可信性所必要的有计划的和系统的措施——对涉及可能会影响测定结果的每一步骤都要写出标准操作程序和有效的室内质量控制方法。

（三）标准操作程序

标准操作程序（standard operating procedures，SOP）指将某一事件的标准操作步骤和要求以统一的格式详细描述，以指导和规范日常工作。SOP是经过不断实践总结的，在当前条件下可以实现的最优化的操作程序设计体系，免疫学实验中通过SOP操作可获得稳定的试验数据和试验数据的重复性和历史再现性。

二、质量控制的相关概念

1. 控制图（control charts）　是指评价测定结果是否处于统计控制状态的一种图表。质量控制图通过统计上均值μ和标准差σ的状况来衡量指标是否在稳定状态，同时选择3σ来确定一个正常波动的上下限范围，即$\mu+3\sigma$作为控制上限，$\mu-3\sigma$作为控制下限。

2. 准确度（accuracy）　待测物的测定结果与真值（或靶值）接近的程度。准确度不能以数字表示，往往用不准确度来衡量。对一分析物重复多次测定，所得均值与其真值或参考靶值之间的差异亦即偏倚即为测定的不准确度。大多数免疫学试验所用的参考值或对照免疫物质的绝对值是很少被确定的。因此免疫学试验的准确度只能与公认的标准方法比较，或与参考实验室的结果比较，或进行回收试验，或与参考值范围比较。

3. 精密度（precision）　指在一定条件下所获得的独立测定结果之间的一致性程度，即重复性试验。与准确度一样，精密度是以不精密度来间接表示，常来源于测定的随机误差，以标准差（SD）和（或）变异系数（CV）具体表示。SD或CV越大，表示重复测定的离散度越大，精密度越差，反之则越好。

4. 标准差（standard deviation，SD或 s）　标准差反映一组测定数据的分布情况，即离散度。根据高斯分布，同一质控品多次测定数据通常都呈现以均数为中心的正态分布，计算公式如式23-1：

$$标准差(SD)=\sqrt{\frac{1}{N}\sum_{i=1}^{N}(X_i-\overline{X})^2} \qquad 式23\text{-}1$$

5. 变异系数（coefficient of variation，CV）　标准差与均数的百分比，以式23-2计算：

$$变异系数(CV)=\frac{SD}{\overline{X}}\times 100\% \qquad 式23\text{-}2$$

免疫学实验CV值宜控制在10%以内，>10%不宜采取计量分析，>20%则应将计量资料转变成为计数资料。一般而言，免疫学实验稳定性不如经典的化学分析，作为折中方法，免疫学实验多采用不连续等级资料进行定量（如效价等），做这类资料，CV值>10%时也应转变成为阴性或阳性的计数资料，这样做虽然会损失一部分信息，但实验的可靠性提高了。CV>50%时，计数分析也不宜采用，即该项实验无使用价值。

6. 偏倚（bias）　指待测物的测定值与一可接受参考值之间的差异。偏倚又分批内偏倚和批间偏倚，批内偏倚反映该批测定的系统误差，如校准不准、非特异显色等；批间偏倚反映如试剂或校准物变质所致的误差，对测定结果的影响大。计算公式如式23-3：

$$批内偏倚=\frac{X_W-X_t}{X_t}\times 100\% \qquad 批间偏倚=\frac{X_b-X_t}{X_t}\times 100\% \qquad 式23\text{-}3$$

式中，X_W 为在一批测定中室内质量控制质控品的多个测定值的均值，X_b 为不同测定批的室内质控品测定值的均值，X_t 为质控品的靶值。

7. 测量结果的重复性（repeatability）　在相同测定条件下，对同一被测量物进行连续多次测量所得结果的一致性。这种条件称为重复性条件，包括相同的测量程序、相同的测量者、在相同条件下使用的相同测量仪器、在短时间内重复测量。

8. 测量结果的复现性（reproducibility）　在改变测定条件下，对同一被测量物测定结果之间的一致性，即再现性。改变的条件可包括测量原理、测量方法、观测者、测量仪器、使用条件、时间等。

9. 特异性　指抗原（抗体）与相应抗体（抗原）反应的专一性。在免疫学试验中，特异性含义有两个方面，一是被测标本中不含被测物，应得出阴性结果，若为阳性，则为假阳性；二是指某种试验应无交叉反应。

10. 敏感性　指某种试验方法检测出某免疫物质最低浓度的能力，检出物质浓度越低说明敏感性越高。敏感的方法在标本的真实状态为阳性时，应能给出阳性结果，如给出阴性结果，则为假阴性。

11. 诊断特异性（specificity of diagnosis）　是指将实际无病者正确判断为阴性（真阴性）的百分率。计算公式为：$\frac{TN}{TN+FP}\times 100\%$，其中TN为真阴性；FP为假阳性。理想测定方法的诊断特异性应为100%。

12. 诊断敏感性（sensitivity of diagnosis）　是指将实际患病者正确判断为阳性（真阳性）的百分率。计算公式为：$\frac{TP}{TP+FN}\times 100\%$，其中TP为真阳性；FN为假阴性。理想测定方法的诊断敏感性应为100%。

13. 诊断指数　评价某种免疫学试验敏感性和特异性的综合指标，是敏感性与特异性之和。理想的诊断指数为100% +100% =200%。若诊断指数不大于100%，在任何情况下此项试验均不能成立。目前一般认为凡诊断指数 <170% 的试验都不宜采用。

三、免疫学检验质量控制的方法

免疫学检验质量控制的目的就是通过一定的管理过程，达到检验结果准确、特异的要求，并随免疫学理论的完善、免疫学检验方法的改进，质量的内涵也不断更新和丰富。免疫学检验可通过两个方面的管理过程进行质量控制。

（一）免疫学检验方法的质量控制

根据免疫学检验方法的不同，通过控制样品的采集，采取标准化操作及流程，利用标准品或质控品对检验方法进行质量控制，达到方法应有的准确性、特异性，并可作出对方法应用价值的客观评价。

（二）免疫学检验实验室的质量控制

免疫学检验实验室的质量可通过以下两种方式来控制。

1. 室内质量控制（internal quality control，IQC）　由实验室工作人员采取一定的方法和步骤，连续评价本实验室工作的可靠性程度，旨在监测和控制本室常规工作的精密度，即日间重复性，提高本室常规工作中对批内、批间样本检验的一致性。

2. 室间质量评价（external quality assessment，EQA）　为客观地比较某一实验室的测定结果与靶值的差异，由外单位机构，采取一定的方法，连续、客观地评价实验室的结果，发现误差并校正结果，使各实验室之间的结果具有可比性，在美国叫做实验室能力验证或能力比对。

3. IQC与EQA的关系　IQC和EQA是质量保证的两个方面。

（1）室内质量控制的核心含义是在实验室内，由本室工作人员所采取的质量控制措施，IQC决定即时的测定结果是否有效，可否发出检验报告。室间质量评价是对实验室操作和实验方法的回顾性评价，不能用于决定实时测定结果的可接受性。通过参与EQA，实验室可对自身的实验操作进行纠正，起自我教育的作用，EQA的质评数据也可作为对其采取法律、经济或业务上进行处罚的依据。

（2）室内质量控制的主要目的是为了监测实验室测定日间重复性（即精密度）和发现测定方法在某一天出现的重大误差，即控制本室检测的精密度。室间质量评价的主要目的是评价某实验室的测定结果与其他实验室结果之间存在的差异（偏差），建立实验室间测定的可比性，控制检验的准确度。室内质量控制包括分析前质量保证、分析中质量控制和分析后质量评估三个方面，如图23-1所示。

两者在实验室的质量控制中相辅相成，互为补充，缺一不可。

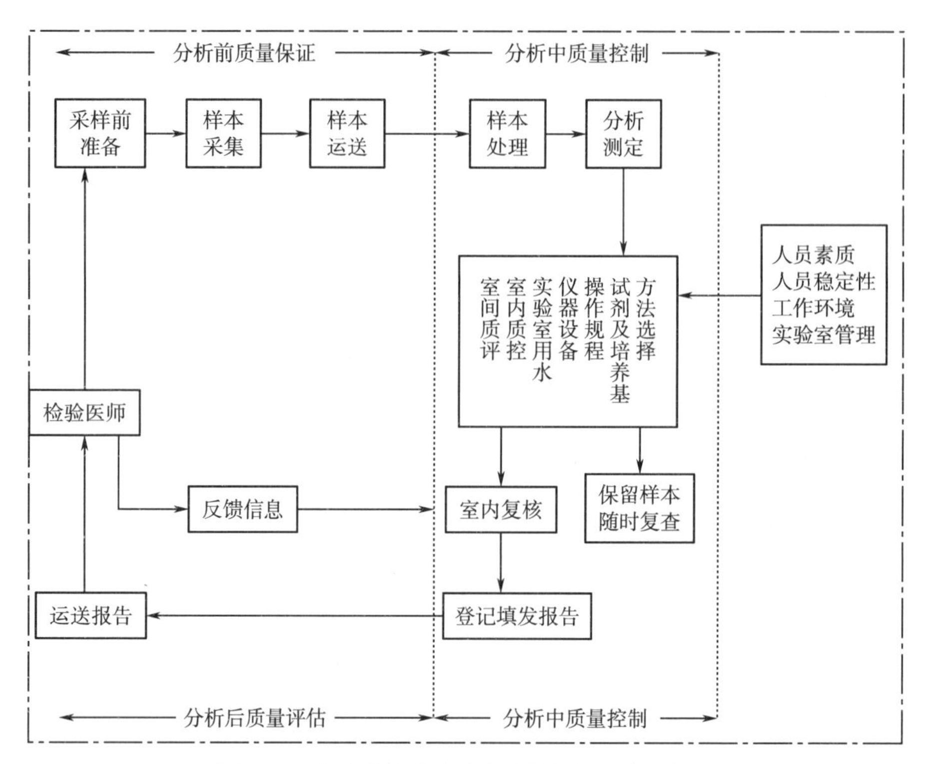

图 23-1　免疫学检验实验室质量保证系统示意图

第二节　免疫学检验方法的质量控制

一、标准化操作和流程

在免疫测定中,检验方法的每一步骤如试剂准备、加样、温育、洗板、显色(或测定信号激发)和测定等均可对测定结果产生影响,有些影响是很大的。改善测定精密度的措施应着重在最不精密的步骤上,即最容易出现问题的步骤上,应对试剂准备、测定方法和仪器操作制定出 SOP,所有的实验技术人员在进行相关测定时,必须严格按相应的 SOP 进行操作,并且按照相关程序定期对 SOP 文件进行审核和更新。

SOP 文件的内容应包括:实验原理、研究意义、标本类型、检测试剂、定标试剂、质控、操作步骤、计算方法、参考区间以及检测结果的解释,并注明分析前、中、后的注意事项,使实际操作应与之相符合。

二、标本留取的质量控制

在预防医学领域中,用于免疫学检验的标本种类很多,常用的有血清、尿液、粪便、食物、水、微生物培养物等,由于质量控制是用客观的方法监测成批试验的检测质量,只能监测仪器检测中产生的误差,故应针对不同的标本及检测目的实行质量保证。标本留取包括标本采集前、采集中、采集后三个阶段,是免疫学检验质量控制十分重要的一个环节。样品失实,无论是标本无代表性、变质失效、编错号、漏掉遗失等,均可造成检验结果失实和不能发出报告,因此在检验质量控制中应重视对样品的管理。

1. 应考虑标本采集时间对检测结果的影响　如进行免疫预防成功率的监测，采集标本的时间应在完成基础免疫后1个月（卡介苗为3个月）或加强免疫后2周进行。

2. 应考虑标本采集时体位对检测结果的影响　如从卧位变为站立位时，血清中肾素活性将出现明显增高。

3. 应考虑标本采集数量对检测结果的影响　进行流行病学调查时，要根据调查的目的、调查的范围及调查的项目，依据统计学要求，决定标本采集的数量，否则将直接导致结果的失实。

4. 应考虑采集标本的种类对检测结果的影响　发生食物中毒时，在了解中毒情况及临床症状的基础上，应尽可能多地采集可疑食物及患者的标本，以保证得到正确的结果。

5. 应注意严重溶血对检测结果的影响　血红蛋白中含有血红素基团，有类似过氧化物的活性，在以辣根过氧化物酶（HRP）为标记酶的ELISA测定中，血红素基团极易在温育过程中吸附于固相，与随后加入的HRP底物反应显色，影响结果的判断。溶血可发生在体内或体外，体外溶血常因采血或处理不当造成人为的溶血。

6. 应注意细菌污染对检测结果的影响　细菌生长分泌的一些酶可能会对抗原抗体等蛋白产生分解作用；细菌的内源性酶如大肠埃希菌的β-半乳糖苷酶会对用相应酶作标记的测定方法产生非特异性干扰。

7. 应注意标本保存方式对检测结果的影响　以无菌操作分离的血清标本可在2~8℃下保存一周，如为有菌操作，建议冰冻保存，但冰冻保存的血清标本须避免反复冻融，因反复冻融产生的机械剪切力可对标本中的蛋白等分子产生破坏作用，导致假阴性结果；长时间保存的样本，应在-70℃保存；标本在保存中出现非细菌污染所致的混浊或絮状物时，应离心沉淀后取上清液检测。

因此，明确在标本留取过程中导致检测结果发生差错的原因，严格遵守标本留取的有关规定，是保证标本及检测质量的基础。

三、标准品及质控品的应用

（一）标准品的分类

标准品指处于一定基质中含量确定且特性明确的物质，供比较核定同类制品、未知样品甚至鉴定仪器和检测方法的准确度时应用。标准品可有冻干制品、干粉制品、液体制品等不同类型，其共同特点是具有足够的特异活性和高度的稳定性。过纯的物质往往并不稳定，所以标准品经常是含有所需成分的全血清。如果是提纯制品也需加一定量的稳定剂以加强提纯制品的稳定性。根据标准品性质的差异，可分为三级。

1. 一级标准品　数量有限，可使用10~20年，为冻干品，内含载体蛋白，通常国际标准品为一级标准，国际标准品是由WHO或相应组织标定的，用肯定的、公认的、准确的物理或化学方法测定，确定了国际单位（IU）的定值材料，具有测定和比较同类未知标本的效力。

2. 二级标准品　国家标准品即为二级标准品，是国家生物制品所或药品检定所本身或委托有关机构按国际标准品（或参考制品）复制出的标准品，其效力单位与国际标准品一致，用于维持校准。

3. 三级标准品　三级标准品则是通过与二级标准的对比而来，为通常使用的商品校准品。

（二）质控品的分类

质控品是存在于与实际标本相同的基质中，含量已知且特性明确的物质，通常与其他杂质混在一起。根据其用途可分为质控血清、室内质控品、室间质评样本三类。

1. 质控血清　质控血清是已知靶值的血清，通常在常规检验中加入一份或数份，分析所得结果，以判断试验的可信性。用质控血清检验结果的误差如能控制在一定范围内，说明该检验没有发生不允许的误差。如果出现超过允许误差范围的异常结果，提示该检验不合格，应寻找原因，纠正后，重检待测标本。因此，质控血清在质控工作中起重要作用。

2. 室内质控品　用于实验室日常工作的室内质控，其定值应可溯源至二级标准品。

3. 室间质评样本　为主持室间质评的机构制备或监制的质控品，通常不需要准确的定值，但对于定性测定，则需用各种已有的方法，以明确其阴阳性。

（三）标准品及质控品的特性

1. 对标准品及质控品的要求　标准品及质控品的特性应清楚明确，且满足以下要求：

（1）与被测定物有相同的特性，活性稳定。对于免疫标准品其活性要比纯度重要，因为纯度高反而使活性降低。

（2）物理性能均一，没有细菌污染，经冷冻干燥不变质，且能准确地重溶为液体，湿度应在1%以下，溶解（或溶化）后应完全澄清。

（3）所用基质对测定结果无明显影响，标准品的基质通常为含蛋白的缓冲溶液，质控品的基质则应尽可能与临床常规实验中的待测标本一致。

（4）关于国际单位（IU）：一切生物制品标准品的效价单位都是任意制定的。每个安瓿中所含活力单位都取整数，如100IU、100 000IU。每种标准品的每一个国际单位所含各种特异物质和干粉量都不相同，而且含义也完全不一样。

2. 注意事项　在使用和保存质控品时应注意以下几个方面。

（1）严格按质控品说明书操作。

（2）冻干质控品的复溶要确保所用溶剂的质量。

（3）冻干质控品复溶时所加溶剂的量要准确，并尽量保持每次加入量的一致性。

（4）冻干质控品复溶时应轻轻摇匀，使内容物完全溶解，切忌剧烈振摇。

（5）质控品应严格按使用说明书规定的方法保存，不使用超过保质期的质控品。

（6）质控品要在与患者标本同样测定条件下进行测定。

四、免疫学实验的质量控制

（一）实验的可靠性分析

免疫学实验的可靠性由实验的稳定性和特异性组成。实验的稳定性主要是对实验的重复性进行分析，通常采用相对标准偏差进行定量分析；实验的特异性即实验抗干扰性能的能力，可通过在试验中加入干扰物质的方法进行测定。理论上，已加与未加干扰物质的测定结果应一致，在实际应用中，两者结果之差的绝对值 <30%，统计学检验无显著性差异即可认为实验有可接受的特异性。

（二）实验的定量能力分析

实验的定量能力可通过实验的分辨率和线性分析来表示。实验分辨率是指某项实验可区分测定标本的最小变化量。如某项实验的分辨率是10%，表明该项实验可测出标本的10%的变化。实验的稳定性高、重现性好是提高实验分辨率的前提，但稳定性好并不表明分

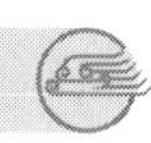

辨率一定会高，而分辨率不高的实验会使实验的使用价值大打折扣。因此，测定实验的分辨率是评价某项实验使用的重要参数。免疫学一般采用某项实验检出标本中待测物质的最小含量代表实验的分辨率，也称之为实验灵敏度或感量。

（三）不同免疫检验方法的质量控制

1. 定性的免疫检验方法　定性的免疫检验方法较多，主要有沉淀试验、凝集试验、荧光免疫试验和酶免疫试验等，测定结果常以“有”或“无”，也即“阳性”或“阴性”来判断。在试验时，应设置阴性与阳性对照，用以检验结果的可靠性。

此类测定的质控要点是把握测定下限，应选择浓度接近试剂盒或方法测定下限的质控品进行质量控制，对于使用肉眼判定结果的方法尤为重要。如自身抗体检测的荧光免疫试验，每次测定都应至少带一个已知的弱阳性对照，以判断待测标本的检测结果是否有效。此外，根据所用方法的特点，也可用高浓度质控品进行质控，如酶免疫试验中双抗体夹心法中的一步法。

2. 定量的免疫检验方法　定量免疫检验方法主要有放射免疫试验、酶免疫试验和化学发光免疫试验等，后两者通常需要使用免疫分析仪。由于此类方法对测定结果要求有准确的量值，因此在测定时需用校准品对仪器进行校准。室内质控应选择特定试剂盒或方法测定范围内高、中和低三种浓度的质控品，以监测不同浓度标本的测定变化。

免疫学检测方法众多，在应用于传染病的诊断、人群免疫状态及微生物抗原变异的监测、食物中毒病因的确定时，重要的是在了解原理的基础上，选择使用适当的方法，并在实践中做出评估，以提高实验结果的准确性。

第三节　免疫学检验实验室的质量控制

一、免疫学检验实验的室内质量控制

免疫学检验 IQC 是实验室内部对所有影响质量的各个环节进行的系统控制，即控制实验室常规工作的精密度，提高常规工作前后的一致性。室内质控多借助于室内质控品进行，每次检验常规样品时，同时进行质控品的检验，借助质控品检验结果与原预定的可接受限相比较，不满意的结果将被控制。IQC 控制着实验的重复性、精密度，且通过 IQC 使实验室测定结果趋于稳定。

（一）IQC 的评价

IQC 的结果判断必须依赖于质控规则。质控规则是解释质控数据和做出质控状态判断的决策标准。

1. 质控规则的表达方式　质控规则以符号 A_L 表示，其中 A 为质控测定中超出质量控制限的测定值个数，L 为控制限，通常用$\overline{X}$或$\overline{X}$ ± 1SD~ $\overline{X}$ ± 3SD 来表示。当质控测定值超出控制限 L 时，即可将该批测定判为失控。例如常用的 1_{3S} 质控规则，其中 1 为符号中的 A，3s 为符号中的 L，表示$\overline{X}$ ± 3s，其确切的含义为：在质控测定值中，如果有一个测定值超出$\overline{X}$ ± 3s 范围，即可将该批测定判为失控。ELISA 试验中，2s 是一般公认的允许误差限度。每批测定放一份质控血清时，一次超过 2s 应作为“告警”，二次超出 2s 为“失控”。当质控过程中出现失控时，应查找原因，通常是试剂盒或质控血清失效造成。更换试剂盒或更换质控血清，找出原因纠正后重新检验。

2. 质控规则的功能　质控规则是用于判断测定批是失控还是在控的标准。具体判断标准如下:①当整个质控过程中使用同一个质控物时,可用来判断单个和一个以上测定批中该质控物的测定值是否失控;②当整个质控过程中使用两个或两个以上不同的质控物时,可用来判断同一或不同测定批的两个或两个以上质控物的测定值是否失控。

3. 常用质控规则的符号及定义　见表 23-1。

表 23-1　常用质控规则的符号及定义

符号	定义
1_{2S}	一个质控测定值超过$\overline{X}$ ±2s 控制限时即失控
1_{3S}	一个质控测定值超过$\overline{X}$ ±3s 控制限时即失控
2_{2S}	两个连续的质控测定值同时超出$\overline{X}$ +2s 或$\overline{X}$ −2s 控制限时即失控
R_{4S}	同一批测定中,两个不同浓度质控物的测定值之间的差值超出 4S 控制限时即失控
3_{1S}	三个连续的质控测定值同时超出$\overline{X}$ +1s 或$\overline{X}$ −1s 控制限时即失控
4_{1S}	四个连续的质控测定值同时超出$\overline{X}$ +1s 或$\overline{X}$ −1s 控制限时即失控
7_X	七个连续的质控测定值同时处于均值($\overline{X}$)的同一侧时即失控
7_T	七个连续的质控测定值呈现一个向上或向下的趋势变化时即失控
8_X	八个连续的质控测定值同时处于均值($\overline{X}$)的同一侧时即失控
9_X	九个连续的质控测定值同时处于均值($\overline{X}$)的同一侧时即失控
10_X	十个连续的质控测定值同时处于均值($\overline{X}$)的同一侧时即失控

(二) IQC 的方法

IQC 可使用不同的质控方法,有以下几种常用方法。

1. Levey-Jennings 质控图方法(也称 Shewhart 质控图)　此法是 IQC 最简单、最普及、最常用的一种方法。该法一般是先用标准品或对照材料在最佳条件下连续测定 20 次,求出平均值($\overline{X}$)和标准差(S),在质控图上标出$\overline{X}$ ±2s 和$\overline{X}$ ±3s,以此绘制成实验用的质量控制图。此后,每天在常规实验中测定参考血清,并将结果标在质控图的相应点上,逐日将结果连接成线,即为完整的动态质量控制图。由于每日是在非最佳条件下进行的监测,所以允许超出 1s;正常情况下大于 2s 的情况不能多于 5%,如果参考血清测得结果超出 3s 或连续 3 天测得的结果超出 2s 均视为失控。依据质控图所标出的结果,即可发现实验中的偶然误差,又可发现系统误差。在日常工作中可见以下 3 种图形,一是理想图形也即精密度好,结果均控制在 2s 之内;二是部分结果均高于均值或均低于均值,说明某种不正常因素作用导致系统误差;三是部分结果围绕均值上下波动,说明精密度差,有某种因素如温度、反应时间等因素干扰实验结果。本法优点是简单易行,仅以一个规则($\overline{X}$ ±2s 或$\overline{X}$ ±3s 作为质控限)来判断分析批在控或失控。缺点是仅涉及一个质控规则而未同时涉及多个质控规则,相对简单粗糙,往往不能满足更高的质控要求(图 23-2)。

2. Westgard 多规则质控方法　Westgard 法是在 Levey-Jennings 质控图的基础上建立起来的一种方法,该法克服了 Levey-Jennings 质控图方法中使用单个质控判断规则进行判断的不足。通常用 6 个规则以各种方式组合在一起使用,目的是最大可能检出误差和尽可能避免误判实验,即 1_{2S}、1_{3S}、2_{2S}、R_{4S}、4_{1S} 和 10x,其中 1_{2S} 规则作为警告规则。

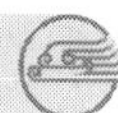

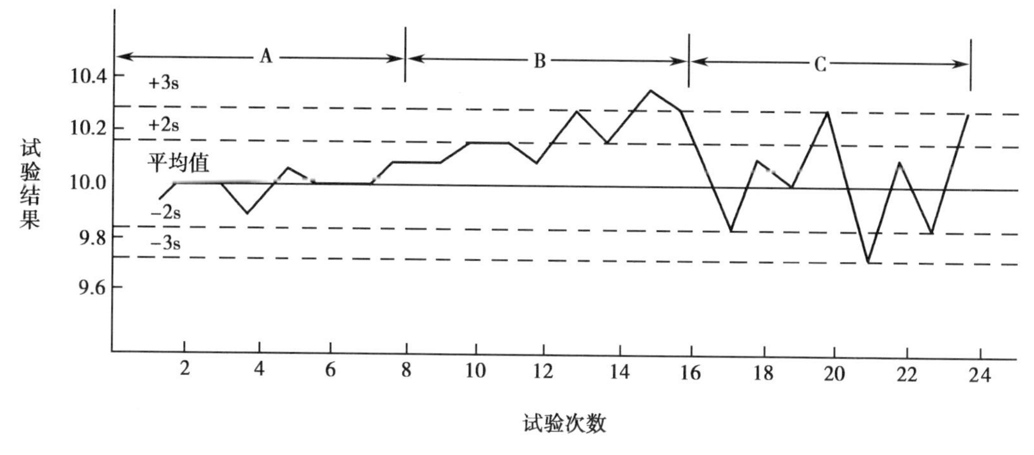

图 23-2　Levey-Jennings 质控示意图

质控结果的判断步骤如下：当质控测定值违反 1_{2S} 规则时，则启动 1_{3S} 规则进行判断，如在控，则按 $2_{2S} \rightarrow R_{4S} \rightarrow 4_{1S} \rightarrow 10_X$ 顺次进行判断，只有当使用所有质控规则判断确定某测定批在控时，才说明该测定批在控，只要上述质控规则之一判断测定批失控，即认为该测定批失控。上述规则中，1_{3S} 和 R_{4S} 规则通常反映的是随机误差，而 2_{2S}、4_1s 和 10_X 反映的是系统误差，系统误差超出一定的程度，也可从 1_{3S} 和 R_{4S} 规则反映出来。

Levey-Jennings 质控图以及 Westgard 多规则质控方法最早应用于生化检测的质量控制，在 ELISA 检测中仍为探索阶段，一般认为：①一次超出 3s；②连续 2 次超出 2s；③ 3~5 次连续处于一侧的 2s 之内；④ 5~7 次连续偏向横轴的一侧，均为失控。

3. 即刻质控法　即刻质控法的依据是 Crubs 法，即当只存在偶然误差情况下，任何测定的测定值应呈正态分布，如出现系统误差，测定值将偏离该正态分布，该值在质控图上出现点“出界”，在误差分析中将出现“异常值”，以判定实验是否成立。由于即刻法质控只要有连续 3 批质控测定值，即可对第 3 次测定结果进行质控，因此，在得到 20 次 IQC 质控测定值之前或不是每天都有测定的情况下，可采用这种方法进行室内质控。具体方法如下：

（1）将测定值从小到大排列：X_1、X_2、X_3……X_n（X_1 为最小值，X_n 为最大值）；

（2）计算均值 $\overline{X}$ 和标准差 SD；

（3）计算 SDI 上限值和 SDI 下限值；

$$\text{SDI 上限} = \frac{X_{\text{最大值}} - \overline{X}}{SD} \qquad \text{SDI 下限} = \frac{\overline{X} - X_{\text{最小值}}}{SD}$$

（4）将 SDI 上、下限值与 SDI 值表（表 23-2）中的数字比较。

表 23-2　SDI 值表

n	3	4	5	6	7	8	9	10	11
N_{3SD}	1.15	1.49	1.75	1.94	2.10	2.22	2.32	2.41	1.48
N_{2SD}	1.15	1.46	1.67	1.82	1.94	2.03	2.11	2.18	2.23
n	12	13	14	15	16	17	18	19	20
N_{3SD}	2.55	2.61	2.66	2.71	2.75	2.79	2.82	2.85	2.88
N_{2SD}	2.29	2.33	2.37	2.41	2.44	2.47	2.50	2.53	2.56

对 SDI 上、下限值进行评价，当两者均 $<N_{2SD}$ 时，表示处于控制范围内，可以继续往下测定，继续重复以上各项计算；当其中有一值处于 N_{2SD} 和 N_{3SD} 值之间时，说明该值在 2SD~3SD 范围，处于警告状态；当其中有一值 $>N_{3SD}$ 值时，说明该值已在 3SD 范围之外，属失控。数值处警告和失控状态应舍去，重新测定该项质控血清和患者样本。舍去的只是失控的这次数值，其他次测定值仍可继续使用。

（三）室内质控的局限性

IQC 可确保每次测定与确定的质量标准一致，但不能保证在单个的测定样本中不出现误差。比如标本鉴别错误、标本吸取错误、结果记录错误等。此类误差的发生率在不同的实验室有所不同，可均匀地分布于测定前、测定中和测定后的不同阶段。

二、免疫学检验实验室间的质量评价

免疫学检验实验室间的质量评价（EQA）是不同的实验室检验同一样品的过程，是一个超越地理范围进行的检验，是一种提供准确度的评价和回顾性的评价，即在许多实验室之间比较某一样品的结果，确认同一样品，并给出一个“正确”答案。

（一）EQA 的程序设计

EQA 的程序设计主要包括以下几个方面：①确定质量评价方案，定期发放质量评价样本；②确定实验室报告结果的单位；③实验室报告要清楚、简洁；④要求参评实验室在测定 EQA 样本时，要以与常规标本完全相同的方式测定；⑤对测定方法、试剂及仪器等归纳总结；⑥对参评实验室的测定要有评价；⑦ EQA 报告要及时。

（二）质评样本的靶值

在室间质量评价的程序设计中，质评样本靶值的确定是非常关键的部分，在某种程度上，决定了参评实验室质评成绩的好坏。但靶值并不是绝对的，尤其是在定性测定中，与所用测定方法的测定下限有直接关系，而定量测定的靶值则取决于当时所用参考方法的测定重复性，通常为 $\overline{X} \pm 2s$ 或 $\overline{X} \pm 3s$。

在确定定性测定室间质评样本的靶值时，可采用多家较好的筛检试剂盒检测，并最后用确认试剂确认，且应为明确的阴性或阳性。在确定定量测定室间质评样本的靶值时，则以参考方法值或参加质评实验室的修正均值（剔除超出 $\overline{X} \pm 3s$ 以外的值后计算得到的均值）或参考实验室 $\overline{X} \pm 2s$ 或 $\overline{X} \pm 3s$ 为准。

（三）EQA 的方法

由一个 EQA 组织者定期发放一定数量的统一的质控样本给各参加质评的实验室，然后实验室将其测定结果在规定的时间内，按照统一的格式报告至组织者进行统计学分析。最后由组织者向每一参加实验室寄发 EQA 报告。

EQA 根据目的可分为自我教育和执业认可两大类，前者以英国国家室间质量评价计划的 EQA 为代表，后者以美国病理医师学会的能力验证（PT）为范本，两者的运作模式基本相同。

（四）评价方法

1. 对参评实验室评分的评价　对参评实验室的评分可分为绝对评分和相对评分两种模式。绝对评分是根据已定的靶值对参评实验室测定的每份质评样本计分，然后再计算该次质评的总分，以得分的高低评价参评实验室的水平；相对评分则是将参评实验室质评得分与所有参评实验室的平均分进行比较，观察其得分在全部参评实验室中所处的位置。

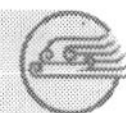

2. 对测定技术的评价　测定技术通常包括测定方法、仪器和试剂等，对测定技术的评价是室间质量评价的一个非常重要的内容，通常的做法是对参评实验室分别按其所使用的测定方法、仪器和试剂等进行分组，若为定性测定，统计计算每一种测定方法、仪器和试剂对每一份质评样本的测定符合情况，以便于相互比较；若为定量测定，则统计计算每一种测定方法、仪器和试剂对每一份质评样本的测定均值和标准差。

（五）EQA 的局限性

在某些情况下，EQA 对参评实验室测定水平的反映可存在以下局限性：

1. 参评实验室没有同等地对待 EQA 样本和患者标本。这是一种较为常见的情况，实验室担心自己的质评成绩不好，常常采用特选的试剂多次重复检测质评样本，这其实是一种对自己实验室日常检测没有信心的表现，是不可取的。当然，这种质评的结果也就反映不了实验室的真实测定情况。

2. 当使用单一靶值时，难以评价单个实验室和测定方法。由于不同的方法或不同的试剂盒间测定值的差异有时较大，有些方法或试剂盒本身就有较大的批间变异，此时单一的靶值对于特定实验室测定的评价有时会欠准确。

3. 由于质评样本的靶值是建立在使用现有的最常用方法和试剂基础上的，如靶值为所有参评实验室的修正均值，或参考实验室的均值，对于测定性能更优的改良方法进行质评，结果有可能较差，这样就很有可能会妨碍这种新方法在实验室的应用。

4. 由于不同的外部机构所发样本的类型、浓度、数量或评价方法可能会有所差异，因此，同一个实验室参加不同外部机构组织的室间质量评价，评价的结果很有可能会不一样，从而导致在不同的 EQA 程序中，对同一室评价的差异。

第四节　免疫学检验常见实验方法的质量控制

一、酶联免疫吸附试验

酶联免疫吸附试验（enzyme-linked immunosorbent assay，ELISA）是酶免疫测定技术中应用最广的技术，其复现性和可靠性主要依赖正确的实验技术和对所有可引起结果变异性的操作环节的把握。

（一）室内质控样品的测定

为保证 ELISA 实验的质量控制，在每次实验的分析范围内应同时测定低、中、高三个浓度的质控样品，通过所得结果来了解本次检验的情况，以控制样本的测定误差。ELISA 实验常用的质控物是质控血清，如卫生和计划生育委员会临床检验中心制备的乙肝标志物质控血清，可在 -20℃保持半年定值不变。每个实验室可以根据自己的条件，自制本室使用的质控血清。

通常情况下，ELISA 定性实验以“阳性”和“阴性”来报告结果，两者间有一条分界线被称为“阳性判断值”（cut-off value，CO 值），这是定性免疫测定结果报告的依据。定性测定的室内质控品，除了试剂盒附带的阴阳性对照外，实验室还应该选择至少 2 个室内质控品，其中一个为弱阳性质控品，接近 CO 值，S/CO 值应该为 2~4 之间；另一个为阴性质控品。定量测定则至少要求一个水平的质控品。

（二）重复性实验及精密度测定

ELISA实验应完成重复性分析，以检测结果的有效性。通过重复性实验可确定精确度和较低的变异系数，并得出最低检测下限（lower limit of detection，LLOD）。批内和批间精密度测定是ELISA实验质量控制程序的重要组成部分。

（三）试剂贮存条件检测

为保证ELISA实验的总体质量控制，需对质控样品进行稳定性实验以检测其贮存条件是否稳定，确保质控样品在实验过程中不会变质。如质控物批号改变，需重新建立质控体系并重新评估其质量。

对于实验所需的其他试剂，应尽量选择和订购长批号的试剂，并保证保存条件，以保证实验结果的稳定性。对于有效期短、使用率低的试剂，应使用恰当的容器，根据实验设计用量选择小量分装，每次使用去分装部分即可，避免反复冻融造成试剂效价降低。

（四）实验方法选择

实验方法的选择是ELISA检测中另一种可控的变异参数。一旦ELISA实验方法改变，其实验运行性能应通过质量控制程序进行持续性监测。其中竞争抑制法（HBeAb、HBcAb等采用）因受操作时差所引起的不公平竞争等因素的影响，结果重复性较差，质量较难控制。

（五）样品因素

标本采集时要注意避免出现严重溶血，轻度溶血的标本不影响监测。

标本采集及血清分离要注意尽量避免细菌污染。标本在保存中出现浑浊或絮状物时，应离心沉淀后取上清检测。

为保证ELISA实验结果的可靠性，通常情况下血清标本可在2~8℃下保存1周，-20℃保存1个月，但过长的低温保存可使IgG聚合成多聚体，在间接法ELISA测定中会导致本底加深甚至假阳性结果。重新融解的标本可用吸头吹打或颠倒混匀，但不要进行剧烈振荡。

（六）操作步骤

1. 加样　要使用正确的加样技术，使移液器的吸头略高于孔的表面，不要触及孔的底部以防破坏包被物。每次加不同的标本需更换吸头，避免交叉污染。对于样本量较大的实验室，使用加样器时必须定期对其进行维护和校准。

加样时还需要注意操作时差对结果的影响。操作时差是指加入标本、试剂及混匀时间的差异，致使抗原抗体反应和酶促反应时间不一致，建议使用定量多道加液器，使加液过程迅速完成。

2. 孵育　孵育时要贴封片、密封膜或放入含水的湿孵育盒内，避免液体蒸发。水浴法能较好解决因受热不均衡所致的周围孔与中央孔结果的吸光度差异，若用温箱温育则ELISA板应放在湿盒内。孵育过程中反应板不宜叠放，以保证各板的温度能迅速平衡。孵育时间严格控制，时间过短导致特异性结合不够，得值偏低；时间过长产生的非特异性结合物难以清洗干净，得值偏高。

3. 洗涤　手工洗板时洗液要逐孔添加，不要溢出到别的孔，防止交叉污染。每洗完一遍要在吸水纸上扣干净再洗下一遍，确保洗板干净彻底。半自动洗板机洗板时，要注意以下几点：①不同步骤洗板次数不同，要及时调整洗板次数；②不同实验要求洗液量不同，要保证洗液量充足；③保证洗板针畅通；④一定要将板条平放于板架上，保证洗板机上的每个吸液针都能一致地插入板孔底部将洗液完全吸净。

4. 显色　显色剂需新鲜配制，加显色剂时量要准确，并避免溅出孔外，加显色剂的速度

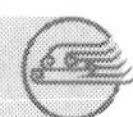

越快越好,从第一孔到最后一孔不能超过10分钟。显色受时间和温度的影响,一般37℃反应30分钟可使显色充分,如果缩短反应时间或者降低反应温度均可影响检测的下限。为了保证结果的稳定性,必须固定显色时间和温度。

(七)温度控制

ELISA实验对温度非常敏感。一般要求实验室温度保持在18~25℃。实验不要在通风橱内或阳光直射区域进行,避免过冷、过热以及样品蒸发。

在每次实验时记录并追踪室内温度,如果实验室早晨和下午温度变化大,也需要做好记录。如果条件允许,可在恒温控制室内孵育微孔板。

(八)灰区的设置

目前"灰区"的设置有两种方式:① CO×(1±CV),CV为该试剂的批内CV(一般在15%~20%);② CO±2s,s为实验室做室内质控ROC(常规条件下的变异)的标准差。

(九)标本复查

ELISA手工检测过程复杂,影响因素较多,即使室内质控在控,也可能因孔间差异而造成结果的差异,因此加大复查力度是保证结果准确性的可靠方法。

复查方式主要有三种:一是采用同一种试剂复查;二是采用同一种方法的不同厂家的试剂进行复查,由于不同厂家包被的抗原或抗体不同,其检测重点针对的亚型也有不同,敏感性和特异性也稍有差异,故采用不同厂家的试剂比用同一种试剂复查更好一些;三是采用不同方法不同厂家的试剂,可以弥补方法学上的缺陷。

一旦确定了可能引起ELISA实验结果变异的因素,应及时纠正并进行质量控制评估,以确保ELISA实验结果的一致性。

二、免疫胶体金检测

免疫胶体金检测技术目前应用较为广泛的有斑点金免疫渗滤试验和斑点金免疫层析试验。因其操作简便、检测速度快及特异性,在免疫学检验的快速检测方面显现出巨大的优势。但由于不同厂家生产工艺的不同,每一种产品的敏感性、重复性等不统一,如何建立一个有效的质量控制系统是待解决的热点问题。胶体金技术的质量控制包括以下几个方面:

1. 胶体金颗粒　胶体金质量对快速试验的质量至关重要。制备的金颗粒直径的变异范围不能太大,否则胶体金结合物就不能快速而完整地从玻璃纤维上解离,从而影响试验的稳定性和重复性。

2. 硝酸纤维素膜　是胶体金层析反应的载体,其孔径的大小、质量的好坏和层析膜的化学处理都会影响包被抗原或抗体的吸附量。

3. 免疫胶体金的快速检测是通过标记的胶体金而显示的检测带,判读主观性很大。需建议完善的胶体金快速检测的质量控制体系,包括:

(1)提高检测的灵敏度和稳定性:因测定主要针对正常人体液中不存在或含量很低的生物活性物质的定性结果,高灵敏度及其重复性是重要的质量控制指标。目前有些项目检测的灵敏度都低于相应的定量免疫分析,如乙肝表面抗原胶体金检测法大多数厂家产品敏感性低于ELISA法的敏感性。目前市面上几乎所有的胶体金测试条,都没有厂家提供的质控品。为此,生产厂家在保证分析的各种优化条件外,还应提供能确保灵敏度的标准品,供操作者检验其灵敏度和重复性。同时实验室应建立稳定的室内质控品库,在配制自制质控品时,关键要把握好检测条的敏感性问题,其次是特异性和重复性。因为目前胶体金法仍以定性方式即“阴性”、“阳性”的方式报告结果，检测方法的敏感性应当与实测标本的最小含量相一致或接近。

（2）阴性、阳性界限值的准确性：试剂盒应配有相应的阳性及阴性对照血清以供质控之用。观察阴性、阳性界限值的准确性和重复性，避免发生假阴性、假阳性结果，保证结果的正确。生产厂家应提供确定界限值的标准品，还应提供低于或高于界限值的标准品（注明浓度），以供使用者对结果的判断。

（3）在实验室操作人员的统一培训：严格的培训是保证质量的前提。胶体金快速检验操作培训的重要性，还表现在试验的步骤越简单，其每步的技术规范要求越需要严谨。

本章小结

本章重点介绍免疫学检验的室内质量控制的方法，分析室内质量控制和室间质量控制的优缺点，对经典的免疫学检验方法 ELISA 实验和免疫胶体金实验的质量控制进行详细阐述。

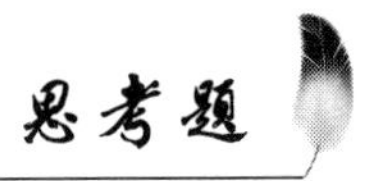

1. 什么是标准化操作程序？
2. 阐述 IQC 和 EQA 之间的关系。
3. 以 ELISA 实验为例，阐述如何对一种免疫学实验方法进行全面质量控制。

（张玲）

参考文献

1. 徐顺清,刘衡川.免疫学检验.北京:人民卫生出版社,2006.
2. 刘辉.免疫学与免疫学检验.北京:人民军医出版社,2006.
3. 司传平,丁剑冰.医学免疫学.北京:高等教育出版社,2014.
4. 刘辉.免疫学检验.第3版.北京:人民卫生出版社,2013.
5. 曹雪涛.医学免疫学.第6版.北京:人民卫生出版社,2013.
6. 王兰兰,许化溪.临床免疫学检验.第5版.北京:人民卫生出版社,2012.
7. 王兰兰.临床免疫学和免疫检验.北京:科学技术文献出版社,2004.
8. 林金明,赵利霞,王栩.化学发光免疫分析.北京:化学工业出版社,2011.
9. 沈关心,周汝麟.现代免疫学实验技术.第2版.武汉:湖北科学技术出版社,2002.
10. 刘能保,王西明.现代实用组织学与组织化学技术.武汉:湖北科学技术出版社,2003.
11. 康熙雄.临床免疫学检验.北京:高等教育出版社,2012.
12. 吴丽娟.临床流式细胞学检验技术.北京:人民军医出版社,2010.
13. 罗春丽.临床检验基础.第5版.北京:人民卫生出版社,2010.
14. 胡丽华.临床输血学检验.第3版.北京:人民卫生出版社,2013.
15. 龚非力.医学免疫学.第3版.北京:科学出版社,2012.
16. 托马斯.临床实验诊断学:实验结果的应用与评估.朱汉民,译.上海:上海科学技术出版社,2004.
17. 王陇德.预防接种实践与管理.北京:人民卫生出版社,2006.
18. 鞠兴荣.动植物检验检疫学.北京:中国轻工业出版社,2008.
19. 吴辉.动植物检验检疫学.北京:中国轻工业出版社,2008.
20. 洪霓.植物病害检疫学.北京:科学出版社,2005.
21. 龚道元.临床基础检验学.北京:高等教育出版社,2007.
22. 吕世静.临床免疫学检验.第2版.北京:中国医药科技出版社,2010.
23. 丑广程,陈占良.免疫学检验分册.北京:军事医学科学出版社,2007.
24. 顾忠盈.为了这片净土——江苏进出境动植物检验检疫重大案例选编.南京:东南大学出版社,2009.
25. 吴红珍,张林波.T细胞分离方法的研究进展[J].吉林农业,2011,(03):62-63.
26. 张月霞,宋茂勇,李涛,等.适配体的筛选及在生命分析化学中的应用[J].生物技术,2009,19(5):90-94.
27. 翟瑄,夏佐中.红细胞免疫功能研究进展[J].重庆医学,2008,37(20):2365-2367.
28. 王政,田菲菲,刘丁,等.细胞毒性T淋巴细胞生物杀伤效应的检测方法[J].细胞与分子免疫学杂志,2008,24(12):1222-1224.
29. 赵立凡,李媛媛,徐顺清.纳米金生物条形码技术检测痕量二噁英类化合物[J].中国生物化学与分子生物学报,2009,25(2):188-192.
30. 熊齐荣,金涌,邢仕歌,等.胶体金试纸条法快速筛查小麦和玉米中脱氧雪腐镰刀菌烯醇的研究[J].食品科技,2014,39(2):292-296.
31. 魏庆娟,闫永楠,孔波,等.微阵列技术的应用及发展趋势[J].东北电力大学学报,2008,28(6):17-21.
32. 潘艳,王进科.双链DNA微阵列:原理、技术和应用[J].遗传,2013,35(3):287-306.
33. 顾大勇,鲁卫平,周元国.纳米级金颗粒在基因芯片检测技术中的研究进展[J].国外医学生物医学工程分册,2005,28(2):75-80.
34. 孙莉萍,张建锋,李辉,等.金纳米粒子与单链DNA的相互作用[J].高等学校化学学报,2009,30(1):95-99.

35. 刘丽强，彭池芳，金征宇，等．纳米金技术的发展及在食品安全快速检测中的应用 [J]. 食品科学，2007，28（5）：348-352.
36. 李康，应美蓉，盛慧萍，等．胶体金免疫层析技术在真菌毒素快速检测中的应用 [J]. 食品安全质量检测学报，2013，4（1）：201-206.
37. 尚艳娥．真菌毒素检测技术研究进展 [J]. 北京工商大学学报（自然科学版），2012，30(4)：15-18.
38. 罗进，李丁，张文红，等．蛋白芯片标记系统的优化研究 [J]. 第四军医大学学报，2005，6（4）：311-313.
39. 祁光宇，智晓莹，任维维，等．胶体金免疫层析技术在动物源性食品中的应用 [J]. 东北农业大学学报，2010，41（4）：156-160.
40. 郑晓冬，何丹．食品中农药残留免疫检测技术的研究进展 [J]. 中国食品学报，2004，4（2）：88-94.
41. 吴疆．中国免疫规划工作的现况及建议．中华预防医学杂志，2013，47（10）：888-890.
42. 郭飚．中国免疫规划工作面临的挑战和机遇与对策 [J]. 中国计划免疫，2006，12（5）：415- 419.
43. 罗建伟，高成莲．胶体金免疫层析试验的室内质量控制探讨 [J]. 检验医学与临床，2010，（11）：1119-1120.
44. 沈滨．检验标本的留取与质量控制的重要关系 [J]. 实用医技杂志，2007（17）：2331-2332.
45. 张书永．免疫胶体金快速诊断技术的临床应用与质量控制 [J]. 中国医学装备，2013，10（5）：37-39.
46. Cai W. Engineering in tranlational medicine. London: Springer-Verlag , 2014.
47. Albitar M. Monoclonal Antibodies: Methods and Protocols. Totowa : Humana Press, 2007.
48. Vasapollo G, Sole RD, Mergola L, et al. Molecularly Imprinted Polymers: Present and Future Prospective [J]. Int J Mol Sci, 2011, 12(9): 5908-5945.
49. Rosengren AM, Karlsson BCG, Nicholls IA. Consequences of Morphology on Molecularly Imprinted Polymer-Ligand Recognition [J]. Int J Mol Sci, 2013, 14(1): 1207-1217.
50. Shah M, Badwaik VD, Dakshinamurthy R. Biological applications of gold nanoparticles. J Nanosci Nanotechnol. 2014,14(1):344-62. Review.
51. Cao-Mil á n R, Liz-Marz á n LM. Gold nanoparticle conjugates: recent advances toward clinical applications [J]. Expert Opin Drug Deliv, 2014,11(5):741-752. Review.
52. Zhou C, Yang S, Liu J, et al. Luminescent gold nanoparticles: a new class of nanoprobes for biomedical imaging [J]. Exp Biol Med (Maywood), 2013, 238(11):1199-1209. Review.
53. Heuer-Jungemann A, Harimech PK, Brown T, et al. Gold nanoparticles and fluorescently-labelled DNA as a platform for biological sensing [J]. Nanoscale, 2013,5(20):9503-9510. Review.
54. Conde J, Tian F, Hern á ndez Y, et al. In vivo tumor targeting via nanoparticle-mediated therapeutic siRNA coupled to inflammatory response in lung cancer mouse models [J]. Biomaterials, 2013,34(31):7744-7753.
55. Conde J, Ambrosone A, Sanz V, et al. Design of multifunctional gold nanoparticles for in vitro and in vivo gene silencing [J]. ACS Nano, 2012, 6(9):8316-8324.
56. Chirathaworn C, Janwitthayanan W, Sereemaspun A, et al. Development of an immunochromatographic test with anti–LipL32–coupled gold nanoparticles for Leptospira detection [J]. New Microbiol, 2014,37(2):201-207.
57. Tseng YT, Chang HY, Huang CC. A mass spectrometry-based immunosensor for bacteria using antibody-conjugated gold nanoparticles [J].Chem Commun (Camb). 2012,48(69):8712-8714.
58. Charles A. Janeway, Jr., Paul Travers, et al. Weaver. Immunobiology. 8th ed. New York, Gland Science, 2011
59. Maciejewski JP, O' Keefe C, Gondek L, et al. Immune-mediated bone marrow failure syndromes of progenitor and stem cells: molecular analysis of cytotoxic T cell clones [J]. Folia Histochem Cytobiol, 2007, 45(1): 5-14.
60. WHO & UNICEF. Global Immunization Vision and Strategy: report of the Secretariat [R].Geneva: WHO, 2011.
61. Manghani K. Quality assurance: Importance of systems and standard operating procedures [J]. Perspect Clin Res, 2011, 2(1): 34-37.
62. Mishra, Sandilya RC, Ankit. Reliability and Quality Management. Delhi: New Age International. 2009.
63. IDEXX laboratories. ELISA technical guide. https://www.idexx.com/pdf/en_us/.../elisa- technical-guide.pdf
64. Richard Pang. A practical guide to internal control (IQC) for quantitative tests in medical laboratories (Proposed Guidelines). http://hkaml.org/documents/Final_Printing_Version_ Sept 2009 A Practical_Guide_To_IQC_HKAML.pdf Sep. 2009.

中英文名词对照索引

M

N

Q

R

S

T

W

X

Y

Z

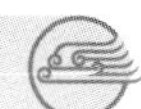

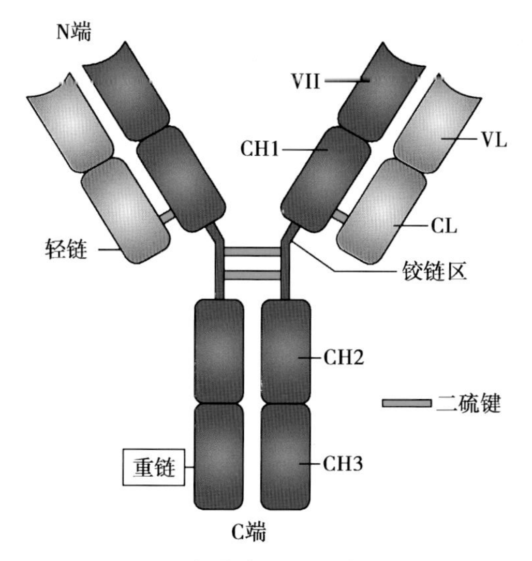

图 2-1　免疫球蛋白的基本结构

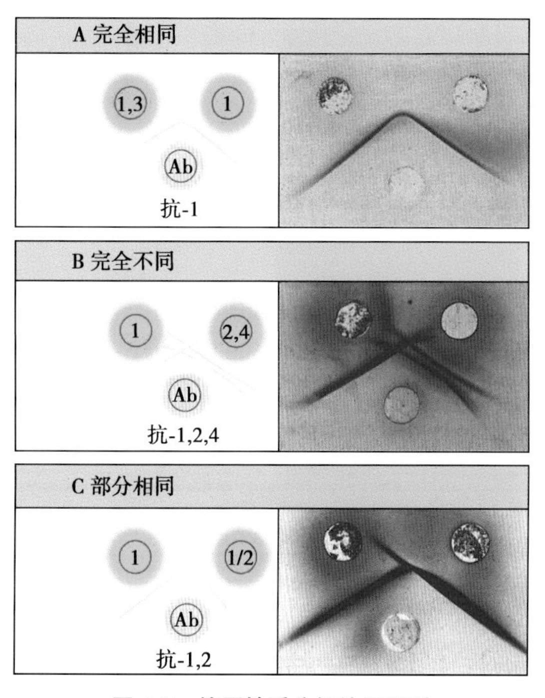

图 4-7　抗原性质分析结果图型

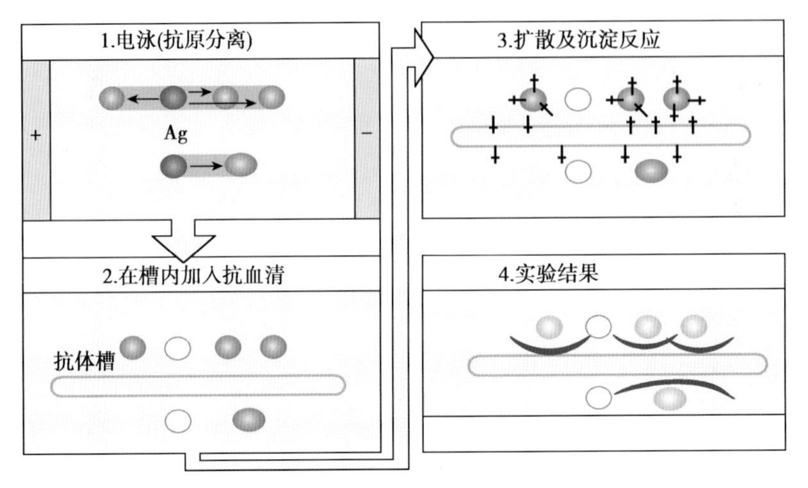

图 4-10　免疫电泳沉淀线示意图

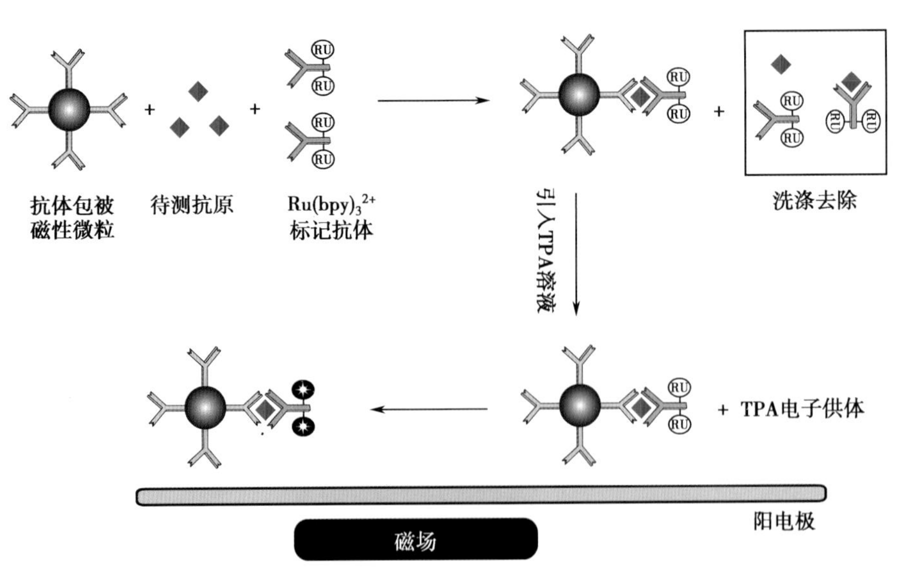

图 11-5　电化学发光免疫分析原理示意图

57检